甲状腺癌
规范化综合诊治

General Standardized Diagnosis and
Treatment of Thyroid Cancer

主　审　阎胜利

主　编　赵世华　王　斐

副主编　房世保　孙文海　魏军平　王颜刚
　　　　李玉军　王叙馥　吕文山

人民卫生出版社
·北 京·

图书在版编目（CIP）数据

甲状腺癌规范化综合诊治 / 赵世华，王斐主编. —
北京：人民卫生出版社，2024.5
　ISBN 978-7-117-36275-7

　Ⅰ.①甲…　Ⅱ.①赵…　②王…　Ⅲ.①甲状腺疾病 –
腺癌 – 诊疗　Ⅳ.①R73-62

　中国国家版本馆 CIP 数据核字（2024）第 089354 号

人卫智网	www.ipmph.com	医学教育、学术、考试、健康，购书智慧智能综合服务平台
人卫官网	www.pmph.com	人卫官方资讯发布平台

甲状腺癌规范化综合诊治
Jiazhuangxian Ai Guifanhua Zonghe Zhenzhi

主　　编：赵世华　王　斐
出版发行：人民卫生出版社（中继线 010-59780011）
地　　址：北京市朝阳区潘家园南里 19 号
邮　　编：100021
E - mail：pmph @ pmph.com
购书热线：010-59787592　010-59787584　010-65264830
印　　刷：北京盛通印刷股份有限公司
经　　销：新华书店
开　　本：787 × 1092　1/16　**印张：**23
字　　数：530 千字
版　　次：2024 年 5 月第 1 版
印　　次：2024 年 6 月第 1 次印刷
标准书号：ISBN 978-7-117-36275-7
定　　价：198.00 元

打击盗版举报电话：010-59787491　E-mail：WQ @ pmph.com
质量问题联系电话：010-59787234　E-mail：zhiliang @ pmph.com
数字融合服务电话：4001118166　　E-mail：zengzhi @ pmph.com

编委会名单

主　编　赵世华　王　斐

副 主 编　房世保　孙文海　魏军平　王颜刚　李玉军　王叙馥　吕文山

编　　委（以姓氏笔画为序）

王　芳　青岛大学附属医院	余霄龙　青岛大学附属医院
王　娈　青岛大学附属医院	迟静薇　青岛大学附属医院
王　萍　青岛大学附属医院	张杰涛　青岛大学附属医院
王　斐　青岛大学附属医院	武凤玉　青岛大学附属医院
王叙馥　青岛大学附属医院	林子梅　浙江大学医学院附属第二医院
王振光　青岛大学附属医院	林东亮　青岛大学附属医院
王颜刚　青岛大学附属医院	金　华　济南市妇幼保健院
宁春平　青岛大学附属医院	周　彤　青岛大学附属医院
邢士超　青岛大学附属医院	房世保　青岛大学附属医院
邢宝迪　青岛大学附属医院	赵　诚　青岛大学附属医院
吕文山　青岛大学附属医院	赵　婷　青岛大学附属医院
刚晓坤　吉林大学第一医院	赵文娟　青岛大学附属医院
乔　虹　哈尔滨医科大学第二附属医院	赵世华　青岛大学附属医院
华　辉　青岛大学附属医院	赵宇航　青岛大学附属医院
刘吉华　青岛大学附属医院	侯　旭　山东第一医科大学附属省立医院
刘海霞　大连医科大学附属第二医院	贾宝辉　中国中医科学院广安门医院
刘新峰　青岛大学附属医院	徐　慧　青岛大学附属医院
许　翔　青岛大学附属医院	盛　琦　青岛大学附属医院
孙大为　青岛大学附属医院	阎胜利　青岛大学附属医院
孙文海　青岛大学附属医院	彭　伟　青岛大学附属医院
孙婧雪　哈尔滨医科大学第二附属医院	董广通　中国中医科学院广安门医院
李　鹏　青岛大学附属医院	赫广玉　吉林大学第一医院
李玉军　青岛大学附属医院	谭　萍　青岛大学附属医院
李光善　青岛市中医医院	魏军平　中国中医科学院广安门医院
杨丽丽　青岛大学附属医院	

主编助理　王　萍　青岛大学附属医院

主 编 简 介

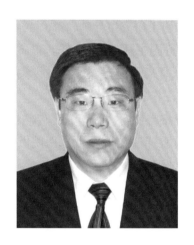

　　赵世华,青岛大学附属医院原副院长,主任医师,硕士研究生导师,青岛市政协委员,青岛市政府特殊津贴人员。

　　1985年毕业至今,积极参加医、教、研等各项活动,积极参加全院疑难危重病例讨论及重大抢救工作,参加本科生及研究生教学工作。在国内率先组织开展糖尿病、高尿酸血症及甲状腺疾病流行病学调查及研究工作,相关流行病学资料填补了国内外空白,赢得了同行们认同与好评,相关数据与资料为政府对疾病防治决策提供了依据。尤其是对甲状腺疾病的研究取得了较深造诣,任青岛市甲状腺重点实验室主任,组建由内分泌科、甲状腺外科、核医学科、超声科、病理科等组成的甲状腺疾病诊疗中心,推动甲状腺癌多学科规范化诊疗工作,培养硕士研究生10余人。在核心期刊发表论文60余篇(SCI论文20篇)。承担相关课题10余项,获省、厅级科研奖励10余项,其中以首位研究人员获青岛市科学技术进步奖二等奖3项。

　　曾任山东省医学会内分泌学分会副主任委员、山东省医师协会内分泌科医师分会副主任委员、中国医师协会内分泌代谢科医师分会委员,现任青岛市医学会内分泌学分会名誉主任委员。

主 编 简 介

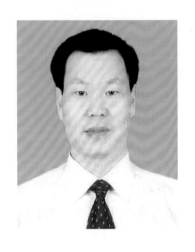

王斐,医学博士,主任医师,硕士研究生导师,青岛大学附属医院内分泌与代谢性疾病科副主任、病区主任。青岛市首届优秀青年临床医学专家、青岛西海岸新区首批拔尖人才、山东省优秀预防医学科技工作者。

1992年毕业至今,从事内分泌与代谢病临床医疗、教学与研究工作,2016年在美国约翰斯·霍普金斯大学及医院做访问学者,致力于甲状腺癌相关研究。目前研究方向主要为甲状腺疾病和糖尿病,尤其在甲状腺肿瘤分子发病机制及预后动态评估方面颇为深入。近5年来主要研究项目及获奖:山东省科技厅重点研发计划项目1项;青岛市科技惠民重点项目1项;青岛西海岸新区重点研发项目1项。获山东省高等学校优秀科研成果奖一等奖。近5年来发表研究论文16篇(SCI论文10篇),其中以第1作者或通信作者发表SCI论文4篇:2018年在美国《临床肿瘤杂志》(*JCO*)发表论文1篇(IF 26.3),已被引用近30次;2017年在美国《临床内分泌与代谢病杂志》(*JCEM*)发表论文1篇(IF5.45),在 *BBRC* 发表论文1篇;2021年在 *JCEM* 发表论文1篇(IF5.96)。

主要学术兼职:中华医学会内分泌学分会甲状腺学组委员,山东省医学会内分泌学分会副主任委员、甲状腺学组副组长,山东省医师协会内分泌科医师分会副主任委员,山东预防医学会甲状腺疾病防治分会副主任委员,青岛市医学会内分泌学分会主任委员等。

序

甲状腺癌是内分泌系统最常见的恶性肿瘤,近10年来患病人数日趋增多,发病率增长速度位于各类肿瘤前列。在我国,甲状腺癌患病率居恶性肿瘤排名第4位;女性甲状腺癌的发病率增长速度在所有恶性肿瘤中排名第1位。预计到2030年,全球甲状腺癌将超越直肠癌,成为继肺癌、乳腺癌、前列腺癌之后第4大主要恶性肿瘤。

甲状腺癌诊断、治疗与随访需要多学科密切协作,对患者进行系统性、精准性规范诊疗是提高生存质量和延长患者寿命的最佳诊疗模式。随着循证医学研究及相关诊疗指南推陈出新,各学科之间相互融通对甲状腺癌临床诊疗理念更新和水平提高具有重要意义,对提高患者生活质量和生存率发挥了重要作用。

该书由多学科专家执笔撰写,从流行病学、病因及发病机制、病理、超声及影像学诊断、临床诊断及分期、治疗及进展、随访、未来展望等内容进行全面系统的阐述,能够帮助相关专业医师全面了解甲状腺癌知识,促进多学科相互协作,更好地为甲状腺癌患者提供综合及精准治疗。

希望此书能够推动甲状腺癌临床规范化综合诊治模式,也希望作者团队秉承精益求精理念,再续佳作。

山东第一医科大学附属省立医院　教授
中华医学会内分泌学分会　主任委员
2023 年 10 月

前　言

甲状腺结节是内分泌系统的常见病,对甲状腺结节的良、恶性鉴别是临床诊治重点。其中,甲状腺癌是内分泌系统最常见的恶性肿瘤,其诊断、治疗、随访及相关研究需要多学科密切协作。随着循证医学不断涌现,国内外专家先后制定了各领域甲状腺癌指南,但缺乏各学科间理念融通规范化诊疗著作。

内分泌科、甲状腺外科、核医学科、超声科、放射科、病理科等学科多年来相互合作,在甲状腺癌诊断、治疗及研究领域已形成较为规范的多学科综合诊疗路径,对甲状腺癌患者进行系统规范精准管理。为了推广甲状腺癌综合规范化诊疗模式,我们联合国内多家医院相关专家,总结临床经验,结合各相关专业新的研究证据及指南和共识,编写本参考书。

本书分为 18 章,从甲状腺癌流行病学、病因及发病机制、病理诊断、超声及影像学改变、临床诊断及分期、(内科、外科、核医学科、中医、医学营养等)治疗、随访及预后、未来展望、特殊人群患者管理等进行系统的阐述。在诊断方面,根据甲状腺癌分子发病机制,纳入了分子病理诊断的内容,为甲状腺癌精准诊断和靶向治疗提供了理论依据。在治疗方面,拓展了甲状腺癌中医药治疗、营养治疗相关内容,倡导对患者进行医、养结合的综合治疗模式,提高患者生存质量。在现今生育政策下,为指导甲状腺癌患者优生优育,本书对儿童甲状腺癌患者诊疗、甲状腺癌患者在孕产期的诊疗及进展进行了系统阐述。

本书对甲状腺癌防治进展进行了探讨。医学理念及技术进步,使得甲状腺癌的诊疗步入精准诊疗时代;诊断技术的发展将提高精准诊断水平;手术微创化和智能化将得到推广;大数据时代将推动甲状腺癌智能化诊疗模式的发展;随着甲状腺癌致病基因检测的临床推广,以基因分层对甲状腺癌术后进行预后动态评估将成为趋势;靶向药物进展为难治性甲状腺癌患者提供更多的选择;前瞻性研究将提供更有力的证据推动甲状腺癌防治领域的发展。

本书编者团队本着全面和规范的原则倾心撰写,经编委会多次讨论,对各专业甲状腺癌诊疗方面相关问题进行梳理和融通,力求达到观点统一和诊疗规范。但由于水平所限,加之当今医学飞速发展,书中内容并不能涵盖全部,且需要不断更新,望同道们批评和指正。

赵世华　王　斐

2023 年 10 月

目　录

第十六章 甲状腺癌与儿童   300

第十七章 妊娠合并甲状腺癌   310

第一章

甲状腺癌流行病学

　　甲状腺癌是内分泌系统最常见的恶性肿瘤,也是近年来发病率增长最快的实体恶性肿瘤,严重威胁了人民健康与生命安全,对患者的家庭及全社会造成了极大经济负担与财产损失,因此甲状腺癌已经成为一个重要的公共卫生问题。相关的医学及公共卫生专业已对此开展了大量调查研究。

第一节　甲状腺结节流行病学

　　甲状腺结节(thyroid nodule,TN)是指甲状腺细胞在局部异常生长所引起的散在病变,是内分泌系统的多发病和常见病,也是甲状腺疾病中最常见类型。结节按性状可分为增生、囊肿、腺瘤、囊腺瘤、癌等,在未明确其性质以前统称为甲状腺结节。近年来,随着生活习惯和环境因素变化,以及早期筛查和高敏超声的应用,甲状腺结节的发病率和检出率越来越高。由于遗传、种族、饮食和生活方式等不同因素影响,甲状腺结节患病率存在差异。同一国家不同地区因有着不同的生活环境和人群碘营养状况等,报道的甲状腺结节患病率也不尽相同。大多数甲状腺结节患者无明显症状,通常由甲状腺触诊、超声检查或在尸检中被发现。

一、流行病学特点

　　鉴于诊断技术的发展,甲状腺结节触诊所得到的患病率远低于超声检查。甲状腺结节在触诊中的患病率与结节的大小、位置及医者的临床技能有关。与位于甲状腺浅表或前方相同大小的结节相比,位于甲状腺深部或后方的结节检出难度较大。经规范甲状腺体格检查检出的甲状腺结节在一般人群中的患病率为4%~7%。研究触诊结节能力和结节大小之间的关系时发现,在0.5cm以内的结节不能触及,1.0cm结节约35%可触及,1.5cm结节约80%可触及,2.0cm以上的结节接近100%可触及到。早在20世纪,国外就对由触诊诊断出甲状腺结节的患病率做过调查,欧洲地区流行病学调查数据显示,在触诊中发现甲状腺结节的概率在3%~5%。切尔诺贝利核反应堆事故后,局部地区甲状腺结节触诊检出率有所升高。近年来国内也有相关数据报道,在对4万余名普通人外科查体发现,甲状腺结节患病率超过7%。

　　超声检查作为甲状腺结节诊断的首选影像学方法,在探究该疾病流行病情况学具有重要价值。研究显示,超声对甲状腺结节的检出率是触诊的5倍;当结节直径大于2.0cm时,检出率是触诊的 2 倍;而 46% 通过超声检出的结节(直径大于 1.0cm)未在常规查体中被发现。滕卫平教授对国内不同碘营养地区 14 岁以上常住居民进行甲状腺结节流调数据显示,甲状腺结节患病率为 10.2% ~ 12.6%。2010 年由中华医学会内分泌学分会发起的中国首次较大规模甲状腺疾病流行病学调查显示,甲状腺结节患病率增长到 18.6%,即每 5 人中就有近 1 人存在甲状腺结节。随着人口老龄化、环境因素变化以及检测技术发展,甲状腺结节患病率不断提高。近 10 年来国内报道的甲状腺结节患病率显示,江苏地区 15.7%,山东威海 26.3%,南京栖霞 26.7%,陕西延安 26.9%,新疆乌鲁木齐 28.9%,山东青岛 36.6%,广东珠海 33.4%,河北石家庄 39.81%,辽宁大连 42.1%,上海市老年人群中甲状腺结节患病率更是达到了 81.1%。在近期公布的 TIDE(Thyroid Disorders,Iodine Status and Diabetes: a National Epidemiological Survey)项目调查结果显示,全国 31 省市、自治区甲状腺结节的总体患病率为 20.4%(95%CI,18.39% ~ 22.63%),并随年龄增长而增高。

国内外对甲状腺结节患病率流行病学调查的结果差别较大,日本的调查资料显示,对健康人群进行甲状腺结节筛查得出检出率男性和女性分别为 18.5% 和 21.0%,40 岁以上女性的检出率为 35.3%,并随年龄增加而增高。其他地区如美国甲状腺结节的患病率为 19.0% ~ 68.0%,韩国 13.4%,波兰 14.8%,乌克兰 14.9%,芬兰 27.0%,德国 30.0%。

对死亡病人进行尸检时发现甲状腺结节的患病率为 50% 以上,但目前尚无太多报道。

在患有甲状腺结节的人群中,有超过一半患者甲状腺内有多个结节,其中仅 10% 可触及。大约 23% ~ 47% 体检发现的孤立甲状腺结节实际上是多发性结节性甲状腺疾病,并且随着年龄增加,单发结节的比例逐步下降,而多发结节比例明显上升。近半数甲状腺良性结节包含囊性成分,这些囊性结节是因纤维化退行性变以及缺血所致,是一种良性、非新生的增生性结节。在孤立结节的患者中,约 10% 伴有促甲状腺激素(thyroid stimulating hormone,TSH)降低,此系良性高功能结节。

针对甲状腺结节数量与甲状腺癌的关系,既往观点为多发结节患者发生甲状腺癌的风险较单发结节小。但目前多数观点认为,单发结节同多发结节之间,甲状腺癌发病率无明显差异。2015 年美国甲状腺学会(American Thyroid Association,ATA)发布的最新《甲状腺结节和分化型甲状腺癌诊疗指南》中再次明确指出:甲状腺多发结节的恶性危险程度与孤立性结节相同;结节良恶性与结节数目无关联。

二、影响因素

(一)性别

甲状腺结节发生存在明显的性别差异,国内外数据均显示女性患病率明显高于男性。女性甲状腺结节患病率是男性的 1.2 ~ 4.3 倍。在我国某一农村地区大型流行病学调查的横断面研究分析表明,女性甲状腺结节患病率比男性高三分之一(女性 38.5%,男性 26%)。TIDE 研究数据也显示,女性甲状腺结节患病率明显高于男性(23.7% vs 17.2%,$P < 0.000\,1$)。有不少旨在探究性别对甲状腺结节发病影响的研究,但具体病理生理机制尚不明确。性激素可能是解释这种性别差异的重要原因。甲状腺、乳腺、子宫均为性激素反应器官,内分泌功能变化

与腺体疾病的发生有着密切的联系。已有研究显示,甲状腺结节与良性乳腺疾病及子宫肌瘤有一定的联系,而这种联系就是雌激素。无论是正常的甲状腺组织还是肿瘤性甲状腺组织中均有雌激素受体表达,雌激素可刺激 TSH 产生,在甲状腺细胞生长和结节形成方面具有一定作用;另外雌激素还通过激活有丝分裂原激活蛋白激酶途径促进甲状腺细胞生长及结节形成。因此,有临床医师建议甲状腺超声应作为绝经后妇女体检中必要的一项检查内容。

(二)年龄

甲状腺结节患病率随年龄增长而显著上升。40 岁以上的个体中患甲状腺结节风险比 40 岁以下的个体明显升高。这种与年龄呈正相关的发病率与性别无关。在女性中,高龄会增加绝经后女性甲状腺结节发病率。值得注意的是,在甲状腺结节患者人群中,中、青年人群甲状腺恶性结节风险较老年人更高,提示对中青年甲状腺结节患者应格外关注。虽然甲状腺结节在儿童中的患病率仅为 0.05% ~ 1.80%,但其发展为恶性的危险性是成人的 4 倍。

(三)碘营养

自 1996 年我国实行普遍食盐碘化(universal salt iodination,USI)政策以来,碘缺乏病(iodine deficiency disorder,IDD)防治工作取得了显著成效。已有不少研究证实,碘摄入量与甲状腺疾病呈 "U" 形曲线关系,即碘缺乏和碘过量均可导致甲状腺的结构和功能异常。1999 年滕卫平教授领导课题小组在不同碘营养状态的三个地区进行流调,发现处于碘缺乏状态的盘山地区甲状腺结节患病率较碘充足区和碘过量区要高,且以单发结节为主,碘过量地区则以多发结节为主。5 年后课题组对同一人群采用相同的超声诊断仪进行了为期 5 年随访调查,结果发现,结节性甲状腺肿在碘缺乏地区发病率最高,并且随着碘摄入量增加而下降;碘缺乏地区中,由弥漫性甲状腺肿进展为结节性甲状腺肿的比率也最高。碘缺乏可引起 TSH 分泌增加,可使甲状腺激素合成过程中过氧化物酶的电子受体合成增多,这一过程可引起甲状腺细胞损伤。但碘缺乏是不是结节形成的直接致病因素尚无定论。TIDE 研究结果显示,尿碘中位数(median urinary iodine concentration,MUIC)为 200 ~ 299μg/L 组与 100 ~ 199μg/L 组相比,甲状腺结节患病率并没有显著增加。碘缺乏主要是滤泡样腺癌的危险因素,其引起的甲状腺滤泡状癌(follicular thyroid carcinoma,FTC)较碘过量所致甲状腺乳头状癌(papillary thyroid carcinoma,PTC)更具侵袭性。国内大样本的流行病学研究表明,PTC 发病风险随结节直径增加而呈下降趋势,FTC 与其他少见类型甲状腺癌发病率在直径较大的结节中呈上升趋势。性别也是影响碘与甲状腺结节关系的重要因素,当尿碘浓度(urinary iodine concentration,UIC)低于 527μg/L 时,男性甲状腺结节的风险随 UIC 升高而降低,而女性则呈负相关。

(四)硒营养

硒是人体必需的微量元素。人体通过消化道和呼吸道摄入硒营养,进入体内的硒与蛋白质结合,成为硒蛋白。硒对人体的生理活动起着重要作用,包括预防动脉硬化、关节退化、免疫损伤等,硒缺乏可引起心血管病、大骨节病、克山病、肿瘤等疾病;硒中毒时会出现腹泻、乏力、脱发等症状。硒在自然界的分布有很大的地域差异,我国大部分地区都属于硒贫乏区域,所以适量补硒尤为重要。甲状腺是人体含硒量最高的器官。硒与甲状腺抗氧化系统的联系主要通过谷胱甘肽过氧化物酶(glutathione peroxidase,Gpx)来实现,正是由于上述硒蛋白的存在,甲状腺组织才避免被氧自由基损伤，得以维持正常功能。硒还会制约着补碘的效应。在碘硒联合缺乏地区的人群中，给予补碘治疗后，地方性克汀病的发生并没有明显减轻，而联合补充硒后方能治愈，说明在局部地区碘硒双补法防治地方性甲状腺肿的效果优于单纯补碘法。在低碘区的甲状腺肿大儿童中，血浆硒和 Gpx 活性显著降低，经部分机制研究推断，缺硒可导致 Gpx 活性降低，甲状腺受到过多自由基的损害；脱碘酶活性降低使 T4 转化为 T3 受阻，对 TSH 反馈抑制作用减弱，加重了缺碘所致甲状腺肿。

(五)代谢综合征

近年来，越来越多循证医学提示代谢综合征的组分与 TN 存在相关性。与非代谢综合征患者相比，代谢综合征同时患有 TN 的发病率增加，且结节体积有所增大。胰岛素抵抗是代谢综合征的中心环节。有研究表明，胰岛素抵抗与 TN 体积增大有关，原因之一便是血管内皮生长因子(vascular endothelial growth factor, VEGF)对肿瘤体积的影响。血管生成是肿瘤生长的重要特征，亦可能促进 TN 进展。多种因素可导致 TN 血管形成。胰岛素是肿瘤相关性血管生成的促进因素。高胰岛素血症可选择性地结合胰岛素样生长因子 -1(insulin-like growth factor-1, IGF-1)受体，而后者通常在肿瘤中呈高表达，二者结合后可促进肿瘤血管内皮细胞的有丝分裂；同时，IGF-1 还可刺激甲状腺细胞 DNA 合成，促进其增殖、分化及成熟，并抑制细胞凋亡。另外，高血糖与炎症因子的高表达相关，包括肿瘤坏死因子 -α(tumor necrosis factor-α, TNF-α)、转化生长因子 -β(transforming growth factor-β, TGF-β)、VEGF 等，有助于肿瘤血管的新生。

临床上糖尿病与 TN 常合并发生。国内外研究发现，糖尿病患者 TN 的发病率要高于正常人群，而血糖异常则是 TN 的独立危险因素。二者联系除上述高胰岛素介导的作用外，还在于高血糖时 5- 脱碘酶活性下降，也使甲状腺激素水平及活性降低。甲状腺代谢功能紊乱可影响甲状腺滤泡细胞的能量利用，使碘泵功能障碍，降低甲状腺对 TSH 反应，甲状腺激素合成减少，反馈性引起 TSH 水平升高，促进甲状腺及肿瘤组织生长。有趣的是当应用二甲双胍治疗改善胰岛素抵抗后，患者 TN 的体积也较前缩小。

超重和肥胖是胰岛素抵抗的特征之一。已有研究显示，肥胖与甲状腺体积及结节直径呈正相关。在女性甲状腺结节患者中，超重也是重要的危险因素。体重对甲状腺结节的影响可能与 TSH 水平、胰岛素抵抗及脂肪因子相关。

与糖尿病和心血管疾病相同，低水平高密度脂蛋白是甲状腺结节的独立危险因素。研究显示，高密度脂蛋白及与其相结合的载脂蛋白与胰腺 β 细胞 ABC 转运蛋白之间的相互作用会产生一系列影响胰岛素生成的复杂反应，这可能与代谢综合征的病理生理学机制相关。但至今尚未发现任何高密度脂蛋白和甲状腺结节相互作用的确切病理生理学机制。

(六)吸烟

吸烟对于 TN 发生也存在一定的影响，但具体关联尚存争议。吸烟可增加多发性 TN 的风险，在非吸烟者中，多发性结节患病率约为 8%，而过量吸烟者达 16%；吸烟是增加甲状腺肿发病率的危险因素，吸烟者的甲状腺平均体积要比不吸烟者大，这种关系在碘缺乏和碘过量地区更为明显；吸烟还是甲状腺过氧化物酶抗体(anti-thyroidperoxidase antibody, TPOAb)阳性的危险因素，在碘过量地区更为明显。硫氰酸盐是烟草中对甲状腺影响最大的成分，它是氰化物的降解产物,可以竞争性地抑制碘的吸收和有机化,使机体内碘的浓度下降导致 TN 患病率升高。吸烟可能会刺激甲状腺激素转化,抑制外周脱碘酶活性,直接刺激垂体,使 TSH 水平升高,从而导致 TN 发生。另外,吸烟还通过改变体内抗原抗体反应及细胞因子水平等不同途径影响甲状腺功能和自身免疫,进而与甲状腺疾病的发生发展有关。

(七)其他

电离辐射是甲状腺结节形成和肿瘤发生的一个重要致病因素。一方面,由于射线直接损伤甲状腺细胞,导致基因结构受损或表达异常。另一方面,射线使甲状腺细胞遭受破坏,使得甲状腺素合成、分泌减少而导致 TSH 升高,促进甲状腺细胞增生。电离辐射与甲状腺癌的关联见下一节内容。

自身免疫在甲状腺结节的发展中也有一定的作用。格雷夫斯病(Graves disease,GD)患者容易合并甲状腺结节,而这些结节发展为 FTC 的概率较高。桥本甲状腺炎(hashimoto thyroiditis,HT)合并甲状腺结节极为常见,主要是由于自身免疫功能紊乱,导致甲状腺局部炎症细胞浸润,甲状腺组织不断修复、增生后又反复遭受免疫攻击。出现永久性甲状腺功能减退时,TSH 长期升高,促进甲状腺细胞增生,因而容易形成结节甚至癌变。

(赵世华　王　萍　王　斐)

第二节　甲状腺癌流行病学

诊断甲状腺结节的临床重要性在于排除甲状腺癌。甲状腺癌是内分泌系统和头颈部肿瘤中最常见的恶性肿瘤,按病理类型可分为乳头状癌、滤泡状癌、髓样癌和未分化癌。PTC 占所有甲状腺癌的 75% ~ 85%,具有分化好、生长缓慢、恶性程度低的特点。FTC 约占甲状腺癌的 5% ~ 15%,虽然淋巴结转移率不及 PTC,但具有发展快、易侵犯血管的特点,预后较 PTC 差。PTC 和 FTC 统称为分化型甲状腺癌(differentiated thyroid carcinoma,DTC)。甲状腺髓样癌(medullary thyroid carcinoma,MTC)起源于分泌降钙素的甲状腺滤泡旁细胞或 C 细胞,约占甲状腺癌的 3%,可从颈部淋巴结转移及血运转移,较常转移的部位为肝、骨、脑和肾上腺,属中度恶性。未分化甲状腺癌(anaplastic thyroid carcinoma,ATC)进展迅速,约有 50% 早期就存在颈部淋巴结转移现象,可侵犯气管、食管、喉返神经等组织器官,并常经由血液向远处转移,预后较差,属高度恶性。

多数甲状腺癌缓慢的生长速度导致了流行病学研究困难。从肿瘤产生到有临床表现中间通常有几十年的时间,并且在大量病例中疾病终生未被发现。与肺癌或胰腺癌等高度恶性肿瘤相比,甲状腺癌死亡率普遍较低,因此死亡率统计数字并不能反映甲状腺癌的发病率。在数十年前缺乏有效的监测手段时,临床上统计的肿瘤发病率不能代表人群中的患病情况。随着诊断方法的广泛应用,尤其是自 20 世纪 80 年代以来超声检查灵敏度提高,让甲状腺癌发病率的不确定性成为历史。

一、流行现状

除非洲地区因疾病诊断技术受限之外,世界大多数地区甲状腺癌发病率呈持续上升趋势。

2012 年全球甲状腺癌新发病例数为 298 000 例(其中男性 68 000 例,女性 230 000 例),标化发病率为 4.0/10 万(男性 1.9/10 万,女性 6.1/10 万),与 2008 年相比增加了 29.0%(男性 26.7%,女性 29.8%),年均增长率为 6.6%(男性 6.1%,女性 6.7%)。来自美国国家癌症研究所统计的流行病监测计划(Surveillance,Epidemiology and End Results Program,SEER)数据库显示,美国甲状腺癌发病率由 1975 年 4.9/10 万增长至 2009 年的 14.3/10 万,发病率增长了近 3 倍(女性 RR=3.3,95%CI=3.0 ~ 3.6;男性 RR=2.2,95%CI=1.9 - 2.6),同时主要表现为 PTC 的增长,发病率从 3.4/10 万增长至 12.5/10 万。2019 年美国新发甲状腺癌的患者达到 52 070 例。基于加拿大国家癌症发病率报告系统,自 1970 年至 2012 年长达 43 年的回顾性研究发现,女性的年龄标化甲状腺癌发病率从 3.9/10 万增长至 23.4/10 万,男性从 1.5/10 万增长至 7.2/10 万,增长均超过 5 倍。在英国,甲状腺癌的发病率低于大多数其他欧洲国家,在过去十年中增加了 68%,每年诊断出 3 700 例新的甲状腺癌。2011 年韩国国家健康调查项目将 19 岁以上成人纳入甲状腺癌筛查范围,当年韩国即诊断甲状腺癌 40 000 例,是 1993 年发病率的 15 倍,成为国际上甲状腺癌发病率最高的国家,学术界将这个现象称之为韩国的甲状腺癌“海啸”。

根据世界卫生组织国际癌症研究机构(International Agency for Research on Cancer,IARC)发布的 2020 年全球最新癌症负担数据显示,2020 年估计有 448 915 例新发甲状腺癌病例,男女标化发病率分别为 3.1/10 万和 10.1/10 万。预计至 2030 年,甲状腺癌将超越直肠癌,成为继肺癌、乳腺癌、前列腺癌之后的第四大恶性肿瘤。

近二十年来,我国甲状腺癌的发病率同样处于快速增长阶段。但我国的甲状腺癌尚缺乏长远预期和随机大样本队列的临床研究,大多数有关甲状腺癌的数据来源于回顾性研究或癌症登记数据库。1998—2009 年,中国肿瘤登记地区的甲状腺癌发病率从 1.27/10 万增加到了 4.21/10 万,年均增长率为 5.92%。2012 年中国肿瘤登记中心年报显示,按世界人口调整后,中国肿瘤登记地区甲状腺癌发病率为 4.8/10 万。2013 年国家癌症中心对我国癌症发病与死亡数据评估,我国甲状腺恶性肿瘤新发病例 144 000 例,标化发病率为 7.67/10 万,在所有恶性肿瘤中排名第八。女性发病率达到 11.7/10 万,在所有女性恶性肿瘤中排名第五,仅次于乳腺癌、肺癌、结直肠癌和胃癌。甲状腺癌的每年变化百分比(annual percentage of change,APC;相当于年发病率)2000—2003 年是 +4.9%,2003—2010 年期间则剧增至 +20.1%。2015 年国家癌症中心的更新数据显示,甲状腺癌标化发病率为 12.05/10 万,女性发病率 18.29/10 万,跃居恶性肿瘤排名第 4 位。

几乎所有的流行病学调查数据显示,女性甲状腺癌的增长速度大于男性。甲状腺癌已从过去的“罕见肿瘤”成为目前女性的常见肿瘤之一。我国在 2003—2011 年间,女性甲状腺癌的发病率年均增长百分比达到了 20.1%,在所有恶性肿瘤中排名第一。甲状腺癌和乳腺癌共存性的风险是这一现象的最好解释。

甲状腺癌发病率随年龄增长而升高。虽然各地统计结果略有差别,但甲状腺癌发病率总

体年龄结构特点如下:无论是首发年龄、平均发病年龄还是中位发病年龄均呈前移状态;在
0 ~ 14 岁处于较低水平,15 ~ 30 岁快速升高,40 ~ 59 岁为发病高峰,随后又逐渐下降。

甲状腺癌分布呈现明显的地域分布特征:发达地区人群发病率高于发展中地区。我国城
市发病率高于农村,南方高于北方,东部地区高于中部地区及西部地区,沿海省份高于内陆省
份。北京市甲状腺癌发病率由 1995 年的 1.6/10 万上升至 2010 年的 9.9/10 万,增长了 518.8%。
上海市浦东新区甲状腺癌发病率由 2002 年的 6.71/10 万上升至 2009 年的 20.08/10 万,上升了
199.25%。我国最新肿瘤调查数据显示,城市地区甲状腺癌标化发病率为 15.60/10 万,男性标
化发病率为 8.09/10 万,女性标化发病率则高达 23.38/10 万,位居第三位;农村地区甲状腺癌标
化发病率低于城市地区,为 7.06/10 万,而女性甲状腺癌发病率仍达到 11.13/10 万。

甲状腺癌发病率增高源于 DTC 增多,尤其是 PTC 发病率明显增高。PTC 在甲状腺癌中
的比例由 1994—1995 年期间的 65.3% 增加到 2014—2015 年期间的 98.2%。PTC 具有惰性生
物学特点,属低度恶性肿瘤,10 年生存率超过 90%,多数肿瘤可以与宿主平安相处 ·生。因此,
甲状腺癌发病率的飙升并未引起死亡率明显变化,据 IARC 数据报道,2020 年有 43 646 名患
者死于甲状腺癌(27 740 名女性和 15 906 名男性),与 2012 年的 40 000 名全球死亡人数相比
变化不大,部分学者将这种现象归因为“过度诊断”。

超声分辨率及病理学诊断水平提高是导致甲状腺癌的检出率显著增加的原因之一。随着
人民健康意识提高,甲状腺查体呈普遍化趋势。对于超声不良表现的结节进行细针穿刺活检
(fine needle aspiration biopsy,FNAB),尤其是对直径 < 1.0cm 的甲状腺微小癌的检出率不断提
高。然而甲状腺微小癌的死亡率仅为 1%,复发率 2% ~ 6%,远处转移率 1% ~ 2%。为了克
服甲状腺癌过度诊断的倾向,2015 版美国 ATA 指南不支持也不反对筛查甲状腺癌。美国预
防医学委员会(Preventive Services Task Force,USPSTF)则明确声明反对在无症状的人群中筛
查甲状腺癌。不过从治疗方式的选择上也能体现出对微小癌过度诊断这一观点的倾向,美国
ATA 指南明确指出:“对于极低危的甲状腺微小癌(< 1.0cm),无临床转移和局部扩张证据,非
进展型的细胞学类型可以保守治疗。”中国抗癌学会甲状腺专业委员会的指南也提出对
< 0.5cm 的甲状腺癌施行保守治疗。

过度诊断是导致甲状腺癌发病率增高的原因之一,但不是唯一原因。即使早期检测和治
疗强度增加,较大体积肿瘤发病率增加的其他因素,如环境、生活方式及生殖与生育史等因素,
被认为是甲状腺癌发病率增加的可能原因。从不同角度挖掘 SEER 项目中 4 万余甲状腺癌病
例数据,进行了深入的扩大样本量统计分析发现,甲状腺癌发病率的增加主要归因于 PTC 的
构成比改变和小肿瘤发病率的增加,直径 < 2.0cm 的甲状腺癌发病率升高迅速,2.0cm 以上甚
至 > 4.0cm 或 5.0cm 的肿瘤也同样呈增长趋势。而且采用年龄 - 时期 - 出生队列(age-period-birth
cohort,APBC)模型分析后甲状腺癌的发病率依然呈现明显的增长趋势。由此推测甲状腺癌升
高的真正原因似乎不能单纯地归因于“过度诊断”或诊断技术提高,也应该考虑环境暴露中的
危险因素。另有研究者比较过美国不同社会经济发展水平地区甲状腺癌的发病率,发现在经
济发达地区,直径 < 4.0cm 的甲状腺癌发病率较经济差的地区增长快,但是对于直径 > 4.0cm
的甲状腺癌,不同经济发展水平地区的增长速率相同,同样支持“其他因素导致了甲状腺癌实

际高发"的结论。

目前普遍认为,我国甲状腺癌发病率上升的原因可能是多因素共同作用的结果:一方面,随着社会经济快速发展,医疗资源可及性、公众防癌意识的逐年提高,体检颈部彩超的普及,诊断检出率增加尤其是甲状腺微小癌检出率明显提高;另一方面,环境污染、电离辐射、精神压力、碘摄入量改变、桥本甲状腺炎发病率的升高,都可能是造成甲状腺癌发病率升高的原因,生活水平提高导致肥胖以及其他相关疾病高发致使女性激素水平变化等也有一定联系。另外肿瘤登记技术的发展以及上报数据完整性的提高也是导致甲状腺癌发病率上升的原因之一。

二、危险因素

(一)遗传与基因变异

1. 家族遗传　恶性肿瘤是遗传因素与环境因素共同作用的结果,遗传因素决定了在相同或类似环境下的个体易感性。甲状腺癌发病水平的种族差异提示遗传因素发挥的作用。多数 PTC 和 FTC 是散发性的,但家族性肿瘤仍占到甲状腺癌病例的 5% ~ 15%。一级亲属甲状腺癌病史是甲状腺癌的危险因素,家族性甲状腺癌比散发性预后更差。MTC 患者中,家族史倾向相对明显,且约 1/5 同时患有多发性内分泌瘤综合征Ⅱ型(MEN-Ⅱ);而在甲状腺非髓样癌复发患者中,甲状腺癌家族史也是独立危险因素,子一代中肿瘤的侵袭性大于亲代。

2. 基因变异　随着对肿瘤相关基因的深入研究,对甲状腺癌发病机制有了进一步的认识。采用基因型分型质谱分析法分析原发性甲状腺癌、复发及转移甲状腺癌,以及放射性碘耐受型甲状腺癌的基因变异,发现初级低分化型甲状腺癌中 RAS 突变显著高于 BRAF 突变,但在转移性低分化型甲状腺癌中 BRAF 突变显著高于 RAS 突变;未分化型甲状腺癌和转移的放射性碘耐受型甲状腺癌具有较高的 BRAF 基因突变;83% 的患者在 PI3KCA 或 AKT1 上出现了基因突变。分子生物学数据显示,原癌基因 RET/PTC 的基因重排、RAS 原癌基因点突变、BRAF 基因突变、PAX8-PPARG 融合基因的产生、抑癌基因 TP53 缺失和 PTEN 基因突变都对甲状腺癌的发生发展起到重要作用。BRAFV600E 基因突变是 PTC 中主要的基因突变,可作为不良影响因子影响 PTC 的发生、侵袭,增加肿瘤的复发率,降低肿瘤对放射性碘的反应性。RAS 突变在甲状腺滤泡细胞腺瘤中常见,RAS 突变及其他基因组的改变促进了甲状腺滤泡细胞腺瘤向甲状腺癌的转变。

最近的研究表明一些单核苷酸多态性(single nucleotide polymorphisms,SNPs)与甲状腺癌发病风险也有很强的相关性。SNPs 虽然不能直接导致致病基因的表达,但基因多态性位点可能会影响基因的增强子活性或基因调控。FOXE1(叉头因子 E1)基因编码的转录因子 FOXE1 在甲状腺形态发生中起关键作用。该转录因子调节甲状腺球蛋白(thyroglobulin,Tg)和甲状腺过氧化物酶的表达。rs965513 位于 *FOXE1* 基因的上游,已有充足的证据证实,SNP rs965513 与甲状腺癌发生发展存在关联关系。rs1867277 与 rs965513 密切相关,rs1867277 在功能上也参与 PTCSC2(PTC 易感候选基因 2)的转录调节,PTCSC2 在乳头状癌细胞系中的异位表达导致与细胞周期和癌症有关的基因子集的表达改变。NKX2-1(NK2 同源框 1)基因可以编码参与甲状腺发育、分化和功能调节的甲状腺特异性转录因子(thyroid specific transcription factor,TTF),使其成为可能具有致病序列变异的强候选易感基因。rs944289 与 PTC 组织中 PTCSC3（PTC 易感候选基因 3）表达水平的变化有关，并与其发病风险呈正向关联。

（二）环境因素

1. 电离辐射 电离辐射是甲状腺结节形成和肿瘤发生的重要危险因素。接受过放射暴露的人群在随后的 40 年间可能持续终生都存在发生 DTC 的风险。1945 年日本广岛和长崎受原子弹袭击后，当地人群甲状腺癌的患病率上升至 2.2%。电离辐射史特别是儿童期，是甲状腺癌的明确危险因素。儿童群体对医学放射治疗产生的副作用极为敏感，儿童期疾病的外部医疗照射，如胸腺、头癣、恶性肿瘤、头颈部疾病，可致甲状腺癌发病率较高。切尔诺贝利核事件后调查结果显示，儿童时期 ^{131}I 辐射会增加甲状腺癌发生的危险，并与剂量呈一定的相关性。辐射剂量在 0.65 ~ 25.00Gy 时有诱发甲状腺癌的可能，辐射剂量在 1.00 ~ 6.00Gy 时甲状腺癌的发病率较高，大于 3.00Gy 时为甲状腺癌高危因素。近期在对 2011 年福岛核电站事故发生后 5 年内的人群进行调查，发现 15 ~ 17 岁人群发病率为 29/10 万人年，18 ~ 20 岁人群发病率为 48/10 万人年，21 ~ 22 岁人群发病率为 64/10 万人年，说明甲状腺癌发病年龄的总体特征没有大的变化。这从侧面也反映出，超声筛查可以在相对年轻的个体中以年龄依赖的方式从大量的非临床和亚临床甲状腺癌中及时识别出癌症。总之，甲状腺癌的发病率与辐射剂量线性相关，辐射时间越长、年龄越小，发病率越高。目前，诊断性的医疗辐射对肿瘤的影响尚无定论，头颈部及胸部 CT 扫描可能会引起甲状腺癌发病率增高，但可以通过减少使用诊断性医疗辐射的剂量从而减少癌症的发生。

2. 碘营养与硒营养 碘作为一种甲状腺内重要的微量元素，通过激素调节作用直接或者间接影响着甲状腺的正常功能，同时也会影响甲状腺恶性肿瘤的发生发展。经过多年研究，碘与甲状腺癌的关系仍存在争论。多数学者认为碘摄入量的增加不能引起甲状腺癌总发病率增加，但碘摄取量高低不同与甲状腺癌组织学类型相关。碘缺乏引起 FTC 患病率增高，其主要原因为 TSH 升高导致甲状腺滤泡上皮细胞显著增生，进而导致结构和组织学发生变化。我国自 1996 年实施食盐加碘措施后，PTC 发病率也呈上升趋势。PTC 患者高碘状态更明显，尿碘浓度就很好地反映了这一点。目前尚没有证据证明碘摄入量增加与甲状腺癌的发病率增加有关，但较为肯定的是，碘摄入量增加可以改变甲状腺癌的病理类型，使恶性程度低的 PTC 比例增加，而碘缺乏使恶性程度高的 ATC 和 FTC 比例增加。

许多研究表明，人体硒营养状态与癌症风险之间存在关联，硒营养补充剂可以降低癌症发病率。血清硒水平低的患者甲状腺癌的风险增高。与甲状腺良性结节及正常人群相比，甲状腺癌患者无论是血清硒水平还是甲状腺组织中的硒含量均降低。高硒水平则可以降低甲状腺疾病（包括甲状腺肿瘤）的发病率。硒对高碘损伤有一定的干预作用，可调节甲状腺激素代谢过程中脱碘酶和组织蛋白酶的活性，硒和碘可能通过上述途径影响甲状腺癌的发生与进展；硒与细胞周期调节的关系也与甲状腺癌的发生、发展有关。

3. 环境污染物 环境中重金属暴露增多与头颈部肿瘤的发生发展也有一定关联。镉已被证明可引发雌激素样活性，通过 G 蛋白耦联雌激素受体 1（GPER1）激活 ERK/AKT 信号通路，进而促进甲状腺癌细胞增殖。铅是一种高毒性金属，可在体内聚积并损害多个脏器系统，由于脂质过氧化增强作用,铅被认为是多种肿瘤的致癌因素。锌是人体内多种酶的必要组成成分,机体长期处于锌缺乏状态时,可使机体抗氧化功能和细胞修复功能受损,抑制 DNA、RNA 的合成,甚至发生基因突变,是诱发恶性肿瘤的重要因素。体内血锌和血铜在正常时达到一种稳态,高剂量的锌会破坏铜的吸收,同样高剂量的铜也会削弱锌的吸收。有研究显示,与甲状腺良性结节相比,甲状腺癌患者血铜和尿铜水平均增高,推测体内铜含量的增加可能通过影响DNA、RNA 及细胞分裂途径而影响甲状腺癌的发生发展。甲状腺体积与儿童毛发样本中重金属锰的浓度存在相关性,推测重金属锰可能存在通过影响碘摄取或甲状腺激素和 TSH 水平直接或间接干扰甲状腺功能的作用。

环境污染物除了重金属外,一些大分子的外源化合物也起到了干扰生物体功能和激素水平的作用,如多氯联苯、杀虫剂等有机物。这类物质通常难以被分解,能在环境中积累,并通过食物链在动植物和人体内积累,又被称为持久性有机污染物。这类污染物可在人体内积累并影响甲状腺的正常功能及甲状腺激素的生成。多溴联苯醚能抑制甲状腺激素与甲状腺转运蛋白相结合;双酚 A 可以与甲状腺激素受体结合;苯乙烯能够抑制脱碘酶活性从而降低甲状腺激素从 T4 向 T3 转化;二噁英会降低血清中 T4 的半衰期。尽管以上机制能够解释为何人体暴露于持久性有机污染物会导致体内甲状腺激素水平异常及自身免疫性甲状腺疾病发生,但是对于这些物质是否会导致甲状腺癌的发生发展目前还没有定论。

4. 生活行为 人群饮食习惯与甲状腺癌之间存在一定的关联。水果、蔬菜的饮食习惯能够降低甲状腺癌患病风险,而鱼、肉和烹饪蔬菜的饮食习惯可增加甲状腺癌的患病风险。饮食中硝酸盐的高摄入量也与甲状腺癌密切相关,硝酸盐可妨碍机体对碘的吸收,这可能是其致癌的主要原因。

吸烟与甲状腺癌的关联尚存在争论。有研究结果显示,保持吸烟或者饮酒等不良生活习惯会造成甲状腺癌患病风险提高。由于男性甲状腺癌发病率较低,二者的相关性较女性不明显,在女性中吸烟与甲状腺癌之间呈负相关。而国外的队列研究发现吸烟与甲状腺癌的风险无显著相关。

有研究认为饮茶与甲状腺癌风险降低有关,可能因为茶叶中富含清除自由基的物质,包括茶多酚、硒、维生素 C 及维生素 E 等,能够阻断前致癌物转变成致癌物。荟萃分析发现茶叶消费能力高对甲状腺癌有保护作用,而前瞻性队列研究结果并未提示茶的消费与甲状腺癌的发病风险有关。

(三)女性生理与生殖

早在 20 年前国外学者研究便发现口服避孕药等外源性雌激素会造成女性甲状腺癌风险的提高。几乎所有涉及性别与甲状腺癌风险评估的研究均证实,甲状腺癌的发生与女性生殖因素密切相关。一项纳入 30 多万名女性的癌症与营养前瞻性调查发现,不孕不育、早孕、长期口服避孕药以及在更年期使用雌激素替代的女性中,甲状腺癌发病风险明显提高。甲状腺癌组织中有雌激素受体(estrogen receptor,ER)的表达,该受体有两种亚型,ERα 和 ERβ 对甲状腺癌细胞的生长有不同的作用,ERα 具有促进癌细胞增殖的作用,其激动剂可增强甲状腺癌细胞增殖及抗凋亡蛋白 Bcl-2 的表达;ERβ 则相反,促进甲状腺癌细胞的凋亡,其激动剂抑制细胞增殖并增强凋亡蛋白 Bax 表达。ERα 与 ERβ 比例失衡可能会改变细胞行为从而导致甲状腺癌发生。此外,雌激素还会增强甲状腺癌细胞黏附、迁移和侵袭,促进甲状腺癌转移。目前雌激素受体已被纳入为癌症的分子标志物之一,用于预防和早期发现恶性肿瘤,相关药物也将会应用于甲状腺癌的治疗当中。

(四)自身免疫性甲状腺疾病

自身免疫性甲状腺疾病(autoimmune thyroid disease,AITD)与甲状腺癌之间关系密切。AITD 主要包括格雷夫斯病和 HT。格雷夫斯病患者容易合并甲状腺结节,进而发展为甲状腺滤泡状癌的概率较高。HT 的本质是淋巴细胞浸润,腺体因纤维化而逐步萎缩,实验室检查多有 TPOAb 和抗甲状腺球蛋白抗体(anti-thyroglobulin antibody,anti-TGAb)明显升高,并常伴有甲状腺功能异常。HT 患者发生甲状腺癌的风险为正常人群的 3 倍,主要病理类型为 PTC。虽然二者具有关联,但尚不清楚是 HT 患者更易患甲状腺癌,还是 HT 是甲状腺癌肿瘤炎症反应的表现。目前公认的相关性机制:①炎症,HT 的炎症状态为肿瘤提供了良好的生长环境;② TSH,HT 引起的 TSH 升高使甲状腺滤泡上皮细胞增生,有利于 PTC 的发生;③分子通路,PTC 和 HT 具有部分相同的分子通路异常,如 PI3K/Akt、RET/PTC 基因重排、CD98、p63 等。虽然 HT 患者易发生 PTC,但并不代表预后不良,甚至部分研究表明 HT 并存的 PTC 预后要优于单纯 PTC,因为 HT 合并 PTC 患者淋巴结转移率较低。

(五)肥胖

随着人们生活水平提高和体力活动减少,代谢性疾病的患病率不断上升,这与甲状腺结节及甲状腺癌的发病率具有相同的发展趋势。有越来越多的循证医学证据证实它们是存在相关性的。肥胖是甲状腺发生病变的重要危险因素,体重指数(body mass index,BMI)过高可增加甲状腺癌的患病风险,这种趋势在 50 岁以下人群中更加明显。BMI 每增加 $5kg/m^2$,甲状腺癌发病风险男性增加 1.33 倍,女性增加 1.14 倍。与 BMI 正常者相比,BMI $\geqslant 35kg/m^2$ 的成年人甲状腺癌发病风险增加 1.74 倍。然而,BMI 与甲状腺癌的侵袭性及疾病预后无明显关联。

(王　斐　王　萍　赵世华)

参考文献

[1] LI Y, TENG D, BA J, et al. Efficacy and safety of longterm universal salt iodization on thyroid disorders: epidemiological evidence from 31 provinces of Mainland China[J]. Thyroid, 2020, 30(4):568-579.

[2] BURMAN K D, WARTOFSKY L. Clinical practice. Thyroid nodules[J]. N Eng J Med, 2015, 373:2347-2356.

[3] DURANTE C, GRANI G, LAMARTINA L, et al. The diagnosis and management of thyroid nodules: a review[J]. JAMA, 2018, 319(9):914-924.

[4] DING X, XU Y, WANG Y, et al. Gender disparity in the relationship between prevalence of thyroid nodules and metabolic syndrome components: the SHDC-CDPC community-based study[J]. Mediators Inflamm, 2017, 2017(2):1-11.

[5] SUN H, WANG HY, LIAN XL, et al. Association between Urinary Iodine Concentration and Thyroid Nodules in Adults: A Cross-Sectional Study in China [J]. Biomed Res Int, 2020, 2020(2):1-8.

[6] WITTING V, BERGIS D, SADET D, et al. Thyroid disease in insulin-treated patients with type 2 diabetes: a retrospective study[J]. Thyroid Res, 2014, 7(1):2.

[7] PELLEGRITIG G, FRASCA F, REGALBUTO C, et al. Worldwide increasing incidence of thyroid cancer: update on epidemiology and risk factors [J]. J Cancer Epidemiol, 2013, 2013: 965212.

[8] WHO/IARC. World Cancer Report 2014[M]. Lyon: IARC Press, 2014: 738-750.

[9] TOPSTAD D, DICKINSON J A. Thyroid cancer incidence in Canada: a national cancer registry analysis [J]. CMAJ Open. 2017, 5(3):E612-E616.

[10] LA VECCHIA C, MALVEZZI M, BOSETTI C, et al. Thyroid cancer mortality and incidence: a global overview [J]. Int J Cancer, 2015, 136(9): 2187-2195.

[11] SIEGEL R L, MILLER K D, JEMAL A. Cancer statistics, 2019 [J]. CA Cancer J. Clin. 2019, 69(1): 7-34.

[12] RAHIB L, SMITH B D, AIZENBERG R, et al. Projecting cancer incidence and deaths to 2030: the unexpected burden of thyroid, liver, and pancreas cancers in the United States [J]. Cancer Res. 2014, 74(11): 2913-2921.

[13] VAN DEN HEEDE K, TOLLEY N S, DI MARCO A N, et al. Differentiated thyroid cancer: a health economic review [J]. Cancers (Basel). 2021, 13(9): 2253.

[14] 郑荣寿, 孙可欣, 张思维, 等. 2015 年中国恶性肿瘤流行情况分析 [J]. 中华肿瘤杂志, 2019, 41(1): 19-28.

[15] ZHAO L, PANG P, ZANG L, et al. Features and trends of thyroid cancer in patients with thyroidectomies in Beijing, China between 1994 and 2015: a retrospective study [J]. BMJ Open, 2019, 9(1):e023334.

[16] BIBBINS-DOMINGO K, GROSSMAN D C, et al. Screening for thyroid cancer US preventive services task force recommendation statement [J]. JAMA, 2017, 317(18): 1882-1887.

[17] HAUGEN B R, ALEXANDER E K, BIBLE K C, et al. 2015 American thyroid association management guidelines for adult patients with thyroid nodules and differentiated thyroid cancer: the American thyroid association guidelines task force on thyroid nodules and differentiated thyroid cancer [J]. Thyroid, 2016, 26(1):1-133.

[18] 中国抗癌协会甲状腺癌专业委员会(CATO). 甲状腺微小乳头状癌诊断与治疗中国专家共识(2016 版)[J]. 中国肿瘤临床, 2016, 43(10): 405-411.

[19] NIXON I J, SUAREZ C, SIMO R, et al. The impact of family history on non-medullary thyroid cancer [J]. Eur J Surg Oncol, 2016, 42(10): 1455-1463.

[20] XING M. Molecular pathogenesis and mechanisms of thyroid cancer [J]. Nat Rev Cancer, 2013, 13(3): 184-199.

[21] MATRONE A, CECCARINI G, BEGHINI M, et al. Potential impact of BMI on the aggressiveness of presentation and clinical outcome of differentiated thyroid cancer [J]. J Clin Endocrinol Metab. 2020, 105(4): 312.

第二章

甲状腺癌病因和分子机制

甲状腺癌近年来发病率呈现上升趋势,甲状腺癌按照组织学分类,主要分为 PTC、FTC、MTC、ATC 等。针对甲状腺肿瘤发病原因的研究很多,我们将从甲状腺癌的人群因素、遗传因素、环境因素及其他因素等方面进行综合阐述。通过对甲状腺癌发病危险因素和病因的探讨,为其预防和精准治疗提供科学依据。

第一节　甲状腺癌病因

一、人群因素

目前发现甲状腺癌的发病与性别、年龄、地区等人群特征具有相关性。调查研究发现,女性甲状腺肿瘤患病率高于男性,这种性别差异目前考虑与雌激素水平、月经、妊娠和哺乳期对甲状腺激素的需求增加有关,但目前尚未统一定论。年龄因素方面,甲状腺癌在各年龄段人群均可发生,中青年居多,50 ～ 54 岁年龄段患病率达到峰值,考虑与其职业暴露、生活压力大及不健康的生活方式有关。我国城市甲状腺癌患病率显著高于农村,我国东部患病率依次高于中部、西部区域。全球范围内,较发达国家的甲状腺癌患病率显著高于欠发达国家。考虑这些差异可能由各地区文化程度、经济状况、饮食生活行为习惯和环境有害物质的暴露差异所致。

二、遗传因素

甲状腺肿瘤中尤其甲状腺非髓样癌具有家族聚集性。多项研究表明基因变异与甲状腺癌有关,随着全基因组测序(whole genome sequencing,WGS)技术的应用,对 PTC 群体的全基因组关联研究(genome-wide association study,GWAS)为家族性非髓样甲状腺肿瘤(familial non-medullary thyroid cancer,FNMTC)的遗传学研究提供了新的基因组视角。在欧洲、韩国和美国人群中发现了 DIRC3、NIRG1、FOXE1、NKX2-1 和 PCNXL2 等单核苷酸多态性(single nucleotide polymorphisms,SNPs)均与之相关。越来越多证据表明,遗传易感性因素在癌症发生中起着重要作用。此外还有多种基因被发现与 FNMTC 和 NMTC 相关,如 RAS、RET/PTC、BRAF、TP53、TERT、PTEN、b-catenin、PAX8/PPAR、PIK3CA、AKT1、FOXE1 等,其中 BRAF 基因突变在 PTC 中非常常见,成为特异性生物标志物。

MicroRNA(miRNA)是一类由内源基因编码的非编码单链 RNA 分子,它们在动植物中参与转录后基因表达调控,研究发现 miRNA 的基因变异与癌症发生之间存在相关性。有研究表明,miRNA 的基因多态性也是 PTC 的易感因素。此外一些最新的研究其他非编码 RNA 如环形 RNA 等均发现与甲状腺癌的发生具有相关性。具体相关发生机制我们将在第二节甲状腺癌的发生机制中详细阐述。

三、生活方式因素

(一)甲状腺癌与吸烟、饮酒

甲状腺肿瘤与吸烟方面的关系研究结果尚不统一,但大部分研究发现吸烟为甲状腺疾病及甲状腺肿瘤发生的危险因素。也有研究指出吸烟、饮酒能降低患者的甲状腺癌风险抑或不存在相关性。仍需进一步高质量研究结果。

(二)甲状腺癌与营养

1. 甲状腺癌与碘 碘是甲状腺功能必需的微量元素,是人类生活所必需的。研究发现,碘缺乏症在甲状腺癌中发挥着重要作用,碘缺乏可导致甲状腺激素分泌减少,从而导致 TSH 高分泌,进而甲状腺滤泡细胞肥大和增生,促进癌症的发生。另外研究发现在先前缺碘的人群中,后期预防性增加碘预防措施的引入,虽然使 FTC 的患病率降低,但却导致了 PTC 患病率病升高。这支持了这样一个假设,即碘缺乏与 FTC 的风险增加相关,而长期高碘摄入可能增加 PTC 的风险和更具侵略性的组织学肿瘤特征,如淋巴结转移。Guan 等人研究了中国不同地区 1 032 例不同碘摄入量(从正常到高)的 PTC 患者中 BRAFT1799A 突变的患病率。数据表明,高碘摄入量可能是甲状腺 BRAFT1799A 突变的一个危险因素。波兰一家机构最近也获得了类似的数据。而 BRAFT1799A 突变的是 PTC 发病及进展的危险因素。在长期食用高碘食物的韩国人群中,Kim 等人证明 PTC 的 BRAF 突变在低(尿碘浓度,UIC < 300µg/L)或过量碘摄入量(UIC ≥ 500µg/L)的受试者中更为多见。目前关于碘缺乏症对于甲状腺癌的影响的意见较为统一,关于高碘对于甲状腺癌的影响仍存在争议。但综合以上结论我们认为甲状腺肿瘤或许与碘摄入呈"U"型关系,即摄入量过高或过低均会对甲状腺肿瘤的发生发展造成影响,但目前尚未统一定论。

2. 甲状腺癌与硒 硒是人体必需的微量元素,在甲状腺中含量丰富。目前研究发现硒缺乏会增加患病风险,是甲状腺癌的独立危险因素。(详见第一章第二节)

3. 甲状腺癌与维生素 D 一些研究评估了营养维生素 D 的摄入与癌症之间的关系。维生素 D 水平的降低与多种癌症(包括甲状腺癌)的风险增加以及甲状腺癌的主要侵袭性有关。但另一研究回顾了维生素 D 水平与 DTC 之间关系的多项研究,对于维生素 D 水平低与甲状腺癌之间的关系或补充维生素 D 对甲状腺癌风险的可能影响,还不能得出明确的结论。

四、环境因素

(一)甲状腺癌与辐射

辐射暴露是较为明确的甲状腺癌的致病高危因素。在 1992—1996 年间,对俄罗斯联邦和白俄罗斯共和国的 12 个地区的甲状腺手术患者进行研究,发现在辐射污染地区,甲状腺癌的发病率增加,尤其是 PTC 的发病率增加。各种形式的甲状腺病理发病率与放射状况之间存在高度相关性。Misa Imaizumi 等调查研究了 3 087 名 10 岁之前曾暴露于广岛和长崎原子弹核辐射的幸存者,在 2007 年 10 月至 2011 年 10 月之间进行了甲状腺检查,包括甲状腺超声检查,并对实性结节进行了细针穿刺活检。发现儿童时期核辐射的暴露与甲状腺肿瘤发病率的升高明显相关,且与剂量之间的相互关系很显著,同时表明剂量的影响在儿童早期暴露时影响更大,不同性别的研究对象之间无明显差异。多数研究认为,除高剂量的核辐射暴露外,长期低剂量暴露也会增加患甲状腺肿瘤的风险,但仍有待进一步研究探讨。

(二)甲状腺癌与环境污染

环境污染已逐渐成为人类疾病的主要危险因素之一。目前已发现多种环境污染物及化学物质与甲状腺癌的发生相关,包括双酚类、多溴二苯醚、重金属、硝酸盐、阻燃剂等,但多数实验为动物实验。

我们需要了解的一个概念即外源性物质(xenobiotic),外源性物质是指随着时间的推移,建筑材料和电子材料等释放出的外源性化合物和合成化学物质。这些化合物也被称为内分泌干扰物,包括阻燃剂、杀虫剂、驱虫剂或隔热材料。这些产品从不同方面对于人类健康有益,但是也会干扰人体的生物功能和破坏人体平衡。很多研究发现外源性物质与甲状腺癌发病相关,但目前尚不清楚外源性物质如何诱发甲状腺癌的发生,有学者提出可能是诱发 TSH 的慢性分泌增多和腺体的自身免疫反应,导致甲状腺滤泡上皮增生,细胞肥大变性,直至恶变为甲状腺癌。一项对食品、室内环境空气以及室内灰尘浓度评估的研究表明,世界不同地区,外源性物质的含量不同。大部分化合物是不可降解的,它们在环境中不断积累,并可通过食物链被受试者吸收。

此外研究表明,在火山地区甲状腺癌的患病率较高,尤其是 DTC 的风险。据报道不同火山区域环境虽不一样,但大部分区域的气体、火山灰和熔岩是由各种有毒化合物组成的,且土壤和植物中重金属(铁、铬、铜、锰、镍、铅、铅和锌等)的含量增加,这些重金属存在于各种火山岩和地下水中。有毒气体(二氧化碳、硫和氯化合物)也是造成大气污染的原因。考虑以上因素可能为火山地区甲状腺癌高发的原因。

关于环境与甲状腺肿瘤的关联仍需进一步研究,环境与人类健康的相关性也是研究的热点方向。

五、其他因素

目前很多研究还发现了其他因素均可能与甲状腺癌发病相关,包括雌激素、肥胖、糖尿病以及自身免疫因素等(详见第一章第二节)。关于甲状腺癌发病相关因素的研究越来越多,证据级别相对较低或处于早期研究阶段的研究不再介绍。

(侯 旭 盛 琦 王 姿)

第二节 甲状腺癌分子机制

甲状腺由两种内分泌细胞组成:甲状腺滤泡细胞和滤泡旁细胞(C细胞)。不同组织学类型的甲状腺癌具有不同的细胞来源、特征和临床预后。约95%甲状腺癌来源于甲状腺滤泡上皮细胞,包括PTC、FTC、低分化型甲状腺癌(poorly differentiated thyroid cancer,PDTC)和ATC。其中,PTC与FTC又可称为分化型甲状腺癌(DTC)。C细胞来源的恶性肿瘤,即MTC,仅占甲状腺癌的很小一部分,其主要分子发病机制为RET基因突变所引起的RET信号异常活化。随着对甲状腺癌分子发病机制的深入研究,生物靶向治疗逐渐提上日程。本章主要总结了滤泡上皮细胞来源甲状腺癌常见的遗传学改变及分子发病机制。

一、甲状腺癌常见基因改变

(一)基因突变

1. BRAF突变 基因突变在甲状腺癌的发生发展中发挥重要作用。BRAF突变是其中较为典型的例子:BRAF中T1799A横向点突变导致BRAFV600E突变蛋白表达,致使丝/苏氨酸激酶持续激活。PTC中有45%发生BRAFV600E突变。在PTC中也包括了少数其他类型的BRAF突变,这些突变是通过影响第600位密码子周围的核苷酸而引起BRAF激酶的激活。起初是在异种移植物肿瘤模型的研究中发现BRAFV600E突变可维持肿瘤生长。一项多中心研究提示:BRAFV600E与PTC预后不良相关,包括肿瘤侵袭性、复发、放射碘摄入减少使治疗无效等,如:BRAFV600E转基因小鼠可发生侵袭性PTC。需要指出的是,在人类PTC中发现BRAF基因型组织内分布呈异质性,少部分细胞含有BRAFV600E,而大部分细胞含有野生型BRAF。这样就产生了一个类似于鸡生蛋-蛋生鸡的问题:即究竟是BRAFV600E始动了PTC肿瘤发生;还是甲状腺癌发生在先,随后出现了BRAFV600E。尽管在PTC的发展中BRAFV600E可能是一个继发性的基因事件,但亦有可能是BRAFV600E始动了PTC发生,尔后由其他二次致瘤事件推动PTC的发展,BRAF突变则不再发挥作用。

2. RAS突变 RAS突变是另一个常见基因突变。RAS与GTP结合后即被激活。RAS内的GTP酶水解GTP转为GDP,RAS与GDP结合而成为无活性形式,从而终止RAS信号通路。RAS突变后,其GTP酶失活,导致RAS处于与GTP结合的持续激活状态。RAS有三种同工型:HRAS、KRAS和NRAS。在甲状腺肿瘤中,NRAS是主要的突变类型,主要包括12和61密码子突变。虽然RAS是MAPK及PI3K-AKT这两条通路共同的活化因子,但是在甲状腺肿瘤发生时,RAS突变似乎更倾向于活化PI3K-AKT通路。因为有研究显示甲状腺癌中RAS突变与AKT磷酸化相关。在甲状腺腺瘤(FTA,甲状腺的癌前病变)中,RAS突变很常见。这提示在早期甲状腺滤泡肿瘤中RAS突变可能发挥一定的作用。然而,其他基因改变(非RAS突变)在FTA转变为甲状腺癌的过程中,可能发挥着更加重要的作用。如:体外研究中,诱导甲状腺细胞表达HRAS,仅观察到细胞正常地分化与增殖;动物体内研究也发现诱导甲状腺生理性表达KRAS突变并不能引起甲状腺癌,但是当KRAS突变同时合并PTEN缺失时,则迅速进展为侵袭性FTC。

3. PTEN-PI3K-AKT 通路相关基因突变　抑癌基因 PTEN 突变或缺失可激活 PI3K-AKT 通路,是 Cowden 综合征中甲状腺滤泡细胞肿瘤发生的遗传学基础。PIK3CA 编码 PI3K 的 p110α 催化亚单位在甲状腺癌,尤其是 FTC、PDTC 及 ATC 中很常见。和人类的其他肿瘤一样,在甲状腺癌中,激活的 PIK3CA 突变发生在第 9 和第 20 外显子。有研究发现:AKT1 突变发生于甲状腺转移癌,它们在功能上的联系有待于进一步研究。

4. 其他突变　可能影响甲状腺肿瘤发生的其他一些重要的基因突变包括:β-catenin (CTNNB1)、TP53、异柠檬酸脱氢酶 1(IDH1)、未分化淋巴瘤激酶(ALK)及表皮细胞生长因子受体(EGFR)等。在 PDTC 及 ATC 中,这些突变比较常见,提示这些突变在甲状腺癌的发生发展中可能发挥着作用。在 Hürthle 细胞腺瘤(HCTC)中,NADH 脱氢酶 1α 亚复合体 13 突变 (NDUFA13 或 GRIM19)是非常普遍的。与其他甲状腺肿瘤不同,HCTC 不含有 BRAF、RAS 突变或 RET-PTC 这些经典的突变,但在肿瘤复发时普遍存在 DNA 单体化。

(二)基因扩增和复制数增加

癌基因扩增或复制数增加,也是甲状腺肿瘤发生的重要遗传学机制,尤其发生在编码受体酪氨酸激酶(RTK)的基因中。复制数增加常见于编码 PI3K-AKT 通路基因的成员,如 PIK3CA、PIK3CB、3 磷酸肌醇依赖性蛋白激酶 1(PDPK1 或称 PDK1)、AKT1 及 AKT2 中。复制数增加的一个重要后果是信号通路的下游被激活。有研究显示,在甲状腺癌中,编码 RTKs 的基因复制数增加与 AKT 和 ERK 的磷酸化增加有关。

与 DTC 相比,上述基因改变更多发生于 ATC,说明在甲状腺肿瘤的进展过程中,这些基因变化发挥着重要作用。在 ATC 中,上述基因的复制数增加,既可以基因扩增的形式,又可以染色体不稳定性或非整倍性的形式发生。

许多发生复制数增加的基因都是原癌基因,这些基因可通过增加(某种)蛋白的表达,使信号通路异常激活。有研究指出,在 DTC 中,PIK3CA 突变与 PIK3CA 复制数增加高度相关。这提示二者可通过 PI3K-AKT 通路促进肿瘤的发生。然而在侵袭性 ATC 中,PIK3CA 突变常与扩增同时发生,即 PIK3CA 突变并通过扩增促进甲状腺癌的进展。

最近发现的另一个重要的甲状腺癌基因事件是,IQ-motif-GTP 酶 - 激活蛋白 1(IQ-motif-containing GTPase-activating protein 1,IQGAP1)基因扩增或复制数增加。IQGAP1 是一种支架蛋白,在人类肿瘤发展中发挥重要的作用。IQGAP1 基因扩增使该蛋白表达水平增加,且与甲状腺癌细胞的侵袭性相关。有研究证实:当 IQGAP1 复制数增加与 BRAFV600E 突变共同存在时,PTC 复发率明显增高。

(三)基因易位

1. RET-PTC 重排　基因易位导致癌基因重排。在甲状腺癌中最典型的就是 RET-PTC 重排。根据伙伴基因(partner gene)不同,RET-PTC 易位的类型有十余种。其中最常见的类型是 RET-PTC1 和 RET-PTC3。RET 是一种编码 RTK 的原癌基因。发生在 RET 3' 酪氨酸激酶蛋白与伙伴基因的 5' 端之间的基因重组导致了 RET-PTC 的发生。如:RET-PTC1 中的卷曲螺旋结构域 - 包含基因 6(CCDC6)和 RET-PTC3 中的核受体共激活因子 4(NCOA4 或称 ELE1)。细胞核中 RET 与伙伴基因在空间上的邻近是形成 RET-PTC 重排的结构基础。重排导致 RET

配体依赖的二聚化和酪氨酸激酶持续激活。RET-PTC 可见于良性 FTA 及滤泡性乳头状甲状腺癌（FVPTC）。最近的一项研究发现：RET-PTC 重排与良性甲状腺肿瘤的发病率增高有关。但是，RET-PTC 在甲状腺肿瘤早期的作用尚不明确。RET-PTC 是经典的活化 MAPK 及 PI3K-AKT 通路的肿瘤蛋白，RET-PTC 通过募集 RET 融合蛋白胞内区磷酸化酪氨酸 1062 信号配体，实现对 MAPK 及 PI3K-AKT 通路的激活。基于 FTA 和 FVPTC 均为滤泡性甲状腺肿瘤，且 PI3K-AKT 通路在其肿瘤发生中都发挥着重要的作用，二者发生 RET-PTC 也不难理解。

2. PAX8-PPARG 重排 配对盒基因 8- 过氧化物酶增殖子激活受体 -γ 融合基因（paired box 8-peroxisome proliferator-activated receptor γ fusion gene，PAX8-PPARG）是甲状腺癌中另一个重要的癌基因重组。可见于超过 60% 的 FTC 和 FVPTC，也见于 FTA 中。与 RET-PTC 类似，在良性甲状腺肿瘤中，其发病率不高，且致癌机制也并不十分清楚。PAX8-PPARG 主要对野生型抑癌蛋白 PPARG 发挥负向调节作用（效应），并反向激活 PAX8- 反应性基因。有研究发现，在 TRβPV 小鼠模型（表达人类甲状腺激素受体 -β 显性失活突变）诱发的 FTC 中，PPARG 表达显著减低，从而导致滤泡性甲状腺肿瘤的发生。在电离辐射诱发的 PTC 中可以观察到 AKAP9-BRAF 融合基因导致 BRAF 激酶活化。但与 RET-PTC 不同的是，其 AKAP9-BRAF 并不常见，也不像 RET-PTC 那样重要。

（四）基因甲基化异常

基因甲基化异常是肿瘤发生的表观遗传学机制。启动子区域的基因沉默，在甲状腺癌中非常普遍。BRAFV600E 突变与一些抑癌基因的甲基化增高有关，包括金属蛋白酶 3（TIMP3）组织抑制因子、SLC5A8、死亡相关蛋白激酶（DAPK1）和类维 A 酸受体 -β（RARB）。最近一项 DNA 甲基化芯片研究发现：PTC 细胞中的 BRAFV600E 信号可以促进基因组中众多基因甲基化增高，与此同时，也使得其他一些基因甲基化减低，而发生过表达。这些甲基化增高或减低的基因，对细胞代谢和功能有重要影响。因此，基因甲基化改变连同 BRAFV600E 及其他可能的肿瘤蛋白反映出甲状腺肿瘤发生中的表观遗传学变化。

PTEN 启动子甲基化，在 FTC 和 ATC 中很常见。PTEN 甲基化与甲状腺肿瘤的 PI3K-AKT 通路的遗传改变有关，包括：RAS 多种类型的突变、PIK3CA 突变及扩增、PTEN 突变，这些基因突变使 PI3K-AKT 通路异常激活，导致异常甲基化，并使 PTEN 信号沉默，最终 PI3K-AKT 信号不能终止，而形成自我扩增的恶性循环。

需要指出的是，尽管当前已经阐明了部分常见的甲状腺癌基因改变，但仍有 30% ~ 35% 的 DTC 与这些已知基因改变无关，对于这些患者的潜在遗传背景，尚需深入研究。

二、甲状腺癌信号通路改变

（一）MAPK 信号通路

目前已经认识到，在甲状腺肿瘤，尤其是 PTC 的发展中，MAPK 通路具有重要的作用。MAPK 介导甲状腺肿瘤发生，包括一系列继发性的分子事件。在甲状腺癌中，BRAF、RAS 突变及 RET-PTC 重排或 ALK 突变可激活 MAPK 通路。通过基因组水平的甲基化增高或减低，激活 MAPK 通路的癌基因表达。此外，可上调一些原癌蛋白，包括：趋化因子、血管内皮生长因子 A（VEGFA）、MET、核因子-κB(NF-κB)、基质金属蛋白酶（MMPs）、抗增殖蛋白、波形蛋白、缺氧诱导因子 1α(HIF1α)、前动力蛋白（PROK1，又称 EG-VEGF）、尿激酶纤溶酶原激活物（uPA）及其受体 uPAR、转化生长因子 β1（TGFβ1）和血小板反应蛋白 1（TSP1）等。上述蛋白作为细胞外基质（ECM）微环境的关键组分，通过多种机制使肿瘤细胞增殖、生长、迁移及存活，同时促进肿瘤血管生成、侵袭和转移，并且参与了 BRAFV600E 等原癌蛋白诱发的甲状腺癌的发生。目前认为，ECM 微环境不但是癌细胞组分的结构支撑，而且还对癌细胞的行为产生深刻的影响，包括癌细胞的增殖、黏附及转移。甲状腺癌细胞和基质细胞（如成纤维细胞、巨噬细胞），通过旁分泌或自分泌的信号环路产生原癌蛋白。如：BRAFV600E 介导的 MAPK 通路活化增加 TSP1 释放入 ECM，并调节其他蛋白，并与之相互作用。这些蛋白包括整合素、非整合素细胞-膜受体、基质蛋白、细胞因子、VEGFA 和 MMPs，最终激活甲状腺癌细胞信号，促进肿瘤的发生和转移。再如：BRAF-MAPK 通路的活化，可使 TGFβ1 释放入 ECM。细胞因子可以产生炎症微环境，并可产生活性氧及氧化应激，而后刺激 MAPK 通路及促进甲状腺肿瘤发生。因此，由 MAPK 通路异常信号所触发的肿瘤 ECM 微环境改变，在甲状腺癌发展中发挥重要作用。

(二)PI3K-AKT 信号通路

PI3K-AKT 通路在甲状腺的肿瘤发生中也发挥着重要作用。早期对于 Cowden 综合征（由 PTEN 胚系突变所引起）的研究发现，其与 FTA 和 FTC 相关。最初在甲状腺癌尤其是 FTC 中，发现 AKT 的表达和活化增加，揭示了 PI3K-AKT 通路在散发性甲状腺肿瘤发生中的基础作用。在 AKT 的 3 种亚型中，AKT1、AKT2（而非 AKT3）在甲状腺癌中高度表达和激活，提示这两种亚型在甲状腺肿瘤发生中有特殊重要的作用。

FTC 中 PI3K-AKT 通路遗传改变很常见。在 TRβPV 转基因小鼠模型（PI3K-AKT 通路激活模型）中，由于 TRβPV 与 PI3K 的 p85α 调节性亚单位相互作用，FTC 自发性产生，同时也观察到了 AKT1 的活化及核定位。对人类肿瘤的研究，也提示 PI3K-AKT 通路中 AKT1 的激活和定位，可以增加 FTC 的侵袭性和转移性。此外，Akt1 敲除可以延缓或者防止 TRβPV 小鼠 FTC 的肿瘤进展、血管侵袭及远处转移。PI3K-AKT 通路抑制剂可抑制甲状腺癌细胞增殖，提示甲状腺癌细胞存在 PI3K-AKT 通路的遗传改变，而使该通路过度激活。PI3K-AKT 通路的异常改变的发生在 FTC 者远远多于 FTA，由此推测，PI3K-AKT 信号过度活化可促进 FTA 向 FTC 转化。

(三)NF-κB 信号通路

NF-κB 信号通路，在与肿瘤发生相关的炎症反应调节中发挥重要作用。在甲状腺癌细胞系及甲状腺癌组织中可以观察到 NF-κB 活化增加。最近的研究发现：NF-κB 通路控制甲状腺癌细胞的增殖及抗凋亡信号通路。NF-κB 通路可以上调一些原癌蛋白的表达，同时这些原癌蛋白的表达亦可被 MAPK 通路所上调。此外，RET-PTC、RAS、BRAFV600E-MAPK 通路成员可以引起甲状腺癌中 NF-κB 通路的活化。有意思的是 BRAFV600E 可上调 NF-κB 信号，但在 HIH3T3 细胞中持续激活的 MEK 突变则不上调 NF-κB 信号，这提示 BRAFV600E 与 NF-κB 通路间存在直接耦联。虽然机制尚不明确，但是在甲状腺癌细胞中 BRAFV600E 可使 IκB 降解（并因此而激活 NF-κB）而不依赖于 MEK-ERK 信号。有研究显示：在 BRAFV600E 突变的甲状腺癌细胞中,应用 NF-κB 及 MEK 抑制剂同时抑制 NF-κB 和 MEK-ERK 这两条通路,可协同性地抑制肿瘤细胞的增殖,提示 BRAFV600E 与 NF-κB 通路及 MEK-ERK 通路存在双重耦联。

(四)ASSF1-MST1-FOXO3 信号通路

RASSF1 是 RAS 相关区域家族的一个成员,作为对凋亡信号的反应,它与哺乳动物 STE20 样蛋白激酶 1(MST1,又称 STK4)相关,并使之激活。激活的 MST1 使插头转录因子 FOXO3 插头区域的丝氨酸 207 磷酸化。这种磷酸化破坏了 FOXO3 与细胞质中的 14-3-3 蛋白间的相互作用,并且促进 FOXO3 易位入细胞核,因此增加促凋亡基因的转录。故 RASF1-MST1-FOXO3 通路因其促凋亡而发挥抑制肿瘤的重要作用。RASSF1A 启动子甲基化增高是很常见的,且 RASSF1A 沉默与甲状腺癌有关。即使是在良性 FTA 中也可观察到,在一定程度上说明 RASSF1-MST1-FOXO3 通路受损参与了甲状腺肿瘤的早期发生。

激活 RASSF1-MST1-FOXO3 信号通路可促进甲状腺癌细胞凋亡。BRAF-V600E(而非野生型 BRAF)直接与 MST1 的羧基端相互作用并抑制其激酶活性,导致 FOXO3 易位激活的下降。其独立于 MEK-MAPK 信号通路。这提示在经典的 BRAFV600E 结合 MEK-MAPK 之外,BRAFV600E 负向调节 RASSF1-MST1-FOXO3 也是 BRAFV600E 引起甲状腺肿瘤发生的机制。这可以解释 BRAFV600E Mst1⁻/⁻ 转基因小鼠甲状腺癌的侵袭性高于 BRAFV600E 小鼠。因此 BRAFV600E 分别独立地参与了三条通路,即:MEK-MAPK、NF-κB、RASSF1-MST1-FOXO3,也因此在甲状腺肿瘤发展中发挥着特殊重要的作用。此外,在 FTC 中,PTEN 失活所引起的 PI3K-AKT 通路活化,使 AKT 介导 FOXO 家族成员磷酸化,磷酸化使该家族成员由细胞核易位至细胞质,并与 14-3-3 蛋白结合,从而降低了促凋亡基因的转录,最终下调 RASSF1-MST1-FOXO3 通路的活性。

(五)WNT-β- 连环蛋白信号通路

WNT-β- 连环蛋白信号通路在调节细胞生长、增殖及干细胞分化等方面发挥重要作用,且该通路的持续激活与人类肿瘤相关。当 β- 连环蛋白被上游的 WNT 上调后,便易位至细胞核并且转录大量的促肿瘤基因。在甲状腺癌尤其是 PDTC 和 ATC 中,CTNNB1(编码 β- 连环蛋白)突变可引起 WNT-β- 连环蛋白信号通路的激活。此外 ATC 中 β- 连环蛋白的表达高于 DTC,因此 WNT-β- 连环蛋白信号通路在甲状腺肿瘤侵袭性方面可能发挥作用。

在甲状腺癌中,WNT-β- 连环蛋白信号通路的活化通常是 PI3K-AKT 通路活化的结果。AKT 可直接磷酸化糖原合成酶激酶 3β 而使其失活,由于 GSK3β 促进 β- 连环蛋白的降解,故其失活可导致 WNT-β- 连环蛋白信号通路的上调。有意思的是,在甲状腺癌细胞中 RET-PTC 既可以通过激活 PI3K-AKT 通路激活 WNT-β- 连环蛋白信号通路,又可通过直接磷酸化 β- 连环蛋白,而激活 WNT-β- 连环蛋白信号通路。

(六)HIF1α 通路

缺氧刺激肿瘤的代谢、生长与进展。HIF1α 是对缺氧反应的关键介质,HIF1α 与 HIF1β(又称为 ARNT)结合形成 HIF1 转录因子,引起许多与肿瘤代谢和肿瘤血管形成有关基因的表达。肿瘤血管形成作为实性肿瘤进展的关键步骤,是对瘤体内低氧的常见反应。VEGFA 促进肿瘤血管生成,而 HIF1 则上调 VEGFA 的表达。HIF1α 仅表达于甲状腺癌,尤其是侵袭性甲状腺癌,如 ATC,而不表达于正常甲状腺组织。癌基因 MET 是 HIF1 的另一个靶点,在甲状腺癌中 MET 过表达与 HIF1α 的上调相关。有意思的是,在甲状腺癌中,PI3K-AKT 和 MAPK 通路都可以上调 HIF1。

(七)TSH 受体信号通路

经由 TSH 活化,TSHR 在甲状腺细胞增殖、分化和功能、甲状腺发育中发挥着重要的作用。TSHR 是一种鸟嘌呤细胞核结合 G 蛋白偶联受体,触发 2 条胞内信号通路,即 G_{sa}- 介导腺苷环化酶 -cAMP 信号通路和 G_q 或 G_{11}- 介导磷脂酶 Cβ- 肌醇 1,4,5- 三磷酸 -Ca^{2+} 信号通路。TRβPV 小鼠可自发产生 FTC,但是当其与 Tshr$^{-/-}$ 小鼠杂交后则不发生甲状腺癌。这项研究有力地证明在 TRβPV 小鼠模型中甲状腺癌的发生,与 TSHR 信号通路密不可分。类似的研究也发现:敲入甲状腺特异性 BRAFV600E(LSL-BRAFV600E 甲状腺过氧化物酶 -Cre)的小鼠模型,可产生侵袭性 PTC,但此种小鼠与 Tshr$^{-/-}$ 小鼠杂交后亦不产生甲状腺癌,原因在于 LSL-BRAFV600E 甲状腺过氧化物酶 -Cre 小鼠中 Gnas(编码 G_{sa})特异耗竭可减弱甲状腺癌的形成。而在人类,TSH 增高与甲状腺结节的恶性风险增加相关。

然而,TSHR 信号是否直接始动了甲状腺癌的发生,或是否对癌细胞仅起正常生理性促生长作用,目前仍不清楚。过度激活 TSHR 信号通路(可通过激活 TSHR 突变或 G_{sa} 突变来实现)可以发生良性高功能 FTA(这种甲状腺肿瘤几乎都是良性的),提示 TSHR 信号可能在甲状腺细胞向恶性细胞转变中起到阻碍的作用。与之一致的是,血清低 TSH 与增加甲状腺癌风险的常见基因变异有关。似乎在甲状腺癌的发展中,TSH-TSHR 系统有着双重作用:通过抑制细胞向恶性细胞变化而抑制甲状腺癌发生,但当基因突变始动后,TSH-TSHR 则转而促进甲状腺癌的生长和进展。

三、甲状腺癌分子改变

(一)遗传改变的累积

在甲状腺癌遗传改变的累积中,典型的是 PI3K-AKT 通路组分的遗传改变。这条通路组分的突变(包括 RAS、PIK3CA、PTEN、PIK3CA 扩增)以及 PTEN 启动子甲基化增高的程度,在 FTA、FTC、ATC 中依次增加。这些遗传和表观遗传上的变化随甲状腺癌的恶性程度增加而增加。PTEN 遗传或表观遗传的缺失可与 PI3K-AKT 通路中其他基因的突变激活同时存在,在此种情况下,PI3K-AKT 通路可能得到最大程度的活化。在 TRβPV 小鼠中 Pten 耗竭加速 FTC 的形成。

在 MAPK 通路的组分中也可存在许多遗传改变,例如:在侵袭复发性 PTC 及 ATC 中 BRAFV600E 突变、RAS 突变及 RET-PTC 可以同时存在;而在恶性程度较低的高分化甲状腺癌中,这些基因突变则通常不会同时存在。因此可以推测:甲状腺癌的发展是多种遗传改变渐渐积累,相互协同作用而增加其致瘤性的结果。

(二)MAPK 及 PI3K-AKT 通路的协同作用

MAPK 通路及 PI3K-AKT 通路分别包含在分化型 PTC 和 FTC 中。两条通路同时激活的发生率随甲状腺癌恶性程度的增加而增加。一项研究分析了 48 例 ATC 样本中 MAPK 及 PI3K-AKT 通路中的 24 个主要的遗传改变,发现 81% 的样本存在遗传改变,这些遗传改变有可能同时激活了上述两条遗传通路。在 ATC 中,磷酸化的 ERK 与 AKT 共存也是常见的。因此,能够活化 MAPK 和 PI3K-AKT 通路的遗传改变是甲状腺癌的发展中重要的机制。

(三)碘处理受损

利用碘来合成甲状腺激素,是甲状腺滤泡细胞特有的功能。在这个过程中,碘被 NIS 摄入到细胞中,在顶端膜,pendrin 蛋白将碘转移至滤泡腔,在那里碘被 TPO 氧化然后并入到 Tg 分子的酪氨酸残基中,然后再通过耦联形成甲状腺激素。这一过程可被 TSH 介导的 TSHR 活化而上调。这是利用放射性碘治疗甲状腺癌的生物学基础。然而在恶性程度高的甲状腺癌中,因碘处理受到损害,使得放射性碘治疗无效。

MAPK 通路异常活化,在碘处理受损中发挥关键性作用。BRAFV600E 突变可使 PTC 丧失摄入放射碘的能力从而使治疗无效。同样地,在复发性放射碘难治性 PTC 中,BRAFV600E 突变的发病率亦非常高(78% ~ 95%),而在原发性 PTC 中 BRAFV600E 突变率约 45%。大量研究发现:甲状腺癌中 BRAFV600E 突变与甲状腺碘处理基因(如 NIS、TSHR、TPO、TG、SLC26A4)的表达减低或缺失有关。相反,若终止 BRAFV600E 表达或用 MEK 抑制剂阻断 MAPK 通路,则使碘处理基因表达恢复。与之相似的是,在表达 RET-PTC1 的甲状腺细胞中,应用 MEK 抑制剂处理后,NIS 的表达随后增加。在甲状腺癌小鼠模型中,抑制 BRAFV600E 可以恢复碘处理基因的表达及放射碘的摄入。这种由 BRAFV600E 所引起的基因沉默,可能是基因启动子的组蛋白乙酰化的缘故。

体内外实验都证实:PI3K-AKT 通路的激活也会减弱甲状腺细胞的碘处理能力。在人类甲状腺癌细胞中,抑制 PI3K-AKT 通路可以增加 NIS 的表达及碘的摄取。此外,抑制 PI3K-AKT 通路还可以增加 TSHR、TPO、TG 等基因的表达,给予组蛋白脱乙酰酶抑制剂,上述基因的表达增加,碘摄取量也随之明显增加。MAPK 和 PI3K-AKT 这两条通路遗传改变的累积导致了甲状腺癌的发生,也因此影响了甲状腺癌细胞处理碘的能力,致使其对放射碘治疗无效。

甲状腺癌分子机制错综复杂,其核心机制主要为遗传学和表观遗传学方面的改变,包括基因突变、基因复制数增加及基因异常甲基化等。随着对甲状腺癌分子机制的研究不断深入,可以在疾病的早期进行突变基因的检测,了解其临床特征和预后情况,早发现早治疗,为患者赢得更多的治疗时间。同时,除了传统的手术、放射碘和甲状腺激素的治疗外,也可以根据其发生的基因突变应用相应的靶向药物,为患者赢得更好的治疗效果。破译甲状腺癌的分子发病机制对于患者的个体化精准医疗和联合治疗是必不可少的。也希望分子生物学能为甲状腺癌的诊断和治疗提供新的思路及策略。

(赵 婷 王 姿 侯 旭)

参考文献

[1] SAENKO V A. ROGOUNOVITCH T I. Genetic polymorphism predisposing to differentiated thyroid cancer: a review of major findings of the genome-wide association studies[J]. Endocrinology and Metabolism, 2018, 33(2), 164-174.

[2] PEKOVA B, DVORAKOVA S, SYKOROVA V, et al. Somatic genetic alterations in a large cohort of pediatric thyroid nodules [J]. Endocr Connect, 2019, 8(6):796-805.

[3] TABATABAEIAN H, PEILING YANG S, TAY Y. Non-coding RNAs: uncharted mediators of thyroid cancer pathogenesis [J]. Cancers (Basel), 2020,12(11):3264.

[4] MYUNG S K, LEE C W, LEE J, et al. Risk factors for thyroid cancer: a hospital-based case-control study in Korean adults[J]. Cancer Res Treat, 2017,49(1):70-78.

[5] VUONG H G, KONDO T, OISHI N, et al. Genetic alterations of differentiated thyroid carcinoma in iodine-rich and iodine-deficient countries[J]. Cancer Med, 2016,5(8):1883-1889.

[6] GUAN H, JI M, BAO R, et al. Association of high iodine intake with the T1799A BRAF mutation in papillary thyroid cancer[J]. J Clin Endocrinol Metab, 2009, 94(5):1612-1617.

[7] KOWALSKA A, WALCAYK A, KOWALIK A, et al. Increase in papillary thyroid cancer incidence is accompanied by changes in the frequency of the BRAFV600E mutation: a single-institution study[J]. Thyroid, 2016, 26(4):543-551.

[8] KIM H J, PARK H K, BYUN D W, et al. Iodine intake as a risk factor for BRAF mutations in papillary thyroid cancer patients from an iodine-replete area[J]. Eur J Nutr, 2018, 57(2):809-815.

[9] BALTACI A K, DUNDAR T K, AKSOY F, et al. Changes in the serum levels of trace elements before and after the operation in thyroid cancer patients[J]. Biol Trace Elem Res, 2017, 175(1): 57-64.

[10] ZHAO J, WANG H, ZHANG Z, et al. Vitamin D deficiency as a risk factor for thyroid cancer: A meta-analysis of case-control studies[J]. Nutrition, 2019, 57(1): 5-11.

[11] NETTORE I C, ALBANO L, UNGARO P, et al. Sunshine vitamin and thyroid[J].

[12] IMAIZUMI M, OHISHI W, NAKASHIMA E, et al. Association of radiation dose with prevalence of thyroid nodules among atomic bomb survivors exposed in childhood (2007-2011)[J]. JAMA Intern Med, 2015, 175(2):228-236.

[13] 刘思 , 宋嘉宜 , 张建清 . 甲状腺肿瘤危险因素分析研究进展 [J]. 中华预防医学杂志 , 2020, 54(8):897-901.

[14] SEIB C D, SOSA J A. Evolving understanding of the epidemiology of thyroid cancer[J]. Endocrinology and metabolism clinics of North America, 2018. 48(1):23-35.

[15] PRETE A, SOUZA P, CENSI S, et al. Update on fundamental mechanisms of thyroid cancer[J]. Frontiers in Endocrinology, 2020, 11(1):102.

[16] TATE J G, BAMFORD S, JUBB H C, et al. COSMIC: the catalogue of somatic mutations in cancer[J]. Nucleic Acids Res，2019, 47(1):941-947.

[17] CIAMPI R, ROMEI C, RAMONE T, et al. Genetic landscape of somatic mutations in a large cohort of sporadic

medullary thyroid carcinomas studied by next-generation targeted sequencing[J]. iScience, 2019, 20(1):324-336.

[18] KHAN M S, QADRI Q, MAKHDOOMI M J, et al. RET/PTC Gene rearrangements in thyroid carcinogenesis: assessment and clinico-pathological correlations[J]. Pathology & Oncology Research, 2020, 26(1) :507-513.

[19] KIM M, JEON M, OH H S, et al. BRAF and RAS mutational status in noninvasive follicular thyroid neoplasm with papillary-like nuclear features and invasive subtype of encapsulated follicular variant of papillary thyroid carcinoma in Korea[J]. Thyroid, 2018, 28(4):504-510.

[20] VUONG H G, ALTIBI A, DUONG U, et al. Prognostic implication of BRAF and TERT promoter mutation combination in papillary thyroid carcinoma-a meta-analysis[J]. Clinical Endocrinology, 2017, 87(5):411-417.

[21] SPONZIELLO M, BENVENUTI S, GENTILE A,et al. Whole exome sequencing identifies a germline MET mutation in two siblings with hereditary wild‑type RET medullary thyroid cancer[J]. Human Mutation, 2018, 39(3):371-377.

[22] GIANNINI R, MORETTI S, UGOLINI C, MACEROLA E, et al. Immune profiling of thyroid carcinomas suggests the existence of two major phenotypes: an ATC-like and a PDTC-like[J]. J Clin Endocrinol Metab, 2019, 104(8):3557-3575.

[23] TUMINO D, GRANI G, M D STEFANO, et al. Nodular thyroid disease in the era of precision medicine[J]. Frontiers in Endocrinology, 2020, 10(1):907.

[24] KHATAMI F, TAVANGAR S M. Liquid biopsy in thyroid cancer: new insight[J]. Int J Hematol Oncol Stem Cell Res, 2018,12(3):235-248.

第三章

甲状腺癌分期分级

甲状腺癌是内分泌系统中最常见的恶性肿瘤,其中大多数分化型甲状腺癌预后良好,生存率高,但仍有一定的复发率和转移率。少数甲状腺癌疗效不佳、预后差。精准的甲状腺癌分期和风险分层对指导甲状腺癌的诊断和治疗、改善预后具有重要意义。

第一节　肿瘤分期

肿瘤分期通常只针对恶性肿瘤,是一个评价人体内恶性肿瘤数量和位置的过程。肿瘤分期是根据个体内原发肿瘤以及播散程度来描述肿瘤的严重程度和受累范围,是对肿瘤发展进程的反映,肿瘤分期是癌症治疗中一个重要的核心部分。一个好的肿瘤分期系统不仅能够给临床医师带来准确的肿瘤预后和转归信息,了解恶性肿瘤的发展程度,还可以帮助医师为具体患者制定合理、准确、个体化的临床治疗方案。既减少不恰当的治疗给病人带来的痛苦和经济负担,也有利于合理充分利用有限的医疗资源。同时,肿瘤分期也为医师在讨论患者病情时提供了一种通用语言,可以有一个通用的标准较为准确地评价不同分期肿瘤的预后、评估不同治疗方案的疗效,便于不同地区的各医疗中心进行信息资料交流及疗效比较,从而有利于整个人类癌症研究工作的持续进行。

一、肿瘤分期方法

肿瘤分期过程相对复杂。医师需要通过多种检查手段获得肿瘤的相关信息从而判断准确的分期。这些检查手段主要包括:

（一）**物理诊断**

物理诊断可能为医师提供相关线索了解肿瘤的位置、大小以及是否侵及淋巴结组织,和 /或累及其他器官。例如在消化道肿瘤的分期中,直肠的肛门指诊就是一项非常重要的物理检查手段,为直肠癌或肛管肿瘤提供很多原发肿瘤的相关信息。

（二）**影像学检查**

影像学检查可以提供原发肿瘤位置、受累和播散情况的相关信息,是决定肿瘤分期的重要检查方法。随着医学科技进展,大量的先进技术应用于影像学检查中。目前主要用于肿瘤分期的手段包括放射线检查（X 线）、超声检查（ultrasonography）、磁共振成像（magnetic resonance imaging,MRI)、计算机断层扫描(computed tomography,CT)、内镜检查(endoscope)以及近年来广泛应用的正电子发射成像(positron emission tomography,PET)。

(三)实验室检查

实验室检查用以分析从患者体内得到的血液、尿液和其他体液组织。也可以提供很多肿瘤的相关信息。特别是一些具有高特异性的肿瘤相关标记产物的检查。

(四)病理检查

病理报告的信息包括肿瘤的大小、是否侵及其他组织和脏器、肿瘤细胞的类型、肿瘤的分化程度(反映肿瘤细胞与正常组织的相似程度)。通过对于切除的肿瘤或是通过内镜等手段获得组织切片在显微镜下的观察可以为确诊肿瘤和肿瘤的准确分期提供帮助。

(五)外科手术记录

手术记录有助于了解术中的具体发现,如肿瘤的大小、外观,并且可以和影像学等检查互为参考,还可以提供有关淋巴结和其他器官受累的直观信息。

二、肿瘤分期类型

(一)临床分期

通过物理诊断、影像学检查、病理活检等手段得到肿瘤分期的信息。临床分期往往是医师在患者接受治疗前,进行诊断时所作出的。目前,很多肿瘤的治疗不仅仅依靠手术,手术前的治疗作为标准治疗方案应用于多种肿瘤。相对准确的术前临床分期对于临床医师筛选需要接受术前治疗的病例提供了重要信息。准确的术前临床分期有助于选择合适的患者接受术前辅助治疗,避免过度治疗或治疗不足的情况。

甲状腺肿瘤的临床评估主要依据甲状腺和区域淋巴结的视诊和触诊。此外,间接喉镜下评价声带运动是必不可少的。各种影像检查方法能提供更多的有用信息,包括甲状腺放射性核素扫描、超声显像、CT 和 MRI。当利用断面成像时,推荐使用 MRI 以避免 CT 检查时全身应用碘造影剂对机体的污染,碘造影剂会推迟手术后放射性 ^{131}I 使用的时间。甲状腺癌的诊断必须经肿瘤的针刺活检或手术活检证实。临床分期的进一步信息可从淋巴结、局部或远处转移部位的活检中得到。首次治疗前能获得的所有信息均应利用。

(二)病理分期

只针对接受手术切除肿瘤或者探查肿瘤的病例。病理分期是综合临床分期和手术结果做出的,需要应用临床分期和手术切除标本组织学检查中所获得的全部信息。病理分期对肉眼可见未完全切除的残留肿瘤还必须包括外科医师的评估。病理分期对于判断患者的预后和制定术后辅助治疗策略至关重要。

(王颜刚　余霄龙)

第二节 甲状腺癌分期分级

甲状腺癌预后相对于其他恶性肿瘤而言较好,尤其是 DTC,超过 90% 的甲状腺癌为 DTC,DTC 起源于甲状腺滤泡上皮细胞,主要包括 PTC 和 FTC,少数为 Hürthle 细胞或嗜酸性细胞肿瘤。大部分 DTC 进展缓慢,近似良性病程,10 年生存率很高,但某些组织学亚型(PTC 的高细胞型、柱状细胞型、弥漫硬化型、实体亚型和 FTC 广泛浸润型等)的 DTC 容易发生甲状腺外侵犯、血管侵袭和远处转移,复发率高,预后相对较差。

PTC 通常生长缓慢,但也常常扩散到颈部淋巴结,还可能扩散到身体的其他部位。FTC 通常不会扩散到淋巴结,但在某些病例能够扩散到身体的其他部位,例如肺或骨骼。MTC 占所有甲状腺癌的 5% ~ 7%。MTC 如果能在扩散到身体其他部分之前得到确诊,治疗和控制会比较容易。但在一些病人中,MTC 在确诊之前就出现了转移和扩散。ATC 是最不常见的甲状腺癌类型,仅占所有甲状腺癌的 1% ~ 2%。ATC 很难控制和治疗,因为它的侵袭性非常强,能够迅速扩散到颈部和身体的其他部位。

甲状腺癌患者的预后取决于以下几项因素:甲状腺癌的类型、肿瘤的大小、甲状腺癌是否扩散(转移)到身体其他部分(尤其是距离甲状腺较远的地方)、患者确诊时的年龄。

大部分 PTC 和 FTC 如能及早发现,通常治疗效果很好,长期生存率很高(> 90%)。它们的治疗和处理方式非常相似,都要根据疾病的分期和风险级别。虽然大多数甲状腺癌患者的预后都非常好,但癌症持续存在或复发的比率可能高达 30%,而且复发可能出现在初始治疗的数十年后。患者应该定期随访以判断是否有癌症复发,随访监测应持续终生。

因此,如何很好地为甲状腺癌患者进行分期和风险评估,对甲状腺癌患者,尤其是 DTC 患者,制定合理的治疗方案及确定随访监测的频率等都是很关键的。

数十年间国内外有关影响甲状腺癌预后的因素有着很多的报道。尤其是在过去的几十年里欧美的许多肿瘤治疗中心在对影响甲状腺癌患者预后的因素进行多因素分析之后,基于这些统计结果建立了众多的甲状腺癌预后评分系统。将甲状腺癌患者分成不同的风险组,期望能够通过这些风险组的区分,来制定比较合适患者的治疗方式。然而,目前还没有一个十分准确的预后评分系统用来评估甲状腺癌患者。目前现有的甲状腺癌预后评分系统中,有 8 个预后评分系统是建立在 PTC 患者的随访资料上(AGES,Clinical Class,DAMES,MACIS,SAG,Noguchi,Munster 和 CIH)。而仅有一个甲状腺癌预后评分系统是建立在 FTC 患者的随访资料基础上的。这可能是因为 FTC 和 PTC 的发病率有较大差别。一般而言,单个肿瘤治疗中心较难收集到较大样本量的滤泡状癌患者的资料,所以在这些甲状腺癌预后评分系统的建立中,通常将 DTC 一并考虑。

一、TNM 分期系统

TNM 分期系统是目前国际上最为通用的肿瘤分期系统。已被纳入世界卫生组织(World Health Organization,WHO)的甲状腺肿瘤分级制度中。TNM 分期系统首先由法国人 Pierre Denoix 于 1943 年至 1952 年间提出,后来美国癌症联合委员会(American Joint Committee on

Cancer,AJCC)和国际抗癌联盟(Union for International Cancer Control,UICC)逐步开始建立国际性的分期标准,并于1968年正式出版了第一版《恶性肿瘤TNM分类法》手册。2017年美国癌症联合委员会(AJCC)发布了第八版甲状腺癌分期系统,并已于2018年1月1日正式投入临床使用。

UICC创立于1933年,总部设于瑞士的日内瓦。作为全世界最大的独立、非营利性、非政府和非宗教性的抗癌组织协会,已拥有80个以上国家,超过270个会员。癌症预防与控制、烟害防治、知识转移及能力建立和支持性护照是其致力方向。AJCC始建于1959年1月9日,由美国外科医师学会、美国放射学会、美国病理医师学会、美国内科医师学会、美国癌症协会和国立癌症研究所创建发起。宗旨在于建立一个可被美国医学行业广泛接受的癌症临床分期系统。而分期的类型可作为癌症治疗、预后及比较癌症治疗最终结果的指导。从1987年开始,UICC与AJCC开始联合出版《恶性肿瘤TNM分期标准(第4版)》并不定期更新,借以统一肿瘤分期、选择相应治疗方案、判断患者预后和比较疗效。为了在合理的时期内资料可按标准化的规范积累比较,AJCC认为有必要保持TNM系统的稳定,做定期更新。UICC则要求所有国家和国际性协会在肿瘤研究期间使用"共同语言"达到分期的标准化,完成临床资料和疗效评价的科学而客观的比较。2009年第七版《AJCC肿瘤分期手册》在序言中用"癌症分期在癌症抗争中扮演着关键作用"这句话强调了肿瘤分期的重要性,精准的分期诊断正在为个体化的临床实践提供更为科学的依据。

历经50多年的发展,TNM分期这一方法逐步成为评估肿瘤进展程度、指导治疗方式选择和判断预后、比较疗效的主要依据。该系统具有3个特点:①专家团队以最新的研究数据为依据进行总结,每6~8年更新一次;②完备的系统使用说明和规则解释,保证了全球应用的一致性;③以多学科综合诊疗(Multidisciplinary diagnosis and treatment,MDT)团队为基础,涵括了各种分期评估技术。

当今AJCC肿瘤TNM分期系统已广泛地被各个国家的研究者以及肿瘤登记机构所采纳,成为适用于各个学科肿瘤分期的全球性语言,也是临床医师和医学科学工作者对于恶性肿瘤进行分期的标准方法。毋庸置疑,AJCC分期标准是实体肿瘤临床应用最为广泛的标准之一。

(一)TNM分期含义

"T"是肿瘤一词英文"Tumor"的首字母,代表原发肿瘤(primary tumor)的大小。"N"是淋巴结一词英文"Node"的首字母,代表有无区域淋巴结(regional lymph node)转移。"M"是转移一词英文"metastasis"的首字母,代表有无远处转移(distant metastasis)。

TNM分期是基于原发肿瘤的大小、局部淋巴结播散情况和是否存在远处转移来得出T、N、M的相应分期,再根据发病年龄确定总的分期,共分为Ⅰ期、Ⅱ期、Ⅲ期、Ⅳ期(也可写为1、2、3和4期)。Ⅰ期是第一期,最早期。Ⅳ期是第四期,最晚期。有时候也会将字母组合细分为Ⅱa或Ⅲb等。每一种恶性肿瘤的TNM分期系统各不相同,因此TNM分期中字母和数字的含义在不同肿瘤所代表的意义不同。分期越高意味着肿瘤进展程度越高。Ⅰ、Ⅱ期肿瘤常常被认为是"低风险"的,预后较好;而Ⅲ、Ⅳ期肿瘤常被认为是"高风险"的,即治疗后癌症残留或复发的风险较高。大多数甲状腺癌患者的分期都是Ⅰ期或Ⅱ期,预后较好,肿瘤复发或致死的风险很小。

(二) AJCC 甲状腺癌 TNM 分期更新

AJCC 第八版甲状腺癌分期系统依然延续采用以 T、N、M 为依据的解剖学分期原则,与第七版相比,第八版主要的更新要点如下。① T 分期:重新定义 T_3 期,去除微小腺外侵犯(minimal extrathyroidal extension/minor extrathyroidal extension,mETE);ATC 将使用 DTC 的 T 分期标准;② N 分期:将Ⅶ区淋巴结转移纳入 N_{1a} 期;③预后分期:DTC,将诊断年龄切点值由 45 岁变更为 55 岁;去除 mETE 及转移淋巴结位置对诊断年龄 ≥ 55 岁患者预后分期的影响;ATC,重新定义 ATC 的Ⅳa 及Ⅳb 期;MTC,将 MTC 预后分期列为独立章节,并将肿瘤基因突变、降钙素(calcitonin,Ctn)和癌胚抗原(carcinoembryonic antigen,CEA)水平纳入预后因素。第八版中还提出:在甲状腺癌术后随访的前 4 个月如获得更新数据,可对肿瘤重新评估。

1. 分化型甲状腺癌分期诊断年龄切点值变化　与大多数恶性肿瘤不同,甲状腺癌的诊断年龄一直被认为是疾病特异性生存率(disease-special survival,DSS)的独立预测指标。自第 2 版以来,45 岁一直被用作 AJCC/TNM 分期系统的年龄切点值,其他分期系统也使用了 40 ～ 50 岁的年龄切点值。以往多项研究证实,大约从 35 岁开始,随着年龄增长 DTC 的死亡风险逐步增加。因此目前颁布的分期系统大多将诊断年龄作为 DSS 的独立预测因素。遗憾的是,没有一个诊断年龄切点值可以确定地将某些患者纳入单独的风险类别。许多作者建议使用计算预测图、数学模型或多重年龄分类来更好地反映确诊年龄和疾病特异性死亡风险之间关系的连续性。虽然将年龄作为一个连续变量更加精确,也是未来发展的一个趋势,但是当前存在种种限制的分期系统仍然需要一个确切的诊断年龄切点值。颇具争议的是,45 岁作为诊断年龄切点值,是由于多数相关数据库的中位年龄为 45 岁。通过递归分割等方式,更多的研究支持使用 55 岁作为预后模型的最佳时间切点。一项最近发表的国际多中心回顾性研究指出:将甲状腺癌分期所需的诊断年龄增长至 55 岁后,12% 的患者术后死亡风险分期会下降,9% 的患者从较高分期(Ⅲ / Ⅳ期)降至较低分期(Ⅰ / Ⅱ期)。调整后较低分期的生存曲线不仅没有受到影响,还产生一个更广泛的Ⅰ ～ Ⅳ期的存活率分布,且分期和预后的一致性提高。这项调整对诊断年龄介于 45 ～ 55 岁之间的患者意义重大,避免了只依据诊断年龄将部分Ⅰ / Ⅱ期患者归为Ⅲ / Ⅳ期,同时也避免了对该部分患者采用更加激进的术后管理方式,一定程度上也可以缓解该部分患者的恐慌心理。

2. 甲状腺癌 TNM 分期变化　为了保持一致性,第 8 版分化型甲状腺癌和未分化型甲状腺癌分期对 T、N 和 M 使用了相同的定义。T_x、T_0、T_{1a}、T_{1b} 和 T_2 的定义与第 7 版相比没有变化;T_{4a} 和 T_{4b} 的定义在内容上也没有变化,但措辞做了调整。T 分期的主要变化是 T_3 分类定义的改变。第 7 版的 T_3 类别包括任何局限在甲状腺组织内、最大直径超过 4.0cm 的肿瘤或任何大小、存在甲状腺外侵犯的肿瘤(侵犯胸骨甲状肌或甲状腺周围软组织)。这一定义导致许多 45 岁以上的病人因为存在镜下微小甲状腺外侵犯而被归为Ⅲ期。在第 8 版中,T_3 类分为 2 个亚群:① T_{3a} 被定义为仅限于甲状腺内、最大径超过 4.0cm 的肿瘤;② T_{3b} 被定义为任何大小、存在临床可见甲状腺外带状肌(即胸节肌,胸甲状腺,甲状腺,或全舌肌)侵犯的肿瘤。仅在组织学检查中确定的镜下微小甲状腺外侵犯不再是确定 T 分类的变量。T_3 类别定义的这一重大变化是由多项研究促成的,研究表明,仅在组织学检查中确定的镜下微小甲状腺外侵犯对预后的影响较小。多项回顾性研究表明，与完全甲状腺内肿瘤病人相比，仅有镜下微小甲状腺外侵犯病人无疾病生存率差异。2002 年，AJCC/TNM 分期手册的第六版首先认识到了这一重要区别，将镜下微小甲状腺外侵犯下调至 T_3 类别，同时将临床甲状腺外侵犯作为 T_4 类别。自第 8 版出版以来，对 241 118 例甲状腺癌病人进行了回顾性分析发现，伴有镜下微小甲状腺外侵犯分化型甲状腺癌病人 5 年生存期相比完全甲状腺内肿瘤病人存在轻度下降（94% 和 96%）。此外，第 8 版 AJCC/TNM 分期还规定肿瘤仅有带状肌肉侵犯归为 T_{3b}，肿瘤侵犯皮下组织或其他周围结构，如喉返神经或气管为 T_{4a}，肿瘤严重侵犯椎前筋膜或颈动脉或颈内静脉为 T_{4b}。在第七版中，区域淋巴结被分为 N_0（无区域淋巴结转移）、N_{1a}（转移到Ⅵ区，包括气管前、气管旁、喉前和 Delphian 淋巴结）或 N_{1b}（向单侧、双侧颈侧方淋巴结Ⅰ、Ⅱ、Ⅲ、Ⅳ 或 Ⅴ 区淋巴结，或咽后淋巴结，或第Ⅶ区上纵隔淋巴结）。第 8 版规定了关于 N_0 类别的更多细节，引入 N_{0a}（1 个或多个淋巴结通过细胞学或组织学检查确认为无转移）和 N_{0b}（没有局部淋巴结的影像学或临床证据转移）。第 8 版还明确表示，病理确认淋巴结是否转移不是必要的分期因素，临床 N_0 相当于病理 N_x。这主要是因为临床阴性（cN_0），少量淋巴结阳性（pN_1）对预后的影响不大，与病理证实的 N_0 生存结果基本相同。在第 8 版中，N_{1a} 和 N_{1b} 类别的定义基本没有变化，只是上纵隔淋巴结（Ⅶ区）已重新划分为 N_{1a} 类别。这一变化证实了低颈部和上纵隔之间的解剖连续性，以及缺乏区分上纵隔结节和低颈部淋巴结重要性的数据。N_{1b} 亚型包括所有侧颈部淋巴结转移。

3. ATC 的 TNM 分期变更 第 7 版甲状腺癌分期系统中 ATC 分为Ⅳa 期（T_{4a}，任何 N，M_0）、Ⅳb 期（T_{4b}，任何 N，M_0）、Ⅳc 期（任何 T，任何 N，M_1）。而在第八版中，由于 T 分期进行重新的划分，ATC 的 TNM 分期更改为将甲状腺腺体内的肿瘤定义为Ⅳa 期，明显的腺外侵袭或颈部淋巴结转移定义为Ⅳb 期，远距离转移定义为Ⅳc 期。新版 ATC 的 TNM 分期有助于对无腺外侵袭临床上可切除的 ATC 提供分期的依据。

4. 肿瘤的突变、降钙素、CEA 的检测被添加到髓样癌的预后因素中 髓样癌的预后可能与肿瘤基因突变相关。血清中的降钙素、CEA 可以作为预测髓样癌预后的潜在的肿瘤标记物。但是对于何时采集血清降钙素、CEA 还没有一致的结论。目前，基因突变、血清降钙素和 CEA 对于 AJCC 甲状腺髓样癌分期的影响以及其影响预后机制的研究还较少。因此 AJCC 第 8 版甲状腺癌分期系统仅将肿瘤的基因突变、降钙素、CEA 添加到髓样癌的预后因素中，其对甲状腺髓样癌分期的影响仍有待进一步研究。

具体的第八版 AJCC 甲状腺癌 TNM 分期（表 3-1 和表 3-2）。

表 3-1 美国癌症联合会（AJCC）甲状腺癌 TNM 分类（第 8 版）

原发灶（T）

甲状腺乳头状癌、滤泡癌、低分化癌、Hürthle 细胞癌和未分化癌

pT_x：原发肿瘤不能评估

pT_0：无肿瘤证据

pT_1：肿瘤局限在甲状腺内，最大径 ≤ 2.0cm

T_{1a} 肿瘤最大径 ≤ 1.0cm

T_{1b}:肿瘤最大径 > 1.0cm,≤ 2.0cm

pT_2:肿瘤 2.0 ~ 4.0cm

pT_3:肿瘤 > 4.0cm,局限于甲状腺内或大体侵犯甲状腺外带状肌

pT_{3a}:肿瘤 > 4.0cm,局限于甲状腺内

pT_{3b}:大体侵犯甲状腺外带状肌,无论肿瘤大小

带状肌包括:胸骨舌骨肌、胸骨甲状肌、甲状舌骨肌、肩胛舌骨肌

pT_4:大体侵犯甲状腺外带状肌外

pT_{4a}:侵犯喉、气管、食管、喉返神经及皮下软组织

pT_{4b}:侵犯椎前筋膜,或包裹颈动脉、纵隔血管

甲状腺髓样癌

pT_X:原发肿瘤不能评估

pT_0:无肿瘤证据

pT_1:肿瘤局限在甲状腺内,最大径 ≤ 2.0cm

T_{1a}:肿瘤最大径 ≤ 1.0cm

T_{1b}:肿瘤最大径 > 1.0cm,≤ 2.0cm

pT_2:肿瘤 2.0 ~ 4.0cm

pT_3:肿瘤 > 4.0cm,局限于甲状腺内或大体侵犯甲状腺外带状肌

pT_{3a}:肿瘤 > 4.0cm,局限于甲状腺内

pT_{3b}:大体侵犯甲状腺外带状肌,无论肿瘤大小

pT_4:进展期病变

pT_{4a}:中度进展,任何大小的肿瘤,侵犯甲状腺外颈部周围器官和软组织,如喉、气管、食管、喉返神经及皮下软组织

pT_{4b}:重度进展,任何大小的肿瘤,侵犯椎前筋膜,或包裹颈动脉、纵隔血管

区域淋巴结(N):适用于所有甲状腺癌

pN_0:无淋巴结转移证据

pN_1:区域淋巴结转移

pN_{1a}:转移至Ⅵ、Ⅶ区(包括气管旁、气管前、喉前/Delphian 或上纵隔)淋巴结,可以为单侧或双侧

pN_{1b}:单侧、双侧或对侧颈淋巴结转移(包括Ⅰ、Ⅱ、Ⅲ、Ⅳ或Ⅴ区)淋巴结或咽后淋巴结转移

远处转移(M)

M_0:无远处转移灶

M_1:有远处转移灶

表 3-2 美国癌症联合会(AJCC)甲状腺癌 TNM 分期(第 8 版)

乳头状或滤泡癌

年龄 < 55 岁

	T	N	M
Ⅰ 期	任何	任何	0
Ⅱ 期	任何	任何	1
年龄 ≥ 55 岁			
Ⅰ 期	1	0/x	0

	2	0/x	0
Ⅱ期	1~2	1	0
	3a~3b	任何	0
Ⅲ期	4a	任何	0
Ⅳa期	4b	任何	0
Ⅳb期	任何	任何	1
髓样癌（所有年龄组）			
Ⅰ期	1	0	0
Ⅱ期	2~3	0	0
Ⅲ期	1~3	1a	0
Ⅳa期	4a	任何	0
	1~3	1b	0
Ⅳb期	4b	任何	0
Ⅳc期	任何	任何	1
未分化癌（所有年龄组）			
Ⅳa期	1~3a	0/x	0
Ⅳb期	1~3a	1	0
	3b~4	任何	0
Ⅳc期	任何	任何	1

二、其他甲状腺癌预后评分系统

（一）EORTC 系统

历史上第一个甲状腺预后评分系统是 1979 年由欧洲癌症研究和治疗组织（European Organization for Research and Treatment of Cancer，EORTC）提出的 EORTC 甲状腺癌预后评分系统。评分系统是基于欧洲 23 家医院 1966—1977 年所治疗的 507 名甲状腺癌患者资料建立的。最初共有 1 183 名患者入组，由于随访与资料不全等原因而舍弃了部分患者资料。这 507 名患者中位随访期达到了 40 个月，其中死亡患者中位随访期为 10 个月，而最后一次随访存活截尾患者的中位随访期为 57 个月，但由于 20% 的截尾患者随访期超过了 76 个月，故整组的生存期分析可达 6 年。EORTC 评分系统通过对于年龄、性别、原发肿瘤侵袭范围、颈部淋巴结转移情况以及远处转移情况的多因素分析，得出的预后评分（prognostic score，PS）= 年龄（分）+12（男性）+10（肿瘤病理类型为髓样癌，或大部分细胞形态表现为低分化型）+45（肿瘤病理类型为未分化癌）+10（T3 以上病灶，即原发肿瘤突破了甲状腺包膜）+15（一处远处转移）+15（在一处远处转移外另有远处转移)。

EORTC甲状腺癌评分系统是一个多中心研究的产物,由于各中心治疗方式的差异,整个评分系统并没有考虑到治疗因素对预后产生的影响。在肿瘤病理类型方面,它涵盖了所有类型的甲状腺癌。因此在高评分的患者(> 108)中,有94%的患者是未分化癌患者。另外,EORTC系统也没有考虑到原发肿瘤大小这一可能影响肿瘤预后的因素。但EORTC的意义在于,它首先提示除了TNM分期对甲状腺癌的预后评估之外,考虑到其他因素的预后评分系统对于甲状腺癌是必要的。

(二)AGES系统

1987年美国梅奥诊所(Mayo Clinic)的Hay等人提出AGES甲状腺癌预后评分系统。它是基于对Mayo Clinic1946—1970年间860名甲状腺乳头状癌患者的随访资料分析而得来的。全组的中位随访期为18.3年,其中89%的患者随访期超过10年,68%的患者随访期超过15年,最长随访者达40年。在整个随访过程中56名患者死于甲状腺癌,而302名患者死于其他疾病。全组患者通过患者年龄、性别、头颈部既往放疗史、原发肿瘤的大小与侵袭范围、肿瘤的转移情况(局部、远处)、肿瘤组织学分级、肿瘤血管侵犯、是否伴随格雷夫斯病或桥本甲状腺炎等多因素分析,发现年龄(A,age)、肿瘤组织学分级(G,histologic grade)、肿瘤侵犯范围(E,extrathyroidal extent)、肿瘤大小(S,tumor size)是影响患者预后的重要因素。从而得出了AGES评分系统,PS=A(年龄 < 40岁,A=0;年龄 ≥ 40岁,A=0.05× 年龄)+G(组织学分级:组织学分级 ≤ 2级,G=1;组织学分级 > 3级,G=3)+E(甲状腺包膜外侵犯:无侵犯,E=0;有侵犯,E=1,有远处扩散,E=3)+S(肿瘤大小:S= 肿瘤直径cm×0.2)。并且将 ≤ 4分为低危组,> 4分为高危组。

AGES系统是在一个长随访期的大样本的基础上产生,在一定程度上降低了统计学上Ⅰ类及Ⅱ类错误发生的概率。但是AGES系统的多因素分析中并没有包括手术治疗的根治程度。Hay在低危组及高危组中,根据初次甲状腺手术的不同方式分别得到,在低危组中,单侧腺叶与全甲状腺切除对比,对预后影响无差别;而在高危组中,尽管双侧甲状腺切除术能够带来较好的生存率,但是在统计学上并无差别。Hay基于上述结论,提出对于PTC而言,初次手术以单侧腺叶切除 + 对侧部分切除术为佳。

(三)AMES系统

AMES系统是在1985年于波士顿Lahey Clinic由Cady等提出的。该系统参考了患者的年龄(A,age)、转移(M,metastases)、原发肿瘤的侵袭范围(E,extent of tumor)、原发肿瘤的大小(S,tumor size)。Cady等通过分析1941—1980年间821名分化型甲状腺癌患者随访资料,其中随访5年以上的患者达98%,1940—1961年的511名患者中存活患者的随访期在15 ~ 45年,1961—1980年的310名患者中位随访期为13年,从而得出AMES预后评分系统,该系统将分化型甲状腺癌患者划分为2个风险组。

低危组:①所有男性 < 41岁、女性 < 51岁,临床无远处转移者;②所有男性 ≥ 41岁,女性 ≥ 51岁,微小浸润癌、肿瘤小于5.0cm;

高危组:①临床已有远处转移者;②临床无远处转移,但男性 ≥ 41岁,女性 ≥ 51岁,广泛包膜转移或突破包膜,肿瘤大于5.0cm。

AMES 系统考虑了患者的年龄、性别、原发肿瘤的侵袭范围和远处转移、原发肿瘤的大小。由于 1940—1961 年间部分患者的原发肿瘤大小并不明确，所以按照高低危组划分计算生存率仅限于 1961—1980 年间患者。他们的 10 年生存率，低危组（279 人）为 96.2%；高危组（33 人）为 54%。

Cady 等通过对这些甲状腺癌患者资料的分析，认为 90% 左右的患者是属于低危组的，因此，对于这些低风险患者应该推广使用保留甲状腺的手术治疗方法，使得患者的正常器官功能得以保留。但是文章中并没有明确显示该评分系统的分层依据。

（四）临床分级系统 / 芝加哥大学系统（Clinical Class System/University of Chicago System）

临床分级甲状腺癌预后评分系统是 1990 年在芝加哥大学由 De Groot 提出的，将 1968—1988 年间 269 名 PTC 患者，全组中位随访期达到了 12 年。该系统将 PTC 患者分为四组：第一组原发甲状腺癌病灶局限于甲状腺内；第二组患者出现了颈部转移情况，第三组患者出现了原发肿瘤突破了甲状腺包膜，侵犯邻近组织与器官；第四组患者有肿瘤远处转移。但是文章中同样没有明确显示该评分系统的分层依据。根据这些统计结果，前两组患者生存率并无明显差异，De Groot 认为 PTC 出现颈部转移并不会影响患者的生存率。然而，对于这些低风险患者治疗方式的选择，De Groot 通过进一步分层，按双侧甲状腺手术与单侧甲状腺手术比较，其中双侧手术者占 66%，发现相对于接受单侧甲状腺手术患者而言，接受双侧甲状腺手术的患者，其生存率有一定提高，并且复发率明显下降。故对于 PTC 患者，推荐采用双侧甲状腺癌手术后，加 ^{131}I 的治疗方式。本系统并没有包括患者性别与年龄，作者认为性别与年龄也是影响 PTC 患者预后的重要因素，但统一治疗方式之后，这些因素的影响并不突出，所以评分系统并没有将性别与年龄因素考虑进去。

（五）DAMES

1992 年 Pasieka 等在总结了 AMES 甲状腺癌预后评分系统的基础上，考虑将甲状腺肿瘤细胞中的 DNA 变化情况加入甲状腺癌预后评分系统里。他们分析了 1984—1990 年间 74 名 PTC 患者，这些患者的病理学标本接受了流式细胞学分析，这些患者的中位随访时间为 56（2～300）个月。根据流式细胞学分析结果，将肿瘤细胞中的 DNA 分为两种类型，一种为整倍体 DNA，另一种为异倍体 DNA。将这些因素加入 PTC 患者的预后分析，得出 DAMES 甲状腺癌预后评分系统。将患者分为三组：①低危组：整倍体 DNA 且 AMES 低危；②中危组：整倍体 DNA 且 AMES 高危；③高危组：异倍体 DNA 且 AMES 高危。

肿瘤细胞核中出现异倍体 DNA，会大大影响患者的预后。这种甲状腺癌预后评分系统是进一步将每个患者的肿瘤分化情况纳入患者的预后分析中，相对而言是较为个体化的。但在临床实践中，将流式细胞学分析应用于每个患者，其实际成本较高，治疗周期将会延长，广泛应用的可能性较小；并且带有这些异倍体 DNA 的患者临床表现也是符合预后较差的情况。所以，按照其他的评分系统也能达到 DAMES 的效果。事实上，在 DAMES 出现的那么多年中，真正按照这种评分系统进行治疗的医院为数有限。

（六）MACIS 系统

1993 年，Hay 在 AGES 甲状腺癌预后评分系统的基础上做了修改，提出了 MACIS 甲状腺癌预后评分系统(metastases,age,completeness of resection,invasion,size)。在 1940 年至 1989 年间的 1 779 名 PTC 患者随访资料中,中位随访期为 12.7 年,57% 的患者随访超过 10 年,32% 的患者随访超过 20 年,12% 的患者随访超过 30 年,2% 的患者随访超过 40 年。通过对 15 个独立的可能影响预后因素的多因素分析,包括患者年龄、性别、头颈部既往放疗史、原发肿瘤的大小与侵袭范围、肿瘤的转移情况(局部、远处)、肿瘤组织学分级、肿瘤血管侵犯、是否伴随格雷夫斯病或桥本甲状腺炎、滤泡样病灶的多少、手术的根治程度、原发肿瘤病灶的数目等,建立了 MACIS 预后评分系统,PS=3.1(年龄 < 40)或 0.08× 年龄(年龄 > 40)+0.3× 肿瘤大小 +1(残留)+1(局部侵袭)+3(远处转移)。并且划定 < 6 分为低危组, > 6 分为高危组。

MACIS 预后评分系统的特色在于,在建立系统的过程中,将随访 50 年的患者资料分为了两组 25 年患者的随访资料。在第一组患者中,通过统计学处理得到了 MACIS 系统的雏形;然后,利用第二组的随访资料代入这个雏形,进行分析,来验证其完整性及准确性,并加以修正,最终得出 MACIS 预后评分系统。在此系统中,考虑到要广泛适用于各地域的 PTC 患者,所以将几乎所有可能影响甲状腺癌预后的独立因素纳入研究范围。但因各地病理检验水平的不同,仅排除了病理学分级与甲状腺癌细胞 DNA 情况。

(七)Ohio State 系统

俄亥俄州立大学附属医院的 Mazzaferri 等在长期总结治疗分化型甲状腺癌经验的基础上,于 1994 年提出了自己的甲状腺癌预后评分系统(ohio system),Mazzaferri 等的研究基础是 1950—1993 年间的 1 335 名 DTC 患者的随访资料,这些患者的中位随访期为 15.7 年,其中 87% 的患者随访期超过 5 年,63% 的患者随访期超过 10 年,42% 的患者随访期超过 20 年,14% 的患者随访期超过 30 年。通过对影响这些患者预后的多因素分析,得出原发肿瘤大小,颈部肿瘤转移情况,原发肿瘤病灶数目,原发肿瘤局部侵袭情况以及肿瘤远处转移情况是影响全组患者预后的重要因素,进而建立了相关的评分系统。

在研究过程中,Mazzaferri 等将接受单侧甲状腺癌手术患者与接受双侧甲状腺手术的患者进行了分层比较,其中接受单侧甲状腺手术的患者为 502 人,接受双侧甲状腺癌手术的患者为 825 人。在第二组和第三组中分析发现,手术范围较小的患者长期生存率比手术范围较大的患者低三分之一水平。此类患者术后加以内放射治疗。因此 Mazzaferri 等认为全甲状腺切除术加术后内放射治疗是较为适合分化型甲状腺癌患者的治疗手段。但是在 Mazzaferri 等的分析过程中,将接受单一的肿瘤摘除术患者也包含在接受单侧甲状腺手术患者组中,进行了分析,这样会导致分析结果有一定的偏差,因为单一的肿瘤摘除术已被认为不适用分化型甲状腺癌的治疗。

(八)Memorial Sloan Kettering 系统

1994 年,纽约 Memorial Sloan-Kettering 肿瘤中心著名的头颈外科专家 A.Shaha 在分析总结了前人的各种甲状腺癌预后评分系统,根据自己医院的甲状腺癌治疗资料,提出了 Memorial Sloan-Kettering 甲状腺癌预后评分系统。这个评分系统的患者随访资料为 1930—1985 年 1 038 名 DTC,中位随访期为 20 年。其影响预后的多因素分析包括患者年龄、性别、原发肿瘤大小、肿瘤病理分级、原发肿瘤侵袭范围、原发肿瘤病灶个数、肿瘤远处转移情况、颈部淋巴结转移情况、既往颈部放射治疗史等。通过这些分析,Memorial Sloan-Kettering 系统将甲状腺癌患者分为三组:低危组:患者年龄小于45岁,无远处转移,甲状腺原发肿瘤病灶＜4.0cm,病理类型为FTC。中危组:①患者年龄小于45岁,有远处转移,甲状腺原发肿瘤病灶＞4.0cm,病理类型为FTC。②患者年龄大于45岁,无远处转移情况,甲状腺原发肿瘤病灶＜4.0cm,病理类型为PTC。高危组:患者年龄大于45岁,出现远处转移,甲状腺肿瘤原发病灶＞4.0cm或病理类型为FTC。

　　Shaha认为纽约Memorial Sloan-Kettering肿瘤中心是一家三级的肿瘤治疗机构。所以面对的患者,病情往往较其他医院严重。因此对于分化型甲状腺癌患者,不能仅仅分为低危组和高危组来区别手术治疗方式,而需要增加一个中危组,来缓冲相对武断的治疗方式。根据分组情况所示,对于低危组DTC患者的原发灶处理能够采取比较保守的手术方案,主要指单侧腺叶切除。对于中危组患者,Shaha再次根据患者的年龄进行组内分组,以45岁为界,进而再次分析,发现影响中危组内两组患者预后的因素主要是颈部淋巴结转移情况。因此他认为对于中危组DTC患者的原发灶处理,需要根据患者的实际情况来选择手术范围,若患者颈部淋巴结转移情况较为严重的话,采取范围更广的初次手术治疗方案。而对于高危组患者的原发灶处理而言,考虑到配合术后的治疗,需要采用双侧甲状腺癌手术治疗的方式。总之,Shaha认为确定DTC患者原发灶处理方式,需要建立一个设计良好的前瞻性实验,往往根据回顾性资料很难得出满意的结果。但是应注意避免某些中危组患者本只需行单侧甲状腺手术就可以获得良好预后,因接受了过于激进的治疗,而留下并发症的遗憾。

　　(九)SAG系统

　　在1979年欧洲癌症研究和治疗组织提出EORTC甲状腺癌预后评分系统之后的数十年间,欧洲的甲状腺癌治疗专家们并没有对自己所提出的评分系统作出改动或是提出新的评分系统。直到1993年挪威卑尔根大学的L.Akslen等,在随访1971—1985年间所治疗的173名PTC患者的基础上提出了SAG系统。SAG代表了性别(S,sex)、年龄(A,age)、肿瘤的病理学分型(G,grade)。全组患者的中位随访期为7.3年,全组在随访过程中无失访患者,其中88%的患者接受了全甲状腺手术治疗。通过影响预后的多因素分析,包括患者的年龄、性别、原发肿瘤大小、原发肿瘤局部侵袭范围、原发肿瘤的病理学分型、颈部淋巴结转移情况、就诊时的远处转移情况等。结果显示患者的年龄、性别以及原发肿瘤的病理学分型是影响患者预后的重要因素,其中L.Akslen等对原发肿瘤的病理学分型有自己独特的见解,认为血管的肿瘤侵犯、肿瘤细胞核异型性、肿瘤组织中的坏死是不良预后的三个病理学指标。因此,L.AkMen等将这三种病理学指标统称为VAN评分,若患者病理检查中发现三者中有一个出现了,病理分级即为二级,反之则为一级。进而得出了SAG甲状腺癌预后评分系统。S,性别:女性=0,男性=1;A,年龄:小于70岁=0,大于70岁=1;G,组织学分级(VAN评分):低级别=0,高级别=1。总预后评分为三者相加。

　　SAG甲状腺癌预后评分系统十分注重肿瘤病理学检查结果对于患者预后的判定。此举能够更好更有针对性地了解个体患者的预后情况。但是对于术前及术中判读手术方式并没有太大帮助。因此,SAG甲状腺癌预后评分系统主要应用于术后及随访期评估患者的预后。

　　(十)Noguchi Thyroid Clinic系统

　　1994年日本学者Noguchi在对2 192名PTC患者的随访资料进行多因素分析之后,认为患者性别、年龄、原发肿瘤大小、原发肿瘤甲状腺包膜外侵袭以及颈部淋巴结转移是影响患者预后的重要因素,从而建立了 Noguchi 甲状腺癌预后评分系统。该系统将 PTC 癌患者分为三个风险组。低危组:男性≤ 45 岁,男性≤ 60 岁且没有颈部淋巴结转移,女性≤ 50 岁,女性在 50 ~ 55 岁之间且没有淋巴结转移。中危组:男性大于 60 岁且没有颈部淋巴结转移,男性在 46 ~ 55 岁之间且伴有颈部淋巴结转移,女性在 56 ~ 65 岁之间且没有颈部淋巴结转移,女性大于 65 岁且原发肿瘤最大直径 < 3.0cm,女性在 50 ~ 55 岁之间且伴有颈部淋巴结转移。高危组:男性大于 55 岁且伴有颈部淋巴结转移,没有分入前两组的女性。

该评分系统相对比较复杂,并且在原文中并没有明确描述这个评分系统是如何从影响 PTC 患者预后的多因素分析中得来的。

(十一)University of Munster 系统

1995 年德国的 Lerch 等,对 1972—1994 年间所治疗的 500 名 DTC 患者进行随访及统计学分析,提出了 Munster 大学甲状腺癌预后评分系统。这 500 名 DTC 患者的中位随访期为 5.6 年,其中排除了失访的 12 名患者及仅接受单侧腺叶切除的 PTC 患者。这个预后评分系统,将全组患者根据原发肿瘤的局部侵袭范围与肿瘤的远处转移情况分为二组:高危组(pT_4 或 M_1)和低危组(pT_1-T_3 和 M_0T_1)(注:T_1,原发肿瘤 < 1.0cm;T_2,原发肿瘤为 1.0 ~ 4.0cm;T_3,原发肿瘤 > 4.0cm,原发肿瘤限于甲状腺内;T_4,原发肿瘤突破甲状腺包膜,不论其大小;M_0,无远处转移;M_1,有远处转移)。

根据此研究,Lerch 等提出对于 DTC 而言,无论是否加用术后辅助的内放射治疗,其初始甲状腺手术范围,推荐使用全甲状腺切除术。但由于这个甲状腺癌预后评分系统是基于排除了 $T_1N_0M_0$ 患者的随访资料而进行的分析,所以很难排除它有统计学偏移。在 TNM 高分期的患者中,出现双侧甲状腺癌病灶的概率相对较高。但是这种治疗方式,可能会使得一部分只要行单侧甲状腺手术就可以获得很好预后的患者,接受过于激进的治疗。

(十二)NTCTCS 系统

除了 EORTC,以上的各种甲状腺癌预后评分系统,大多是单中心资料回顾性分析。为了能够采用多中心资料,对于不同种族、不同地区、不同类型的甲状腺癌患者的治疗及预后进行全面的分析,美国国立甲状腺癌治疗研究中心从 1986 年起开始收集多个甲状腺癌治疗中心的病例资料,进行统一的随访;并于 1998 年建立了 NTCTCS 甲状腺癌预后评分系统。该系统是基于来自全美 14 个医院,1987—1995 年间的 1 607 例甲状腺癌患者。全组中位随访期为 42.3 个月。至 1998 年 8 月,1 562 例患者为截尾随访患者,全组患者包括 1 281 例 PTC、207 例 FTC、70 例 MTC、45 例 ATC。通过影响患者预后的多因素分析,包括患者性别、年龄、肿瘤类型、原发肿瘤大小、原发肿瘤病灶个数、原发肿瘤局部侵袭情况、颈部淋巴结转移情况等,最后得出 NTCTCS 甲状腺预后评分系统,它的主要特点是十分强调甲状腺癌的临床病理分型及分级,其中的分组评分标准十分详细,不但有大体标本的分类,而且强调了显微镜下判别肿瘤分级标准。但对于回顾性研究而言,此种分法有一定的限制性,较难推广。

(十三)UAB-MDACC 系统

2000 年阿拉巴马大学伯明翰分校 [UAB,University of Alabama(Birmingham)] 与休斯敦的

M.D. 安德森癌症中心（MD Anderson Cancer Center）共同提出了 UAB-MDACC 甲状腺癌预后评分系统。该系统包括了 1952—1985 年间阿拉巴马大学医学院及 1968—1977 年间 MD Anderson Cancer Center 就诊的 208 例分化型甲状腺癌患者，全组患者随访期均大于 10 年。该评分系统主要考虑了甲状腺患者的年龄及远处转移情况。低危组：患者小于 50 岁且无远处转移；中危组：患者大于 50 岁且没有远处转移；高危组：患者有远处转移且不论其年龄。在各危险组中，继续按照原发肿瘤大小 < 3.0cm 或 > 3.0cm 分层分析。结果发现中危组患者的治疗方案应该根据患者诊断时的肿瘤病灶情况来选择手术治疗方式，而不是统一的行甲状腺全切除加术后放射碘治疗。

（十四）CIH 系统

2004 年日本东京肿瘤医院 Sugitan 通过对 604 名 PTC 患者的多因素分析，发现患者的年龄、原发肿瘤突破甲状腺包膜、较大的颈部转移淋巴结（≥ 3.0cm）是影响 PTC 患者预后的主要因素。由此提出了 CIH 甲状腺癌预后评分系统。该系统将 PTC 患者分为两个危险组：高危组和低危组。高危组：不论任何年龄的患者伴有远处转移、患者大于 50 岁伴有较大的颈部转移淋巴结（≥ 3.0cm）或原发肿瘤突破甲状腺包膜；低危组：不满足上述条件的所有患者。

（十五）Virgen de la Arrixaca University at Murcia 系统

西班牙 Virgen de la Arrixaca 大学医院通过从 1970 年至 1995 年，大约 200 例 PTC 者资料的多因素分析，开发出了自己的针对 PTC 的甲状腺癌预后评分系统。该系统将年龄、肿瘤大小、甲状腺外扩散和 PTC 的病理组织学亚型定为影响预后的因素。发现在年龄小于 50 岁、肿瘤大小 < 4.0cm、只有肿瘤甲状腺内播散以及病理组织学亚型不是实体型、高细胞型或低分化亚型 PTC 的患者有较长的生存率。该系统将 PTC 患者分为低危组、中危组、高危组三组。

（十六）安卡拉（Ankara）系统

这一系统是从土耳其安卡拉肿瘤培训和研究医院（Ankara Oncology Training and Research Hospital）的 347 例 DTC 患者队列研究资料中得来的。将患者分为了四组，很低危组、低危组、高危组和很高危组，通过逻辑回归方程进行 DTC 预后因素的单因素和多因素分析。该系统的特点是提出了两个方程，第一个治疗前方程只纳入了临床病理指标，而第二个治疗后方程包括了临床病理指标和治疗因素。然而，没有定义的治疗后公认的高危人群。治疗因素包括是否进行了全甲状腺切除、次全甲状腺切除和辅助性放射性碘治疗（RAI）。它是唯一纳入了治疗相关的因素的分期系统。

合理的分期系统应遵循以下基本原则：①风险的一致性：同一分期内不同 T、N、M 组合的亚组生存率相似；②风险的差异性：各期的生存率之间有差别；③分布的均衡性：各 T、N 分期及临床分期中的亚组病例数所占比例均匀；④生存的预测价值：对生存的预测价值较高。

在已有的甲状腺癌预后评分系统中，UICC/AJCC 的 TNM 分期有着较准确肿瘤特异生存率的预测。这表明在大样本患者资料基础上建立的甲状腺癌预后评分系统，适用范围比较广，而由单个或几个肿瘤中心治疗的甲状腺癌患者资料所得出的甲状腺癌预后评分系统，其适用范围较狭窄，可能仅对当地人群有着良好的预测性。因此，在目前没有特异针对中国甲状腺癌患者预后的评分系统建立之前，UICC/AJCC 的 TNM 分期预后评分系统是一个相对较好的替代品。

目前,美国甲状腺学会(ATA)《甲状腺结节和分化型甲状腺癌诊治指南》、欧洲肿瘤内科学会(ESMO)《甲状腺癌诊治和随访指南》、美国临床内分泌医师协会(AACE)/意大利临床内分泌医师协会(AME)/欧洲甲状腺学会(ETA)的《甲状腺结节诊治指南》和《中国甲状腺结节和分化型甲状腺癌指南》等国内外权威指南都采用了 UICC/AJCC 的 TNM 分期预后评分系统。

三、DTC 复发危险度分层

TNM 分期是基于病理学参数(pTNM)和年龄的分期系统,适用于包括 DTC 在内的所有类型甲状腺肿瘤。但是 AJCC 的 TNM 分期系统预测的仅是死亡危险度而非复发危险度。对于 DTC 这种长期生存率很高的恶性肿瘤,更应对患者进行复发危险度分层。随着超声等影像学诊断技术的进步以及对甲状腺体检的重视,更多的 DTC 患者得到了早期诊断及治疗。DTC 具有侵袭性较低的特征,使得肿瘤死亡风险仅为 0.5/10 万。因此,研究者对于 DTC 预后的关注由死亡风险逐渐转向复发风险。鉴于 TNM 分期系统不足以预测其复发风险,《2009 版 ATA 指南》首次提出了复发风险分层的概念,根据术中病理特征如病灶残留程度、病理亚型、包膜及血管侵犯、淋巴结转移及术后刺激性 Tg(stimulated thyroglobulin,sTg)水平和 ^{131}I 治疗后全身显像(post-treatment wholebody scan,RxWBS)等权重因素将患者的复发风险分为低、中、高危三层。这一分层系统使得医师开始从复发风险分层角度来对 DTC 患者进行个体化管理和治疗。近年来,大量研究发现,肿瘤大小、淋巴结转移特征、血管侵犯程度及分子病理特征等均是预测 DTC 复发的重要因素。因此 2015 版 ATA 指南对影响复发风险分层的权重因素进行了修正和补充。DTC 的复发风险分层:DTC 疾病复发率风险分级系统,其根据术中病理特征如病灶残留、肿瘤大小与数目、病理亚型、包膜血管侵犯、淋巴结转移与外侵、术后刺激性 Tg 水平、分子病理特征等因素将患者复发风险分为低、中、高危 3 层(表 3-3)。对于高危组 DTC 强烈建议术后行辅助治疗;中危组可行辅助治疗;低危组一般不行清甲治疗,但须行内分泌治疗。

表 3-3　DTC 复发风险分层

危险分层	临床病理特征
低危	甲状腺乳头状癌(包括以下所有) 无区域淋巴结或远处转移 大体肿瘤无残留 肿瘤无外侵 非恶性程度高的组织学亚型 首次术后全身核素扫描未见甲状腺床外的摄碘灶 无血管侵犯 cN$_0$ 或少于 5 个微小淋巴结转移(直径 < 0.2cm) 滤泡状亚型乳头状癌,位于甲状腺内,未突破包膜; 甲状腺乳头状微小癌,位于甲状腺内,单发或多发,包括 BRAFV600E 突变 滤泡性甲状腺癌,位于甲状腺内,分化好,有包膜侵犯且无血管侵犯,或仅有微小血管侵犯

危险分层	临床病理特征
中危	甲状腺周围组织的微小侵犯 术后首次核素显像有颈部病灶摄碘 恶性程度高的亚型(高细胞、柱状细胞、弥漫硬化等) 伴有血管侵犯,cN_1 或 5 个以上淋巴结转移的 pN_1,转移淋巴结直径 < 3.0cm 多灶性甲状腺乳头状微小癌伴或不伴 BRAFV600E 突变
高危	明显侵犯甲状腺周围软组织 肿瘤残留 远处转移 术后血清 Tg 提示远处转移 pN_1 且转移淋巴结 > 3.0cm 滤泡性甲状腺癌广泛浸润血管

DTC 的术后分期和复发危险度分层有助于:预测患者的预后;指导个体化的术后治疗方案,包括 ^{131}I 治疗和 TSH 抑制治疗等,以减少复发率和死亡率;指导个体化的随访方案;交流患者医疗信息。但上述 DTC 的分期和危险度分层方案的制定,还没有充分结合病理学所详细描述的预后因素(如癌细胞频发性核有丝分裂、肿瘤坏死区域等),也没有考虑原发病灶的分子特征及其去分化状态。因此,还应该进一步完善形成更加合理的分期和复发危险度分层系统,以此者进行动态评估。

四、甲状腺癌动态风险评估

准确的风险评估是甲状腺癌个体化管理的基石和精髓,一方面指导正确治疗方案和随访方案,另一方面有助于医患病情交流、学术研究和癌症登记。在传统观念里,DTC 的风险评估与其他恶性肿瘤类似,主要根据初始治疗时的临床病理特征进行分层。现广泛应用于临床的 AJCC/TNM 分期和 MACIS 评分系统评估的是 DTC 患者的肿瘤相关死亡风险;ATA 甲状腺癌指南的复发分层系统评估的是 DTC 患者的肿瘤复发风险。这两种风险评估所依据的信息,都来自 DTC 初始治疗阶段获得的静态、单时点信息,却成为伴随 DTC 患者终生的特定标签,是为患者制订后续治疗和随访方案的主要依据。随着对 DTC 疾病特点的认识的不断加深,对于 DTC 这类相对缓慢进展、患者存活期长的恶性肿瘤,仅根据初始治疗时的临床病理特征划分风险对预测患者最终临床结局存在局限性,会导致最初制定的治疗或随访策略,随着病情不同的发展,变得不再适用,从而引发诊疗不足或过度。TNM 分期及复发风险分层指导后续的 ^{131}I 疗及 TSH 抑制治疗方案主要依靠术前、术中及术后短期内获得的临床病理特征资料,但更应考虑到伴随疾病自然转归及其对后续治疗的不同反应。患者的复发及肿瘤相关死亡风险是在不断动态发生变化,因此建立连续动态危险度评估模式,根据随访过程中获得的新数据实时修正 DTC 的分期及复发危险度分层,将更有助于修订后续的随访和治疗方案,对患者实施个体化治疗。

目　　次

在这样的背景下,2008 年美国学者 Tuttle 等首次提出"持续风险评估(ongoing risk stratification)"的概念,即:对于行甲状腺全切术和放射性碘(RAI)残余甲状腺消融(简称"清甲")的 DTC 患者,根据随访获得的 Tg、颈部超声、RAI 诊断性全身显像(Dx-WBS)和其他影像学检查结果,将初始治疗后的治疗反应分为良好反应、可接受的反应和不完全反应三种情况;长期随访过程中,将根据此分层方法动态评估患者疾病风险度的变化,进而随时调整治疗和随访方案。应根据随访过程中获得的最新数据实时修订甲状腺癌患者的死亡风险和复发风险分层。连续、实时、精准地综合评价患者对治疗的反应,以帮助临床医师提出恰当的治疗方案及修订后续的随访策略,真正实现个体化管理。该风险评估系统涉及的指标均为临床常用随访指标,预测临床结局的能力较以往包括 AJCC/TNM、MACIS、ATA 复发风险分层等在内的评估系统,有了明显的改善。因此 2015 版 ATA 指南以强烈推荐的推荐级别指出:"由于 DTC 的复发风险和疾病相关病死率会在疾病临床病程和治疗反应的作用下随时改变,因此初始的复发风险分层不是从一而终,而应在随访过程中持续修正"。正式采纳了 Tuttle 团队为主提出的应当对 DTC 进行长期、动态风险评估的建议,并引用相关研究成果,成为明确推荐和定义动态风险评估策略的首个国际性专业指南(表 3-4)。

而且 2015 版 ATA 指南就如何应用动态风险分层来指导制订后续的 DTC 随访监测和治疗决策,给出了较为详实的说明:①对治疗有良好反应者,应降低随访强度和频率,放宽 TSH 抑制治疗的目标(正常下限 ~ 2.0mU/L)。②对治疗有生化不完全反应者,多数预后较好,即使未采取任何额外治疗,Tg 水平也会下降。因此,若血清 Tg 值稳定或逐渐降低,大多可在持续 TSH 抑制治疗(抑制目标 0.1mU/L ~ 正常下限)前提下继续观察,此时并不推荐立即探查性手术或 RAI 治疗;若 Tg 或 TgAb 不断升高,则与复发风险密切相关,故应考虑增加随访频率、进行其他检查或给予可能的额外治疗。③对治疗有结构不完全反应者,往往病情比较复杂,最好进行多学科综合诊疗。应根据患者一般情况、肿瘤的大小、位置、增长速度、RAI 亲和力、FDG 亲和力和病灶的特定病理改变等多个临床病理因素,权衡利弊,具体问题具体分析,最终决策是否再手术,或是行 RAI、外照射或靶向药物等治疗,或是 TSH 抑制治疗(抑制目标 < 0.1mU/L)前提下继续观察。④对治疗有不确定反应者,预后介于良好反应和生化不完全反应之间,则 TSH 抑制治疗目标可略有放宽(抑制目标可考虑正常下限 ~ 1.0mU/L),并进行以颈部超声为主的影像学(每 1 ~ 2 年 1 次)监测和血清 Tg、TgAb 监测(每年 1 次)。一旦排除了 DTC 复发的可能,即可将其重新分类为良好反应并进一步放宽 TSH 抑制治疗目标(抑制目标正常下限 ~ 2.0mU/L)、降低随访频率;反之,如果随着时间推移,患者由非特异性发现转为存在可疑病灶(生化或结构不完全反应),则应考虑更积极地施行其他影像学检查或病理活检来进一步评估。

表3-4 《2015版ATA指南》中甲状腺全切并RAI清甲后的DTC患者动态风险分层的界定及其临床含义

项目	良好反应	生化不完全反应	结构不完全反应	不确定反应
界定	TSH抑制治疗下 Tg < 0.2ng/ml*；TSH刺激后 Tg < 2ng/ml；TgAb测不到；影像学阴性初始治疗后	TSH抑制治疗下 Tg >5ng/ml*；TSH刺激后 Tg > 10ng/ml*，或TSH水平相似的情况下逐渐升高*；TgAb水平升高趋势；影像学阴性	影像学检查提示有结构性或功能性病灶	TSH抑制治疗下 Tg0.2 ~ 5ng/ml*；TSH刺激后 Tg2 ~ 10ng/ml*；TgAb水平稳定或逐渐下降；影像学上有非特异性发现，或 RAI 显示甲状腺床有微量核素摄取
简短解读	临床/生化和组织结构上均无疾病持续存在或复发的证据	Tg异常升高，但影像学未发现确切病灶证据	局部病灶持续存在或新发病灶，或发生转移	生化或组织结构上的发现均不能明确良恶性
对临床预后的预测	1% ~ 4%复发；< 1%疾病相关死亡	至少30%自发展为无疾病征象；再治疗后20%达到无疾病征象；20%发展为结构性疾病；< 1%疾病相关死亡	再治疗后仍有50% ~ 85%疾病持续，局部转移和远处转移者的疾病相关病死率分别高达11%和50%	继续随访将有15% ~ 20%被发现出结构性疾病；其他患者指标保持稳定或自发缓解；< 1%疾病相关死亡
备注	初始ATA复发风险为低危、中危和高危的患者中,分别有86% ~ 91%、57% ~ 63%和14% ~ 16%发生良好反应。其中,变化最为显著者应属ATA中危患者,其复发风险从36% ~ 43%降至1% ~ 2%	此类患者分别占初始ATA复发风险为低危、中危和高危患者的11% ~ 19%、21% ~ 22%和16% ~ 18%	此类患者分别占初始ATA复发风险为低危、中危和高危患者的2% ~ 6%、19% ~ 28%和67% ~ 75%	此类患者分别占初始ATA复发风险为低危、中危和高危患者的12% ~ 29%、8% ~ 23%和0 ~ 4%

*TgAb阴性情况下。

动态风险分层系统中的重要指标之一是血清 Tg。术后血清 Tg 水平受多种因素影响,包括未彻底切除的甲状腺癌病灶、残留的正常甲状腺组织、血清 TSH 水平、Tg 检测方法的敏感性、TgAb 以及术后时间等。血清 Tg 的半衰期为 1 ～ 6d 不等,通常患者的 Tg 在甲状腺切除术后 3 ～ 4 周降至最低点,因此,应该在手术 4 ～ 6 周后再行 Tg 水平检测。对于仅行甲状腺全切而未联合 RAI 清甲的 DTC 患者而言,体内可能仍残留有少量正常甲状腺组织,因此 TSH 刺激后的 Tg 水平难以保持在 1ng/ml 以下。但另一方面,随着 TSH 刺激的 Tg 水平增加,这类患者的复发风险也随之增加,刺激后 Tg < 2ng/ml、刺激后 Tg 2 ～ 10ng/ml、刺激后 Tg > 10ng/ml 的 DTC 患者复发风险分别为 1% ～ 3%、2% ～ 8%、> 20%。因此 Tuttle 等建议此类患者术后如能达到 TSH 刺激的 Tg 水平低于 2ng/ml(而非 < 1ng/ml)即可确定为良好反应,但如果 TSH 抑制治疗下的 Tg 水平超过 5ng/ml(而非 > 1ng/ml),则需考虑为生化不完全反应。对于仅行甲状腺腺叶切除术的 DTC 患者而言,选择腺叶切除术的本身即意味着其初始复发风险不高,通常预后良好。研究显示,ATA 复发风险低危 / 中危患者行腺叶切除术后,剩余甲状腺复发、局部淋巴结转移和远处转移的发病风险分别为 4.1% ～ 5.7%、1% ～ 8.5% 和 0 ～ 3.2%,死亡风险为 0 ～ 2%。鉴于这种情况下的患者残留甲状腺组织更多,因此动态风险分层中的 Tg 切点明显抬高,TSH 抑制治疗情况下低于 30ng/ml 即可归类为良好反应。对这类患者而言,更有意义的应当是每 6 ～ 12 个月监测 Tg 水平,观察其动态变化,若呈现持续增高的趋势,则意味其复发概率远高于 Tg 稳定者(80%vs 21.5%),进而需要进一步行影像学检查探究是否存在结构性病灶。显然,相比通过手术和 RAI 清甲清除了全部甲状腺的患者而言,在上述两类 DTC 患者中进行动态风险评估难度增大,主要原因之一是预示疾病有所进展的 Tg 切点值难以确定,目前风险分层中的建议还需要大样本前瞻性研究验证。也有学者提出,随访过程中 Tg 倍增时间(Tg-doubling time,Tg-DT)可能较单次 Tg 测定结果评估预后的效果更好;通过定期监测 Tg,很容易计算得到 Tg-DT。该指标有望加入现有的动态分层系统。

另外,虽然 Tuttle 团队已将动态风险分层拓展到甲状腺全切后但未行 RAI 清甲治疗以及仅行腺叶切除术的患者中,但由于大多数循证证据来自于甲状腺全切并 RAI 清甲后的 DTC 患者,指南对如何将动态风险评估用于甲状腺全切但未行 RAI 清甲患者和非全切患者存在一定程度的保留,建议开展更多研究探寻和验证适合这部分患者的 Tg 评估切点。因为 BRAFV600E 突变预测复发的灵敏度(65%)及阳性预测值(25%)较低,尚不足以作为独立因素纳入复发风险评估体系。目前 ATA 指南仅将 BRAFV600E 基因突变与肿瘤大小、腺外侵犯等特征相结合纳入术后复发风险评估体系。另外,在临床实践中经常见到侵袭性最高和最容易造成疾病特异性死亡的 BRAF 突变肿瘤通常拥有其他临床特征,如明显的甲状腺腺外侵袭、病理学高危险等级和广泛的淋巴结转移,凭这些特点就可以将肿瘤划分到高危组。因此,需要更多的研究来确定将独立于其他高危临床特征的 BRAF 突变(或其他突变)用于疾病特异性死亡高危组划分的合适时机。

除了 BRAFV600E 基因,TP53 和 TERT 也是目前较为受关注的与 DTC 不良预后相关的分子标志物。如 TERT 基因突变是 DTC 肿瘤相关死亡的独立预测因子(HR=10.35),且与 BRAFV600E 突变同时存在时疾病复发率更高。但因证据相对较少,2015 版 ATA 指南暂时未将其纳入复发风险评估系统。

　　尽管以 Tuttle 团队为代表的学者们在 DTC 的动态风险评估领域已经开展了大量工作，建立起具体的动态风险分层系统，并受到 ATA 新版指南的认可和采纳，但该评估系统依旧存在局限性，影响其临床应用的广泛性和可操作性。第一，如前所述，对于行非甲状腺全切术或未行 RAI 清甲的 DTC 患者，动态风险分层中的 Tg 切点值是否合理，缺少大样本研究的验证。第二，目前动态风险评估系统的确定依据均来自回顾性研究，而缺少前瞻性研究验证。第三，该系统依赖于高精准度的生化指标（Tg、TgAb 等）检测结果和高分辨率的结构、功能影像学检查结果，而某些单位不能开展或水平有限。第四，对于 TgAb 阳性的 DTC 患者，动态风险评估中如何对 TgAb 的变化进行解读缺乏具体化指导。第五，对于随访中影像学改变的确切标准，不同学者的观点存在差异。第六，该动态风险评估系统仅能指导初始治疗之后随访阶段的风险评估，其对初始治疗方案的指导价值尚不知晓。但是，瑕不掩瑜，动态风险评估是密切结合 DTC 疾病特点而提出的新理念，是向疾病个体化、精确化诊治管理方向迈出的关键、坚实一步。初始风险评估对制定疾病早期的治疗措施至关重要，而持续的动态风险评估则有助于实时修订长期管理方案、调整随访周期和决策治疗方法。在 2023 版中国《甲状腺结节和分化型甲状腺癌诊治指南》提到"长期随访中可使用动态危险度分层模式再次评估患者初始治疗效果并指导后续方案"，但是由于缺乏足够的循证证据，这只是一句没有具体操作方法的理论。如今，国外学者已在其实践中总结出动态风险评估的基本框架。期待接下来，我国甲状腺学者能够开展多学科、多中心合作，回顾性研究和前瞻性研究结合，踏实、规范地积累 DTC 患者长期随访资料，验证、探索符合中国 DTC 患者人群的动态风险分层系统，为 DTC 个体化诊治提供更多数据。

　　肿瘤分期本身并不作为治疗指征，不同国家、地区、单位应根据自身的疾病特点和医疗水准制定相应的临床指南，从而提高诊疗的科学性和效果。由于种族不同、地域有别以及肿瘤的异质性，制定更新的肿瘤分期标准一定需要接受临床实践的检验，才能达到进一步完善。目前甲状腺癌的风险评估中应用最广泛的仍是初始风险评估，即利用术前、术中及术后短期内获得的临床病理特征资料而进行的死亡风险与复发风险评估。但初始治疗后各监测指标在随访中的改变，均可导致患者危险度的改变，故初始危险度分层不能精准预测患者经治疗后的临床结局。近年来提出的动态风险评估可以弥补初始风险评估的不足，并得到了指南的认可。但仍缺乏长期大样本前瞻性研究对该评估系统的合理性进行验证，并对该评估系统进行完善。另外，近年来分子标志物在甲状腺癌风险评估领域中的进展很快，但其对疾病相关死亡风险与复发风险评估，甚或指导治疗的确切意义仍有待进一步研究判定。此外，还需要进行更多的研究以筛选出更多更有价值的分子标志物。

（余霄龙　王颜刚）

参考文献

[1] TUTTLE R, LEBOEUF R. Follow up approaches in thyroid cancer: a risk adapted paradigm[J].Endocrinol Metab Clin North Am, 2008,37(2):419-35.

[2] MOMESSO D P, TUTTLE R M. Update on differentiated thyroid cancer staging[J].Endocrinology and metabolism clinics of North America, 2014,43(2):401-21.

[3] HAUGEN B R, ALEXANDER E K, BIBLE K C, et al. 2015 American thyroid association management guidelines for adult patients with thyroid nodules and differentiated thyroid cancer: the American thyroid association guidelines task force on thyroid nodules and differentiated thyroid cancer[J].Thyroid, 2016, 26(1):1-133.

[4] TYTTLE R M, HAUGEN B, PERRIER N D. Updated American joint committee on cancer/tumor-node-metastasis staging system for differentiated and anaplastic thyroid cancer (eighth edition): What changed and Why? [J]. Thyroid, 2017, 27(6):751-756.

[5] 中华医学会内分泌学分会;中华医学会外科学分会内分泌学组;中国抗癌协会头颈肿瘤专业委员会;中华医学会核医学分会.甲状腺结节和分化型甲状腺癌诊治指南 [J]. 中华内分泌代谢杂志 , 2012,28(10):779-797.

[6] 中华人民共和国国家卫生健康委员会.甲状腺癌诊疗规范(2018 年版)[J]. 中华普通外科学文献 (电子版), 2019, 13(1): 1-15.

第四章

甲状腺癌诊断

甲状腺异常肿大的原因可包括甲状腺功能亢进、结节性甲状腺肿、桥本甲状腺炎、甲状腺腺瘤、甲状腺癌等。临床上,鉴别典型的良、恶性甲状腺肿瘤较容易,但少数结节性甲状腺肿、桥本甲状腺炎难以和甲状腺癌相区别。须结合临床表现和辅助检查综合分析,得出可靠的临床诊断。

第一节　甲状腺癌诊断方法

一、病史和体格检查

多数甲状腺癌患者无明显症状,仅在体检中无意发现甲状腺肿大或结节。此时,首先要和良性疾病进行鉴别,病史和体格检查对鉴别诊断有很大帮助:如患者甲状腺弥漫性肿大,并有心悸、手指震颤等甲状腺毒症的表现,考虑弥漫性毒性甲状腺肿;甲状腺结节样肿大,边界清晰,触诊质韧,不伴有颈部淋巴结肿大,常考虑桥本甲状腺炎;如果先有上呼吸道感染史,然后甲状腺区出现压痛性结节,首先考虑亚急性甲状腺炎;如果患者有多年的甲状腺结节病史,病程长,无明显临床症状,相关检查均在正常水平,则考虑结节性甲状腺肿;如果患者甲状腺结节短期内迅速增大,或新发现的结节边界不清晰伴周围淋巴结肿大,则首先考虑甲状腺癌。少数患者以颈部淋巴结肿大或远处转移为首诊表现,或出现咳嗽、气促、构音障碍、吞咽困难等甲状腺周围气管受压的表现,此时也应首先考虑甲状腺癌。

对甲状腺癌的诊断主要是对甲状腺结节良恶性鉴别的过程。可结合下述甲状腺结节患者病史、危险因素和体格检查等对其良恶性进行判断:①童年期头颈部放射线照射史或放射性尘埃接触史;②全身放射治疗史;③有 DTC、MTC 或多发性内分泌腺瘤病 2 型、家族性多发性息肉病、某些甲状腺癌综合征(如 Cowden 综合征、Carney 综合征、Werner 综合征和 Gardner 综合征等)的既往史或家族史;④男性;⑤结节生长迅速;⑥伴持续性声音嘶哑、发音困难,并可排除声带病变(炎症、息肉等);⑦伴吞咽困难或呼吸困难;⑧结节形状不规则、与周围组织粘连固定;⑨伴颈部淋巴结病理性肿大。

二、实验室检查

常规血液检查在甲状腺结节良恶性鉴别上的价值较小。患者进行实验室检查主要目的是明确甲状腺功能、确定甲状腺癌变组织的激素分泌功能、协助判断病灶的组织来源、术后疗效监测和判断预后。

(一)甲状腺功能测定

一般需测定血清总三碘甲腺原氨酸(total triiodothyronine,TT3)、总甲状腺素(total thyroxine,TT4)、游离三碘甲腺原氨酸(free triiodothyronine,FT3)、游离甲状腺素(free thyroxine,FT4)、促甲状腺激素(TSH)和Tg。必要时还应检测甲状腺球蛋白抗体(TgAb)和甲状腺过氧化物酶抗体(TPOAb)。甲状腺癌病人的甲状腺功能通常正常,少数患者可因肿瘤细胞合成、分泌T3、T4而出现甲状腺功能亢进症状。肿瘤出血坏死时,也可出现一过性甲状腺功能亢进。

TSH降低提示患者存在甲状腺功能亢进,应进一步检测血液中FT4、FT3的水平。TSH降低伴正常水平的FT4、FT3提示患者为亚临床甲状腺功能亢进。FT4、FT3任一升高或二者皆高可诊断甲状腺功能亢进。相反,TSH水平升高则提示患者甲状腺功能减退。此时还应检测TPOAb水平,从而判断患者是否合并桥本甲状腺炎。大部分甲状腺癌患者的TSH水平在正常范围,但随着TSH水平的升高甲状腺癌的患病风险亦增高。

(二)TPOAb

TPOAb是自身免疫性甲状腺炎的重要诊断指标,是甲状腺损害(炎症、手术、放疗、药物治疗等)后的继发性免疫反应标志物。单发或多发结节性甲状腺肿及甲状腺癌患者的TPOAb阳性率高于正常人群。有研究表明,与术前TPOAb阴性的甲状腺癌患者相比,术前TPOAb阳性的患者无病生存期明显延长。

(三)TgAb

TgAb属于免疫球蛋白G类的多克隆抗体,普遍存在于甲状腺癌、结节性甲状腺肿等患者的血清中。在DTC中,血清TgAb的测定主要作为血清Tg测定的辅助检测指标,血清中存在低含量的TgAb可以干扰Tg测定结果,引起Tg水平假阴性、假性偏低或增高。因此测定Tg的同时应测定TgAb,作为评估甲状腺残余或疾病持续/复发的非精确替代标志物。

TgAb在监测DTC的疗效以及转移、复发方面亦有重要价值。间隔6～12个月监测TgAb的动态变化有助于判断肿瘤对治疗的反应,治疗前TgAb阳性者预后要好于TgAb阴性者。甲状腺切除术+^{131}I治疗后,TgAb阳性者一般1～4年转为阴性,TgAb随时间降低往往提示患者甲状腺癌细胞的消失;相反,TgAb随时间升高,无论有无Tg的增加,都提示疾病复发的可能。需要注意的是,^{131}I治疗后6个月内可能会出现TgAb一过性升高,这是治疗有效的征象,通常在6个月后TgAb会逐步恢复至正常或正常水平以下。

(四)Tg

Tg是甲状腺组织的特异性标志物,正常甲状腺及DTC组织均可分泌Tg。血清Tg的水平主要取决于三个因素:①甲状腺体积:体积越大则分泌的Tg越多;②TSH受体的活化程度:当TSH受体被刺激时,分泌的Tg较多;③滤泡细胞或肿瘤细胞合成和分泌Tg的能力:一般分化良好甲状腺癌可保存 Tg 的合成和分泌功能。血清 Tg 测定主要用于 DTC 的疗效监测和复发判断,不建议用 Tg 来评估甲状腺结节的良恶性。

Tg 水平的检测结果受多种因素影响,主要涉及以下方面:①实验室影响:不同实验室的测量结果不具有可比性,同一标本在不同实验室的检测结果差别可达 2 倍以上。如要比较前后两次检测结果,最好在同一实验室采用同一种方法进行检测;② TgAb 干扰:Tg 浓度较高时,这种干扰对临床诊治的影响并不大,但 Tg 浓度较低时,TgAb 的干扰可使 Tg 测定值的可信度下降。检测血清 Tg 的同时应检测血清 TgAb。对于 TgAb 阴性的患者,不需要经常反复地检测 TgAb;③ TSH 的影响:由于 Tg 的合成和释放受 TSH 控制,不管是内源性 TSH 水平升高,还是应用外源性 TSH,都将刺激 Tg 的合成与分泌,使 Tg 升高,反之 Tg 分泌则减少;④ DTC 的分化程度或病理分型:一般情况下,肿瘤分化程度越高,Tg 分泌越多。滤泡性癌分泌最多,乳头状癌次之,髓样癌和未分化癌几乎不分泌 Tg。

术前检测 Tg 对诊断甲状腺癌的意义较小,但对于术前 Tg 升高的 DTC 患者,术前测定 Tg 水平对术后监测 DTC 的转移或复发有重要的意义。术前血清 Tg 水平不升高甚至降低的 DTC 患者,可能与其病灶分化程度差、合成或分泌 Tg 能力不足有关,常提示预后不良。另外,其他良性病变也可引起 Tg 升高,如碘缺乏、地方性甲状腺肿等,这些患者 T3、T4 减低,负反馈引起 TSH 升高,进而刺激 Tg 升高。

术后血清 Tg 水平对监测 DTC 转移、复发具有重要意义。DTC 患者行甲状腺切除术 +^{131}I 治疗后,至少需要 3 ~ 4 周 Tg 含量才趋于稳定。此时 Tg 含量可反映体内残留的甲状腺组织及肿瘤负荷。患者行甲状腺切除术 +^{131}I 治疗后,如果血清 Tg 水平很低或检测不到,提示体内没有功能性甲状腺组织(即无复发或转移);如 Tg 水平仍偏高,则提示体内存在功能性甲状腺组织(有 DTC 复发和转移病灶)。一般认为,在甲状腺全切除术 + 术后放射性碘(RAI)治疗后,在没有抗体和疾病影像学证据的情况下,若 Tg 水平在 L-T4 补充间期 < 0.2ng/mL,则认为患者体内无甲状腺癌细胞,这种情况下 Tg 的监测周期可以为 12 ~ 24 个月。

另外,由于 Tg 受 TSH 的影响,术后常规使用左甲状腺素(levothyroxine,L-T4)抑制 TSH 可导致 Tg 降低,从而降低 Tg 的敏感性,因此必须注意测定 Tg 时的 TSH 水平。服用 L-T4 时,Tg 灵敏度仅为 50%;而停用 L-T4 后 Tg 灵敏度可达 80% ~ 95%,Tg 可升高 5 ~ 10 倍。但停用 L-T4 后,一些患者往往出现甲状腺功能减退的不适症状。因此近年来开始用重组人 TSH(recombinant human thyroid stimulating hormone,rhTSH)代替停服 L-T4。一般情况下,在血清 TSH 水平达到 30mU/L 时,检测 Tg 水平,与停用 L-T4 的敏感性相当。

(五)血清降钙素

通过检测血清降钙素水平筛查甲状腺髓样癌是颇受争议的,主要是围绕是否需要对甲状腺结节患者常规行血清降钙素筛查。

除欧洲一些国家外,大部分地区和国家尚未将其作为甲状腺结节的常规筛查项目。一系列关于血清降钙素效力评估研究表明,进行筛查常规的血清降钙素,有助于早期发现 MTC,提高总体生存率。虽然大多数研究依靠五肽胃泌素刺激试验可提高血清降钙素检测特异性,但在血清降钙素敏感性、化验性能和成本效益等方面尚有诸多问题有待解决。因此,血清降钙素对甲状腺结节良恶性评估的价值仍不明确。但遇到细胞学检测可疑恶性但镜下表现与 PTC 不一致等情况,进行降钙素检测,有助于明确诊断,进而确定手术方法。

(六)广谱肿瘤标志物

1. 肿瘤特异性生长因子 肿瘤特异性生长因子(tumor specific growth factor, TSGF)是一种与恶性肿瘤血管增殖有关的新型广谱肿瘤标志物,其敏感性和特异性均较高。研究显示,甲状腺癌患者血清 TSGF 和 Tg 水平及阳性率明显高于甲状腺良性肿瘤患者,伴有颈部淋巴结转移的甲状腺癌患者血清 TSGF 和 Tg 阳性率较无颈部淋巴结转移的甲状腺癌患者显著升高,表明血清 TSGF 联合 Tg 检测敏感性和特异性高,有利于甲状腺癌的早期发现及判定有无复发或转移。

2. 癌胚抗原 通过检测经病理证实的 MTC 患者血清癌胚抗原水平而反映其意义的研究结果显示,术前 CEA 水平与肿瘤的大小、远处转移、生化治愈率和死亡率显著相关。多因素分析表明,术前降钙素和癌胚抗原水平均与 MTC 的疾病程度显著相关,两者联合检测能提高本病的诊断敏感性。

三、影像学检查

(一)甲状腺超声检查

超声检查具有无创、经济、方便、可重复的特点,诊断甲状腺癌的准确率可达 85% ~ 90%,常作为甲状腺结节的首选筛查手段。对触诊怀疑甲状腺癌或者在 X 线、CT、MRI、[18]F-FDG PET 检查中提示"甲状腺结节"患者,均应建议行甲状腺超声和颈部淋巴结检查。超声可证实甲状腺结节是否真正存在,确定甲状腺结节大小、数量、位置、囊实性、形状、边界、包膜、钙化、血供和与周围组织的关系等情况,同时评估颈部区域有无淋巴结和淋巴结的大小、形态和结构特点。另外,甲状腺超声还可为是否进行细针吸取细胞学检查(fine-needle aspiration cytology, FNAC)提供指导。

结节边缘不规则、微钙化、纵横比 > 1 是怀疑恶性结节特异性最高的三个特征。需注意区分边缘不规则和边界不清的概念,边缘不规则是指结节与甲状腺实质分界清晰,边缘呈不规则的分叶状或浸润性;边界不清是指结节与腺体实质之间的界限很难确定。

既往认为单发结节的恶性风险要略高于多发结节,但是,如果只关注单发结节,则可能遗漏恶性病变。多发结节与单发结节具有相同的恶性风险。因此,宜对各个结节的超声特征分别评估,根据每个结节的超声特征及各自大小界值来决定是否进行 FNAC(表 4-1)。

表 4-1 甲状腺结节超声声像图评估恶性风险、指导 FNAC

	超声特征	恶性肿瘤风险 %	指导 FNAC
高度怀疑	实性低回声结节或囊性结节的实性部分低回声,具有以下一种或多种特征:边缘不规则(浸润性、分叶状)、微钙化、纵横比 > 1、边缘钙化中断、甲状腺被膜受侵	> 70 ~ 90	≥ 1.0cm 推荐 FNAC

续表

	超声特征	恶性肿瘤风险 %	指导 FNAC
中度怀疑	低回声实性结节,边缘光滑,无微钙化,无纵横比 > 1、无甲状腺被膜受侵	10 ~ 20	≥ 1.0cm 推荐 FNAC
低度怀疑	等回声或高回声实性结节,或囊性结节实性部分偏心,无微钙化,边缘规则、纵横比 ≤ 1、无甲状腺被膜受侵	5 ~ 10	≥ 1.5cm 推荐 FNAC
极低怀疑	海绵状结节,或囊性结节实性部分不偏心,没有上述任何超声检查特征	< 3	≥ 2.0cm 考虑 FNAC,观察也是一个合理的选择
良性	纯囊性结节	< 1	不进行 FNAC

近年来,弹性超声和甲状腺超声造影技术在评估甲状腺结节中的应用日益增多。

1. 超声弹性成像 甲状腺超声弹性成像是利用大多数甲状腺癌由纤维血管束及砂粒体组成且质地较硬的生物学特点作为鉴别甲状腺结节良恶性的诊断依据。弹性评分对甲状腺癌的诊断灵敏度、特异度和准确率分别在 71.9% ~ 99.8%、72.8% ~ 96.4% 和 85.0% ~ 95.5%。但甲状腺弹性评分分级受检查医师主观影响,故不推荐单纯依靠弹性评分判断肿瘤的良恶性。当患者不适合做 FNAC 或 FNAC 结果不满意时,弹性成像结果可在一定程度上指导诊断。

2. 超声造影 超声造影是通过造影剂显影,了解病灶内部血流灌注情况,利用良、恶性结节的微血管走行和位置不同,对结节进行诊断的方法。肿瘤是典型的血管依赖性病变,肿瘤生长超过 2mm 时即可形成新生血管。但目前对恶性甲状腺结节在超声下的特征性表现仍有争议,现普遍认为结节 < 1.0cm 者,造影后呈乏血供表现,1.0 ~ 2.0cm 者可表现为少量点状强化,> 2.0cm 者则表现为弥漫性强化。

(二)核素显像

甲状腺结节核素显像的结果可分为"热结节""温结节"和"冷结节"。除极少数甲状腺滤泡性癌表现为"热结节"外,绝大多数"热结节"和"温结节"都考虑良性病变。若扫描结果呈无功能"冷结节",也不能直接诊断为甲状腺癌,如局灶性甲状腺炎、甲状腺囊性病变等也可表现为"冷结节"。

此外,受显像仪分辨率所限,甲状腺核素显像仅适用于评估直径 > 1.0cm 的甲状腺结节。因此核素扫描不作为甲状腺结节首选检查。

(三)其他影像学方法

1. CT CT 的分辨率高于超声,理论上对于甲状腺癌的诊断准确度高于超声。因正常甲状腺组织含碘高,血运丰富,CT 扫描时密度明显高于周围组织,通过 CT 值的测量可较早发现甲状腺病变。CT 对于胸内甲状腺有较好的诊断价值,可确定胸内甲状腺的位置、与邻近大血管的关系等,为诊疗方案的制定提供可靠依据。

2. MRI MRI 可多方位、多参数成像,具有良好的对比度和分辨力,可为甲状腺癌的诊断提供可靠依据。在此基础上,质子磁共振波谱的应用可以无损伤性地研究肿瘤代谢物变化,直接反映良性结节向恶性结节转变的中间过渡期。此外,磁共振弥散加权成像技术的应用,是目前唯一能够无创反映甲状腺结节内弥散的检查方法。

拟行手术治疗的甲状腺结节,术前可行颈部 CT 或 MRI 检查,显示结节与周围解剖结构的关系,寻找可疑淋巴结,协助制定手术方案。为了不影响术后可能进行的 ^{131}I 显像检查和 ^{131}I 治疗,CT 检查中应尽量避免使用含碘造影剂。

3. ^{18}F-FDG PET 显像 ^{18}F-FDG PET 显像能够反映甲状腺结节摄取和葡萄糖代谢的状态。DTC 细胞摄取 ^{18}F-FDG 与细胞的分化程度和糖代谢有关。DTC 细胞分化程度越低、糖酵解程度越高,摄取 ^{18}F-FDG 越多。DTC 细胞对 ^{18}F-FDG 的摄取可作为判断细胞分化程度的指标之一。但并非所有的甲状腺恶性结节都能在 ^{18}F-FDG PET 显像中表现为阳性,而某些良性结节也会摄取 ^{18}F-FDG。因此单纯依靠 ^{18}F-FDG PET 显像不能准确鉴别甲状腺结节的良恶性。

四、细针吸取细胞学检查

FNAC 是术前判断结节良恶性性价比最高的方法,有助于确定恰当的手术方案,减少不必要的手术。术前 FNAC 诊断甲状腺癌的敏感性为 94.12%,阳性预测值和阴性预测值分别为 98.82% 和 99%。

基于甲状腺超声行 FNAC 的指征已在表 4-1 中予以描述。对于超声证实大部分为实性且触诊位置明确的结节,可以行非超声引导下的 FNAC。但对于囊性成分大于 25% ~ 50%,触诊不清楚或位置靠近后方被膜的结节,建议行超声引导下 FNAC。

甲状腺细针穿刺使用 7 ~ 8 号针头,穿刺时使用针头刺入结节中央,负压状态下在不同方向快速穿刺 3 ~ 4 次,迅速解除负压并拔出穿刺针,将吸出组织于玻片上推开。为提高 FNAC 的准确性,可采取下列方法:①在同一结节的多个部位重复穿刺取材;②在超声提示可疑征象的部位取材;③在囊实性结节的实性部位取材,同时进行囊液细胞学检查。此外,经验丰富的操作者和细胞病理诊断医师也是保证 FNAC 成功率和诊断准确性的重要环节。

国际上较为公认的 FNAC 报告分级是采用甲状腺细胞病理学 Bethesda 报告系统(Bethesda System for Reporting Thyroid Cytopathology,BSRTC)。BSRTC 的 6 个诊断分别是:①标本无法诊断或不满意,恶性风险 1% ~ 4%。②良性病变,恶性风险 0 ~ 3%。③意义不明确的细胞非典型病变或滤泡性病变(atypia of undetermined significance/follicular lesion of undetermined significance,AUS/FLUS),恶性风险 5% ~ 15%。④滤泡性肿瘤或可疑滤泡性肿瘤(follicular neoplasm/suspicious for follicular neoplasm,FN/SFN),恶性风险 15% ~ 30%。⑤可疑恶性肿瘤,恶性风险 60% ~ 75%。⑥恶性肿瘤,恶性风险 97% ~ 99%。

五、分子标记物检测

经 FNAC 仍不能确定良恶性的甲状腺结节,对穿刺标本进行分子标记物检测可作为补充手段用来评估恶性风险。国际上较为公认的分子标记物包括:BRAF、RAS、RET/PTC、Pax8-PPARγ 等。研究表明,RAS 突变的 AUS、FLUS、FN 结节有 84% 可能为恶性病变;有 BRAFV600E、RET/PTC、PAX8-PPARγ 突变的 AUS、FLUS、FN 结节恶性病变的风险 > 95%。

检测术前穿刺标本的相关基因突变状况,有助于预测甲状腺癌的临床预后,便于制定个体化的诊治方案。

(乔　虹　孙婧雪)

第二节　甲状腺癌风险评估

近年来甲状腺结节(TN)与甲状腺癌的发病率呈持续上升状态。甲状腺良、恶性结节的治疗方法和预后显著不同,但二者在临床表现上缺乏特征性的区别,因此主要借助辅助检查对结节的良恶性进行诊断。大量临床观察及科学研究发现了许多影响甲状腺癌死亡率和复发率的因素。综合这些因素,许多权威机构制定了一系列的评估甲状腺癌分期的体系,究竟使用哪种评估方法很大程度上取决于评估者的选择。

DTC 约占甲状腺癌的 90% 以上,其术前诊断主要依靠颈部彩超、FNAC 和病理学诊断。DTC 治疗以外科手术为主,临床常见的复发甚至广泛转移的 DTC 患者多与初诊不明确、首次外科治疗不规范相关,因此甲状腺癌的风险评估显得尤为重要。

甲状腺癌的分期一般根据甲状腺癌生长范围、侵犯程度、有无远处转移等进行评估。根据选择的评估体系,主要的影响因素包括组织学变异、肿瘤分级、患者年龄、肿瘤大小、淋巴结侵犯、相邻颈部周围结构的侵犯、远处转移等,本节将对甲状腺癌风险评估的一些体系进行简单介绍,详见第三章第二节预后评分系统。

一、AGES 分期

AGES 分期是 1987 年由梅奥诊所的医师针对甲状腺乳头状癌提出的,对甲状腺乳头状癌分期是根据年龄、组织学分级、甲状腺外转移程度、肿瘤大小等进行分期,但是该分期方法很难适用于大多数病人。AGES 计算及结果评估方法见第三章第二节,根据得分估算 20 年生存率:①≤ 3.99=99%;② 4 ~ 4.99=80%;③ 5 ~ 5.99 =67%;④≥ 6=13%。

二、AMES 系统

AMES 系统是在 1985 年由 Lahey 医疗机构提出的。肿瘤大小在该系统中是一个非常重要的因素(具体评估方法详见第三章第二节)。

三、MACIS 系统

适用于 PTC。MACIS 是几个英文字母的缩写:M:是否有远处转移;A:年龄;C:肿瘤是否完全切除;I:肿瘤是否侵犯甲状腺外组织;S:肿瘤的大小。(表 4-2,表 4-3)。

表 4-2　MACIS 分值计算

因素	评分
M:是否有远处(肝、肺)转移	是:+3 分 无:+0 分
A:年龄	小于 39 岁 = 3.1 分 大于 40 岁 = 0.08× 岁数(分)
C:肿瘤是否完全切除	否:+1 分 是:+0 分
I:是否侵犯甲状腺外组织	是:+1 分 否:+0 分
S:肿瘤大小(直径)	0.3× 肿瘤直径(cm)
总分	—

评分 < 6.0 分的患者为低危患者。

表 4-3　根据 MACIS 评分推测 20 年存活率

MACIS 评分	< 6.0 分	6.0 ~ 6.99 分	7.0 ~ 7.99 分	> 8.0 分
20 年存活率	99%	89%	56%	24%

上述三个分期系统,年龄和是否存在远处转移是影响患者预后的两个最主要因素。同时,这三种方法各有特点,每个甲状腺癌诊疗机构在临床应用上存在选择上的偏好。

四、TNM 分期系统

DTC 术后分期和复发危险度分层有助于预测患者的预后,指导个体化的术后治疗方案,减少复发率和死亡率。目前最常使用的肿瘤术后分类分期系统为美国癌症联合委员会(AJCC)的 TNM 分类(见表 3-1),是基于病理学参数和年龄的分类系统,适用于包括 DTC 在内的所有类型肿瘤。T 代表原发肿瘤的大小、N 代表区域淋巴结是否有转移、M 代表是否有远处转移。AJCC TNM 分期系统(见表 3-2),但是此分期仅可预测死亡风险,而不能预测复发风险。

AJCC TNM 分期为 I 和 II 期疾病的 5 至 10 年生存率约为 97% ~ 100%,III 期疾病约为 88% ~ 95%。IV 期疾病预测 10 年生存率在 50% ~ 75%。与其他肿瘤(如乳腺癌、大肠癌、肺癌等)不同,PTC 患者即使出现颈部淋巴结转移,也不影响生存率。每个甲状腺癌患者的病情和实际治疗情况存在较大差别,然而绝大多数甲状腺癌患者经过经典模式"手术 +[131]I+ 甲状腺素"治疗后预后良好。

(乔　虹　孙婧雪)

参考文献

[1]   SCHIFFMANN L, KOSTEV K, KALDER M. Association between various thyroid gland diseases, TSH values and thyroid cancer: a case-control study[J]. Journal of cancer research and clinical oncology, 2020, 146(11): 2989-2994.

[2]   SONG E, OH H S, JEON M J, et al. The value of preoperative antithyroidperoxi-dase antibody as a novel predictor of recurrence in papillary thyroid carcinoma[J]. Int J Cancer, 2019, 144(6):1414-1420.

[3]   FILETTI S, DURANTE C, HARTL D, et al. Thyroid cancer: ESMO clinical practice guidelines for diagnosis, treatment and follow-up[J]. Annals of Oncology, 2019, 30(12): 1856-1883.

[4]   VERBEEK H H, GROOT J, SLUITER W J, et al. Calcitonin testing for detection of medullary thyroid cancer in people with thyroid nodules[J]. Cochrane database of systematic reviews (Online), 2020, 3(2).

[5]   EK BAYKAN, ERDOAN M. Basal and pentagastrin-stimulated calcitonin cut-off values in diagnosis of preoperative medullary thyroid cancer[J]. Turkish Journal of Medical Sciences, 2021, 51(2): 650-656.

[6]   FUGAZZOLA L, MD STEFANO, CENSI S, et al. Basal and stimulated calcitonin for the diagnosis of medullary thyroid cancer: updated thresholds and safety assessment[J]. Journal of endocrinological investigation, 2020, 44(3): 587-597.

[7]   TURKDOGAN S, FOREST V I, HIER M P, et al. Carcinoembryonic antigen levels correlated with advanced disease in medullary thyroid cancer[J]. Journal of Otolaryngology - Head & Neck Surgery, 2018, 47(1):55.

[8]   韦琦丽, 田丽玲, 农秀明. 甲状腺癌超声诊断技术应用进展 [J]. 中国肿瘤临床与康复, 2020, 27(8): 1019-1021.

[9]   祝青, 杨世艳, 辛超, 等. 甲状腺癌患者超声弹性成像参数应变率比值与癌细胞生长及血管新生的关系 [J]. 中国超声医学杂志, 2019, 35(8):676-679.

[10] ARCHANA E, VIJAYAKUMAR C, KUMAR N R, et al. A Comparative Study of Fine-Needle Aspiration and Nonaspiration Cytology Diagnosis in Thyroid Lesions[J]. Nigerian Journal of Surgery, 2020, 26(2): 147-152.

第五章

甲状腺癌分子诊断

随着生物医学的发展，甲状腺癌体细胞突变等分子标志物不断被发现。甲状腺癌分子诊断是基于分子标志物对甲状腺癌进行诊断。分子诊断在甲状腺结节良恶性鉴别以及预后评估方面的作用正逐渐被认识，未来可能作为传统诊断方法的有效补充，并将推动基于精确分型的个体化治疗发展。

第一节　甲状腺癌分子诊断策略

贝塞斯达分类将细针穿刺活检（fine-needle aspiration，FNA）结果分为五个细胞学类型，分别为无法诊断/不满意（Ⅰ类）、良性（Ⅱ类）、意义未确定型（Ⅲ类）、可疑恶性（Ⅳ类）、恶性（Ⅴ类）。把"未确定型"的范畴细分为意义未确定的异型性/意义未确定的滤泡性病变（AUS-FLUS）、滤泡性肿瘤/可疑滤泡性肿瘤（FN–SFN）。FNA诊断为"未确定型"是由其固有的局限性所决定，越来越多的证据表明这种局限性可以用分子诊断方法克服。FNA结合分子诊断是细针穿刺细胞学诊断的重要补充，对FNA检查未确定型的甲状腺结节患者进行进一步分类，有望改变"未确定"型甲状腺结节诊断的现状，大幅度减少诊断性手术。分子诊断技术应用在甲状腺结节的诊疗中，可以提高诊断的准确性，评估预后并且优化治疗方案，提供新的治疗信息等。

分子诊断包括两个层面的工作，其一是旨在排除恶性结节的排除性诊断（Rule-out），其二是旨在确定恶性结节的归入性诊断（Rule-in）。

一、排除性分子诊断

目前由美国旧金山Veracyte公司开发的Afirma基因表达分类系统（Gene Expression Classifier，GEC）可以用于排除性诊断。Afirma GEC是基于在315例甲状腺结节中对247 186个RNA转录本进行分析的基础上研发的。第一步根据25种基因的表达模式排除非甲状腺起源的肿瘤；第二步则通过分析142个基因的表达模式，将甲状腺源性的肿瘤区分为"良性"或"可疑恶性"，该方法具有较高的灵敏度与较低的特异性。一则多中心研究数据显示Afirma GEC试验的阴性预测值，即检验结果为阴性的受试者中真正阴性受试者的比例，可达约95%。对12项研究综合分析（纳入了1 303例甲状腺结节）得到的Afirma试验的阴性预测值为92%（95% CI，87% ~ 96%）。Afirma试验的阳性预测值（检验结果为阳性受试者中真正阳性受试者所占的比例)较低,仅为 13% ~ 23%。2016 年修订的美国临床内分泌协会指南并未推荐或反对使用 Afirma GEC 进行 FNA 判断为"未确定"型甲状腺结节的诊断。

二、归入性分子诊断

与排除性诊断相反,归入性诊断通过检测恶性肿瘤特异性基因变异而判断甲状腺结节是否为恶性。这些基因变异包括 BRAF、NRAS、HRAS、KRAS、TERT 与 TP53 基因突变,RET 与 CCDC6(又称为 PTC1)基因融合、RET 与 NCOA4(又称为 PTC3)基因融合、PAX8(编码一种包含 Paired 结构域的蛋白质 paired box8 蛋白)与 PPARG(编码过氧化物酶体增殖物激活受体 -γ)基因融合。如果检测到 BRAF、TERT、TP53 突变的存在,几乎可以确定结节是恶性的,因而基因变异的检测可以用作归入性诊断。但 RAS 基因(包括 NRAS、HRAS、KRAS)突变与 PAX8-PPARG 基因融合在组织学诊断为良性的甲状腺结节中也存在,因此其用作诊断存在特异性较低的问题。此外,尚有约 4% 的恶性结节不包含已发现的甲状腺癌相关基因变异,因此通过检测基因变异来归入性诊断存在假阴性与假阳性结果的可能。一项单中心研究纳入了 239 例贝塞斯达分类为未确定型或可疑恶性的甲状腺结节病例,采用基于二代测序的 ThyroSeq v2 基因变异检测方案进行诊断,获得阴性预测值约 96%,阳性预测值约 80%。而另一项 182 例的单中心研究获得阴性预测值约 91%,阳性预测值约为 42%。

除检测基因变异外,分析肿瘤特异性 MicroRNA 改变也被用于分子诊断,并且相比于 mRNA,MicroRNA 具有相对稳定不易降解的特性,更适用于 FNA 样本的分子诊断。检测 MicroRNA 表达模式可以作为基因变异检测的有效补充,对于没有发现已知基因变异的未确定型或可疑恶性的甲状腺结节进行更进一步的分类。

三、分子诊断成本效益

大约 75% 的未确定结节最终经甲状腺叶切除术后病理评定为良性。甲状腺手术有相当高的成本,包括请医师与麻醉科医师的费用、病理学检测相关费用、医院设备和手术室费用、甲状腺疾病住院和随访甲状腺功能所需测试费用;在某些情况下,需要终身甲状腺激素替代治疗。PTC 的复发也会给患者带来精神和经济上的负担。初治时有效的手术和非手术治疗是防止后期复发的关键,但在此过程中,避免过度治疗及治疗所造成的费用、副作用、并发症也非常重要。另外,甲状腺手术并非没有并发症,如暂时或永久性甲状旁腺功能减退、喉神经损伤和出血,而每一种并发症都伴随着额外的费用。此外,还有患者相关成本,如病休与工作效率下降造成的经济损失与院外护理的开销。当评估一种分子诊断的成本效益时,必须权衡以上手术相关费用与分子诊断本身以及相关的花费,需要评估患者在可能面对的各种情形下的花费,因此相当复杂。正因为这种复杂性,成本效益评估的结论受多种因素的影响,包括所调查的医疗环境、各种检查与手术成本、特定条件 FNA 诊断为未确定型与可疑恶性的实际为恶性肿瘤的风险,以及每种分子诊断的敏感性与特异性,阴性和阳性预测值。因此,需要针对具体的医疗环境,根据当地医疗成本与人群数据开展成本效益评估。

(王颜刚　迟静薇)

第二节　分子诊断临床意义

除了判断良恶性的诊断意义外,一些甲状腺癌分子标志物具有预后评估的价值,尤其是一些遗传标志物,包括 RAS,PIK3CA,PTEN,P53,ALK 与 BRAF 基因突变,其中有些突变只出现在低分化或未分化甲状腺癌,如 P53 与 ALK 基因突变,而 AKT1 突变只出现在肿瘤转移灶中。因此,这些突变可以用来评价肿瘤的恶性程度。另外,随着肿瘤恶性度由低到高,能检测到 RAS、PIK3CA 与 PTEN 突变共存的概率也随之增加,因此,可以通过这些基因突变是否同时存在来判断肿瘤的恶性程度。RAS 基因突变,尤其是 NRAS 突变与低分化和滤泡性甲状腺癌的恶性进展相关。可见,检测这些分子标志物有助于对预后风险进行评估,从而避免消极或过度治疗。各种分子标志物用于预后评估需深入研究,BRAFT1799A 和 TERT 启动子突变在 PTC 的辅助诊断、评估预后和指导治疗等方面的作用显得越来越突出。本节将对 BRAF 与 TERT 基因突变的预后评估作用进行详细介绍。

一、BRAF 基因 T1799A 突变的预后评估意义

BRAF 突变是一种体细胞突变,BRAF 基因的功能增强型点突变 90% 发生于 BRAF 基因第 15 外显子 1799 位点,由 T 突变为 A(T1799A),引起位于 BRAF 蛋白 CR3 激酶结构域的第 600 位氨基酸缬氨酸转变为谷氨酸(V600E),造成 MAPK 信号转导通路异常活化,从而引发细胞异常增殖,促进肿瘤发生。

多中心研究证实 BRAF 突变与 PTC 的淋巴结转移、甲状腺外浸润、疾病分期Ⅲ期和Ⅳ期,以及复发密切相关。BRAF 与 PTC 复发强相关得到了多项研究的证实,包括微小型 PTC(肿瘤直径 ≤ 1.0cm,MPTC),甚至低风险型 MPTC(肿瘤直径 ≤ 1.0 厘米,并且缺乏临床恶性特征)。而且,研究发现 BRAF 突变与复发性甲状腺乳头状癌对放射性碘亲和力的丧失有关,导致对放射性碘治疗不敏感。因此对于携带 BRAF 突变的 PTC,在手术治疗术式的选择上,应着重对肿瘤的清除。BRAF 突变在术前细针穿刺样本中易于检测,可用作术式(甲状腺全切或半切术)选择的参考,尤其是对于 MPTC,但这对于改善患者预后的意义尚有待于前瞻性研究论证。由于 BRAF 基因突变与 PTC 复发强相关,并且常发生在中央区颈部淋巴结,因此预防性中央区颈部淋巴结清扫(PCND)预计将会起到预防 BRAF 突变阳性的 PTC 复发。多项研究证明在首次手术实施 PCND 与 PTC 复发减少相关。因此,在选择是否实施 PCND 时,应将是否 BRAF 突变阳性的因素考虑在内。同样,BRAF 突变对于其他治疗措施,如放射性碘治疗的选择也有一定的参考意义。

二、BRAF 基因与 TERT 基因双突变对预后的影响

虽然 BRAFT1799A 突变与 PTC 恶性表现和复发密切相关,然而 BRAFT1799A 突变在甲状腺癌中的发病率超过 40%,仅根据 BRAF 突变阳性来建议选择更积极的治疗方案,可能存在实际应用的问题。将临床特征或其他分子标志物与 BRAF 突变相结合,预期更有助于危险分层,指导治疗策略的选择。

端粒酶反转录酶（telomerase reverse transcriptase，TERT）编码基因位于 5 号染色体短臂（5p15. 33），正常体细胞携带两个拷贝的 TERT 基因；TERT 拷贝数增加会导致肿瘤的发生，超过 30% 的恶性肿瘤携带超过 3 个拷贝的 TERT。在人类肿瘤中，TERT 启动子突变最常见的位点是 C228T 和 C250T，C228T 突变要远比 C250T 常见。各种甲状腺癌中 C228T 和 C250T 突变的发病率分别为乳头状癌 9.7% 和 2.1%，滤泡癌 15.7% 和 2.5%，低分化癌 33.8% 和 15.0%，未分化癌 37.7% 和 4.1%。研究发现 TERT 启动子突变同甲状腺癌患者更大癌灶、甲状腺外侵犯、远处转移、高 TNM 分期以及术后复发相关。

TERT 启动子区突变与 BRAF 突变存在分子水平相互作用，二者共同存在与 PTC 高危险性恶性表现显著相关，并且显著降低对放射性碘治疗的敏感性。更加值得关注的是，BRAF 与 TERT 突变共存显著增加 PTC 相关死亡风险，两种突变共存的 PTC 患者 PTC 相关死亡率显著高于单一突变，且均高于没有 BRAF 和 TERT 突变的患者。BRAFT1799A 和 TERT 启动子同时突变者为 PTC 患者中预后最差的类型，双基因突变同高龄、更大癌灶、包膜外侵犯、淋巴结转移、远处转移和高 TNM 分期等几乎所有 PTC 高危因素的相关性均更强，并且术后复发率更高。

分子诊断可以作为经超声诊断高度怀疑，又经 FNAC 诊断为"未确定"或疑似恶性的甲状腺结节诊断的重要补充。由于分子诊断所检测的甲状腺癌分子标志物与肿瘤的恶性特征相关，其也可以作为预后风险评估的重要依据，对于治疗方案的选择具有一定参考价值。此外，分子诊断可通过检测患者分子特征，推进个体化治疗。目前，分子诊断所用分子标志物正不断被研发，其用于诊断的敏感性和特异性及用于预后评估的有效性也正接受大量循证医学研究的验证。目前大多数分子诊断的费用仍然较高，技术手段的进步将会有助于分子诊断的普及。

（王颜刚　迟静薇）

参考文献

[1] 李飞波，陈赢，王建彪．BRAFT1799A 基因和 TERT 启动子突变在甲状腺乳头状癌诊治中的价值 [J]. 浙江医学，2018, 40(10):1142-1146.

[2] 关海霞，邢明照．BRAFT1799A 基因突变在甲状腺乳头状癌临床诊治中的意义 [J]. 中华内分泌代谢杂志，2011, 27(6):525-528.

[3] 刘晓莉，李芳，孙辉．分子检测技术在甲状腺结节诊治中的价值 [J]. 中国实用外科杂志，2015, 35(6):624-629.

第六章

甲状腺癌病理改变及病理分型

甲状腺癌包含多种不同的组织学类型,不同的组织学类型对应了不同的预后,甚至同为PTC,其中几种高侵袭亚型也具有更差的预后。病理医师对甲状腺癌进行精准病理分型,为临床医师提供全面的病理诊断信息,从而为患者的个性化治疗提供重要依据。

第一节　甲状腺正常组织学结构及甲状腺癌病理总论

一、甲状腺正常组织学结构

甲状腺滤泡是甲状腺的基本结构和功能单位,呈球形、卵圆形。滤泡大小不一,其直径大约介于 0.25 ～ 0.5mm,由于生理功能状态、环境温度及辐射等因素影响,其大小可有所变异。滤泡由单层立方上皮构成,滤泡腔内充满甲状腺胶质,内含甲状腺激素。滤泡外表面包绕极其丰富的毛细血管网。滤泡上皮细胞常呈立方形,细胞核呈圆形,位于中央(图 6-1)。当其功能活跃时甲状腺滤泡上皮细胞常呈柱状,功能低下时变为扁平状。滤泡内胶质为黏稠的玻璃样物,充填于滤泡腔内,HE 染色呈红色。甲状腺内还有一种神经内分泌细胞称为滤泡旁细胞(又称 C 细胞),它们夹杂于滤泡上皮之间或分散于滤泡间组织中,其体积略大,胞质透亮是其特点,在光镜下不易识别。大部分甲状腺癌起源于这两种细胞。甲状腺乳头状癌、甲状腺滤泡癌、甲状腺低分化癌、甲状腺未分化癌起源于甲状腺滤泡上皮;甲状腺髓样癌起源于滤泡旁细胞。另外,部分罕见类型的甲状腺恶性肿瘤可起源于甲状腺内异位的非甲状腺成分或胚胎残余成分,如甲状腺内异位胸腺瘤起源于甲状腺内异位胸腺组织;而甲状腺黏液表皮样癌目前认为其起源于甲状腺内实性细胞巢(一种鳃体残余)或甲状腺内异位的涎腺组织。

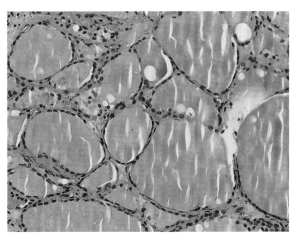

图 6-1　甲状腺正常滤泡上皮为立方上皮,滤泡内充满红染胶质

二、甲状腺癌病理总论

甲状腺癌是一个总体概念,其根据不同的组织学起源及分化程度,可分为多种病理类型。2017 版 WHO《内分泌器官肿瘤病理学和遗传学》蓝皮书中将甲状腺癌分为乳头状癌、滤泡癌、低分化癌、间变性癌(未分化癌)和髓样癌以及鳞状细胞癌、黏液表皮样癌、黏液癌等多种罕见类型。其中乳头状癌最常见,其次是滤泡癌、髓样癌,低分化癌及未分化癌相对少见。乳头状癌和滤泡癌通常被归为分化型甲状腺癌范畴。甲状腺癌的预后除与 TNM 分期相关以外,病理类型对预后也有重要影响,我们特别要注意乳头状癌中几个高侵袭亚型,如高细胞亚型、柱状细胞亚型及靴钉亚型,其预后明显较经典型乳头状癌差。

(李玉军　林东亮)

第二节　甲状腺乳头状癌病理改变

一、定义

具有甲状腺滤泡细胞分化和特征性乳头状癌细胞核改变的恶性上皮性肿瘤。可出现乳头状结构,但后者并非诊断所必需。

二、大体检查

肿瘤大小不等,可从几个毫米至几个厘米,可呈多灶性生长。大多数病变灰白质硬,边缘常不规则,可伴有周围甲状腺实质的浸润。常可见细小的砂砾状钙化(砂砾体),肿瘤中偶见骨形成。许多乳头状癌会出现囊性变,这种囊性改变在转移的淋巴结中更为常见。晚期乳头状癌可直接侵袭到甲状腺周围脂肪、骨骼肌、食管、喉及气管。

三、细胞病理学

细针抽吸活检(FNAB)是诊断乳头状癌的有效方法。典型乳头状癌细胞涂片中细胞丰富,可见到乳头状组织碎片、单层的片块或三维的细胞簇。乳头状碎片常形成分支状结构、规则的外形轮廓和栅栏状排列的细胞核。肿瘤细胞常呈立方形,核大而不规则,染色质呈粉尘状,核淡染苍白,核仁小且常靠近核膜,核膜常不规则,常见核沟、核内假包涵体,有时涂片内可见砂砾体(图 6-2)。嗜酸性细胞化生及鳞状化生的肿瘤细胞在涂片中也很常见。涂片背景中常见多核巨细胞,胶质量多少不一,常呈黏稠线状或"口香糖"样。

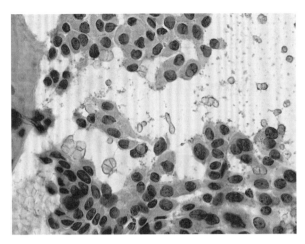

图 6-2　细针穿刺涂片内肿瘤细胞呈片状排列,核淡染,可见核沟和核内假包涵体

四、组织病理学

(一)乳头状癌组织学特征

PTC 组织学具有以下特征:①核特征:细胞核增大,卵圆形或拉长,排列重叠;清澈或毛玻璃样;核膜不规则,常见核沟和核内假包涵体。②乳头状结构呈复杂分支,衬覆上皮细胞极向紊乱,胞浆淡或嗜酸性。常伴有大小不同的滤泡样结构,以及实性和梁状结构。③砂砾体,为圆形和同心圆样的层状钙化,与肿瘤细胞相伴随,亦见于淋巴管间隙或肿瘤基质中。④肿瘤内硬化和周围淋巴细胞浸润。以上特征中,核特征是诊断乳头状癌的必备条件(图 6-3)。

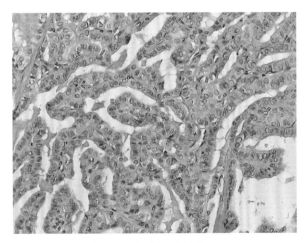

图 6-3　经典型乳头状癌

肿瘤细胞呈梁状及乳头状排列,细胞排列拥挤,肿瘤细胞核增大卵圆形,透亮淡染,可见明显核沟。

(二)特殊类型的乳头状癌

除经典型乳头状癌外,一些甲状腺乳头状癌除具有特征性的细胞核形态,因显示明显特殊的生长方式、细胞形态和间质反应等特征,而分为多种组织学亚型,如微小乳头状癌、包裹性乳头状癌、滤泡亚型乳头状癌、弥漫硬化型乳头状癌、高细胞亚型乳头状癌、柱状细胞亚型乳头状癌、筛状-桑葚亚型乳头状癌、靴钉亚型乳头状癌、伴有纤维瘤病/筋膜炎样间质的乳头状癌、实体/梁状亚型乳头状癌、嗜酸性细胞亚型乳头状癌、梭形细胞亚型乳头状癌、透明细胞亚型乳头状癌及 Warthin 瘤样亚型乳头状癌。

1. 微小乳头状癌(papillary microcarcinomas) 是直径≤1.0cm 的乳头状癌。多为偶然发现,常靠近甲状腺被膜处,肿瘤大多没有包膜,间质常硬化。微小乳头状癌大多预后良好,少数病人可出现淋巴结转移等侵袭行为,特别是伴有 BRAF 基因突变的病例。

2. 包裹性甲状腺乳头状癌(encapsulated variant of papillary thyroid cancer) 具有经典型乳头状癌结构特征及核特征,肿瘤具有完整纤维性包膜是其与经典型乳头状癌的鉴别要点,其内部组织结构及细胞特征与经典型乳头状癌一致,肿瘤可有局部的包膜侵犯,包裹性乳头状癌预后极好,可出现局部淋巴结转移,但很少出现血道转移,生存率近乎 100%。

3. 滤泡亚型(follicular variant) 主要分为两种:浸润型及包膜浸润型。镜下通常由小到中等大小的滤泡构成,几乎没有乳头状结构。在滤泡中可见多少不等的胶质。其细胞核具有一般 PTC 的核特点。滤泡内可见多核巨细胞,偶见间质硬化和砂砾体。其中浸润型的病例没有包膜,肿瘤于甲状腺内浸润性生长;包膜浸润型病例有包膜,并可见包膜侵犯。以往的巨滤泡亚型乳头状癌目前也被归为滤泡亚型,不再作为乳头状癌的一个独立亚型。滤泡亚型乳头状癌预后与经典型乳头状癌类似,但滤泡亚型中的一种罕见变异型:弥漫性/多结节性滤泡亚型乳头状癌有临床侵袭性过程,似乎是一种高侵袭的乳头状癌类型,需特别注意。穿刺涂片中细胞常很丰富,内含微滤泡结构细胞团,常缺失乳头及乳头状片段,多核巨细胞相对少见,其乳头状癌细胞核特征通常不如经典型明显。与经典型乳头状癌相比,核沟和核内假包涵体少见,因此很多滤泡亚型病例在细胞学中被诊断为"可疑滤泡性肿瘤"或"可疑乳头状癌"。

4. 弥漫硬化型(diffuse sclerosing variant) 罕见,多见于年轻女性患者,常双侧或单侧甲状腺叶弥漫性受累,通常不形成确切肿块,组织学可见广泛鳞状上皮化生、大量的砂砾体、大量淋巴细胞浸润和间质纤维化(图 6-4),间质扩张的淋巴管内可见广泛的乳头或微乳头状肿瘤细胞团累及。当有明显结节形成时,癌细胞形态与经典型乳头状癌细胞类似,常有丰富糖原的透明胞浆,肿瘤偶尔可以滤泡状结构为主。合并桥本甲状腺炎是弥漫硬化型甲状腺乳头状癌的特点,笔者总结青岛大学附属医院 12 例此亚型,11 例伴有桥本甲状腺炎。弥漫硬化型甲状腺乳头状癌出现甲

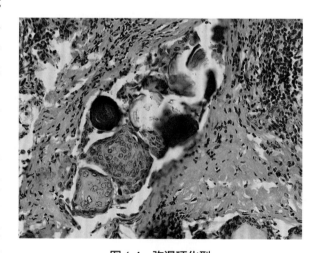

图 6-4 弥漫硬化型

肿瘤细胞鳞化,大量砂砾体,间质纤维化明显,淋巴细胞浸润。

状腺外侵犯的比率较高,几乎所有病例可见区域淋巴结转移,10% ~ 15% 的患者可出现远处转移。尽管弥漫硬化型乳头状癌的淋巴结转移率及远处转移率均高于经典型乳头状癌,但其致死率与经典型乳头状癌相当,10 年生存率约为 93%。

5. **高细胞亚型**(tall cell variant) 并不罕见,是最常见的高侵袭型乳头状癌,多发生于中老年人。其特征为肿瘤细胞高度是其宽度的 2 ~ 3 倍(图 6-5),细胞有丰富的嗜酸性胞浆,细胞核常位于基底部,细胞排列成有序的轨道样。其与经典的乳头状癌相比有更多核沟及核内假包涵体;同时,坏死、核分裂像和甲状腺外侵犯更为常见。肿瘤以乳头状、管状或索状相混合的结构为主,而滤泡结构罕见。此亚型的病理学界定不太一致,首先,对肿瘤细胞高度与宽度的比例以及高细胞成分需达到的比例均有争议。最新版 WHO 甲状腺肿瘤分类中对高 / 宽由上一版的 3 倍更改为 2 ~ 3 倍;而高细胞成分比例由原来的 ≥ 50% 降低到了 ≥ 30%。毫无疑问,WHO 对高细胞亚型乳头状癌定义的放宽增加了其所占乳头状癌的比例。高细胞亚型乳头状癌与经典型相比更易发生甲状腺外侵犯及远处转移,且其 5 年生存率低于经典的乳头状癌。BRAF 基因突变是高细胞亚型乳头状癌的特点,绝大部分病例伴有 BRAF 基因突变。部分病例可伴有 TERT 启动子突变。

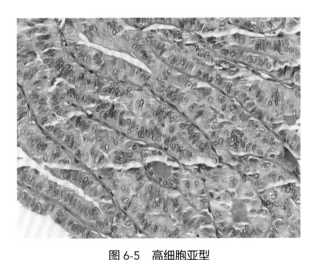

图 6-5 高细胞亚型

此例肿瘤细胞高度大于宽度 3 倍,肿瘤细胞保持乳头状癌核特征。

6. **柱状细胞亚型**(columnar cell variant) 罕见,由假复层柱状细胞构成,其中一些癌细胞含核上或核下胞浆空泡,似早期分泌期子宫内膜组织形态(图 6-6)。主要表现为浓染的细胞核,而典型乳头状癌核特征往往不明显,仅在局部表现出经典乳头状癌的核特征。可见到不同比例的乳头状、滤泡状、梁状和实体状结构。由于其假复层排列方式,易与大肠癌或子宫内膜腺癌相混淆。少数病例免疫组织化学染色可表达 CDX2 从而更容易与大肠癌相混淆。此亚型常呈局部进展性生长和甲状腺外扩展,较经典型乳头状癌更具侵袭性。柱状细胞亚型乳头状癌预后似乎与其生长方式密切相关,边界清楚的孤立性结节通常预后较好,而具有广泛浸润的病例预后差。

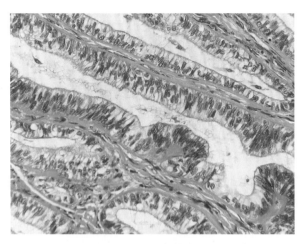

图 6-6　柱状细胞亚型

此例肿瘤细胞可见明显核上或核下胞浆空泡,似早期分泌期子宫内膜形态。

7. 筛状 - 桑葚亚型(cribriform-morular carcinoma)　罕见,绝大多数发生于年轻女性,男女比例为 1∶31。此亚型与家族性结肠腺瘤性息肉病(FAP)密切相关,常作为 FAP 综合征的结肠外症状出现,大约 50% 筛状 - 桑葚亚型患者具有 FAP,但也可以散发性出现。组织学上,此亚型通常境界清楚或有包膜,肿瘤显微镜下结构复杂是其特征,可表现为筛状、乳头状、滤泡、梁状和实性结构,这些组织学结构通常以不同比例混合存在。肿瘤细胞在不同组织学结构中形态不一致,乳头状区域细胞呈立方形或柱状,梁状结构区域为梭形,筛状区域肿瘤细胞一般呈高柱状或立方形。此亚型肿瘤细胞没有产生甲状腺胶质的能力,因此其腺腔为中空结构,其内不含胶质,此特点为筛状 - 桑葚亚型的重要特征。另外桑葚体形成是此亚型的诊断性组织结构,桑葚体呈漩涡状,其内肿瘤细胞核明显透亮,玻璃样(图 6-7)。筛状 - 桑葚亚型遗传学特征是 Wnt 信号通路异常,其中以 APC 或 CTNNB1 基因突变最为常见。

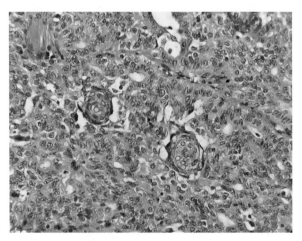

图 6-7　筛状 - 桑葚亚型

肿瘤内可见漩涡状桑葚体结构。

8. 靴钉亚型（hobnail variant）　是一种罕见的高侵袭乳头状癌，为 2017 版 WHO 增加的新亚型，以靴钉样细胞及形成微乳头为特征。其肿瘤细胞有明显嗜酸性胞浆，核浆比较高，细胞核常位于细胞中部或顶部（图 6-8）。定义要求具有鞋钉细胞特点的肿瘤细胞超过 30% 才能直接诊断此亚型，但有研究表明即使鞋钉样肿瘤细胞比例不超过 30%，其预后仍较经典型差，因此提倡即使低于此比例也应在病理报告中作出提示。

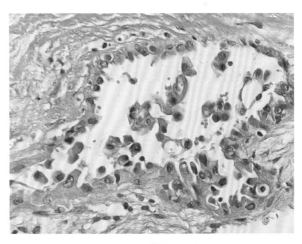

图 6-8　靴钉亚型

可见靴钉样细胞及微乳头结构，细胞核常位于细胞中部或顶部而不是基底部。

9. 实性 / 梁状亚型（solid/trabecular variant）　罕见，常见于儿童及受到放射线损伤者。诊断此亚型的组织学标准较严格，WHO 诊断标准要求全部或几乎全部的肿瘤呈实性或致密的梁状生长方式（图 6-9）。由于其生长方式与低分化癌相似，应仔细评估其细胞核的特征，低分化癌缺乏甲状腺乳头状癌的核特征。虽然实性 / 梁状亚型乳头状癌被认为是一种高侵袭亚型，但部分研究认为其预后与经典型乳头状癌没有差别。

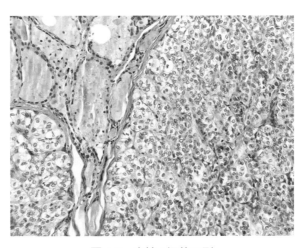

图 6-9　实性 / 梁状亚型

此例肿瘤呈实性生长方式。

10. 透明细胞亚型（clear cell variant） 极为罕见。其细胞核的特征与经典乳头状癌一致。透明的胞浆是其特征。在转移灶中确定此亚型可能比较困难,需与转移性透明细胞肾细胞癌鉴别。

11. 嗜酸性细胞亚型（oncocytic variant） 罕见,常呈红棕色外观,细胞呈多角形或柱状,胞浆丰富,胞浆中具有丰富的嗜酸性颗粒是其特点,核仁可明显,肿瘤细胞须有乳头状癌的核特征。需注意的是局灶性嗜酸性细胞改变可见于多种类型乳头状癌病例中,包括经典型,只有当嗜酸性细胞广泛出现时才应考虑诊断为此亚型。

12. Warthin 瘤样亚型（Warthin-like variant） 罕见,组织背景中常含有丰富的慢性炎细胞,大部分病例伴有桥本甲状腺炎。其细胞胞浆嗜酸性明显,类似于嗜酸性细胞亚型。其特征性结构为乳头中可见大量淋巴细胞浸润,其形态类似于发生于唾液腺的 Warthin 瘤(图 6-10)。Warthin 瘤样亚型预后与经典型类似。

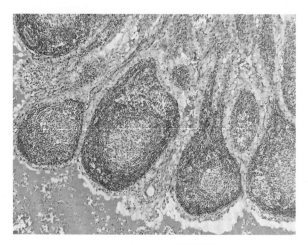

图 6-10 Warthin 瘤样亚型

类似于发生于唾液腺的 Warthin 瘤,间质含有大量淋巴细胞。

另外,一些极为罕见亚型可能被病理医师误诊,因此需要特别注意鉴别诊断。伴有纤维瘤病/筋膜炎样间质的乳头状癌(papillary thyroid carcinoma with fibromatosis/fasciitis-like stroma)中混杂大量纤维瘤病样或筋膜炎样的纤维母细胞间质,需与间叶源性肿瘤鉴别。梭形型细胞亚型(spindle cell variant)肿瘤细胞呈梭形,需与甲状腺间变性癌鉴别。

五、免疫组织化学

乳头状癌阳性表达细胞角蛋白(CK)、Tg 和甲状腺转化因子 -1(TTF-1),不表达突触素(Syn)和嗜铬素 A(CgA)。联合检测 CD56、CK19、HBME-1、galectin-3,对甲状腺病变的良、恶性鉴别诊断具有较高的实用价值。CD56 在除乳头状癌以外的正常滤泡上皮及良性和肿瘤性病变中呈弥漫性表达,而在乳头状癌中表达下调,具有较高的敏感性和特异性。CK19 表达于大多数乳头状癌,正常甲状腺组织阴性。HBME-1 是一种间皮标志物,表达于乳头状癌细胞膜。除乳头状癌外,HBME-1 还可表达于桥本甲状腺炎中局灶具有类似乳头状癌细胞核特征的细胞。

Galectin-3 在乳头状癌、滤泡癌及髓样癌中均有表达,同时也表达于部分腺瘤。另外,国内大部分乳头状癌存在 BRAFV600E 基因点突变,我们可以用其特异性抗体 VE1 检测其突变状态,从而确诊伴有 BRAFV600E 基因突变的乳头状癌。

(李玉军 林东亮)

第三节 甲状腺滤泡癌病理改变

一、定义

显示滤泡上皮细胞分化并缺乏乳头状癌诊断性核特征的甲状腺恶性上皮性肿瘤。

二、大体检查

滤泡癌通常是有包膜、圆形或椭圆形的实性肿瘤,一般直径超过 1.0cm。切面肿瘤呈灰黄色或褐色,微小浸润性滤泡癌与滤泡性腺瘤在大体上不能区分。广泛浸润性滤泡癌往往肉眼可见明确的包膜侵犯。罕见情况下肉眼可识别出静脉内癌栓。

三、细胞病理学

抽吸物中一般细胞成分较多,滤泡细胞团可见明显结构异型性,细胞拥挤,形成微滤泡结构,常见散在单个细胞,滤泡细胞大小正常或增大,相对一致,细胞质稀少或中等。细胞核呈圆形,轻度深染,核仁不明显,有时细胞核可出现非典型性,核增大且大小不一,核仁可明显,一般背景中胶质很少或缺乏。FNAB 不能明确诊断滤泡癌,滤泡癌被包括在"滤泡性肿瘤"或"可疑滤泡性肿瘤"这一诊断中。FNAB 诊断为"滤泡性肿瘤"或"可疑滤泡性肿瘤"的病例中包括组织学相互重叠的多种病变(如腺瘤样增生、滤泡性腺瘤、滤泡亚型的乳头状癌及滤泡癌)。在最终的组织学诊断中,腺瘤样增生所占的比例最高。其实在 FNAB 诊断为"滤泡性肿瘤"或"可疑滤泡性肿瘤"的病例中,最终诊断为滤泡癌的比例很少。

四、组织病理学

滤泡癌诊断必须找到明确包膜或血管侵犯的证据(图 6-11)。根据肿瘤侵犯的程度,WHO 将滤泡癌分为三组:①微小浸润型:指仅见局部小灶的包膜侵犯,无血管侵犯;②包裹性血管浸润型:指大体上包膜完整,但可见血管侵犯;③广泛浸润型:体积较大,肉眼弥漫浸润至整叶甲状腺或甲状腺外软组织,通常可见血管侵犯,但血管侵犯并不是诊断广泛浸润型滤泡癌的必要条件。

滤泡癌构成于大小不一、胶质多少不等的滤泡和 / 或实性或梁状结构。组织学形态及细胞的非典型性特征不能作为诊断滤泡癌的可靠依据,因为这些形态都可见于良性病变,包括结节性甲状腺肿和腺瘤。侵袭性生长是诊断滤泡癌的必要条件:①包膜侵犯:是指肿瘤垂直穿透肿瘤包膜或紧靠在完整包膜外的结节,其包膜外细胞和组织结构特征应与包膜内肿瘤一致(图

6-11);②血管侵犯:是指血管内存在息肉样肿瘤细胞团,其表面应被覆血管内皮细胞;如肿瘤细胞团表面未被覆血管内皮,但纤维血栓的存在也支持其为真性血管浸润。

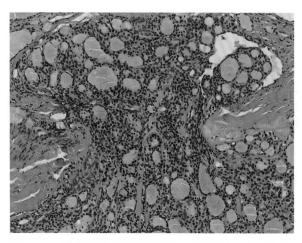

图 6-11 图中显示滤泡癌肿瘤细胞蘑菇状突破肿瘤包膜

五、免疫组织化学

滤泡癌没有特异性的标记物与良性腺瘤鉴别。滤泡癌表达 Tg、TTF-1 和低分子量 CK 等滤泡上皮标记物。CK19 在一些滤泡癌可呈局灶阳性表达,而在乳头状癌呈广泛强阳性染色。与正常甲状腺、良性滤泡性病变一样,滤泡癌通常显示 E-cadherin 和 β-catenin 膜免疫阳性反应。对血管侵犯有疑问时可以加做 CD31 和 CD34 等血管标记物来显示血管内皮细胞。

(林东亮　李玉军)

第四节　甲状腺嗜酸性细胞癌病理改变

一、定义

嗜酸性细胞癌是滤泡上皮细胞起源的包裹性肿瘤,以往被认为是滤泡癌的嗜酸性细胞亚型,2017 年 WHO 将其列为一个独立的甲状腺癌类型。嗜酸性细胞癌要求嗜酸性细胞比例占肿瘤 75% 以上。包膜和脉管浸润的判定标准与滤泡癌一致。

二、大体检查

与滤泡癌基本一致,肿瘤切面呈红褐色是其特点。

三、细胞病理学

FNAB 涂片中通常细胞丰富,由一致的嗜酸性细胞构成,细胞常大小不一,存在一定异型性,肿瘤细胞有丰富的嗜酸性颗粒状胞浆,通常含有一个明显的中位核仁。涂片中细胞可排列成片状及簇状,经常可看到大量单个存在的嗜酸性细胞是其特点。细胞学不能与嗜酸性细胞腺瘤及桥本甲状腺炎引起的嗜酸性腺瘤样结节鉴别。因此,细胞学诊断"可疑嗜酸性细胞肿瘤"的病变,手术后组织学诊断并不一定为嗜酸性细胞肿瘤。

四、组织病理学

嗜酸性细胞癌由分化好的滤泡结构及实体 / 梁状结构组成。肿瘤细胞体积大,胞浆呈嗜酸性颗粒状,有显著的中位核仁(图 6-12)。与滤泡癌类似,包膜和血管侵犯是区别嗜酸性细胞癌与嗜酸性细胞腺瘤的关键。

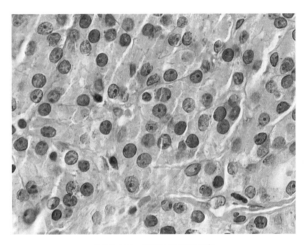

图 6-12　嗜酸性细胞癌
肿瘤细胞体积大,由丰富嗜酸性胞浆,可见明显中位核仁。

(林东亮　李玉军)

第五节　甲状腺低分化癌病理改变

一、定义

甲状腺低分化癌是一类形态学向滤泡细胞分化不显著的恶性滤泡上皮性肿瘤,在形态学和生物学行为上介于分化型(乳头状癌和滤泡癌)与间变性癌之间,其病理学诊断标准为 2007 年都灵共识。

二、大体检查

肿瘤体积大,大多数肿瘤直径超过 3.0cm,平均直径 5.0cm,肿瘤呈实性,部分病例可见坏死,切面灰白色至淡棕色,大多肉眼可见多结节状浸润,偶见厚包膜。常在周围甲状腺实质中见卫星结节。

三、细胞病理学

甲状腺低分化癌在细胞学上较难识别,一方面是由于其罕见,另一方面甲状腺低分化癌的细胞学特征与滤泡性肿瘤有重叠。低分化癌的细胞学特征包括:细胞丰富,胶质量少,可见较多黏附性差的小至中等大的细胞,核染色质纤细,核仁小,核浆比高,细胞常呈圆形。低分化癌在低倍镜下形态单一,但高倍镜下可发现不同程度的异型性。大量细胞散在分布,与大片实性细胞团交替出现,核分裂易见,可见凋亡,常见坏死。文献显示,仅 32.5% 病例在细胞学中被前瞻性地诊断为"低分化癌";由于其细胞学诊断的困难性,甲状腺低分化癌细胞学中常被诊断为"可疑滤泡性肿瘤"或"可疑滤泡癌"。虽然在细胞学标本中对低分化癌做到明确诊断比较困难,但综合上述细胞形态学特征,可对低分化癌作出提示性诊断。

四、组织病理学

到目前为止,甲状腺低分化癌的病理学诊断仍存在争议,目前 WHO 低分化癌的病理诊断标准依据 2007 年都灵共识,应同时满足以下条件:①滤泡上皮细胞起源的癌。②实性、梁状、岛屿状生长模式。③缺乏 PTC 细胞核特点。④具有以下 3 条中的至少 1 条:扭曲的细胞核;10 个高倍镜视野 ≥ 3 个核分裂象;肿瘤性坏死。

甲状腺低分化癌的组织学形态多样。主要呈岛状、梁状和实体性形 3 种排列形态(图 6-13)。岛状形态的特点是肿瘤被薄层纤细血管间隔分隔成境界清楚的岛状细胞巢,有时这些纤维血管间隔与肿瘤细胞巢分开形成裂隙。细胞巢呈实体性,但可以含有小滤泡。梁状形态表现为肿瘤细胞排列成索状或缎带状。实体形态显示肿瘤细胞呈大片状分布,偶尔可见小的流产型滤泡或一些胶质滴。低分化癌肿瘤细胞小、形态一致,核圆形、深染,核分裂象常见。少数肿瘤中也可见到透明或嗜酸性肿瘤细胞。偶尔还可见到具有横纹肌样特征的细胞。大多数肿瘤根据以上形态结构和侵袭性生长方式、坏死及明显的血管侵犯可做出作出明确诊断。低分化癌可混杂分化型癌成分,特别是某些乳头状癌的高侵袭亚型,比如高细胞亚型及靴钉亚型。

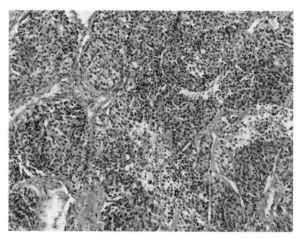

图 6-13 低分化癌缺乏乳头状癌的核特征,肿瘤细胞呈实性巢状排列

五、免疫组织化学

无特异性标记物区别低分化癌，低分化癌可显示甲状腺滤泡分化，表达 TTF-1 和 PAX-8，Ki-67 增殖指数高于分化型癌，一般 10% ~ 30%。

（李玉军　林东亮）

第六节　甲状腺未分化癌病理改变

一、定义

甲状腺间变性癌（未分化癌）是一类未分化滤泡上皮起源的高度侵袭性恶性肿瘤。

二、大体检查

肿瘤体积大，边界不清，常侵及大部分甲状腺实质，累及周围软组织和邻近结构，包括淋巴结、喉、咽、气管和食管。切面呈鱼肉样，灰白至棕褐色，常见坏死和出血区。

三、细胞病理学

穿刺涂片中细胞数量可差异较大，但总体来讲以中等至丰富为多见。有些病例由于出现间质纤维化及玻璃样变性可导致穿刺标本内细胞稀少，有时甚至会导致诊断困难。另外，肿瘤内出现坏死也会导致穿刺组织内细胞量稀少。由于肿瘤经常呈浸润性生长，标本内有时会混杂一定数量的甲状腺外组织，如骨骼肌等。大部分病例中，肿瘤细胞呈单个散在分布，或形成小至中等大小的细胞团。在以梭形细胞为主的未分化癌中，肿瘤组织的较大片段可呈席纹状排列。肿瘤细胞体积从较小到巨大，可呈圆形、多角形或梭形。同一肿瘤内常显示大小形状不一的肿瘤细胞相互混杂。肿瘤细胞核可非常明显，可见巨核及奇异核细胞，核常深染。背景中常有不同程度中性粒细胞浸润，常可见纤维组织碎片、破骨样巨细胞反应及坏死，核分裂象常见。有些甲状腺间变性癌中可混杂其他类型的甲状腺癌，多为乳头状癌，有时为滤泡癌、岛状癌以及其他类型低分化癌。因此，对涂片必须完全、彻底地观察，以不至于遗漏。

四、组织病理学

大多数间变性癌呈广泛侵袭性生长，按照其细胞构成成分主要分为 3 型：肉瘤样型，巨细胞型和上皮样型。以上三种组织形态可以不同比例相互混合。肉瘤样形态由恶性的梭形细胞构成，类似于软组织高级别多形性肉瘤（图 6-14）。肿瘤主要或完全由梭形细胞构成时，排列成束状时，似纤维肉瘤或平滑肌肉瘤，细胞不密集时可类似于筋膜炎样改变；巨细胞形态的肿瘤细胞体积巨大，多形性明显，常呈多核形态。上皮样型肿瘤细胞由鳞状细胞癌样细胞构成，细胞浆嗜酸性，有时可见角化。未分化癌中常见广泛凝固性坏死，核分裂象常见，常可见到血管侵犯。肿瘤内中性粒细胞常见。部分肿瘤内可见异源性分化,如骨及软骨成分。

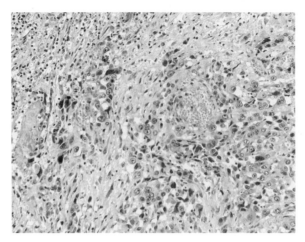

图 6-14 间变性癌

此例肿瘤由大的梭形肉瘤样肿瘤细胞构成,背景中可见明显中性粒细胞浸润。

五、免疫组织化学

约有 40% ~ 100% 的甲状腺未分化癌表达 CK,几乎不表达 Tg 和 TTF-1。TP53 常呈强免疫阳性反应。应用免疫组化标记 Desmin、Myogenin、MyoD1、SMA、Ⅷ因子相关抗原、CD31、CD34、S-100、HMB-45、MelanA 和 LCA 可以与横纹肌肉瘤、平滑肌肉瘤、血管肉瘤、黑色素瘤及淋巴瘤相鉴别。

(李玉军 林东亮)

第七节 甲状腺髓样癌病理改变

一、定义

甲状腺髓样癌是显示 C 细胞分化的甲状腺恶性肿瘤。

二、大体检查

肿瘤大小从不足 1.0cm(微小癌)至数厘米,切面实性、灰白至棕褐色,部分病例砂砾感,界限清楚但包膜不完整。散发性常为单侧,而家族性常为多发或双侧发生。

三、细胞病理学

髓样癌针吸标本内显示肿瘤细胞量为中等至丰富,由非黏附性单个散在细胞与成片细胞混合而组成,两种成分比例随病例而异。肿瘤细胞团片大小不一,因细胞膜不清晰可呈合体样外观。有些病例可见裸核及核镶嵌拥挤现象。细胞核常呈偏心状,染色质呈颗粒状的神经内分泌肿瘤形态。大部分病例中,细胞形态一致,仅有轻至中度多形性,但少数病例可有显著多形性。半数病例可见核内假包涵体,其与甲状腺乳头状癌的核内假包涵体难以区分。Romanowsky 染色肿瘤细胞浆内会出现特征性红色颗粒,但并非所有髓样癌病例都会出现。约50% ~ 80% 的病例内可见淀粉样物质。

四、组织病理学

甲状腺髓样癌的组织学形态多变。特征性形态包括片状、巢状或梁状排列,巢内形成不规则裂隙是其特点(图 6-15)。一些肿瘤上皮巢大小和形态不一,细胞核圆形或椭圆形,染色质颗粒状明显,核仁不明显(嗜酸性细胞型除外)。偶见核增大、多形、浓染,甚至多核,但与预后无关。少数情况下可形成假乳头样结构,极罕见情况下肿瘤形成真性乳头结构,被称为乳头状亚型,需与乳头状癌鉴别。肿瘤大多由多角形、圆形或梭形细胞组成,胞浆呈颗粒状,嗜酸或嗜双色,少数呈浆细胞形态,有时肿瘤细胞胞浆透亮,被称为透明细胞亚型。有时肿瘤内可见黑色素,被称为色素亚型。坏死和出血少见。肿瘤间质的形态多样,可见少量黏液、砂砾体样钙化、大量血管和丰富的透明变性胶原,80% 的病例出现淀粉样物,有时伴异物巨细胞和钙化。

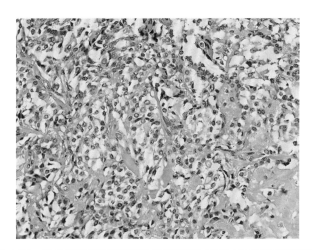

图 6-15　肿瘤细胞呈巢状排列,可见裂隙,背景中可见淀粉样物质

五、免疫组织化学

髓样癌起源于 C 细胞,特征性表达降钙素,另外表达 CgA、Syn 和 CEA。大多数肿瘤表达TTF-1。Ki-67 指数一般较低。

(林东亮　李玉军)

第八节　甲状腺癌少见类型病理改变

甲状腺内胸腺癌,是发生于甲状腺内伴有胸腺上皮分化的恶性肿瘤。肿瘤常发生于甲状腺下极,肿瘤细胞排列成大小不等且清晰的岛状和索状结构,可呈镶嵌样排列,可见促纤维增生的间质。这些结构与胸腺原发性胸腺癌中的分叶状结构相似。肿瘤是以鳞状细胞样或合体样细胞及淡嗜酸性胞浆为特点。核椭圆形,着色淡呈空泡状,并含有小的、明显的核仁。核轻度至中度异型,可见核分裂象。有些病例,肿瘤细胞呈梭形或不同程度鳞化,细胞边界和细胞间桥明显甚至可见角化。个别病例中可出现神经内分泌分化。肿瘤细胞巢和间质中常见数量不等的淋巴细胞和浆细胞浸润。其免疫表型与胸腺癌完全一致,CD5 及 CD117 阳性可以与其他部位发生的鳞状细胞癌鉴别。

另外,甲状腺内可发生一些罕见类型癌,包括黏液表皮样癌、伴有嗜酸性粒细胞的硬化性黏液表皮样癌、黏液癌及伴有胸腺分化的梭形上皮肿瘤。这些肿瘤极为罕见,大多以个例形式报道。

(李玉军　林东亮)

参考文献

[1] LLOYD R V, OSAMURA R, KLOPPEL G, et al. WHO classification of tumours：pathology and genetics of tumours of endocrine organs [M]. 4th ed. 2017.

[2] 韩冬 , 杨小兵 , 王劲松 . 筛状桑葚亚型甲状腺乳头状癌临床病理观察 [J]. 诊断病理学杂志 , 2019, 26(10): 679-682,685.

第七章

甲状腺癌临床表现和预后

　　大多数甲状腺癌患者,早期无明显临床症状。少数患者因颈部不适、呼吸困难、吞咽困难、声嘶等症状而就诊。随着疾病进展,甲状腺癌患者可能会出现肿瘤转移引发的临床症状,少数患者可因肿瘤组织分泌内分泌激素或类似物质,出现激素相关临床表现。甲状腺癌的预后与病理类型、就诊早晚、医疗技术水平、患者自身情况等多种因素有关。其预后亦受多种因素综合影响,如初始手术治疗情况、放射性碘(radioactive iodine,RAI)治疗、TSH 抑制治疗、靶向药物治疗、复发、基因突变以及患者对治疗的反应等。本章将对甲状腺癌的临床表现、预后主要相关因素等进行概述。

第一节　甲状腺癌临床表现

　　甲状腺结节这个概念涵盖内容比较宽泛,一般人群中通过触诊结节的检出率为 3% ~ 7%,借助高分辨率超声检出率高达 20% ~ 76%,其中仅 5% ~ 15% 为甲状腺癌。因此,在没有确诊甲状腺癌前,应用甲状腺结节这个名称更为合理。触诊时可疑甲状腺结节,需经超声检查进一步确诊。查体未能触及,而在影像学检查时偶然发现的结节称为"甲状腺意外结节"。结节一经发现,应对其进行评估,重点在于鉴别其良恶性,为制定下一步临床决策提供依据。

　　随着检查手段改进,甲状腺癌的检出随之增加。2014 年美国的流行病学数据显示:自 1975年以来,甲状腺癌发病率从 4.9/10 万增至 14.3/10 万,几乎增长了近 3 倍,其中以 PTC 增加为主;女性甲状腺癌发病率是男性的 4 倍。在亚洲,甲状腺癌发病率为 3.2/10 万,其中男性为 1.5/10 万,女性为 5.0/10 万。过去 10 年间,男性甲状腺癌增加了 48.0%,女性增加了 66.7%。我国甲状腺癌每年增加 14.5%。最近 10 年,男性每年增加 6.2%,女性每年增加 7.3%。在年龄小于 45 岁的女性患者中,甲状腺癌已经成为继乳腺癌之后的第二位最常见肿瘤。虽然甲状腺癌的发病率/检出率逐年增加,但数十年来,甲状腺癌相关死亡率仍较低,且无明显变化,约为 0.5/10 万。

　　大部分甲状腺结节患者无临床症状。随着结节增大,侵袭、压迫周围组织时,可表现出相应的临床症状,如:呼吸困难、吞咽困难或声音嘶哑。由于大部分甲状腺癌患者早期无临床症状,筛查高危因素就显得更为重要了。2012 年中华医学会内分泌学分会、中国抗癌协会头颈肿瘤专业委员会、中华医学会外科学分会内分泌学组和中华医学会核医学分会联合颁布的《甲状腺结节和分化型甲状腺癌诊治指南》以及 2019 年国家卫生健康委员会颁布的《甲状腺癌诊疗规范 2018 年版》(以下简称中国 2012 指南和中国 2018 规范)中均指出下列病史和体格检查结果,是甲状腺癌的危险因素:①年龄较轻(< 20 ~ 30 岁);②童年或青春期头颈部放射线照射史或放射性尘埃接触史;③全身放射治疗史;④有 DTC、MTC 或多发性内分泌腺瘤病 2 型(MEN2 型)、家族性多发性息肉病、某些甲状腺癌综合征(如 Cowden 综合征、Carney 综合征、Werner 综合征和 Gardner 综合征等)的既往史或家族史;⑤男性;⑥结节生长迅速;⑦伴持续性声音嘶哑、发音困难,并可排除声带病变(炎症、息肉等);⑧伴吞咽困难或呼吸困难;⑨结节形状不规则、与周围组织粘连固定;⑩伴颈部淋巴结病理性肿大(如触诊发现质地偏硬、无压痛,甚至粘连固定的淋巴结,需要同时借助影像学检查进一步评估)。此外,多发结节与单发结节具有相同的恶性风险(然而多发性甲状腺癌淋巴结转移率高于单发性甲状腺癌);结节大小与恶性之间的关系尚存在争议,一般对直径 > 1.0cm 的结节做进一步评估,亦有报道指出直径 > 3.0cm 或 > 4.0cm 的结节恶性率增加;对直径 < 1.0cm 的结节,如果超声检查提示存在恶性征象或存在甲状腺癌的危险因素,也应做进一步评估。近年来的研究还提示年龄 < 30 岁或 > 60 岁、尿碘升高是甲状腺结节恶性的危险因素。

甲状腺癌转移的临床症状与病理类型有关。DTC 总体预后较好,但仍有约 10% 的患者发生远处器官转移,而远处转移是甲状腺癌患者的主要致死原因,其中约 2% ~ 13% 发生骨转移,多发生于 45 岁以上的患者;FTC 骨转移率高于 PTC,以多发骨转移灶多见,好发于上半身中轴骨和扁骨骨骺,如颅骨、脊柱、肱骨上段等。转移早期也可无明显症状,也可表现为局部肿块、局部疼痛、肿胀感及关节活动障碍,后期可引起严重骨痛、病理性骨折、脊髓压迫综合征和高钙血症等并发症,严重影响患者生活质量和生存率。一些患者以骨科肿瘤或伴骨折为首发症状,术后病理证实为甲状腺癌。极少数分化较好的甲状腺癌,如 FTC 和 PTC,在发生远处转移后可使循环中甲状腺激素水平升高而产生甲状腺毒症相关症状。

在其他甲状腺恶性肿瘤中,由于 MTC 很容易侵犯甲状腺内淋巴管并扩散到腺体内其他部位,因此 MTC 可首先表现为甲状腺肿块或局部淋巴结肿大,颈部肿块通常位于腺叶的上三分之二处(对应滤泡旁细胞在甲状腺内分布的位置)常伴有疼痛。MTC 有散发性和遗传性两种,其中遗传性病例约占 20% ~ 30%,属于 MEN 2A 或 2B 型的一个组分。因此,当考虑 MTC 时,应评估患者是否同时患有甲状旁腺功能亢进症、嗜铬细胞瘤等。由于肿瘤可分泌 ACTH,故患者可能有库欣综合征的临床表现。此外,肿瘤也可分泌前列腺素、5- 羟色胺、激肽和血管活性肠肽等,患者会在不同程度上出现潮红、水样腹泻。遗传性 MTC 通常为双侧病灶,为癌前 C 细胞增生。若在癌前阶段进行甲状腺全切术,则 95% 以上的病例可以治愈。

ATC 患者可表现为颈部肿块迅速增大、呼吸困难、吞咽困难、颈部疼痛、Hornner 综合征、声带麻痹引起的声音嘶哑等。有时仅仅从临床表现上很难与其他生长迅速的甲状腺肿物相鉴别,如:MTC、甲状腺淋巴瘤或低分化癌甲状腺转移。甚至有 ATC 患者在疾病早期因颈部疼痛症状、甲状腺超声提示片状低回声团块而被误诊为"亚急性甲状腺炎"。

总之,甲状腺癌临床表现异质性强,全面系统的病史采集,细致的体格检查、病情观察,再结合必要的辅助检查或必要时复查,对甲状腺癌的及时、正确诊断至关重要。

(张杰涛　赵宇航)

第二节 甲状腺癌预后

本节拟对预后相关因素、初始治疗预后预测系统、动态危险度分层等进行初步概述,本书相关章节亦会进行详细探讨。

甲状腺癌主要的病理类型包括:PTC、FTC、嗜酸性细胞癌(即 Hüthle 细胞癌)、PDTC、MTC 和 ATC。其中,除 ATC 外,均属于分化型滤泡来源的甲状腺癌,而 PTC、FTC 和 Hüthle 细胞癌因一定程度上保留了甲状腺滤泡上皮细胞的功能,故被统称为 DTC。由于 DTC 占全部甲状腺癌的 90% 以上,本节重点讨论 DTC 的预后。

大部分 DTC 患者经规范治疗预后良好,5 年存活率为 95.8%。我国甲状腺癌经年龄标化的 5 年存活率,已从 2003 年的 67.5%,上升到 2015 年的 84.3%,DTC 10 年存活率达 96% 以上。DTC 总体预后良好,但仍有约 23% 的患者发生远处转移,其中约 1/3 的远处转移者,在其自然病程或治疗过程中,肿瘤细胞形态和功能发生退行性改变,浓聚碘的能力丧失,最终发展为碘难治性 DTC。此类患者的生存期,较摄碘良好的 DTC 患者显著缩短,平均生存期仅为 3 ~ 5 年,10 年存活率仅约 10%。

一、甲状腺癌预后相关因素

(一)病理类型

分化型甲状腺癌预后良好,但仍有一部分复发和转移。DTC 术后复发率可达 14% ~ 30%,其中 66% ~ 80% 发生在初始治疗后的 10 年内。高侵袭性 DTC 患者中约 25% 出现局部复发,6% ~ 20% 出现远处转移。远处转移是甲状腺癌患者的主要致死原因。在 10 年相对存活率方面,PTC、FTC、MTC、ATC 分别为 98%、92%、80% 和 13%。

1. PTC 预后 典型 PTC 的存活率相当高,但因 PTC 组织学亚型的不同而肿瘤患者的预后差异很大。其中非浸润性胞膜型滤泡型甲状腺乳头状癌(non-invasive encapsulated follicular variant of papillary thyroid carcinoma,NI-EFVPTC)以滤泡方式生长,囊性、非侵袭性,预估复发风险 < 1%,故现已将其从 "癌" 中移除,被重新定义为具有乳头状核特征的非浸润性甲状腺滤泡性肿瘤(non-invasive follicular thyroid neoplasms with papillary-like nuclear features,NIFTP),并将其归为单独的一类分化型滤泡来源的甲状腺肿瘤,以示其与 PTC 不同。与上述相反的是,高细胞亚型 PTC 患者 10 年死亡率高达 25%;柱状细胞型 PTC 患者肿瘤生长迅速,死亡率高;而分化型肿瘤组织向未分化癌转化,亦提示预后不良。PTC 伴局灶岛状癌成分亚型常发生淋巴结和远处转移,术后易复发,应用 RAI 治疗效果通常不明显,预后较差,病死率为 25%。

2. FTC 预后 FNA 和术中冰冻切片无法鉴别侵袭性 FTC 与滤泡腺瘤,只有进行永久组织切片分析显示肿瘤包膜被滤泡组织侵犯后,才可诊断为 FTC。因此,FTC 和滤泡性腺瘤常被统称为 "滤泡性肿瘤"。FTC 较滤泡性腺瘤预后差。高度侵袭性 FTC 虽然少见,但其转移率高达 80%,确诊后数年内的死亡率可达 20%。FTC 预后不良的因素包括:①诊断时年龄较大;②肿瘤分期较晚;③肿瘤体积较大。FTC 与 PTC 的死亡率在年龄和肿瘤分期相似的患者中也是相似的。如果肿瘤局限于甲状腺,且体积较小、侵袭性弱,那么此两种肿瘤的预后均良好。

然而,无论是 FTC 还是 PTC,肿瘤侵袭性强或发展为远处转移的患者,则预后较差。

3. Hüthle 细胞癌预后 过去其被认为是 FTC 的一种病理亚型。2017 年 WHO 和 AJCC 将其重新归为单独的一类分化型滤泡来源的甲状腺癌。与 FTC 的诊断相似,Hüthle 细胞癌,只有经永久组织切片显示肿瘤包膜被 Hüthle 细胞(嗜酸性细胞)侵犯后才能确诊。Hüthle 细胞癌侵袭性较强,在老年患者尤为明显,其肺转移发病率约为 FTC 的 2 倍,且癌灶对放射碘浓聚能力较弱,故 RAI 治疗不敏感,预后通常较差。

4. PDTC 预后 在甲状腺恶性肿瘤中,PDTC 形态学和生物学行为介于 DTC 与 ATC 之间,其总体患病率不高,但文献报道其在甲状腺癌中占比从不足 1% 到 15% 左右,差异较大。PDTC 平均诊断年龄约 55 岁,男女比例为 2:1。大多数 PDTC 诊断时病灶已超过 5.0cm,伴有甲状腺外侵袭和血管侵犯。有研究表明,PDTC 患者平均生存时间为 5.9 年,5 年存活率约为 50%,其中 56% 的患者,于初治 8 年内死于肿瘤。PDTC 的局部复发和转移率均高,主要转移部位为肺和脑,复发患者,随着肿瘤的去分化改变,预后情况趋向于恶性程度更高的 ATC。

5. MTC 预后 MTC 约占所有甲状腺癌的 2%(不超过 5%),其中约 80% 的病例为散发性。MTC Ⅰ期~Ⅲ期 5 年相对存活率约为 93%,但Ⅳ期的 5 年存活率明显下降,约为 28%。确诊时年龄 < 40 岁的患者 5 年和 10 年的疾病特异性存活率分别为 95% 和 75%;而确诊时年龄 > 40 岁的患者,则分别降至 65% 和 50%。下列因素可能提示预后不良:①肿瘤降钙素免疫染色的异质性或缺乏(即分化不良或低分化);②血清 CEA 水平快速升高,特别是在降钙素水平稳定的情况下;③术后高降钙素血症。

6. ATC 预后 因 ATC 高度恶性,其疾病特异性死亡率接近 100%。ATC 平均诊断年龄 71 岁,约 50% 的 ATC 患者,既往患有 DTC,或诊断 ATC 时同时发现合并存在 DTC 成分(如分化较好的 FTC 或 PTC 成分)。ATC 中位生存期约为 5 个月,1 年存活率约为 20%。ATC 病情进展迅速,尽管进行了气管切开处理,仍有约 50% 患者的死亡可归因于上呼吸道阻塞和窒息,其余患者的死亡则归因于局部和远处转移,和/或治疗的并发症。诊断时病灶局限于颈部的患者平均生存期为 8 个月,而病灶超出颈部,则为 3 个月。其他预后不良的因素包括:①诊断时年龄较大(> 70 岁);②白细胞计数 ≥ $10×10^9$/L;③临床表现为呼吸困难;④远处转移;⑤肿瘤直径 > 5.0cm。

(二)年龄

在 PTC 和 FTC 中,年龄是甲状腺癌死亡率最重要的预后变量。甲状腺癌在 40 岁及以上的患者中更具致死性,并且随着增龄,死亡率逐渐增加,60 岁以后死亡率急剧上升。在肿瘤复发方面,20 岁以下或 60 岁以上患者复发率最高,约各占 40%,只有约 20% 的患者在其他年龄段复发。

老年患者中,甲状腺癌分化程度不及年轻患者,再加上合并多种基础疾病,以及对手术创伤等耐受性差异,其预后往往不理想。年龄 ≥ 70 岁的甲状腺癌患者,5 年存活率明显低于 60 ~ 70 岁的患者。有研究提示:年龄、淋巴结转移和临床分期,是影响老年甲状腺癌患者预后的独立因素,而术后 [131]I 治疗对提高患者的预后没有明显作用。

(三)性别

有研究发现:性别是甲状腺癌患者生存的独立预后变量。男性甲状腺癌患者预后较女性差,男性死于甲状腺癌的风险,大约是女性的 2 倍。由于这一危险因素,男性甲状腺癌患者,尤其是 40 岁以上者,更应多受关注。

(四)原发瘤大小

文献报道,PTC 和 FTC 的预后随着原发瘤增大而逐渐变差,原发瘤大小与复发率或肿瘤特异性死亡率之间存在线性关系。小于 1.0cm 的 PTC 称为"偶发癌"或"微小癌",其肿瘤特异性死亡率几乎为零。单发微小 PTC 的复发风险为 1% ~ 2%,而另一些微小 PTC 临床表现上则不同,如:约 20% 的微小 PTC 为多发性,其复发风险为 4% ~ 6%,可有 60% 发生淋巴结转移。与较大的肿瘤相比,原发瘤较小的(< 1.5cm)PTC 或 FTC 局限于甲状腺内时,则几乎不发生远处转移,其 30 年复发率为较大肿瘤的 1/3,30 年肿瘤特异性死亡率为 0.4% vs7%(1.5cm 以下vs 更大的肿瘤)。

(五)淋巴结转移

成人 PTC 中 36% 发生淋巴结转移,FTC 中 17% 发生淋巴结转移。颈部淋巴结肿大也可能是甲状腺癌唯一的体征。但区域淋巴结转移对甲状腺癌预后的影响,仍然存在争议。一项对 SEER 数据库中 9 900 多名患者的分析研究发现:有淋巴结转移和无淋巴结转移者,14 年存活率存在显著差异(79% vs 82%)。荟萃分析显示,发生转移淋巴结范围、大小和数量与复发风险之间存在相关性。范围小于 5.0cm 的转移淋巴结与低复发风险相关;相反,范围 > 3.0cm 或> 5 ~ 10 个淋巴结受累者,其结构性疾病复发率超过 20% ~ 30%。淋巴结转移与远处转移有一定相关性,尤其在已发生双侧颈部淋巴结转移、转移淋巴结被膜侵犯或纵隔淋巴结转移时。

(六)远处转移

远处转移是 PTC 和 FTC 死亡的主要原因,约 50% 的患者在诊断时已存在远处转移。有10% 的 PTC、25% 的 FTC 和 35% 的 Hüthle 细胞癌患者会出现远处转移。有研究显示:远处转移中,肺占 49%,骨 25%,肺、骨同时转移 15%,中枢神经系统或其他组织受累占 10%。远处转移患者预后的主要预测因素是:①患者年龄;②远处转移部位;③转移灶是否摄取 ^{131}I。虽然有些患者(尤其年轻患者)即使存在远处转移而仍能存活数 10 年;但仍有高达 50% 的远处转移患者在 5 年内死亡。也有研究发现,当远处转移局限于肺部时,超过 50% 的患者 10 年后仍可无病存活;而发生骨转移的患者存活时间较短。当患者存在大面积肺转移灶,且不摄取 ^{131}I 时,其预后很差,平均生存期仅为 3 ~ 5 年,10 年存活率约为 10%。

(七)局部侵犯

有 10% 的 DTC 患者出现局部侵犯,造成局部器官功能不全,增加死亡率。有局部侵犯的患者复发是没有侵犯者的 2 倍,在发生局部侵犯的患者中,有 33% 死亡。

(八)基因突变

BRAFV600E 基因突变是目前研究最多的 PTC 特异性癌基因之一,可出现在 50% 的甲状腺癌中。BRAFV600E 基因突变与 PTC 的多发性、包膜侵犯、淋巴结转移、较晚的 TNM 分期等侵袭性病理特征以及复发肿瘤相关死亡密切相关;而与患者的性别、年龄、组织病理类型之间的关系尚未得出统一结论。除了 BRAFV600E 基因,TP53 和 TERT 基因突变也是较受关注的与 DTC 不良预后相关的分子标志物。如 TERT 基因突变是 DTC 肿瘤相关死亡的独立预测因子,且与 BRAFV600E 基因突变同时存在时疾病复发率更高。但 ATA 认为相关证据较少,故暂时未将其纳入 ATA 指南复发风险评估系统。欧洲肿瘤内科学会(European Society for Medical Oncology,ESMO)于 2019 年 12 月颁布了《ESMO 临床实践指南:甲状腺癌的诊断、治疗和随访》(以下简称 2019 ESMO 指南),其根据近年的研究证据在 2015 ATA 指南的基础上将 DTC 复发风险分层进行了修订和完善,将 BRAFV600E 基因突变纳入到各风险分层中,并将 BRAFV600E 和 TERT 基因联合突变归为高危(见后述)。

二、DTC 初始治疗预后预测系统

(一)预测肿瘤死亡风险的系统

AJCC pTNM 分期仍然是甲状腺癌使用最广泛的分期系统,需要指出的是,其主要用于预测肿瘤的死亡风险。甲状腺癌的预后受多种因素综合影响,而 TNM 分期系统,显然没有纳入所有提示预后的变量。因此,可能存在误判患者预后的风险。作为有机补充,可联合其他一些预后评分系统,综合评估 DTC 患者(尤其年龄 40 岁及以上)的肿瘤死亡风险。这些评估策略,都能有效区分低危和高危患者,这些预后评估系统包括:AGES、MACIS、AMES 和 AIM 等(具体可参考第二章相关内容)。另外,由于 MTC、ATC 难以定量,目前尚没有可靠的预后评分系统可供参考。

1. AJCC pTNM 分期系统　DTC 患者术后均应进行 TNM 分期,以预测肿瘤死亡风险。2016 年更新的第 8 版 TNM 分期系统,较上一版将年龄诊断的切点从 45 岁上调至 55 岁,以避免过度治疗。其他更新要点正如本书第二章所述:重新定义 T_3 期,去除微小腺外侵犯(mETE);ATC 应用 DTC 的 T 分期标准,将Ⅶ区淋巴结转移纳入 N1a 期,去除 mETE 及转移淋巴结位置对诊断年龄 ≥ 55 岁(年长)者预后分期的影响,重新定义 ATC 的Ⅳa 及Ⅳb 期,将 MTC 预后分期列为独立章节,并将肿瘤基因突变、降钙素和癌胚抗原水平纳入预后因素。第 8 版与第 7 版 TNM 分期系统的比较及 10 年疾病特异性存活率(DSS)的情况,如表 7-1 所示。

表 7-1　AJCC 分化型甲状腺癌 TNM 分期系统及 10 年 DSS 的比较

分期	第 7 版		第 8 版	
	定义	10 年 DSS(%)	定义	10 年 DSS(%)
年轻患者	年龄 < 45 岁		年龄 < 55 岁	
Ⅰ期	任何 T,任何 N,M_0	97 ~ 100	任何 T,任何 N,M_0	98 ~ 100
Ⅱ期	任何 T,任何 N,M_1	95 ~ 99	任何 T,任何 N,M_1	85 ~ 95
年长患者	年龄 ≥ 55 岁		年龄 ≥ 55 岁	
Ⅰ期	$T_1 N_0 M_0$	97 ~ 100	$T_{1 \sim 2} N0/N_X M_0$	98 ~ 100

分期	第7版		第8版	
	定义	10年DSS(%)	定义	10年DSS(%)
Ⅱ期	$T_2 N_0 M_0$	97～100	$T_{1～2} N_1 M$，T3a/T3b 任何 N，M_0	85～95
Ⅲ期	$T_3 N_0 M_0$，$T_{1～3} N_{1a} M_0$	88～95	T_{4a} 任何 N，M_0	60～70
Ⅳa期	$T_{4a} N_{0～1a} M_0$，$T_{1～4a} N1b M0$	50～75	T_{4b} 任何 N，M_1	＜50
Ⅳb期	$T_{4b} N_{0～1b} M_0$		任何 T，任何 N，M_1	
Ⅳc期	任何 T，任何 N，M_1			

2. **AGES 预后评分系统**（见第三章第二节）。

3. **MACIS 预后评分系统**（见第三章第二节）。

4. **AMES 预后系统**（见第三章第二节）。

5. **AIM 预后系统**（见第三章第二节）。

需要进一步指出的是，以上几种预测系统主要是在初始治疗后（手术后）应用的，其适用范围、涉及变量的比较如表 7-2 所示。这些系统用于预测肿瘤的死亡风险，而不能预测肿瘤的复发风险。

表 7-2　几种初始治疗预后预测系统的比较

系统	AJCC/TNM	AGES	MACIS	AMES	AIM
适用范围	PTC/FTC	PTC/FTC	PTC/FTC	PTC/FTC	FTC
年龄	√	√	√	√	√
原发瘤大小	√	√	√	√	
肿瘤分级/期		√			
淋巴结转移	√				
远处转移	√	√	√	√	√
完整切除			√		
腺外侵袭		√	√	√	√

TNM：Tumor，原发瘤、Node，区域淋巴结、Metastasis，远处转移；AGES：Age，年龄、tumor Grade，肿瘤分级/期、Extent，腺外侵袭、Size，原发瘤大小；MACIS：Metastasis、Age、Completeness of resection，完整切除、Invasion，腺外侵袭、Size；AMES：Age、Metastasis、Extent、Size；AIM：Age、Invasion、Metastases。

（二）预测肿瘤持续/复发的系统

由于大多数 DTC 患者生存预后良好，肿瘤总体死亡风险仅为 0.5/10 万。因此，与预测肿瘤的死亡风险相比,预测肿瘤的持续/复发风险就显得更为重要。而且,上述 TNM、MACIS 等系统,仅为术后评估,未考虑后续 ^{131}I 治疗、TSH 抑制治疗等因素。2009 年,ATA 指南首次提出了复发风险分层,这一分层系统也是后续治疗的重要决策基础。

中国 2012 指南建议采用 3 级分层评估 DTC 患者复发危险度,但正如指南中所指出的那样:上述 DTC 的危险度分层方案的制定,还没有充分结合病理学所详细描述的预后因素(如癌细胞频发性核有丝分裂、肿瘤坏死区域等),也没有考虑原发病灶的分子特征及其去分化状态。因此还应该进一步完善形成更加合理的复发危险度分层系统,并对患者进行动态评估。中国 2018 规范对 DTC 疾病复发率风险分层系统进行了更新,其根据术中病理特征如病灶残留、肿瘤大小与数目、病理亚型、包膜血管侵犯、淋巴结转移与外侵、术后刺激性 Tg 水平、分子病理特征等因素将患者复发风险分为低、中、高危 3 层。对于高危组 DTC 强烈建议术后行辅助治疗;中危组可行辅助治疗;低危组一般不行清甲治疗,但须行内分泌治疗。中国 2012 指南与 2018 规范关于 DTC 疾病复发风险分层系统的比较见表 7-3。

2015 年 ATA 指南根据有关复发危险因素,包括肿瘤大小、淋巴结转移、血管侵犯程度和分子病理特征等情况,对复发风险分层的权重因素进行了修正和补充。2015 ATA 指南虽提示 BRAFV600E、TERT 等基因突变可能是 DTC 复发的危险因素,但未明确将其纳入复发风险分层系统。在 2015 ATA 指南复发风险分层的基础上,2019 ESMO 指南将 DTC 复发风险分层进行了修订和完善(表 7-4)。该表根据 WHO 新版肿瘤分类,进一步分为 NIFTP、PTC 和 FTC。在复发风险等级上,EMSO 指南明确定义:复发风险预测值 ≤ 5% 为低危,6% ~ 20% 为中危,> 20% 为高危,并将"BRAFV600E 和 TERT 启动子联合突变"归为高危。

三、DTC 术后动态评估治疗反应(生化、结构)并调整治疗和随访

上述预测肿瘤死亡和复发的系统,仅是利用患者术后所得到的资料进行评估,并未将后续 ^{131}I 治疗、TSH 抑制治疗等因素考虑在内。2009 年 ATA 指南提出应对 DTC 疾病风险进行动态评估,随后中国 2012 指南也推荐建立动态危险度评估模式,根据随访过程获得新数据,适时调整 DTC 分期和复发危险度分层,以修订后续的治疗和随访方案。鉴于当时还没有如何进行 DTC 动态危险度评估共识,也缺乏对这种评估模式利弊的长期研究,故建议积极探索评估时需要纳入的参数、评估间隔时间和后续的处理方案。2015 年 ATA 指南在经典 DTC 评估体系的基础上系统地提出了治疗反应评估体系,与 TNM 分期等预测死亡风险的评估体系相结合,有望更准确、实时地对 DTC 复发和死亡风险进行评估,修正复发风险,指导患者个体化诊疗方案的制定。DTC 治疗反应评估体系的内容将在相关章节讨论,在此不再详述。其中涉及预后预测的内容如下:①良好:复发率 1% ~ 4%,疾病特异性死亡率 < 1%;②生化反应不完全:该类患者中至少 30% 自然演变为无病状态,20% 经治疗后演变为无病状态,20% 发展为结构性病变,疾病特异性死亡率 < 1%;③结构反应不完全:尽管给予了更多的治疗,仍有 50% ~ 85% 为疾病持续状态,疾病特异性死亡率在伴有局部转移者可达 11%,在伴结构性远处转移者可高达 50%;④未确定反应:在随访过程中 15% ~ 20% 会出现结构性病变,其余无特异变化者或稳定或缓解,疾病特异性死亡率 < 1%。

表 7-3　中国 2012 指南与 2018 规范中 DTC 的复发危险度分层的对比

复发危险度组别	中国 2012 指南 符合条件	中国 2018 规范 临床病理特征
低危组	符合以下全部条件者 · 无局部或远处转移 · 所有肉眼可见的肿瘤均被彻底清除 · 肿瘤没有侵犯周围组织 · 肿瘤不是侵袭型的组织学亚型,并且没有血管侵犯 · 如果该患者清甲后行全身碘显像,甲状腺床以外没有发现碘摄取	PTC(包括以下所有) · 无区域淋巴结或远处转移 · 大体肿瘤无残留 · 肿瘤无外侵 · 非恶性程度高的组织学亚型 · 首次术后全身核素扫描未见甲状腺床外的摄碘灶 · 无血管侵犯 · cN0 或少于 5 个微小淋巴结转移(直径 < 0.2cm) · 滤泡状亚型 PTC,位于甲状腺内,未突破包膜;甲状腺乳头状微小癌,位于甲状腺内,单发或多发,包括 BRAFV600E 突变 FTC · 位于甲状腺内,分化好,有包膜侵犯且无血管侵犯,或仅有微小血管侵犯
中危组	符合以下任一条件者 · 初次手术后病理检查可在镜下发现肿瘤有甲状腺周围软组织侵犯 · 有颈淋巴结转移或清甲后行全身 ^{131}I 显像发现有异常放射性摄取 · 肿瘤为侵袭型的组织学亚型,或有血管侵犯	甲状腺周围组织的微小侵犯 · 术后首次核素显像有颈部病灶摄碘 · 恶性程度高的亚型(高细胞、柱状细胞、弥漫硬化等) · 伴有血管侵犯,cN1 或 5 个以上淋巴结转移的 pN1,转移淋巴结直径 < 3.0cm · 多灶性甲状腺乳头状微小癌伴或不伴 BRAFV600E 突变
高危组	符合以下任一条件者 · 肉眼下可见肿瘤侵犯周围组织或器官 · 肿瘤未能完整切除,术中有残留 · 伴有远处转移 · 全甲状腺切除后,血清 Tg 水平仍较高 · 有甲状腺癌家族史	明显侵犯甲状腺周围软组织 · 肿瘤残留 · 远处转移 · 术后血清 Tg 提示远处转移 · pN1 且转移淋巴结 > 3.0cm · FTC 广泛浸润血管

表 7-4　2019 年 ESMO 指南 DTC 患者疾病持续、复发风险分层预测系统 [a]

风险等级(ERR)	病理	定义	ERR
低危(≤ 5%)	NIFTP	具有乳头状核特征的非浸润性甲状腺滤泡性肿瘤,以前称为非浸润性包膜型滤泡型甲状腺乳头状癌	< 1%
	PTC	具有以下全部特征:切除后无肉眼可见的肿瘤组织残余;无局部浸润或局部转移;cN0 或 pN1(< 5 处微转移,直径 < 0.2cm[b]);无远处转移;若行 RAI 治疗,初次治疗后全身碘显像甲状腺床外无摄碘转移灶;无血管侵犯;非侵袭性病理类型[c]。存在 BRAFV600E 基因突变的 PTC 仅肿瘤 < 1.0cm 时可被定义为低危	1% ~ 6%[d]

风险等级（ERR）	病理	定义	ERR
低危（≤ 5%）	FTC	甲状腺内、分化良好的 FTC 伴包膜侵犯且程度最轻（< 4 个病灶）或无血管侵犯	2% ~ 3%
中危（6% ~ 20%）	PTC	至少符合以下 1 条特征： 镜下甲状腺周围软组织侵犯 肿瘤相关症状 甲状腺内病灶 < 4.0cm，存在 BRAFV600E 基因突变（若已知） 侵袭性病理类型 血管侵犯 多灶性甲状腺乳头状微小癌伴 ETE 和已知的 BRAFV600E 基因突变 cN1 或 pN1（> 5 个淋巴结转移且直径均 < 3.0cm） 初次治疗后全身碘显像于颈部存在摄碘转移灶	3% ~ 8% 9% 10% ≈ 15% 15% ~ 30% 20% 20% —
	FTC[e]	至少符合以下 1 条特征： cN1 或 pN1（> 5 个淋巴结转移且直径均 < 3.0cm） 初次治疗后全身碘显像于颈部存在摄碘转移灶	20% —
高危（> 20%）	PTC	至少符合以下 1 条特征： 肉眼可见肿瘤侵犯甲状腺周围软组织 pN1 至少 1 个转移淋巴结最大径 > 3.0cm 淋巴结外侵犯 BRAFV600E 和 TERT 基因同时突变[f] 术后血清 Tg 水平提示远处转移 肿瘤切除不完整 远处转移	30% ~ 40% 30% 40% > 40% 几乎 100% 100% 100%
	FTC	至少符合以下 1 条特征： 广泛侵袭或广泛的血管浸润（> 4 个病灶） 术后血清 Tg 水平提示远处转移 肿瘤切除不完整 远处转移	30% ~ 55% 几乎 100% 100% 100%

[a] 基于 2015 ATA 风险分层系统；[b] 所有肿瘤大小均指最大直径；[c] 侵袭性组织学亚型：高细胞型、靴钉型、柱状细胞型、鳞状分化型、弥漫硬化型、实性 / 小梁型；[d] 若肿瘤 > 4.0cm，则预计复发风险（ERR）增加至 8% ~ 10%，但其复发风险仍被归为低危；[e] Hürthle 细胞癌之前被归入 FTC 中的一个类型，但因其具有明显的临床、生物和遗传特征，故 WHO 将其重新归入 DTC 中的一个类型，一些学者认为 Hürthle 细胞癌是 DTC 中更具侵袭性的一种，当伴有广泛的血管和 / 或包膜侵犯时，其疾病持续、复发风险分层应为高危；对于微小侵犯的 Hürthle 细胞癌，尚缺乏有关复发风险的可靠证据；[f] BRAFV600E 基因突变与侵袭性组织学特征、淋巴结转移和甲状腺外侵（ETE）相关，但其对复发风险的相对贡献尚未明确；BRAFV600E 和 TERT 基因突变同时存在可增加复发风险。

四、其他

(一)自身免疫性甲状腺病合并甲状腺癌预后

1. 格雷夫斯病与甲状腺癌　格雷夫斯病合并甲状腺癌并不少见。甲状腺癌在格雷夫斯病患者中发病率较普通人群或甲状腺功能正常的人群高,但结果差异较大,范围 0 ~ 54.7%。Graves 病患者易早期发生甲状腺癌,有长期随访研究显示:格雷夫斯病患者 1 年和 1 ~ 4 年内甲状腺癌发病率明显升高,而患病 5 年以上者甲状腺癌发病率明显降低。关于格雷夫斯病合并甲状腺癌的侵袭性和预后目前尚存在争议。有研究认为:格雷夫斯病合并甲状腺癌的侵袭性与单纯甲状腺癌相似,总体预后良好;亦有学者发现:格雷夫斯病合并非微小癌(直径 > 1.5cm)的病死率为 28.6%,显著高于甲功正常组(2.9%)。但由于受研究方法、病例数、随访时间所限,所得结论有一定局限性,仍有待更多、更大样本的研究进一步证实。

2. 慢性淋巴细胞性甲状腺炎并甲状腺癌　文献报道,DTC 合并慢性淋巴细胞性甲状腺炎(chronic lymphocytic thyroiditis,CLT)患者,占全部 DTC 的比例为 12% ~ 43.8%,但 DTC 与 CLT 之间是否相关仍有争议。我国《^{131}I 治疗分化型甲状腺癌指南(2021 版)》及 2015 ATA 指南中均未提及 CLT 对 DTC 的影响,合并 CLT 的 DTC 患者,肿瘤直径较小,TNM 分期等方面未见明显差异。我国学者的研究也认为:CLT 亦不是影响 DTC 患者 ^{131}I 治疗效果及预后的因素。

(二)超重和肥胖与甲状腺癌预后

超重和肥胖与甲状腺癌发病率增加相关。2017 年我国学者还报告 BMI 每增加 5kg/m²,甲状腺癌腺外侵袭风险增加 1.2 倍。此外,还有研究报告 BMI 与女性 PTC 患者中的 BRAFV600E 基因突变呈正相关;在体实验也证实,对于甲状腺癌模型动物,二甲双胍能够阻断肥胖所致的甲状腺癌进展。因此,这些研究结果警示我们需要关注肥胖是否更易带来甲状腺癌临床不良预后。

(三)新型冠状病毒(COVID-19)感染疫情与甲状腺癌

自 2020 年至本书撰稿时,虽然我国新型冠状病毒感染疫情防控情况良好,但就世界范围而言仍然处在新型冠状病毒感染疫情大流行阶段。美国近期发表 1 项病例 - 对照研究发现:肿瘤患者感染 COVID-19 的风险显著增加且预后更差。在常见的 13 种肿瘤当中,相关性最强的是白血病、非霍奇金淋巴瘤和肺癌,甲状腺癌相关性最弱,但仍有统计学意义:OR 3.10(95%CI 2.47 ~ 3.87,P < 0.001)。上述研究提示肿瘤和 COVID-19 对患者预后有协同效应,即肿瘤合并 COVID-19 患者的预后明显差于单纯感染 COVID-19 或单纯肿瘤患者。在新型冠状病毒感染疫情大流行的背景下,由于安全防护的需要,FNA 数量较 2019 年明显下降达 40%,但对于高危患者的治疗仍在持续。对于已经证实的甲状腺癌患者的手术并未推迟;诊室预约就诊的比例下降同时伴随远程医疗的比例明显增加。在核医学治疗方面,世界范围内诊断性和治疗性全身扫描的数量急剧下降,平均下降达 45%。此外,RAI 不会增加 COVID-19 感染的风险、发病率和死亡率。

DTC 晚期患者(具有侵袭性特征、血管侵犯、淋巴结转移和远处转移)具有更高的病毒感染风险,这其中亦包括 COVID-19,故其 COVID-19 的发病率和死亡率也会增加,尤其是那些存在肺转移瘤的患者。甲状腺低分化癌、特别是 MTC 和 ATC 患者,因 COVID-19 感染而发病和死亡的风险更高。上述这些患者有时在甲状腺全切术后或 RAI 治疗后接受靶向药物——酪氨酸激酶抑制剂（如索拉菲尼、仑伐替尼等）的治疗，由于这些药物可抑制免疫系统，并可能在新型冠状病毒感染疫情大流行期间导致严重肺部感染的风险进一步增加。以前接受过颈部外放射治疗的患者罹患 COVID-19 重症型的风险也更高。

（赵宇航　张杰涛）

参考文献

[1] 中华医学会内分泌学分会,中国抗癌协会头颈肿瘤专业委员会,中华医学会外科学分会内分泌学组,中华医学会核医学分会.甲状腺结节和分化型甲状腺癌诊治指南 [J].中华内分泌代谢杂志,2012,28(10):779-797.

[2] DAVIES L, WELCH H G. Current thyroid cancer trends in the United States [J]. JAMA Otolaryngol Head Neck Surg, 2014, 140 (4): 317-322.

[3] 中华人民共和国国家卫生健康委员会.甲状腺癌诊疗规范(2018 年版)[J].中华普通外科学文献(电子版),2019,13(1):1-15.

[4] SHIN J J, CARAGACIANU D, RANDOLPH G W. Impact of thyroid nodule size on prevalence and post-test probability of malignancy: a systematic review [J]. Laryngoscope, 2015, 125 (1): 263-272.

[5] 中国临床肿瘤学会(CSCO)甲状腺癌专家委员会,中国研究型医院学会甲状腺疾病专业委员会,中国医师协会外科医师分会甲状腺外科医师委员会,医促会甲状腺疾病专业委员会核医学组,北京市核医学分会治疗学组.碘难治性分化型甲状腺癌诊治管理共识(2019 年版)[J].中国癌症杂志,2019, 29 (6):476-480.

[6] 中华医学会核医学分会.^{131}I 治疗分化型甲状腺癌指南(2021 版)[J].中华核医学与分子影像杂志,2021, 41 (4):218-241.

[7] FILETTI S, DURANTE C, HARTL D, et al. Thyroid cancer: ESMO clinical practice guidelines for diagnosis, treatment and follow-up [J]. Ann Oncol, 2019, 30 (12): 1856-1883.

[8] 张鑫,林岩松.非远处转移性分化型甲状腺癌 ^{131}I 治疗进展——2019 年《ESMO 临床实践指南:甲状腺癌的诊断、治疗和随访》解读 [J].中华核医学与分子影像杂志,2020, 40 (6):343-350.

[9] 李兴睿,徐滔.美国癌症联合委员会第 8 版分化型甲状腺癌 TNM 分期更新解读[J].临床外科杂志,2019, 27 (1):33-35.

[10] HAUGEN B R, ALEXANDER E K, BIBLE K C, et al. 2015 American thyroid association management guidelines for adult patients with thyroid nodules and differentiated thyroid cancer: the American thyroid association guidelines task force on thyroid nodules and differentiated thyroid cancer [J]. Thyroid, 2016, 26 (1): 1-133.

[11] 于洋,关海霞.肥胖与甲状腺癌:已知证据的思考和未来研究的展望 [J].中华内科杂志,2019, 58 (1):5-9.

[12] PARK J, KIM WG, ZHAO L, et al. Metformin blocks progression of obesity-activated thyroid cancer in a mouse model[J]. Oncotarget, 2016, 7(23): 34832-34844.

[13] WANG Q, BERGER N A, XU R. Analyses of risk, racial disparity, and outcomes among US patients with cancer and COVID-19 infection [J]. JAMA Oncol, 2021, 7 (2): 220-227.

[14] LORENZO S, FABIÁN P, KATHERINE E, et al. Impact of COVID-19 on the thyroid gland: an update [J]. Rev Endocr Metab Disord, 2020, 25: 1-13.

[15] LAURENTIUS A P. COVID-19 and thyroid disease: How the pandemic situation affects thyroid disease patients [J]. J ASEAN Fed Endocr Soc, 2020, 35 (2): 155-157.

第八章

甲状腺癌影像学检查

甲状腺超声是甲状腺癌最常用的影像学检查,对甲状腺癌的筛查、诊断、术后随访等均具有重要的价值。根据临床需要还可以做 CT、MR、ECT、PET-CT 等检查,本章进行系统的阐述。

第一节　甲状腺癌超声诊断

一、概要

(一)检查前准备

检查前准备:检查前患者一般无需特殊准备。

检查体位:一般取仰卧位,使头部后仰充分暴露颈部。当患者颈部短、粗时,可于颈肩部垫一小枕使头部充分后仰。

(二)仪器选择

诊断仪器应选择中 - 高档彩色多普勒超声诊断仪。探头一般采用高频线阵探头,频率范围在 7.5 ～ 15MHz(或更高)。此频率范围探头扫查深度能达到 5.0cm,分辨率 0.5 ～ 1.0mm。探头长度一般在 3.5 ～ 4.0cm,更有利于探头在下颌与锁骨之间做纵向滑动扫查。线阵探头的成角或者梯形模式由于有较宽的远场视野而便于做扇形扫查。

对于明显肿大的甲状腺,或者病变位于甲状腺偏后侧时,换用频率较低的扇形探头更有利于病灶的显示与测量。另外,腔内探头或微凸扇形探头因其体积小,扫查角度大,可以避开胸骨的影响,更适于检查甲状腺下极向胸骨后延伸的变异或病变。

(三)甲状腺扫查方法

1. 灰阶超声扫查　每一患者甲状腺扫查都必须包括双侧叶、峡部及锥状叶的横切面和纵切面。甲状腺下极扫查可通过嘱其做吞咽动作而显示更为清晰。

(1)横切扫查:患者平静呼吸,将探头置于颈前正中、甲状软骨下方,自上而下滑动扫查,直至甲状腺下极消失,此方法可同时显示甲状腺峡部和左右侧叶,但通常两侧叶不能同时完全显示,因此要对两侧叶进行各自横切扫查。扫查过程中,应尽可能使探头与皮肤垂直。当甲状腺下极位置较低,位于胸骨后或锁骨后时,探头需向下做扇形扫查,以充分显示全部甲状腺组织或病变。

(2)纵切扫查:应沿甲状腺左、右侧叶的长径,从内到外或从外到内做滑动扫查。约 30% ～

50%患者可能存在甲状腺锥状叶,自甲状腺峡部向上延伸,上可达舌骨水平,以偏左侧多见。扫查时应注意避免漏诊。同样,当甲状腺下极位于胸骨或锁骨后时,可用微凸面扇形探头或腔内探头进行扫查。

(3)甲状腺测量:超声是测量甲状腺大小和体积较准确的方法。在二维灰阶条件下测量甲状腺各径线:侧叶纵切最大切面测量上下径,有时一幅图像不能完全显示侧叶的上下极,此时可用分区显示、全景显示或者梯形显示方法;侧叶横切最大切面测量横径和前后径,纵切面测量侧叶前后径时最准确,但有时甲状腺侧叶后缘不容易显示,而比较容易接受的是横切面测量前后径;同样方法测量峡部径线。三维超声技术可一次性获得甲状腺叶的三个正交位切面,然后应用仪器自动计算或者人工计算甲状腺体积。

2. 彩色多普勒和能量多普勒超声检查　进行多普勒检查时,嘱患者平静呼吸,尽可能不作吞咽动作,必要时可以屏气。彩色和能量多普勒与灰阶超声联用于血管的定位,其中能量多普勒对低速血流的显示更为敏感。在甲状腺结节超声检查中,多普勒用于评估腺体或病灶的血流丰富程度,以利于判断甲状腺结节良恶性。

(1)检查甲状腺内部血流:观察内部血流时,探头不要过度挤压颈部组织,以免低速血流信号丢失。对于正常甲状腺或甲状腺弥漫性疾病者,取样框尽可能包括全部甲状腺组织。对于甲状腺内部局灶性病变,取样框宜稍大于病灶,这样可以增加血流敏感性和提高帧频。

(2)甲状腺大血管:甲状腺大血管内径一般都较细,扫查时应用彩色多普勒功能,能获得更好的显示。

3. 脉冲多普勒超声检查　多普勒频谱分析,可以计算收缩期血流速度、舒张期血流速度、阻力指数和搏动指数等参数。

(1)甲状腺内部或肿块血流:甲状腺内部、甲状腺肿块内部及周边的血管一般均较细,血流速度较慢,脉冲多普勒检查时,取样门宽度大多取最小值,同时,速度标尺应取较小范围。

(2)甲状腺大血管:甲状腺上动脉因走行与皮肤平行,可通过轻压探头下极或稍微抬高上极,但均不离开皮肤,可以减小超声束与血流的夹角。甲状腺下动脉走行与声束平行,角度较容易保证。甲状腺静脉的扫查同样可借助彩色多普勒超声检查。

(四)甲状腺超声检查适应证

1. 甲状腺局部症状或体征　颈前区感觉不适、肿大或扪及可疑结节者;临床怀疑甲状腺疾病,以明确诊断与鉴别诊断者。

2. 其他检查发现甲状腺异常　影像学或实验室检查提示有甲状腺结构及功能异常者。

3. 手术评估和随访　甲状腺外科术前、术后评估及甲状腺疾病随访。

二、正常甲状腺超声表现

(一)解剖概要

正常甲状腺呈"蝶形",左、右侧叶位于气管两侧,两者由气管前方的峡部相连。侧叶上下径约 3.0 ~ 6.0cm,左右径约 1.0 ~ 2.0cm,前后径约 1.0 ~ 2.0cm。峡部通常厚约 0.2 ~ 0.3cm,正常峡部厚度应小于 0.5cm。约 30% ~ 50% 患者可能出现自峡部向舌骨延伸的锥状叶,为甲状舌管组织的遗迹。甲状腺前方为带状肌群,包括胸骨舌骨肌、胸骨甲状肌、肩胛舌骨肌。带状肌的前侧面是较宽大的胸锁乳突肌,其将颈部划分为颈前三角与颈后三角。颈长肌位于甲状腺侧叶的后方,紧邻甲状腺侧叶后缘。甲状腺侧叶外缘为颈总动脉和颈内静脉,通常情况下,颈总动脉位于甲状腺侧叶外缘,颈内静脉位于颈总动脉外侧。颈中部后方是气管,紧随其后是食管。气管后方的食管显示不满意,然而一部分食管在气管左侧突向甲状腺左叶后方。偶尔可见食管位于气管右侧。

(二)二维灰阶超声表现

1. 甲状腺形态　甲状腺被膜为包绕整个甲状腺的薄层高回声带。甲状腺呈蝶形,两侧叶较厚,中间峡部较薄,后方为气管衰减暗区。左、右侧叶形态相似,但不完全对称,一般右叶稍大于左叶。锥状叶矢状切面呈指向头侧的长三角形,横断面上呈椭圆形。少数情况下,甲状腺可能发生异位、部分缺如或出现额外甲状腺。常见的异位甲状腺位于颌下、舌骨上下、侧颈部及胸骨后。少数特殊部位的异位甲状腺超声检查难以发现,需要借助核素扫描。额外甲状腺常见于颈总动脉前方(图 8-1)、外侧或甲状腺下极下方。

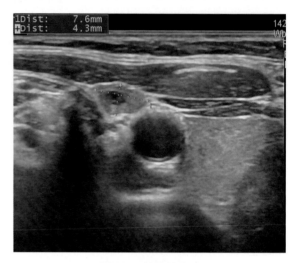

图 8-1　额外甲状腺

2. 甲状腺实质回声　以颈前肌群作为参照,甲状腺被膜为薄而规整的高回声带,甲状腺实质为分布均匀的中等回声。颈部脂肪层较厚的患者甲状腺侧叶可能会出现轻度衰减,此时可以嘱患者向对侧转头并适度加压。

3. 甲状腺的血管

(1)甲状腺上动脉:甲状腺上动脉起源于颈外动脉起始段,位置表浅,走行与皮肤较平行,超声容易扫查。

(2)甲状腺下动脉:甲状腺下动脉位于甲状腺侧叶下 1/3 的后方,绝大多数起自锁骨下动脉的分支甲状颈干,少数发自头臂干或主动脉弓,自颈总动脉后方向下绕行至甲状腺下极后方。与甲状腺上动脉相比超声显示较难,甲状腺下动脉有缺如可能。

(3)甲状腺静脉:甲状腺侧叶纵切面可见许多细小圆形无回声绕在甲状腺表面,此即甲状腺的静脉。

(三)多普勒超声表现

1. 甲状腺实质血流　甲状腺为血供丰富的器官,但内部血流速度较慢,血流显示因仪器不同而有所差异。可显示为点状、短棒状或条状。动脉表现为闪烁、明亮的彩色血流信号,而静脉彩色较为暗淡,不具搏动感。

2. 甲状腺血管　甲状腺动脉表现为搏动性的红色或蓝色血流信号。甲状腺上、下动脉血流频谱为陡直的单向单峰图像,上升较快,下降较慢。甲状腺静脉频谱一般呈连续性低振幅血流信号。

(四)甲状腺超声正常值

1. 甲状腺大小正常值　甲状腺超声测值各家报道不一,为便于记忆和实际应用,甲状腺大小记为:侧叶前后径及左右径为 1.0 ~ 2.0cm,上下径为 5.0 ~ 6.0cm,峡部厚度不超过 0.5cm。

2. 甲状腺体积正常值　目前最常用的方法是通过椭球体计算公式:V=π/6× 上下径(cm)× 左右径(cm)× 前后径(cm),分别计算两侧叶、峡部体积,然后相加得出总体积。甲状腺平均体积:男性(18.6 ± 4.5)cm³,女性(19.6 ± 4.7)cm³。

3. 甲状腺动脉参数正常值　甲状腺动脉平均内径为 1 ~ 2mm,甲状腺主要动脉峰值流速为 20 ~ 40cm/s,实质内峰值流速为 15 ~ 30cm/s。

三、甲状腺癌超声表现

甲状腺癌常见病理类型包括:PTC、FTC、MTC 及 ATC。不同病理类型的甲状腺癌超声表现大多具有一定的特征性,分述如下。

(一)甲状腺乳头状癌超声表现

PTC 是甲状腺癌中最常见类型,占所有甲状腺癌的 75% ~ 95%。近年来甲状腺癌发病率上升迅猛,主要是由于乳头状癌检出率的增加所致。PTC 以中青年女性较多见,男女比例约为 1∶3 ~ 4,但男性患者死亡危险性比女性高。PTC 预后较好,统计数据表明,即使发生颈部淋巴结转移,患者术后 5 年生存率仍可高达 97.5%,20 年生存率高达 92% ~ 96%。值得一提的是,儿童甲状腺结节发病率仅为 1% ~ 2%,但恶性者却高达 33% ~ 55%。据国内报道,年龄 < 12 岁的儿童甲状腺癌侵袭性较强,其双侧叶累及率、多发病灶、甲状腺外侵犯、淋巴结转移及远处转移率分别为 87.5%、93.8%、100.0%、94.1% 和 76.5%。

在组织学上,PTC 分为经典型和特殊亚型。特殊亚型则包括:滤泡亚型 PTC(follicular variant of papillary thyroid carcinoma,FVPTC)、高细胞亚型 PTC、弥漫硬化亚型 PTC、筛状 - 桑葚亚型 PTC、Warthin 样 PTC 等。在这些亚型中,最常见的是经典型甲状腺乳头状癌(classic variant of papillary thyroid carcinoma,CVPTC)和 FVPTC,两者几乎占了所有 PTC 的 90%。由于不同亚型 PTC 在临床预后及超声表现方面具有各自的特征,近年来国际、国内学者对 PTC 亚型的特征关注颇多。在本书中,我们先对典型 PTC 的声像图特征做一总结,而后简要介绍几种特殊亚型的 PTC 声像图特征。

1. 典型甲状腺乳头状癌超声表现　典型的 PTC 表现为腺体内单发或多发的低或极低回声结节(图 8-2)。实性、低或极低回声、不规则边缘、纵横比 > 1 及微钙化被认为是典型 PTC 的五大特征。大部分癌灶内缺乏血供,部分结节内部可见穿入性的高阻型动脉血流信号。对甲状腺腺体内可疑结节,超声一般从以下七个方面进行评估。

(1)成分:可分为实性、囊实混合性和囊性。绝大多数 PTC 为实性结节,很少数呈囊实混合性或以囊性为主。在囊实混合性 PTC 中,往往能发现乳头状或团块状实性低回声成分向囊内突出或占据部分囊性区域,其中的实性成分多不伴有囊变,内可见微钙化(图 8-3),彩色多普勒常显示实性成分内有较丰富的血流信号,尤其是由中心向四周发出的放射状分支动脉血流("烟花"征)。部分囊实性乳头状癌可以看到明确的实性成分向周围组织浸润的征象,表现为局部边缘模糊或不规则。以囊性为主的结节根据囊性成分有无分房,可分为单房状和多发小蜂房状(图 8-4)。个别乳头状癌病例可仅表现为陈旧出血性囊性病灶,无明显实性成分,但随访观察可发现结节逐渐增大。

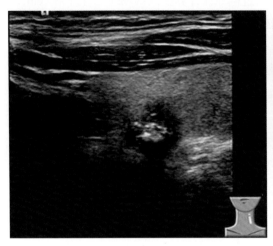 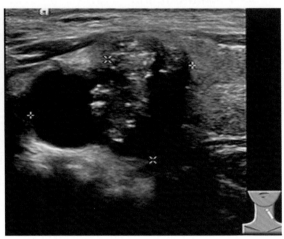

图 8-2　典型甲状腺乳头状癌,表现为实性极低回声　图 8-3　囊实性甲状腺乳头状癌(单房状),实性成分内
结节,纵横比＞1、多发微钙化　　　　　　　　　　　　　　　伴微钙化

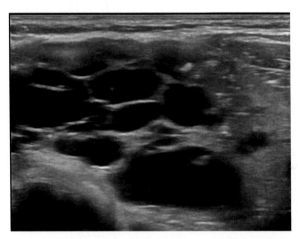

图 8-4　囊实性甲状腺乳头状癌(多发小蜂房状),实性成
分内伴微钙化

(2)回声:约 90% 的乳头状癌表现为实性低回声(低于甲状腺腺体而高于肌层回声)或极低回声(低于肌层回声),其病理基础是癌灶内细胞排列紧密,胶质滤泡少。有学者提出,以极低回声作为诊断乳头状癌的特征特异度更高,可达 92.2% ~ 94.3%。高回声的乳头状癌比较罕见,仅占 0 ~ 2%,可能与其内含胶质成分较多有关。

（3）边界 / 边缘：边界指的是结节与周围组织的分界，可分为清晰或模糊，乳头状癌的边界特征与肿瘤的大小相关。直径 1.0cm 以下的乳头状癌往往表现为边界清晰的低回声结节 / 极低回声结节，主要是因为在组织学上，体积微小的乳头状癌局限于包膜样的纤维分隔内。直径大于 1.0cm 的癌灶边界往往比较模糊。也有部分呈膨胀性生长的乳头状癌，表现为边界清晰、锐利。

边缘指的是结节的轮廓特征，可分为规则、平整或毛刺状等。大部分乳头状癌为浸润性生长，肿瘤细胞在不同方向上生长速度有差异，从而表现在声像图上边缘不规则，可见短小的"毛刺征"。但这种毛刺状边缘与肿瘤组织学分型及预后的关系并不确切。

（4）纵横比：纵横比指的是超声图像中，肿瘤的前后径与同一切面中肿瘤的左右径（横切面）或上下径（纵切面）之间的比值。众多研究表明，纵横比大于 1 是诊断甲状腺恶性肿瘤的高特异性指标，尤其是在甲状腺横切面上的测量值。这可能是由于恶性肿瘤细胞的生长多倾向于垂直或穿破正常组织层次的原因，2009 年韩国 Soo Jeong Yoon 教授对比了甲状腺超声与 CT 图像的差异，提出 "Taller-than-wide" 征象的出现与检查时超声探头的加压有关，良性结节更容易发生形变，而表现为纵横比 < 1。

（5）微钙化：超声表现为细小的、针尖样的点状高回声，直径一般 ≤ 1mm，多不伴有声影。当多个微钙化簇状堆积时，可能出现声影。微钙化是诊断 PTC 的高特异性指标，其诊断特异性高达 85% ~ 94%，不仅如此，微钙化也是 PTC 高侵袭性的指征之一。乳头状癌超声图像中的微钙化基本上等同于病理切片中的砂粒体。砂粒体是一种直径约为 50 ~ 70μm 的同心圆环形层状的磷酸钙结构，多存在于乳头状结构的乳头茎、纤维间质及癌细胞间，部分滤泡结构的纤维间隔内也可能发现。根据微钙化与癌结节的位置关系，我们提出可疑甲状腺癌内的微钙化可以根据分布特征分为三型（图 8-5）：Ⅰ型：腺体内可见一枚或多枚癌结节，且微钙化仅位于癌结节内部；Ⅱ型：腺体内可见一枚或多枚癌结节，微钙化不仅存在于癌结节内部，在癌结节周围的腺体内亦可见散在分布的微钙化（图 8-6）；Ⅲ型：腺体内未见明确癌结节，仅见局灶性或弥漫性分布的微钙化。其中Ⅰ型微钙化最为常见，有众多研究证明它的存在与肿瘤的侵袭性

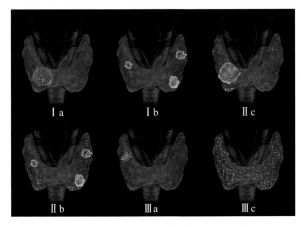

图 8-5　甲状腺微钙化不同分布特征模式图

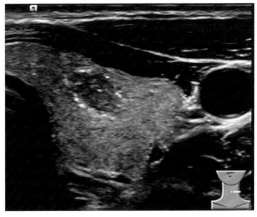

图 8-6　甲状腺乳头状癌结节边缘及周边腺体可见微钙化

有关,提示肿瘤复发率高、易多灶性生长、腺体外播散和淋巴结转移。Ⅱ型微钙化的存在多提示腺体内播散或多发癌灶的存在。而恶性度较高的弥漫硬化性甲状腺乳头状癌多表现为Ⅲ型微钙化分布特征。少部分癌结节内伴粗大钙化和少量微钙化。若以粗大钙化为主时,应适当放大图像,调整增益,避免因粗大钙化遮挡而漏诊少量微钙化。

(6) 血流:有关 PTC 的血流超声特征争议较多。有学者认为乳头状癌是一种乏血供肿瘤,詹维伟教授 2011 年提出恶性结节以低血供为主,占 60% 左右,但随着结节变大,高血供者所占比例上升。与结节的血流丰富程度相比,血流的分布特征对诊断乳头状癌更有意义。较大的乳头状癌结节内血流常表现为穿入结节内部的血流信号,阻力指数较高,平均为(0.74 ± 0.13),部分病例还可见血管走行迂曲、粗细不均(图 8-7)。微小乳头状癌结节内部往往无明显血流信号,结节周边有时可见较多血流信号,形成一个虎视眈眈的"包围圈"(图 8-8)。

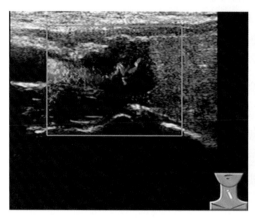 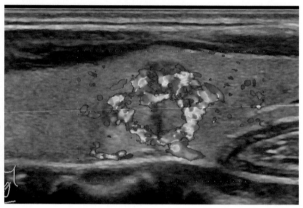

图 8-7　甲状腺乳头状癌结节内血管走行迂曲　　图 8-8　甲状腺微小乳头状癌结节周边血流,形成"包围圈"

(7) 与被膜的关系:乳头状癌与甲状腺被膜的关系取决于癌灶的位置、大小及生物学特性。当肿瘤与甲状腺被膜分界清晰,二者不邻接,二者之间可见正常腺体组织时,称为被膜无浸润。当肿瘤位置邻近腺体边缘、体积较大或生长较快时,可能会累及相应区域的甲状腺被膜,造成被膜隆起或连续性中断,前者多见于膨胀性生长的乳头状癌,而后者多见于浸润性生长的乳头状癌,严重时还可累及腺体周围组织(肌层、气管、食管)等,表现为癌灶与周围组织分界不清,这是诊断甲状腺恶性肿瘤的重要征象之一。当癌灶与甲状腺被膜关系密切时,超声检查应明确其具体的位置,尤其是位于腺体深面的癌灶,应注意与喉返神经的关系。当癌灶位于峡部或与甲状腺前被膜关系密切时,应注意嘱患者缓慢呼吸,仔细观察甲状腺腺体 / 癌灶与颈前肌层的相对运动。当相对运动迟滞或消失时,应考虑颈前肌层受累可能。

2. 特殊亚型甲状腺乳头状癌超声表现　近几年研究表明,PTC 的预后与其病理亚型密切相关。2015 年版的美国甲状腺协会指南中,将不同亚型 PTC 根据预后分为三类,包括侵袭类、预后较差类和预后良好类。其中侵袭类中包括高细胞亚型、柱状细胞亚型和靴钉亚型;预后较差类中包含两种亚型,即实体亚型和弥漫硬化亚型。滤泡亚型、筛状 - 桑葚亚型、Warthin 样亚型均属于预后良好类。

（1）FVPTC：FVPTC 临床上比较常见，发病率仅次于经典型 PTC。它是细胞学上具有 PTC 细胞核的特征，但组织学上呈滤泡状排列而非乳头状排列的一类甲状腺癌，根据有无完整包膜可以分为包裹型和浸润亚型。声像图上，FVPTC 可能会同时表现出乳头状癌和滤泡状肿瘤的特性。包裹型 FVPTC 是近几年的关注热点，由于肿瘤周围具有完整的纤维包膜，预后良好，2017 年美国甲状腺协会委托甲状腺结节与分化型甲状腺癌指南项目组，正式将包裹性滤泡型甲状腺乳头状癌（encapsulated follicular variant of papillary thyroid carcinoma，EFVPTC）更名为带乳头状细胞核特征的非侵袭性滤泡型甲状腺肿瘤（noninvasive follicular thyroid neoplasm with papillary-like nuclear features，NIFTP）。在超声图像中（图 8-9），NIFTP 多表现为边界清晰、边缘光滑或分叶状的实性等 / 略高回声结节，结节内回声多较均匀，无囊变或钙化，结节周边往往可以见到纤细的低回声晕。彩色多普勒显示，NIFTP 内部往往能看到较多血流信号，呈富血供型，部分结节内血流呈"轮辐状分布"。有研究者认为，超声图像中结节的回声与病理类型密切相关，小滤泡细胞型的 NIFTP 往往表现为略低回声结节，而大滤泡细胞型的 NIFTP 多表现为等或略高回声结节。浸润亚型 FVPTC 声像图往往更倾向于典型的乳头状癌，多表现出至少一个恶性特征，例如极低回声、纵径大于横径、边缘不规则等，彩色多普勒多显示结节内为乏血供。值得注意的是，超声引导下细针穿刺细胞学检查不能显示其滤泡状组织结构，其确诊依赖于完整切除肿瘤后全面细致的组织学切片病理检查。在病理检查时，不仅要注意检查肿瘤的显微结构，还应该注意观察肿瘤包膜的完整性，以判断是否具有包膜浸润。

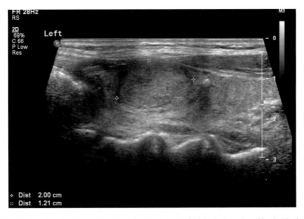

图 8-9　带乳头状细胞核特征的非侵袭性滤泡型甲状腺肿瘤

（2）高细胞亚型（tall cell variant，TCV）：侵袭能力较强，发病率占乳头状癌的 5% ~ 10%。多见于高龄患者，肿瘤体积较大，常出现腺外侵犯或远隔转移，复发率和病死率也较高。92.6%的 TCV 伴有 BRAFV600E 突变。此外，该亚型易于去分化，常见到高分化成分中伴有低分化或未分化癌。超声图像中，TCV 往往表现为典型的低回声或极低回声结节，边界不清，边缘分叶状。由于体积偏大，横径一般大于纵径。结节内可见多发微钙化，大部分病例在就诊时可发现颈部肿大淋巴结。

（3）柱状细胞亚型（columnar cell variant）：非常罕见。自 1986 年 Evans 教授第一次描述以

来,国际上仅有 50 余例报道。柱状细胞亚型乳头状癌的预后不一,体积较小、局限于包膜内的肿瘤手术切除后预后很好,体积较大或伴有腺体外浸润者则预后较差。目前国际上有关该亚型的超声表现报道比较少,多表现为边界清晰的低回声结节伴或不伴有微钙化。体积较大的肿瘤会表现为甲状腺被膜隆起、腺外浸润或颈部淋巴结转移。

(4)靴钉亚型(hobnail variant):与经典型乳头状癌相比,靴钉亚型乳头状癌预后比较差,肿瘤复发、转移及肿瘤相关性死亡率均较高,大部分患者被发现时已经是肿瘤晚期阶段,5 年、10 年及 20 年生存率分别为 83%、71% 和 54%。超声表现无明显特异性,多表现为体积较大的实性低回声肿物,边缘多呈小分叶状,常伴有多发转移性淋巴结。

(5)实体 / 梁状亚型(solid variant):实体亚型乳头状癌约占所有 PTC 的 3%,其生物学特性目前尚存在争议。既往报道称在切尔诺贝利核事故后,30% 的幸存者中发现了实体亚型乳头状癌。但近期研究表明,实体亚型乳头状癌与核暴露的相关性并不高,其临床特征、淋巴结转移率、远处转移率以及复发率与经典型乳头状癌没有明显差异。这可能应该归功于高频超声检查和细针穿刺活检,使得肿瘤在体积较小时即可被发现。超声检查时,实体亚型乳头状癌多表现为典型的恶性特征,部分体积较小的肿瘤边界较清晰,边缘呈分叶状,多生长缓慢。

(6)弥漫硬化亚型(diffuse sclerosing variant,DSV):弥漫性硬化型甲状腺乳头状癌因其病理特殊性,近年来逐渐引起国内外学者的重视。DSVPTC 常见于年轻患者,有文献报道发病年龄在 8 ~ 49 岁之间,平均年龄 18 岁左右,发病率低,约占 PTC 的 1.8%。病理学上以甲状腺一侧叶或双侧叶腺体致密纤维化及鳞状化生,伴淋巴细胞浸润,内可见乳头状结构及散在分布的砂粒体为特点(图 8-10)。超声图像上,弥漫性硬化型 - 乳头状癌患者的甲状腺体积多弥漫性增大,表面凹凸不平,内部回声低而不均匀,弥漫分布的微钙化使腺体呈"暴风雪"样改变。超声图像中的微钙化及不均匀性回声减低与病理中的砂粒体、广泛纤维化和淋巴细胞浸润相对应。颈部常可见伴有多发微钙化的转移性淋巴结。

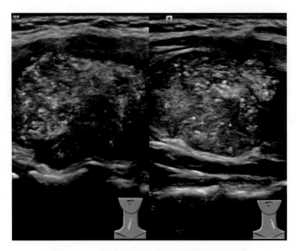

图 8-10　弥漫性硬化型甲状腺乳头状癌

与弥漫性分布微钙化相比,局灶分布的微钙化检出率更低。此类病例合并桥本甲状腺炎时,低回声的桥本甲状腺炎背景可能更易凸显出高回声的微钙化。但部分桥本甲状腺炎的纤维化也可表现为高回声,易与微钙化相混淆,应注意鉴别。建议超声医师在检查过程中,适当放大图像,调整增益,仔细扫查甲状腺各叶腺体,尤其应避免漏诊位于甲状腺上、下极少量、散在的微钙化。

(7)筛状 - 桑葚亚型(cribriform-morular variant,CMV):罕见。常见于常染色体显性遗传的家族性腺瘤患者中,女性居多,发病时间较早(19 ~ 46 岁),多早于结肠腺瘤的出现。CMV PTC 在声像图上缺乏典型的恶性特征,多表现为卵圆形、边界清晰的不均质实性低回声结节,周边多不伴有低回声晕,内部鲜有微钙化。

(8) Warthin 样甲状腺乳头状癌(warthin-like variant of PTC,WVPTC):是一种比较罕见的嗜酸性乳头状癌亚型,1995 年由 Apel 教授等首次报道,迄今为止,仅有 160 余例 WVPTC 被报道。WVPTC 多见于女性,生长缓慢。在声像图中,WVPTC 常表现为边界清晰、边缘光滑 / 分叶状的实性低回声结节,囊变比较少见,结节内鲜有微钙化。与经典型甲状腺乳头状癌相比,WVPTC 纵横比多小于 1,因此比较容易漏诊。WVPTC 预后较好,淋巴结转移、远处转移率及复发率都很低。

(9)隐匿型甲状腺乳头状癌(occult papillary thyroid carcinoma,OPTC):国际上对隐匿型甲状腺乳头状癌的概念争议颇多。2009 年 Boucek 教授对 OPTC 做了全面总结并将其分为 4 类:①因其他良性病变而行甲状腺切除术后标本中意外发现的癌灶或微小癌灶;②影像学检查(主要指超声检查)并经细针穿刺活检证实的甲状腺乳头状微小癌(最大径≤ 1.0cm);③ 有明显的转移征象但术前超声检查未发现原发灶,在术后甲状腺标本组织学检查过程中发现微小癌灶;④异位甲状腺组织中发生的甲状腺癌,出现明确的临床转移征象。对 OPTC,颈部淋巴结转移灶可能是唯一的临床表现,高频超声检查发现可疑肿大淋巴结时,超声引导下细针穿刺活检并Tg 检测有助于明确诊断。出现 OPTC 的原因可能有以下两方面:①腺体内癌灶体积非常微小,且回声与正常腺体组织无明显差异,导致现有的技术手段无法准确显示;②原发灶被机体免疫力所消灭,仅残余少量癌细胞转移至淋巴结并逐渐生长。

(二)其他病理类型甲状腺癌超声表现

1. 甲状腺滤泡状癌　甲状腺滤泡状癌是发病率仅次于乳头状癌的分化型甲状腺癌,占所有甲状腺癌的 5% ~ 15%,世界范围内以碘缺乏区相对多见。与乳头状癌相似,也是女性发病率高于男性,发病高峰年龄在 50 ~ 60 岁之间。滤泡状癌常通过血行转移方式转移至骨、肺、脑、肝脏等,而颈部淋巴结转移相对少见。有研究表明,滤泡状癌的转移与病灶侵犯脉管和包膜的程度有关,部分病例甚至可能术后 10 余年发生转移。与乳头状癌相比,滤泡状癌的预后较差,术后 20 年死亡率高达 20% ~ 30%。

在超声图像上,滤泡状癌常表现为边界清晰、边缘规则的等回声或略低回声结节,其中以等回声居多,约占 65.2%,这可能与肿瘤内的胶质含量不同有关。滤泡状癌形态多呈卵圆形,纵横比 < 1(占 73.9%)。与良性的滤泡状腺瘤相似,滤泡状癌周边常伴有低回声晕,但该晕环多宽窄不一、厚薄不均。彩色多普勒超声检查显示,80% 的滤泡状癌表现为中央型血管供血为主,与大部分轮辐状血供的腺瘤不同,但高频超声检查难以区分甲状腺滤泡状癌和甲状腺滤泡

状腺瘤。原因在于二者病理特征非常相似,超声检查分辨率尚不足以分辨微小的包膜和脉管侵犯。同样的,细针穿刺活检也不适用于鉴别滤泡状癌和滤泡状腺瘤。因此,常规超声检查发现符合滤泡状肿瘤特征的结节,如伴有周边低回声晕宽窄不一或/和结节内见走行迂曲的中央型血流信号时,应警惕滤泡状癌的可能性。部分侵袭性较高的滤泡状癌可能表现为包膜破坏、颈前肌层受累等超声表现。

2. 甲状腺髓样癌　甲状腺髓样癌起源于滤泡旁细胞(C 细胞),发病率占甲状腺癌的 2%~5%,但它发展较快,临床预后较差,死亡率约占甲状腺癌相关性死亡的 13.4%。研究表明,男性患者、高龄、肿瘤分期以及腺体外侵犯与患者生存率和转移率相关。根据遗传学特征,髓样癌可分为散发型和遗传型两种,临床上以散发型多见,约占所有病例的 75%,遗传型 MTC 多与 RET 基因突变相关。

甲状腺髓样癌的超声图像特征与乳头状癌相似,常表现为实性低回声或极低回声结节,但由于 C 细胞的分布特点,MTC 常常发生在甲状腺侧叶中上部。与 PTC 相比,MTC 结节边界多较清晰、规则(图 8-11),呈圆形或椭圆形,极少液化。Wolinski 等研究发现,79.2% 的 MTC 结节内部呈实性,仅有 1 例以囊性为主,未发现完全囊性的 MTC 结节。MTC 常伴有钙化,其中微钙化被认为是淀粉样沉积物周围的钙质沉积所致。若为多发病灶,各病灶声像图特征相似,且血流更丰富,多位于结节内部。此外,MTC 的纵径多小于横径,边缘多较规则。因此,对于甲状腺中上部的低回声结节,没有确切的囊变区且血流丰富时,应警惕甲状腺髓样癌的可能性,并建议临床进一步检查血清降钙素。检查过程中,应注意与患者的既往检查报告进行比较,当发现腺体内实性低回声结节体积明显增大时,需要超声引导下 FNA 进一步检查。

大部分(约 70%)MTC 患者发现时即已经出现淋巴结转移,约 10% 的患者已出现远处转移。

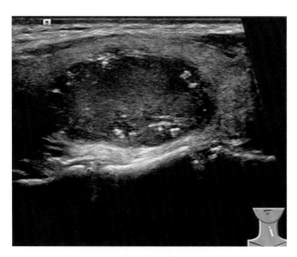

图 8-11　甲状腺髓样癌

3. 甲状腺未分化癌　甲状腺未分化癌发病率较低,仅占所有甲状腺癌的 2%,但它是致死性实性肿瘤之一,5 年生存率不足 5%。该病多见于老年患者,大部分患者发病时年龄都在 60 岁以上。临床上表现为短期内迅速增大的实性肿物,常较早侵犯周围肌肉组织和血管,从而失去手术机会。

　　超声图像上,未分化癌常表现为体积较大的实性低回声肿物,边界不清,边缘不规则,内部可出现坏死,表现为不规则无回声区。肿物多与颈前肌肉、血管关系密切(图 8-12),CDFI 检查常见肿物内丰富的血流信号。大部分患者就诊时即已经出现颈部淋巴结转移或远处脏器转移。由于肿瘤边界不清,且生长较快,部分患者可能会被误诊为亚急性甲状腺炎,如为老年患者应予以高度警惕。

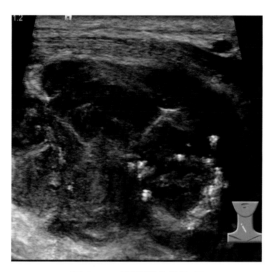

图 8-12　甲状腺未分化癌

四、甲状腺癌超声鉴别诊断

(一)局限性桥本甲状腺炎

　　桥本甲状腺炎是最常见的甲状腺炎症性疾病。该病常累及整个腺体,声像图上表现为整个腺体弥漫性回声减低、不均匀及结节感,与甲状腺恶性肿瘤差异较大。但局限性桥本甲状腺炎与甲状腺恶性肿瘤的声像图特征存在一定的相似性,有时鉴别困难。

　　局限性桥本甲状腺炎主要是由于淋巴细胞的局灶性腺体内浸润形成,声像图上表现为边界清晰的低回声结节,边缘多较整齐,内部回声较均匀。CDFI 检查局限性桥本甲状腺炎多为富血供,表现为"局限性火海"征,与乏血供的甲状腺恶性肿瘤有显著不同。鉴别困难时,可考虑细针穿刺抽吸细胞学检查。

(二)亚急性甲状腺炎

　　亚急性甲状腺炎是一种原发于甲状腺的非细菌性炎症。声像图上一般表现为边界不清、形态不规则的低回声区,无明显占位感,大部分患者探头加压时有疼痛感。由于其低回声、边界不清的特点与甲状腺恶性肿瘤相似,尤其是部分恢复期病例,疼痛感不明显,常可被误诊为甲状腺恶性肿瘤。仔细询问病史或短期复查有助于二者的鉴别诊断。彩色多普勒及弹性成像鉴别诊断价值有限,因为二者均可表现为乏血供、高硬度的特点,必要时可考虑细针穿刺活检鉴别。

(三)结节性甲状腺肿

结节性甲状腺肿是临床最常见的甲状腺疾病之一,发病率高达50%以上。结节性甲状腺肿常为多发,声像图上以混合回声、高回声、等回声表现为主,部分结节内可见大小不等的囊变区,边界多较清晰。当结节较多,互相推挤时,部分结节可能边界不清。少部分病例结节可能表现为实性低回声,病程较长时可伴发粗钙化。另有部分病例结节内部可能出现胶质析出所致的点状高回声,酷似微钙化,易误诊为恶性结节,鉴别点在于此类点状高回声往往出现在囊变区内或附着于囊壁上,后方常伴有"彗星尾"征。值得注意的是,结节性甲状腺肿常可并发甲状腺恶性肿瘤,在多发的良性结节中寻找可疑恶性结节是超声诊断难点之一。当结节实性成分增多、回声减低、结节内出现厚薄不均、连续性差的粗钙化或散在分布的微钙化时,应警惕其为恶性结节的可能。

"木乃伊"结节是一种特殊的甲状腺结节,是由于结节性甲状腺肿囊变吸收、囊壁皱缩、塌陷形成。2015年Lacout A教授首次在Radiology杂志上提出,2016年该团队对"木乃伊"结节的声像图做了详细介绍。此类结节声像图表现为边界不清、边缘不规则的极低回声,内部可见多发点状高回声,纵径常大于横径,酷似典型的甲状腺微小乳头状癌声像图。但仔细观察,可发现结节内或局部边缘具有"双边"征(图8-13),为塌陷、皱缩的囊壁,有时可见内壁连续或不连续的蛋壳状钙化,部分结节中央可见尚未完全吸收的小囊变区。若患者既往检查证实相应区域有体积较大的囊变结节即可确诊。细针穿刺活检常仅见意义不明的少量滤泡细胞或褐色沉积物,无明确恶性肿瘤细胞。当超声检查怀疑"木乃伊"结节时,应嘱患者短期复查,必要时可行超声引导下细针穿刺活检。

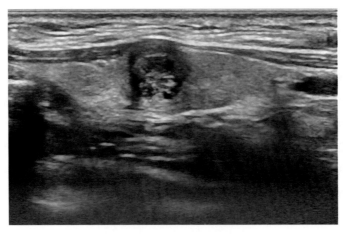

图8-13　甲状腺木乃伊结节

(四)甲状腺滤泡状腺瘤

甲状腺滤泡状腺瘤常为单发,多见于年轻女性患者。典型的腺瘤表现为边界清晰、边缘整齐的卵圆形等回声、高回声或略低回声结节,内部回声多较均匀,部分病灶内部可能出现囊变区。与结节性甲状腺肿相比,滤泡状腺瘤内的囊变区体积偏大,常位于中央部,内少见分隔,而结节性甲状腺肿中的囊变多呈"海绵状"。腺瘤周边常可见厚薄均一的低回声晕,彩色多普勒显示结节内血流信号丰富,呈"轮辐状"分布,阻力指数多较低。由于组织学上,甲状腺滤泡状腺瘤和腺癌的区别在于是否存在包膜和脉管侵犯,高频超声很难显示这些征象,因此,高频超声检查对鉴别甲状腺滤泡状腺瘤和腺癌困难较大,除非发现肿瘤有明确的包膜侵犯、淋巴结转移或周围组织侵犯。当肿瘤周边的低回声晕厚薄不一、肿瘤内部血流失去"轮辐状"分布特征,表现为较粗大的中央型供血为主时,应警惕恶性的可能。

五、甲状腺癌转移超声表现

甲状腺癌的转移与扩散是影响患者预后的最主要因素,因此对其进行准确而全面的诊断尤为重要。甲状腺癌转移方式包括颈部淋巴结转移、甲状腺邻近组织侵犯、颈部脉管侵犯及远处转移。其中前三种转移方式的诊断在很大程度上依赖超声检查,本节基于近年来超声医学新技术的发展和甲状腺癌转移的超声研究进展简要介绍如下。

(一)颈部淋巴结转移

颈部淋巴结转移是甲状腺癌最常见的转移方式,主要见于PTC,据报道PTC颈部淋巴结转移率为30%～90%,其次为MTC。部分明显肿大的淋巴结可在体格检查时发现。其主要超声表现如下。

1. 位置 术前超声检查发现可疑肿大淋巴结并准确定位对术中探查和切除非常重要。对于颈部转移性淋巴结位置的确定,目前临床上多采用2002年美国耳鼻喉头颈外科学制定的分区方案,将颈部淋巴结分为七个区。甲状腺癌颈部淋巴结转移常为多区转移,其中Ⅵ区淋巴结(即颈部中央区淋巴结,包括气管前、气管两侧及喉前区淋巴结)为淋巴结转移第一站,其次为沿颈内静脉呈链式分布的Ⅲ和Ⅳ区,Ⅱ区和Ⅴ区淋巴结转移相对较少。分化型甲状腺癌目前尚无颈部Ⅰ区转移的报道。超声对甲状腺癌颈部Ⅵ区的转移性淋巴结检出敏感度较低,可能与此区淋巴结体积微小,且受到气管、甲状腺侧叶腺体及食管的遮挡,超声检查难以发现有关。

2. 大小和形状 肿瘤细胞侵入淋巴结生长增殖,可导致受累淋巴结体积增大,外形由椭圆形趋于圆形。若侵犯淋巴结包膜则可表现为包膜连续性中断,淋巴结外形不规则。但某些早期转移的淋巴结,可能仅在皮质内显示微小高回声结节或微钙化,并不一定引起淋巴结大小和形状的明显改变。

3. 淋巴结回声特点 多数PTC转移性淋巴结与周围肌肉组织相比呈高回声,而髓样癌转移性淋巴结倾向于呈低回声。如淋巴结弥漫性破坏,可表现为髓质和门样结构消失。如乳头状癌淋巴结皮质内微转移灶呈单发或多发结节样高回声(图8-14),则其中部分淋巴结的髓质和门样结构仍可能显示。转移淋巴结内还可见钙化,包括微钙化和粗钙化。其中微钙化是甲状腺乳头状癌淋巴结转移的特征性改变,如以粗钙化为主要表现时应与颈椎横突鉴别,后者常规律排列且与颈椎椎体相连。若肿瘤侵袭性较强,导致淋巴结内广泛液化坏死和胶状物形成,该转移淋巴结可产生囊性变。淋巴结囊性变也是甲状腺乳头状癌淋巴结转移的特征性改变,超声表现为边界较清晰的囊实性肿物,其壁较厚、内壁不光滑、分隔及结节样结构(图8-15)。如几乎全部为囊性、仅极少为实性成分时,可能被误诊为鳃裂囊肿等颈部良性病变。

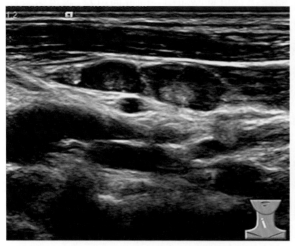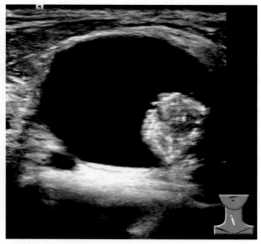

图 8-14　甲状腺乳头状癌转移淋巴结内结节样高回声　　图 8-15　甲状腺乳头状癌转移淋巴结大部分呈囊
性变,内见结节样回声

4. 彩色多普勒超声表现　根据 Ahuja 研究,29% 乳头状癌转移性淋巴结显示为边缘血管,47% 显示边缘血管和淋巴门血管,24% 只显示淋巴门血管,淋巴结转移灶彩色多普勒超声常表现为弥漫分布的扭曲样或动静脉瘘样丰富血供。对于淋巴结内早期转移灶,超声表现为淋巴结大小、形态无明显变化,仅在皮质内见结节样高回声时,彩色多普勒检查多显示高回声结节内部和周边有丰富的血流信号。

5. 超声造影表现　超声造影对甲状腺癌颈部淋巴结转移不但具有较高的检出能力,还同时具有较强的鉴别诊断能力。Luo ZY 等在对淋巴结进行超声造影时发现,恶性淋巴结一般表现为不均匀增强、环状增强、向心性增强,强度明显高于良性反应增生性淋巴结,部分淋巴结内可出现灌注缺损。而良性反应增生性淋巴结多表现为自淋巴门向外的离心性增强。Xiang 等在对颈部淋巴结超声造影检查时发现,转移性淋巴结约 94% 表现为动脉期向心性增强,约82% 表现为实质期不均匀增强。究其原因,该特异性增强表现是由良恶性淋巴结不同的血流动力学特点决定的,良性淋巴结血供方向主要为由淋巴门向外周皮质,而恶性淋巴结由于肿瘤血管生成作用会新生大量的周边供血动脉,由外周汇向中心。另外,由于甲状腺颈部转移性淋巴结常伴有液化坏死或钙化,造影时常表现为灌注缺损和不均匀增强。

(二)甲状腺邻近组织侵犯

甲状腺癌邻近组织侵犯和转移主要涉及颈部肌肉(如胸骨甲状肌)、甲状腺周围软组织和皮下组织,多于术后超声随访过程中被发现,而且其发病率(0.3%)极低,显著低于颈部淋巴结转移率,常见于 55 岁以上中老年患者(约占 85%)。另外,极少数还可通过血运转移、淋巴道转移及手术播散等方式转移至颈部肌肉和皮下组织。

甲状腺癌可通过甲状腺前、后、峡部被膜向腺体外浸润,该过程一般遵循先侵及甲状腺被膜、向外膨出、突破被膜、腺外浸润的顺序。这一过程在超声图像上表现为:癌结节与甲状腺被膜间无正常甲状腺组织即为侵及被膜;进而结节处局部甲状腺被膜向外拱起、膨出,通常采用局部甲状腺被膜覆盖癌结节周长的比值(如 25%、25% ～ 50% 和 > 50%)来评估侵及被膜膨出的程度;若结节局部甲状腺被膜的高回声线中断、不连续,即为突破被膜,开始腺外浸润(图8-16)。据报道,超声对甲状腺癌腺外浸润的敏感度和特异度分别为 62.9% ～ 85.3% 和68.9% ～ 97.6%,因而超声在诊断甲状腺癌局部浸润方面是一种非常有效的影像检查手段。在超声检查时,保持探头稳定不动,嘱患者缓慢深长呼吸,仔细观察腺体与颈前肌层的相对运动有助于判断被膜和肌层受累的情况。

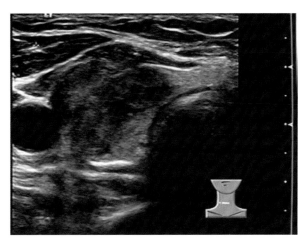

图 8-16　甲状腺乳头状癌侵犯前被膜

颈段气管被甲状腺两侧叶和峡部覆盖呈"Ω"形环绕,是晚期甲状腺癌容易侵犯的部位。一旦被侵犯,手术切除是唯一的治疗手段。高频超声能够清晰显示颈段气管的前面和侧面,是术前判断气管有无侵犯的重要检查方法。位于甲状腺上极的癌灶易侵犯甲状软骨板的后外缘,位于腺体偏内侧和峡部的癌灶易侵犯气管软骨。超声检查时,需要仔细观察癌灶与气管、甲状软骨的关系,明确二者之间的距离。当癌灶与气管分界不清时,要注意观察环形低回声的气管软骨连续性,判断侵犯深度,若癌灶突入气管腔内,应明确累及范围和突入深度,为外科医师制定手术方案提供影像学依据。

(三)颈部脉管侵犯

颈部解剖结构复杂,脉管众多,其中静脉和淋巴管是甲状腺癌转移过程中易被累及的结构。甲状腺癌尤其是滤泡状癌易侵犯颈内静脉。从解剖学角度分析,甲状腺癌可经甲状腺上、中、下静脉侵入颈内静脉甚至无名静脉形成瘤栓。早期瘤栓只充填或堵塞甲状腺静脉而未累及颈内静脉时,灰阶超声较难发现。当肿瘤累及颈内静脉并突入其管腔形成瘤栓时二维灰阶超声较易检出,表现为附着于管腔的团块状、舌状实性低回声,彩色多普勒显示相应区域管腔血流信号充盈缺损,瘤栓内可见不同程度的血流信号。如怀疑颈内静脉瘤栓则超声检查时应避免用力加压。甲状腺癌经血管转移的发病率较低,据 Kobayashi 等报道,在 5 507 例甲状腺癌患者手术及病理检查中发现 9 例有静脉瘤栓,其中 7 例由术前超声检出,2 例由术后病理学检查检出;同时,在其研究中还强调甲状腺癌血管转移极大地增加了其远处转移的风险,如在无血管转移的患者中发生肺转移的概率约 0.9%,而有血管瘤栓的患者约 1/3 伴有肺转移。除血管结构外,极少数病例也可能出现甲状腺癌侵犯胸导管,导致乳糜瘘发生。

(四)远处转移

临床上远处转移多见于甲状腺滤泡状癌。甲状腺滤泡状癌可突破包膜侵犯周围甲状腺组织或侵及周围血管造成远处转移,通过血运转移至肺、骨,少数还可见于肝、肾、脑、卵巢和子宫等脏器。

六、甲状腺癌超声造影表现

(一)超声造影

超声造影(contrast enhanced ultrasonography,CEUS)是一种新的超声成像方式,经肘静脉注射造影剂,通过观察造影剂微泡运动及分布情况,反映感兴趣区域的血流灌注状态及血流动力学变化。

1. 适应证 ①甲状腺病灶的超声诊断与鉴别诊断;②甲状腺病灶穿刺活检部位的判断;③有发现颈部可疑淋巴结转移时,用以判断甲状腺病灶性质。

2. 局限性 甲状腺良恶性结节 CEUS 定性和定量评价参数的重叠数据表明,对肿瘤微血管的解释存在局限性,任何一个指标都没有足够的敏感性或特异性。多中心研究表明对于甲状腺疾病超声造影评价方法及指标,目前尚无统一标准。因此,应结合临床资料、常规超声及其他影像学来解释结果,以提高甲状腺结节良恶性诊断的准确性。我们认为对甲状腺病灶超声造影的观察内容应以定性分析为主,评估病灶增强水平、增强模式及周边毗邻关系等。

3. 操作规范 ①超声造影剂制备参见说明书,经外周静脉团注 1.2 ~ 2.4ml/ 次(不同超声设备剂量有差异,以造影效果最佳为宜),如病灶观察需要多次注射,间隔时间大于 10 分钟。②设备同甲状腺常规超声检查仪器,探头选择配置超声造影条件的高频探头,MI 0.05 ~ 0.08。③患者体位同甲状腺常规超声检查,嘱患者检查过程中避免吞咽动作和深呼吸。④操作选取感兴趣病灶最大切面切换甲状腺造影模式,在推注造影剂同时计时并存储图像 1 ~ 3 分钟。

4. 相关指南 ①欧超联超声造影在非肝脏疾病中的应用指南和推荐(2017 更新版);②中国超声造影临床应用指南(中国医师协会超声医师分会)。

(二)甲状腺癌超声造影表现

超声造影对于评估甲状腺结节或病变良恶性有一定意义,结合常规超声进行分析,可以增强诊断信心。甲状腺良恶性结节的增强模式总体上存在显著差别:良性结节多同步或稍早于甲状腺实质增强,恶性结节多延迟增强;良性结节多表现为增强程度高于甲状腺实质、整体均匀增强和边缘增强(图 8-17);恶性结节多为增强程度低于甲状腺实质、局部灌注缺损、边缘不规则增强或边界不清(图 8-18)。

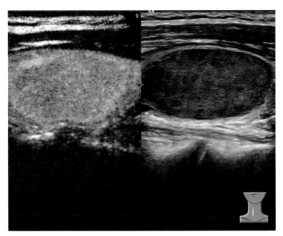
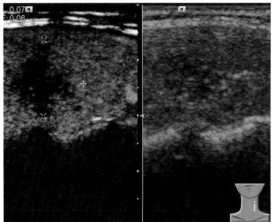

图8-17　甲状腺腺瘤超声造影:结节呈整体性均匀性　　图8-18　甲状腺乳头状癌超声造影:结节呈不均匀性
　　　　　　　　　增强　　　　　　　　　　　　　　　　　　　　　　　　　低增强

甲状腺恶性结节的典型超声造影征象为不均匀增强,而良性结节典型征象为环状增强。大于0.5cm的囊实性和实性结节超声造影表现符合上述良、恶性鉴别规律。均匀增强模式可见于少数良性及恶性结节,包括结节性甲状腺肿、炎性病变及甲状腺乳头状癌。无增强模式可见于甲状腺囊性、囊实性、实性结节,不推荐对甲状腺单纯囊性结节进行超声造影检查。良性结节中还需要注意"木乃伊"结节——良性结节出血囊性变后,囊液慢慢吸收,常规二维超声可表现为实性低回声、微钙化、边界不清等可疑恶性征象,常规超声鉴别有难度,超声造影提示该类结节多表现为内部无增强或少许条索状增强,定量分析增强曲线下面积指数小于1,对鉴别诊断该类结节有帮助。

而甲状腺滤泡状肿瘤(包括结节性甲状腺肿腺瘤样变、甲状腺滤泡状腺瘤、甲状腺滤泡状癌)的鉴别诊断,仍然是目前临床与影像检查的难点,特别对微小浸润型滤泡状腺癌与滤泡状腺瘤鉴别困难,病理检查需将病灶完整切除后判断有无血管浸润和被膜侵犯才能诊断。常规超声对这类病灶难以鉴别,而目前研究结果表明,超声造影对甲状腺滤泡癌与甲状腺良性滤泡病变的鉴别作用不大。

(三)甲状腺癌颈部淋巴结转移的超声造影表现

常规超声观察颈部淋巴结位置、大小、形态、边界、淋巴门结构、皮质厚度、血流分布等特征后,对于可疑转移的淋巴结选取血流相对丰富的切面作为超声造影观察切面。操作方式同甲状腺结节造影,经血管注射造影剂,推荐剂量2.4ml/次,也可根据临床需要选择皮下注射。

颈部淋巴结超声造影的评价方法目前尚无统一标准,目前的研究主要分析淋巴结增强模式。颈部淋巴结增强方式常分为:均匀高增强、均匀等增强、不均匀增强和无增强。相关文献报道:超声造影对于转移性淋巴结与良性淋巴结具有一定鉴别价值,其敏感性为76%～99%,特异性为55%～98%,不同研究结果差异较大的可能原因是不同研究中入组淋巴结的原发灶不同、入组淋巴结大小不同、造影采集淋巴结切面不同、不同超声诊断医师对淋巴结造影征象的判断具有一定的主观性等。超声造影对于颈部淋巴结转移性病灶的诊断具有一定临床应用价值,结合常规超声检查能够提高诊断能力。一般认为良性淋巴结由淋巴门向外周离心性增强,而恶性淋巴结向心性、非均匀增强以及充盈缺损可作为诊断的重要指标,但向心性增强这一指标一致性欠佳。超声造影定量分析对于淋巴结转移的诊断价值有待于进一步探讨。

(四)其他临床应用

1. FNA 操作评估 通过对 CEUS 提示的甲状腺病灶内显著增强区或低增强区进行细针抽吸活检,可能对提高甲状腺病灶活检阳性率有一定帮助。

2. 甲状腺结节消融术前后病灶随访及评价 指南推荐在消融治疗的术中、术后效果评价时联合使用 CEUS 评估消融是否完全。CEUS 在反映微灌注的同时不受消融时产生的气化影响,能在术后即刻判断术区具体情况,以消融灶内无造影剂灌注作为消融完全的标准(图 8-19)。若边缘区表现为环状稍高增强,则可能有存活组织残留,应及时补充消融。后续病灶随访中,完全消融病灶 CEUS 表现为始终无增强区,且随着时间推移病灶减小,最终可能完全吸收消失。而在病灶边缘区域出现环状或不规则增强,则应对消融灶再次进行评估并给予针对性治疗或密切随访。

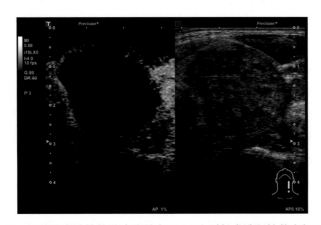

图 8-19 甲状腺良性结节微波消融术后 24 小时超声造影结节内部无增强

七、弹性成像在甲状腺癌诊断中的应用

(一)弹性成像原理及分类

超声弹性成像是根据组织在施加外力后形态变化的不同,来评价组织的软硬度。1991 年 Ophir 等首先提出血管内超声弹性成像的概念。1996 年 Sarvazyan 等提出了剪切波弹性成像的概念,他们通过调制聚焦超声波在组织内产生剪切波,进而通过剪切波的传播特性进行组织弹性评估。1999 年 Catheline 等提出了瞬时弹性成像的概念。利用超高帧频的超声成像系统采集数据,掌握瞬时产生的剪切波组织内的传播特性,从而估算组织形变和位移。弹性成像的出现使超声评价甲状腺结节的硬度成为可能。

(二)应变力弹性成像在甲状腺癌诊断方面的应用

实时超声弹性成像需要有外力施加的压缩动作或者低频振动,探头轻置于感兴趣区上方施压,软件将分析感兴趣区内部及周围正常组织的形变。感兴趣区内的相对硬度以彩色编码叠加在二维声像图上。一般红色代表较大的弹性应变,组织较软;蓝色区域代表该区域应变较小,组织较硬。临床有 2 分法、4 分法及 5 分法半定量评分系统及应变率(strain ratio,SR)比值联合诊断组织或脏器病变。对于 SR 的截断值还没有达成共识(良性结节低至 1.5,恶性结节高达 5),但有研究显示 SR 观察者间异质性较低,比主观的色彩模式易操作。弹性成像反映的病灶硬度和病理结果有相关性,恶性病灶形变小于周围正常甲状腺组织,乳头状癌以外的甲状腺肿瘤硬度偏低。有研究者将 2007 年到 2016 年间的 13 项应变力弹性成像研究进行 meta 分析后,发现其敏感性48% ~ 97%,特异性64% ~ 100%。但在合并弥漫性甲状腺病变的患者中 SR 的评估价值尚未得到证实。

以对实性结节进行 4 分法评估为例,它是根据图像显示的颜色比例和分布特性对病变硬度进行如下赋分。Ⅰ级(1 分):病灶与周围组织呈均匀的绿色;Ⅱ级(2 分):病灶区以绿色为主,周边呈蓝色;Ⅲ级(3 分):病灶区呈杂乱的蓝绿相间分布;Ⅳ级(4 分):病灶区完全以蓝色覆盖(图8-20)。Rago 等根据弹性成像模式对 96 例甲状腺实性结节进行 1 ~ 5 级评分,通过回归分析他们认为弹性评分是最终病理组织结果的独立预测因素。

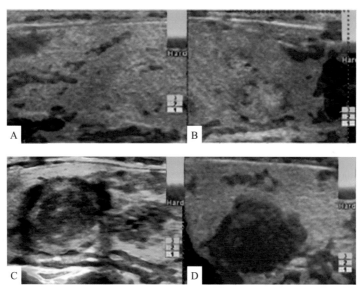

图 8-20　甲状腺实性结节实时弹性成像图分级

A. Ⅰ级;B. Ⅱ级;C. Ⅲ级;D. 为Ⅳ级。

PTC 因纤维化和砂粒体增加了组织硬度,弹性成像表现为Ⅳ级,但是并非所有的乳头状癌结节都表现为均质的高硬度,部分乳头状癌结节以乳头结构占绝对优势,质地适中,弹性表现为Ⅲ级。FTC 瘤体内多有大量胶质、罕见致密的纤维化区域而偏软,弹性成像表现为Ⅲ级或Ⅱ级。甲状腺增生结节以腺泡和胶质为主,质地较软,弹性成像表现为Ⅰ级。甲状腺胶质结节内部以液性为主,弹性成像可以表现为典型的 RGB 现象,即 0 级,结节内部可以观察到红、绿和蓝色三种颜色呈带状相间分布,被认为是囊性结节的典型征象。结节性甲状腺肿结节之间的硬度与其病程及内部成分密切相关,发生出血、纤维化和钙化时,弹性图分级随之改变。

(三)剪切波弹性成像在甲状腺癌诊断方面的应用

剪切波弹性成像是超声探头发射一个脉冲波,这个纵向的脉冲波会让组织产生纵向位移的同时产生一个横向波,这个横向波即剪切波,在不同组织中传播速度不同。声脉冲辐射力(acoustic radiation force pulse imaging,ARFI)和剪切波弹性成像(shear wave elastography,SWE)通过剪切波速度可以判断组织弹性,间接反映其软硬程度。有 meta 分析 2 851 个甲状腺结节的 SWE 临界值在 26.6 ~ 85.2kPa 之间,诊断敏感性和特异性不高,但准确性较好。剪切波可以通过一个确切的数值来反映组织的软硬程度,更有利于统计学研究,且剪切波对弥漫性病变可进行量化分析病变组织硬度。

(四)弹性成像在甲状腺癌颈部淋巴结转移方面的应用

无创性鉴别淋巴结良恶性对进一步诊断和临床决策制定有重要意义,回顾性分析术前应用弹性成像评估淋巴结是否转移结果,显示其敏感性为 71.0%,特异性为 75.7%,SWE 评估转移性淋巴结以 40kPa 为截断值的敏感性为 80.0%,特异性为 93.1%。存在多个可疑甲状腺癌转移淋巴结时,弹性成像可能有助于穿刺活检部位的选择。

(五)局限性

美国甲状腺协会和韩国的指南均未把质硬视为恶性肿瘤的征象,而法国版和欧洲版 TI-RADS 都将"弹性"作为一种补充成像方法。然而,并不是所有结节都适合弹性成像检查,内有钙化、液化的甲状腺癌,弹性成像结果可能产生误差;良性结节出现微钙化、胶质析出或坏死等也可能会导致硬度变化,因此仅通过硬度判断结节良恶性是不完全可靠的。另外,结节的位置、大小、深度也会影响弹性成像结果;操作者手法不同,成像结果差异也很大。因此我们认为弹性成像目前阶段仅可作为常规超声诊断的有效补充。

八、超声介入在甲状腺癌中的应用

(一)超声介入在甲状腺癌中的应用

1. 超声引导下穿刺活检(细针穿刺活检和粗针穿刺活检术) 超声引导下 FNA 是甲状腺结节在治疗前获得病理结果的重要方法,但是病理结果取决于穿刺取材的质量和数量。对富血供结节应选择细针进行穿刺,以减少血液成分对光镜涂片的干扰。粗针穿刺活检术(core needle biopsy,CNB)多选用 18G(外径 1.2mm)活检针,取材样本充足;而 FNA 穿刺针多为 20 ~ 27G(外径 0.4 ~ 0.9mm),取材样本少,需多次穿刺抽吸。另外,FNA 所取标本仅可行细胞学诊断,不支持免疫组织化学检查,滤泡性甲状腺腺瘤和滤泡性甲状腺癌鉴别困难,CNB 因其获取样量大可弥补 FNA 的不足。CNB 在诊断准确性上是 FNAB 1.14 倍,而在并发症方面如血肿发病率二者差异并无统计学意义,meta 分析显示 CNB 对甲状腺结节的诊断有优势,诊断准确性优于 FNA。若甲状腺结节伴粗大钙化或经 FNA 穿刺未能明确诊断者,可根据临床需要判断是否需行 CNB 进一步明确病灶性质。

此外,从遗传学角度研究基因点突变在甲状腺癌发生发展中的机制也是近几年的热点。

研究显示 BRAF 基因在甲状腺癌以及甲状腺癌起源的未分化癌中会突变,超过半数的甲状腺癌患者 BRAFV600E 点基因被证实产生过突变,不同类型突变表达有差异,而在甲状腺其他良性病变中暂未发现。BRAF 基因检测可作为甲状腺细胞学诊断的有效补充,在甲状腺癌诊断、鉴别诊断及治疗方案选择方面有重要作用。

2. 超声介入治疗(射频消融和微波消融)　射频消融(radiofrequency ablation,RFA)是热消融疗法的一种,射频仪产生高频交流电磁波,使病灶及周围组织细胞内的离子和极性大分子振荡撞击产生热量,肿瘤组织发生凝固性坏死,从而可被机体内免疫系统清除,达到缩小肿瘤、改善临床症状的目的。2001 年 RFA 首次用于分化型甲状腺癌局部复发,目前在甲状腺良性结节以及复发性甲状腺癌的治疗中有广泛应用,也是低风险甲状腺乳头状癌治疗方法之一。超声是 RFA 术后最重要评价方法,可通过测量消融灶最大径线(左右、上下、前后)来计算体积变化,体积缩小率 > 50% 即为治疗有效。完全消融灶多表现为实性或实性为主、形状不规则、边界不清、低或无回声区,彩色多普勒示内部没有血流信号。韩国放射协会分析 21 项研究 1 503 例患者后发现,消融后结节平均体积缩小率为 80.1%(64.9% ~ 93.9%)。尽管 RFA 后体积缩小可改善临床症状和满足患者美观需求,但术后存在一定复发率。有研究发现甲状腺良性结节 RFA 术后复发率为 5.6%。且甲状腺弥漫性疾病背景下消融灶缩小速度相对较慢,分析原因可能与弥漫性病变长期慢性炎症的存在影响消融后坏死组织的清除速度有关。

微波消融(microwave ablation,MWA)也属于热消融的一种,通过消融探针使蛋白质高温变性出现凝固性坏死,肿瘤组织缩小、吸收达到治疗目的。目前在甲状腺癌方面的应用见于联合 MWA 及 ^{131}I 治疗复发性甲状腺癌及微小乳头状癌,治疗造成局部热损伤,严重时可引起皮肤烧伤,有研究显示 MWA 后患者出现炎性反应,对患者术后恢复有影响。

(二)超声介入在甲状腺癌颈部淋巴结转移中的应用

FNA 是目前评估浅表淋巴结性质较准确的方法之一,尤其对于原发灶明确的肿瘤患者,FNA 细胞学结果明确淋巴结是否转移是首选方案,在评估颈部淋巴结转移方面具有微创、安全、简便等优势。研究表明 FNA 诊断头颈部肿瘤转移性淋巴结的敏感性、特异性较高,而 FNA 诊断不同原发灶淋巴结转移的特异性高达 100%,影响敏感性可能原因有操作者手法、淋巴结内微小转移灶或淋巴结内部液化坏死导致获取细胞量不足等。

大量研究结果已证明,细针抽吸洗脱液甲状腺球蛋白(FNA-Tg)联合 FNA 细胞学检查在 PTC 颈部淋巴结转移评估中具有重要作用,能够有效降低 FNA 细胞学检查假阴性率。美国甲状腺协会(ATA)指南也将 FNA-Tg 作为分化型甲状腺癌颈部淋巴结转移评估的辅助诊断。

(三)超声介入并发症

FNA 创伤小、并发症少、症状轻,但仍应严格遵守无菌操作,制定应急预案,防范严重并发症。主要并发症有:

1. 出血　出血是 FNA 术中最常见的并发症,血肿可在甲状腺周围间隙、实质内、或穿刺路径上的肌肉内出现,通常症状轻微,吸收快。若患者无明显呼吸困难等相关症状,局部压迫 20min,可不作其他处理。若动脉壁被刺伤,出现管壁内血肿需局部压迫 1 ~ 2h,防止出血沿动脉壁扩散,极少情况下大血肿或假性动脉瘤形成则需留院观察,必要时作进一步处置。此外,甲状腺结节内部动脉损伤也有可能导致结节内假性动脉瘤形成,需要外科干预。

2. 感染 FNA 导致皮肤穿刺点或穿刺路径感染者较为罕见,轻症者无需处理或仅行口服抗生素处理,症状显著甚至形成脓肿时需外科处置。

3. 针道种植 FNA 术后肿瘤细胞沿穿刺针道种植的发病率较低。据报道,颈部肌肉和皮下组织转移可发生于细针穿刺抽吸细胞学检查术后,沿针道可种植转移至皮下或颈部肌肉,其发病率为0.1%,于细针穿刺抽吸细胞学检查术后 2 ~ 131 个月检出,主要见于低分化型甲状腺癌。

4. 休克 极少数患者于穿刺时可发生"休克",多数是"晕针"反应。出现后应立即停止操作,患者仰卧,给予吸氧,监测心率、血压,密切观察生命体征,必要时及时联系急诊科、麻醉科等相关科室急会诊,根据具体情况进一步处置。

5. 其他 FNA 致气管、食管及喉返神经等结构的损伤较罕见。

(房世保　宁春平　林子梅　赵　诚)

第二节　甲状腺癌 CT、MRI 检查

一、CT 检查

患者取仰卧位,头稍后仰,颈部与床面平行,两外耳孔与床面等距。平静呼吸,暂停吞咽动作。先扫描颈部侧位定位像,在定位像上选择从第 5 颈椎下缘至第 1 胸椎作为扫描层面。增强扫描可在平扫基础上进行,对比剂总量 60 ~ 80ml,静脉注射速度 2.5 ~ 3ml/s。造影剂注射完毕后,20 ~ 25s 进行扫描。

(一)正常甲状腺 CT 表现

1. 形态、大小、包膜及密度特点 甲状腺分左、右两侧叶,中间以峡部相连,少数人甲状腺峡部缺如,约半数人自甲状腺峡部或侧叶内部向上伸出一锥状叶。甲状腺大小因体重、年龄和性别而异,平均重量约 25 ~ 27g,女性月经期及孕期体积可增大。甲状腺有两层包膜包裹,外层为甲状腺鞘或假被膜,由颈部气管前筋膜包绕而成,内层为纤维囊或真包膜,包裹甲状腺表面,并随血管和神经深入腺体,将其分为若干大小不等的小叶。因甲状腺有摄碘功能,CT 平扫呈均匀高密度,CT 值范围约 80 ~ 120Hu。CT 增强扫描呈明显均匀强化(图 8-21A、B)。

2. 位置及毗邻结构 甲状腺峡部位于气管前,通常平第一到第三气管软骨环。甲状腺侧叶位于气管两侧,上极达甲状软骨中部,下极达第四或第五气管软骨环。甲状腺前方毗邻胸骨甲状肌和胸骨舌骨肌,后方为气管、食管及椎前肌、椎旁肌,两侧为颈动脉鞘和胸锁乳头肌。

3. 异位甲状腺 甲状腺在胚胎发育过程中未下降、过度下降或仅部分下降到颈前而出现在其他部位时,称为异位甲状腺。异位甲状腺包括迷走甲状腺和副甲状腺。前者示甲状腺出现在异常部位,正常位置甲状腺缺如。后者系除正常位置存在的正常或发育不良的甲状腺外,其他部位尚存在甲状腺组织。甲状腺可异位于口腔至膈肌的任何部位,常见于舌根部颈前部及纵隔,亦可位于心脏、气管壁内、盆腔、宫颈、卵巢、肾上腺、脊髓或脾脏。

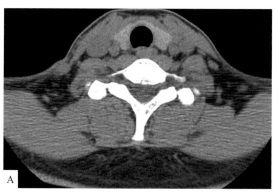
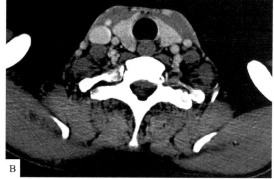

图 8-21A、B　正常甲状腺 CT 平扫及增强扫描,(A) CT 平扫,甲状腺分左右两叶,中间以峡部相连,呈均匀高密
度;(B) CT 增强,明显均匀强化

(二)甲状腺癌的 CT 表现

1. 乳头状癌

(1)原发病 CT 表现:PTC 为青年最常见的甲状腺恶性肿瘤。PTC 在 CT 上分为单结节型、多结节型和弥漫浸润型,单结节型多位于甲状腺浅表部位,圆形或类圆形多见,不规则形少见,多呈不均匀低密度,平均 CT 值约 40 ~ 70Hu,边界欠清。约 25% 甲状腺癌可囊变并伴有乳头状结节,为乳头状癌较为特征性表现。约 1/3 甲状腺癌伴钙化,位于病灶中心多见,多呈斑片状、点状或颗粒状,微颗粒状钙化具有特征性。CT 增强扫描多为不均匀轻中度强化,呈模糊样强化,囊性变者囊壁及乳头明显强化(图 8-22)。乳头状癌常突破甲状腺包膜但较少侵及周围结构,后者表现为肿瘤与周围正常结构分界模糊,脂肪间隙消失,伴或不伴有正常结构的部分或完全取代。肿瘤较大时可压迫气管致管腔狭窄。

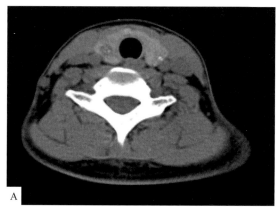
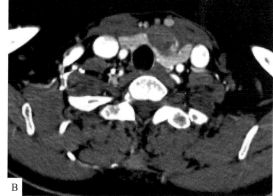

图 8-22　甲状腺乳头状癌 CT 平扫及增强扫描

A.CT 平扫示双侧叶散在不均匀低密度影,边界欠清,内见点状钙化;B.CT 增强左叶类圆形占位不均匀强化,后
外侧边缘可见明显强化的壁结节。

(2)转移病灶表现:约 50% 的 PTC 发生颈部或纵隔淋巴结转移,多沿淋巴引流路径逐站转移,

首先累及中央区气管旁淋巴结,后引流至颈静脉链淋巴结及颈后淋巴结,或沿气管旁至上纵隔。约 20% 可发生跳跃性转移,即中央区淋巴结无转移而颈部其他区域淋巴结有转移,此原发灶多位于甲状腺锥体叶及侧叶上极。转移淋巴结体积可正常或增大,平扫密度欠均匀,部分伴钙化、囊变、出血,可含有胶样物质,增强扫描呈不均匀强化。囊性转移的淋巴结可呈薄壁,增强扫描薄壁强化或不强化,较难与良性囊肿鉴别。PTC 血行转移较 FTC 少见,可转移至肺、骨和中枢神经系统等。

2. 滤泡状癌

(1)原发病 CT 表现:FTC 发病率明显低于 PTC,多见于长期缺碘的患者,单发者常见。肿瘤形态不规则,边缘模糊,密度不均匀,强化较显著,局限型或浸润型生长,砂砾状钙化相对常见,可伴出血、坏死、囊变,增强扫描呈不均匀强化(图 8-23)。常有明显外侵征象,累及气管壁、胸骨舌骨肌、胸骨甲状肌、胸锁乳突肌、椎前肌、椎旁肌以及颈动脉鞘,可侵及颈内静脉形成瘤栓。

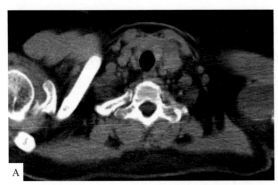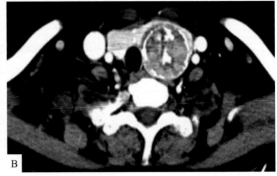

图 8-23 甲状腺滤泡状癌 CT 平扫及增强扫描

A.CT 平扫示左叶局部体积增大,其内密度不均匀,边界不清,周围脂肪间隙模糊;B. CT 增强,左叶肿块不均匀明显强化,气管受压向右移位。

(2)转移表现:滤泡状癌血供丰富,常经血行转移到肺、骨、脑等,淋巴结转移较少,约 20% 伴颈部或纵隔淋巴结转移。

3. 髓样癌

(1)原发病 CT 表现:MTC 起源于滤泡旁细胞(C 细胞),约占甲状腺癌的 5% 左右。通常为单发,表现为不均匀低密度结节,可伴砂砾样钙化,易侵犯周围结构。

(2)转移表现:MTC 较 PTC 和 FTC 易转移,可转移到颈部淋巴结,或经血行转移到肺、骨和肝等。

4. 未分化癌

(1)原发病 CT 表现:ATC 发病率低,多见于 60 岁以上女性。恶性度高,生长迅速,具有较强的侵袭性,易侵及周围结构,可压迫并侵犯气管、食管及血管。肿瘤内部常伴点状钙化和斑片状坏死。

(2)转移表现:绝大多数病人伴淋巴结转移,且近半数患者发生转移淋巴结坏死,易经血行转移。

（三）CT 新技术在甲状腺癌诊断中的应用

CT 灌注成像（perfusion imaging）是以放射性示踪剂稀释原理和中心容积定律理论为基础的一种功能成像技术，能无创性评价肿瘤血管生成，通过量化肿瘤内部微循环状态来鉴别肿瘤的良恶性，并进行定量或半定量分析。近年来该技术逐步应用于甲状腺癌的诊断，已取得初步成果。因甲状腺癌内有大量发育不成熟的血管，血管壁结构不完整，较良性病变和正常甲状腺具有较高的通透性，成为灌注成像诊断甲状腺癌的基础。研究发现，正常甲状腺时间 - 密度曲线（time-density curve，TDC）多为速升速降型，良性病变多为缓升缓降型或速升缓降型，缓升平台型多见于恶性病变。其余 CT 灌注参数对甲状腺癌的评价尚处于研究阶段。随着更多灌注软件的开发，甲状腺癌 CT 灌注成像的研究将具有更广阔的发展前景。

（四）鉴别诊断

1. 结节性甲状腺肿 结节性甲状腺肿表现为甲状腺一侧或双侧叶弥漫性增大，包膜完整，密度不均匀，内见多个散在低密度结节，边缘光整，囊变多见。病变较大时，甲状腺周围脂肪间隙受压变薄而非浸润消失（图 8-24）。约 30% 肿大的甲状腺可延伸至纵隔。斑块状粗钙化及环形钙化多见，多位于病灶边缘，甲状腺癌所呈现的颗粒状小钙化少见。增强扫描呈不均匀低或稍低强化。无淋巴结及远处转移。

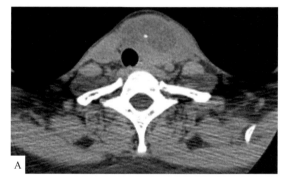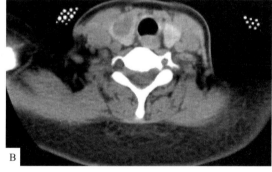

图 8-24 结节性甲状腺肿 CT 平扫

A.CT 平扫，左侧叶体积弥漫性增大，实质内见结节状低密度影及斑点状钙质密度影，周围脂肪间隙受压推移，
气管受压右移；B. CT 平扫，右侧叶体积弥漫性增大，实质内见结节状低密度影。

2. 甲状腺腺瘤 甲状腺腺瘤常为单发，形态较小，密度均匀，边缘规则，多有完整包膜，对周围组织多为推压而非侵犯。如肿瘤主要由增生的滤泡上皮构成而含胶质较少，则为实性密度；如肿瘤内含胶质较多，则表现为边界清楚的囊性低密度。瘤体较大者瘤内出血、坏死、囊变、钙化多见。增强扫描呈不均匀高或等高强化，强化程度低于正常甲状腺组织。

3. 甲状腺淋巴瘤 甲状腺原发淋巴瘤少见，约占结外器官淋巴瘤的 5%，占全部甲状腺恶性肿瘤的 1% ~ 3%，多见于具有长期甲状腺肿病史的中老年女性。80% 甲状腺淋巴瘤表现为单个肿块，呈塑形生长，少数呈多发结节。CT 平扫为低密度，密度多均匀，坏死、囊变和钙化少见，边界欠清。增强扫描强化不明显或轻度强化（图 8-25）。半数以上向周围浸润，侵及气管、食管等结构。

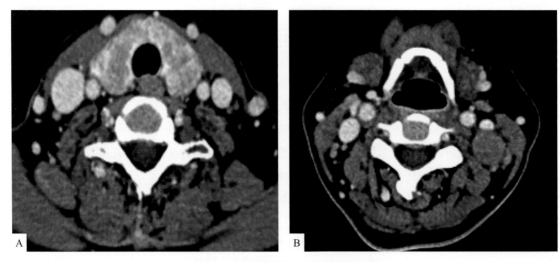

图 8-25　甲状腺淋巴瘤 CT 增强扫描

A.CT 增强,双侧叶及峡部多发结节状异常密度影,增强扫描轻度强化;B. 左侧颈部 II 区见一明显肿大的淋巴结,实质内密度不均匀性减低。

　　4. 化脓性甲状腺炎　化脓性甲状腺炎少见,常见于免疫力低下者,多为细菌感染所致。症状明显,表现为发热,甲状腺区疼痛。CT 检查示甲状腺体积增大,内见低密度区,边界欠清,增强扫描边缘及分隔呈明显均匀强化。

　　5. 桥本甲状腺炎　又称慢性淋巴细胞性甲状腺炎,是一种自身免疫性疾病。CT 平扫表现为甲状腺多弥漫性对称性肿大,密度均匀或不均匀减低(图 8-26),增强扫描病变内可见索条样高密度影。

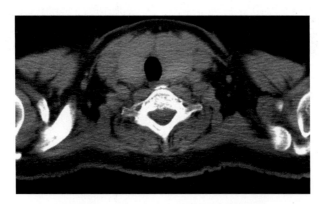

图 8-26　桥本甲状腺炎 CT 平扫示双侧甲状腺弥漫对称性肿大,密度均匀

　　6. 亚急性甲状腺炎　又称病毒性甲状腺炎、肉芽肿性甲状腺炎或巨细胞性甲状腺炎。女性多见,病毒感染为主要病因。临床症状包括甲状腺肿大,颈部疼痛及压痛,全身发热、乏力,白细胞升高。CT 上甲状腺不对称肿大,病变区局部密度明显减低,边界模糊,增强扫描呈轻、中度强化。

（五）CT 检查的优势与不足

甲状腺体积较小,病变复杂多样,各种疾病间的 CT 征象多有重叠,故定性诊断较为困难。但 CT 密度分辨率高,扫描范围大,且具有多方位重建和多种后处理技术,可明确判断甲状腺癌的大小、数量和位置,有利于观察病变的三维结构、大体分型及与周围结构的关系,且能够有效检出淋巴结转移及远处转移灶,指导临床选择合适的治疗方式。此外,CT 可敏感显示病变内部出现的细小砂粒状钙化时,有助于甲状腺癌的诊断及与其他疾病的鉴别诊断。

二、MR 检查

MR 平扫采用颈部线圈,常规扫描快速自旋回波序列矢状位、横轴位、冠状位 T1WI,横轴位脂肪预饱和 T2WI、冠状位短时反转恢复序列(short-tau inversion recovery,STIR)。增强扫描注射钆喷酸葡胺(Gd-diethylenetriamine pentaacetic acid,Gd-DTPA),静脉团注后行横轴位及冠矢状位脂肪预饱和 T1WI 扫描。

（一）正常甲状腺 MR 表现

正常甲状腺在 T1 加权像和 T2 加权像上信号均匀,略高于颈部肌肉信号,DWI 呈均匀高信号,增强扫描均匀强化。颈部肌肉、气管及食管壁在 T1 加权像和 T2 加权像上均呈中等信号(图 8-27),气管及食管腔、颈部血管呈极低信号。颈椎椎体及附件呈稍高信号,骨皮质呈极低信号。颈部脂肪间隙呈高信号。

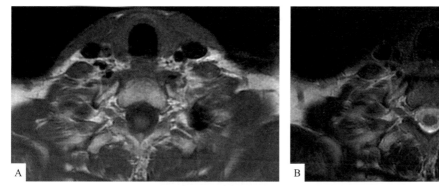

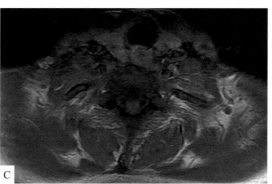

图 8-27　正常甲状腺 MR 扫描及强化扫描,甲状腺信号均匀,T1WI(A)、T2WI(B)均成中等信号,气管、颈部血管呈极低信号,椎体及附件呈稍高信号。MR 增强扫描均匀强化(C)

(二)甲状腺癌的 MR 表现

1. 原发病表现 甲状腺癌多表现为不规则或分叶状软组织信号肿块,大多边界模糊,病灶无包膜或包膜不完整,浸润性生长,与周围组织分界不清。多数信号不均匀,在 T1WI 呈等或低信号,伴出血时可呈高信号,T2WI 呈明显高信号,伴囊变、钙化者信号混杂。囊变的甲状腺乳头状癌 MR 表现较具特征性,实性区域呈乳头状突入囊腔,实性部分及囊壁呈稍长 T1、长 T2 信号,增强扫描不均匀强化。囊液信号因成分而异,多数呈类水样长 T1、长 T2 信号,若含血或蛋白时 T1WI 可呈高信号,T2WI 可呈低信号。

2. 转移表现 发生甲状腺癌转移的淋巴结体积可增大或正常,边界清楚或欠清,呈实性、囊实性或囊性。实性成分多呈不均匀稍长 T1、稍长 T2 信号。出血或囊变的转移淋巴结在 T1WI 可呈高信号,T2WI 可呈低信号。转移淋巴结在 DWI 上信号一般增高,可利用 ADC 值与良性淋巴结鉴别。增强扫描转移淋巴结不均匀强化。甲状腺癌远处转移表现因转移器官不同而异,肺部转移一般不采用 MR 检查,MR 对骨骼及脑转移检查较有优势,表现为转移部位信号改变及肿块形成,能够确切显示转移灶数量、部位及与周围结构的关系。

(三)MR 新技术在甲状腺癌诊断中的应用

近年来,MR 功能成像包括灌注成像(perfusion imaging,PWI)、扩散加权成像(diffusion weighted imaging,DWI)、磁共振波谱成像(magnetic resonance spectroscopy,MRS)逐步应用于甲状腺癌的诊断。

1. 动态增强 MR 动态增强扫描能很好地反映肿瘤血流动态变化。目前,常采用团注示踪法,即静脉团注顺磁性对比剂,对选定层面连续多次扫描,测量组织信号强度,绘制时间 - 信号强度曲线。甲状腺癌具有丰富的肿瘤血管,存在动 - 静脉分流,对比剂快速进入并流出血管,多表现为速升速降型曲线。正常甲状腺和良性病变血管较少,多为速升缓降型或缓慢上升型曲线。因 CT 动态增强使用碘对比剂,故动态曲线受血流和甲状腺摄碘功能双重影响,而 MRI 动态增强使用钆对比剂,不被甲状腺摄取,更能准确地反映甲状腺组织血流动态变化情况。

2. 扩散加权成像 DWI 是目前唯一能无创性观察活体水分子微观扩散运动的成像方法,能检测出与组织水含量改变有关的形态学和生理学早期改变,从分子水平反映人体组织的空间组成信息和病理生理状态下各组织成分水分子的功能变化。其在中枢神经系统的应用已基本成熟,近年来有研究将其应用于甲状腺癌的诊断和鉴别诊断。其理论基础是甲状腺癌细胞增殖迅速,细胞体积大,排列紧密,细胞外间隙小,由于细胞膜的限制和大分子物质对水分子的吸附作用增强,导致水分子弥散受限,从而使表观弥散系数(apparent diffusion coefficient,ADC)降低,低于甲状腺良性肿瘤。有研究表明,b 值在 300 ~ 500s/mm^2 范围内对鉴别甲状腺良恶性结节较有优势。此外,甲状腺病种多样,甲状腺癌与多种良性肿瘤、炎性病变等的鉴别诊断也较为复杂。作为一种新的检查方法,DWI 为甲状腺病变的定性诊断提供更多新的信息,将发挥更重要的作用。

3. 磁共振波谱成像 MRS 是检测活体内细胞生理或病理过程中的化学变化,以反映代谢和生化信息的无创影像学检查方法。甲状腺癌代谢活跃,胆碱(choline-containing compounds,Cho)峰升高,N- 乙酰天门冬氨酸(N-acetylaspartate,NAA)峰降低,可见到脂质(lipid,Lip)峰和乳酸(lactic acid,Lac)峰。研究报道一维氢质子波谱(1D-^{1}H-MRS)用化学位移在 1.7ppm /0.9ppm 处的波峰比值可将正常甲状腺与甲状腺癌区分开,1.7ppm 处波谱来自赖氨酸和脂质,0.9ppm 处波谱来自脂质和几个氨基酸的甲基。二维氢质子磁共振波谱(2D-^{1}H-MRS)可以区别在 1D-MRS 中重叠峰中的许多分子,更特异地对甲状腺肿瘤的化学变化进行定性。目前 MRS 的检查方法,数据采集,波谱成分的识别和标记,诊断的建立等仍有待于进一步研究。但随着 MRS 技术的成熟,将为甲状腺癌的诊断和鉴别诊断提供重要参考依据。

(四)甲状腺癌 MR 鉴别诊断

1. 结节性甲状腺肿　MRI 显示结节无包膜,边界多较清楚。信号、形态较为多样,T2WI 常呈高或略高信号,合并出血可表现为低信号,T1WI 可为低、中或高信号,钙化为低信号(图 8-28)。

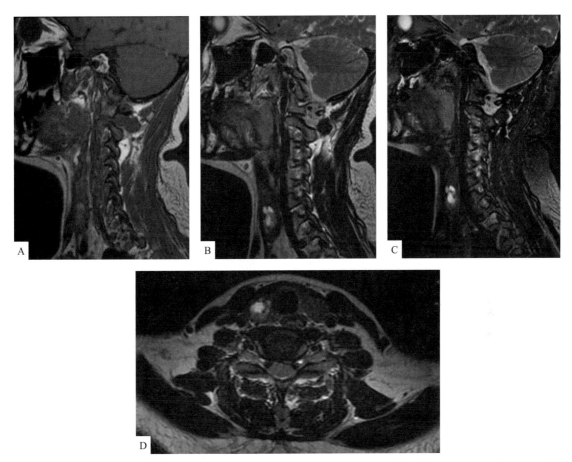

图 8-28　结节性甲状腺肿 MR 平扫示结节在 T1WI(A)呈低、中信号,T2WI(B,D)呈高信号,压脂 T2WI(C)呈明显高信号

2. 甲状腺腺瘤　甲状腺腺瘤在 MR 上多数可见到完整的低信号包膜,厚薄不一。病变内部信号因出血、囊变差异较大。

3. 甲状腺淋巴瘤　与正常甲状腺相比,甲状腺淋巴瘤通常在 T1WI 上呈等信号,在 T2WI 上呈高信号,信号相对均匀,增强扫描呈轻中度均匀强化,易侵及周围结构。

4. 化脓性甲状腺炎 化脓性甲状腺炎多有红、肿、热、痛等局部表现并伴有全身症状，实验室检查白细胞多增高。甲状腺体积增大，病变区在 T1WI 上信号减低，T2WI 信号增高，边界欠清，脓肿形成后脓液在 DWI 上呈明显高信号。增强扫描病灶边缘及间隔明显强化。

5. 桥本甲状腺炎 桥本甲状腺炎表现为甲状腺体积弥漫性增大，在 T1WI 信号减低，T2WI 信号增高，内有粗的低信号纤维条索。

（五）MR 检查优势与不足

MR 软组织分辨率高，可进行多平面、多序列、多参数成像，能清晰显示甲状腺癌的部位、范围及其与周围结构的关系，明确病灶内部成分如囊变、出血、坏死等，但对钙化灶不敏感。可显示肿瘤的特征性表现，如良性腺瘤的完整强化环、瘤内的强化结节、甲状腺癌的瘤周不完整的低信号影。能有效检出颈部淋巴结转移及远处转移。MR 动态增强、波谱及弥散等功能成像技术能够反映肿瘤的血管分布和血流动力学、代谢及水分子运动情况等。随着软件及设备的进一步发展和诊断经验的积累，将会为甲状腺癌的诊断和鉴别诊断提供更多有价值的信息。

（刘吉华　周　彤）

第三节　甲状腺癌核素扫描检查

一、甲状腺静态显像

（一）显像剂及原理

正常甲状腺组织能特异地摄取和浓聚碘，用以合成和储存甲状腺激素。其被甲状腺摄取的量和速度与甲状腺功能有关。因此，口服放射性碘（^{131}I 或 ^{123}I）后，在体外通过显像仪，可观察其在甲状腺部位的放射性分布，获得甲状腺影像，以了解甲状腺的大小、形态、位置及功能状态，从而有助于判别甲状腺疾病的性质。

1. **^{131}碘（radioiodine-131，^{131}I）** 1951 年 Cassen 等首先将 ^{131}I 用于甲状腺扫描。^{131}I 主要发射 β 射线及能量为 364Kev 的 γ 射线，口服 24h 后方可显像。因 ^{131}I 的半衰期长，射线能量高，受检者辐射剂量大，目前主要用于寻找异位甲状腺及分化型甲状腺癌的转移灶，很少用于常规的甲状腺显像。

2. **^{123}碘（radioiodine-123，^{123}I）** 1966 年 Myers 首次应用 ^{123}I 行甲状腺扫描。^{123}I 优点是其只发射 γ 射线，半衰期较短，能量适中，对病人辐射剂量小，适于显像，但因其需要回旋加速器生产，价格昂贵，不宜获得，限制了其临床应用。

3. **高锝酸盐（pertechnetate-99m，$^{99m}TcO_4^-$）** 放射性核素 ^{99m}Tc 与碘是同族元素，两者具有类似化学性质，也能浓聚于甲状腺组织中，但不参与甲状腺激素的合成，其特异性不如放射性碘高。由于 $^{99m}TcO_4^-$ 其发射纯 γ 射线，半衰期短，能量适中，价格便宜，容易获得，对受检者辐射剂量小，是目前最常用的甲状腺静态显像剂。这种显像方法的缺点是 $^{99m}TcO_4^-$ 也可以在唾液腺、口腔、鼻咽部黏膜摄取和分泌，不适于甲状腺癌转移灶及异位甲状腺的探测。

（二）显像方法

用 ¹³¹I 或 ¹²³I 显像时，患者应停服含碘的食物或药物 1 周以上，检查当日空腹服用；用 ⁹⁹ᵐTcO₄⁻ 显像，则无需特殊准备。

1. 颈部甲状腺结节显像　静脉注射 ⁹⁹ᵐTcO₄⁻ 74 ～ 185MBq，20 ～ 30 分钟后采集，采用低能通用型准直器或针孔型准直器，放大 3 ～ 4 倍，采集计数 200K。

2. 甲状腺癌转移灶显像　显像前 2 周停服含碘食物及影响甲状腺功能的药物，要求患者血清 TSH > 30mU/L，空腹口服 ¹³¹I 74 ～ 148MBq，24 ～ 48h 后采用高能准直器进行全身或颈部局部显像。

（三）正常图像

正常甲状腺呈蝴蝶状，位于颈部正中，气管两侧，分左右两叶，两叶的下 1/3 由峡部相连。双侧甲状腺放射性分布基本均匀，右叶常大于左叶，峡部及两侧叶的周边因甲状腺组织较薄而放射性分布略稀疏。正常甲状腺两侧叶可发育不一致导致各种变异，唾液腺常有不同程度的显影。

（四）颈部肿块图像及良、恶性鉴别诊断

甲状腺结节（thyroid nodule）是甲状腺最常见病变。根据甲状腺结节摄取显像剂的能力不同，通常将甲状腺结节分为高功能结节、功能正常结节、低功能结节。高功能结节又称"热结节"，即结节的放射性分布高于周围正常甲状腺组织。功能正常结节又称"温结节"，即结节的放射性分布等同于周围正常甲状腺组织。低功能结节又称"凉结节"或"冷结节"，即结节的放射性分布低于周围正常甲状腺组织。

1. 热结节　热结节绝大多数为良性病变，恶变概率很小，约为 1%。分为功能自主性结节和非功能自主性结节。功能自主性结节又称"毒性结节"，其结节的滤泡上皮细胞功能亢进，具有高功能自主分泌甲状腺激素且不被 TSH 抑制。由于血液中甲状腺激素水平很高，周围正常甲状腺组织往往不同程度地受到抑制或者完全被抑制，而在图像上表现为单个显像剂分布增高的结节或周围甲状腺组织完全不显影（图 8-29）。

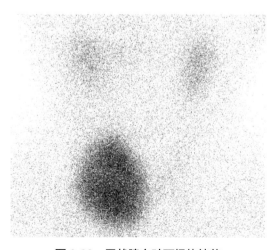

图 8-29　甲状腺右叶下极热结节

由于热结节恶变概率很低,多见于甲状腺高功能腺瘤,所以不建议穿刺活检或行肿瘤阳性显像检查。

2. 温结节 结节图像表现为结节部位的放射性分布与周围正常甲状腺组织基本相同,即触诊可以摸到结节,但静态显像并无异常。温结节多见于甲状腺瘤,结节性甲状腺肿、慢性淋巴性甲状腺炎、亚急性甲状腺炎恢复期、甲状腺癌也可表现为"温结节","温结节"恶变概率约为4%。

3. 冷结节 结节部位的显像剂分布接近本底水平(冷结节)或略高于本底水平(凉结节)说明结节摄取显像剂的能力减低或缺如。凉结节和冷结节无本质区别,见于甲状腺囊肿、甲状腺腺瘤囊变出血、结节性甲状腺肿、甲状腺癌、亚急性甲状腺炎急性期。单发冷结节恶变概率较多发一般大,一般单发恶变概率为7.2% ~ 54.5%,多发为0 ~ 18.3%(图8-30)。

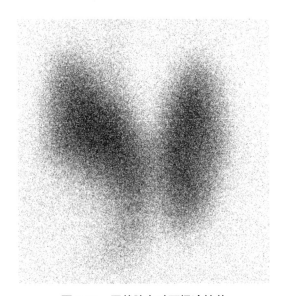

图 8-30 甲状腺左叶下极冷结节

冷结节出现以下改变时,则应考虑恶性可能性较大:①冷结节所在的甲状腺叶无肿大;②放射性分布缺损区横贯一侧叶,呈断裂样改变;③一侧叶整体呈放射性分布缺损区,且向对侧扩展。

冷结节出现以下改变时,则应考虑良性可能性较大:①伴有甲状腺肿大的多发冷结节或凉结节;② $^{99m}TcO_4^-$ 显像为热结节而 ^{131}I 或 ^{123}I 显像为冷结节或凉结节。

甲状腺结节的功能状态与其良恶性密切相关,结节功能越低下,其为恶性的概率越大。$^{99m}TcO_4^-$ 甲状腺静态显像显示为热结节者几乎不存在临床意义上的恶性病变,而扫描显示冷结节或凉结节者恶性比例约占5% ~ 25%。$^{99m}TcO_4^-$ 静态显像虽然不能作为甲状腺结节良恶性的常规鉴别诊断手段,但对于高功能热结节的良恶性鉴别诊断具有很大的排除价值。甲状腺静态显像显示冷结节或凉结节的原因除了功能低下的甲状腺恶性病变外,炎症、纤维化、囊变、出血、坏死等非结节性甲状腺疾病均会导致摄锝功能降低,故其对冷结节或凉结节的良恶性鉴别受到限制。受显像仪分辨率所限,直径小于 1.0cm 的甲状腺结节在 $^{99m}TcO_4^-$ 平面显像上经常不能显示,因此,甲状腺静态显像虽然可以反映甲状腺组织摄取功能,但对于甲状腺结节的良恶性鉴别诊断效能是有限的,不作为常规评估手段,仅作为一种辅助手段,需结合其他检查综合进行评估。高分辨率超声检查是评估甲状腺结节的首选方法。对触诊疑似甲状腺结节,或者在 X 线、CT、MRI 或 ^{18}F-FDG PET 检查中提示甲状腺结节,均应行颈部超声检查。结节实性低回声、血供丰富、形态、边缘不规则、弥散分布或簇状分布的钙化,伴有颈部淋巴结内部回声不均、内部出现钙化、皮髓质分界不清、淋巴门消失等超声征象都提示恶性可能性较大。另外,所有甲状腺结节患者均应检测血清 TSH 水平。甲状腺结节患者,如 TSH 水平低于正常,其结节为恶性比例要低于 TSH 水平正常或升高者,这可能由于部分良性甲状腺结节是具备自主分泌功能,其分泌的甲状腺激素对 TSH 有抑制作用。国内外指南中均明确指出,对于血清 TSH 水平低于或者在正常值下限的甲状腺结节患者应考虑行 $^{99m}TcO_4^-$ 静态显像,如果显像结果为热结节,则绝大部分为良性,一般不需 FNA,对于功能正常或者低功能结节,应考虑行 FNA,尤其是超声检查高度可疑的结节更应首选穿刺活检获得病理诊断。

除此之外,SPECT/CT 同机融合显像将核素示踪功能代谢影像与精细解剖影像进行配准,对病灶进行定性诊断和精确定位,是核医学功能显像新的里程碑。$^{99m}TcO_4^-$ 甲状腺静态显像显示冷结节患者,SPECT/CT 同机断层融合显像可使鉴别甲状腺结节良恶性的诊断准确性有很大提高,如 $^{99m}TcO_4^-$ 甲状腺静态显像为冷结节,且断层融合显像具有稍低或等密度、边缘模糊、无明显钙化等特征,病理组织结果为恶性者居多;如断层显像呈显著低密度、边缘清晰者或伴有粗大颗粒样钙化,多为甲状腺囊肿或甲状腺腺瘤等良性结节。

二、甲状腺动态显像

(一)原理

将显像剂经静脉"弹丸式"注射,随即对甲状腺动态采集,从而获得甲状腺及病灶处的血流灌注和功能状态情况,通常与甲状腺静态显像或肿瘤阳性显像结合一次进行。

(二)检查方法

患者无需特殊准备,仰卧于检查床上,充分暴露甲状腺,采用低能通用或高灵敏准直器。在触诊甲状腺结节的对侧肘静脉"弹丸式"注射 $^{99m}TcO_4^-$ 370 ~ 740MBq 同时启动 γ 相机行动态采集,2s/ 帧,连续采集 16 帧血流相,60s/ 帧,连续采集 10 帧血池相,矩阵 64×64,放大倍数 1.5 ~ 2 倍。随后行甲状腺静态显像。

(三)正常图像分析

静脉注射显像剂 8 ~ 12s 后,双侧颈动脉对称性显影,此后甲状腺开始逐渐显影,随时间延长,显影逐渐清晰,至注射后 20 ~ 22s 后,甲状腺内放射性分布高于颈动、静脉,分布逐渐趋于均匀。

(四)异常图像临床意义

双侧放射性分布不对称,血流灌注不一致,局部灌注异常浓聚或稀疏均为异常。如甲状腺结节的血流灌注高于颈动、静脉为血流灌注增加,如甲状腺结节放射性分布低于周围甲状腺组织,即为低血流灌注。

1. 功能自主性甲状腺瘤 甲状腺结节在颈动脉显影后立即出现,其放射性分布高于颈动脉,提示,病灶部位血流灌注增加,如静态显像为热结节,提示功能自主性甲状腺瘤可能性大。

2. 甲状腺良性结节 结节部位放射性分布较周围正常甲状腺组织明显减低或不显影,提示结节部位血流灌注减少,静态显像多呈"冷结节",多见于甲状腺囊肿等良性结节。

3. 甲状腺癌 甲状腺结节部位放射性分布较周围正常甲状腺组织明显增加,提示结节部位血流灌注增加,静态显像如呈"冷结节",甲状腺癌可能性大。

三、甲状腺肿瘤阳性显像

(一)原理

甲状腺肿瘤阳性显像是指静脉注射某种与甲状腺癌有一定亲和力的放射性核素或标记化合物后进行显像,对甲状腺结节的良、恶性进行辅助诊断的显像方法。

(二)检查方法

甲状腺静态显像,发现结节为"冷结节"或"凉结节"后,可进行肿瘤阳性显像。不同显像剂的检查方法见下表(表 8-1)。

表 8-1 甲状腺结节静态显像方法及临床应用

显像剂	剂量 /MBq	显像时间	临床应用
^{201}TLCL	55.5 ~ 74	5 ~ 15min(早期相); 3 ~ 5h(延迟相)	甲状腺未分化癌及转移灶
^{99m}Tc-MIBI	370 ~ 555	5 ~ 15min(早期相); 3 ~ 5h(延迟相)	甲状腺癌及转移灶
^{99m}Tc(V)-DMSA	370	2 ~ 3h	甲状腺髓样癌及转移灶
^{131}I-MIBG	37 ~ 111	24 ~ 48h	甲状腺髓样癌及转移灶

(三)图像分析及临床应用

^{99m}TcO$_4^-$甲状腺静态显像为"冷(凉)结节",如结节处肿瘤阳性显像表现为显像剂浓聚,即视为异常。

良性肿物多表现为早期相和延迟相均无放射性浓聚,部分在早期相有放射性填充,但放射性通常低于周围正常甲状腺组织,延迟相会逐渐消退。恶性肿物多表现为早期相和延迟相肿物均为放射性浓聚,通常在延迟相上,随着正常甲状腺影像的消退,病灶浓聚影会更加清晰

有研究表明,^{201}TLCL 诊断甲状腺癌的敏感性与特异性分别为 87% 和 58%,^{99m}Tc-MIBI 的敏感性为 80% ~ 91%。在不同病理类型的诊断方面,^{201}TLCL 是用来诊断未分化甲状腺癌最理想的显像剂。^{99m}Tc(V)-DMSA、^{131}I-MIBG 可用于判断未分化甲状腺癌复发或转移灶。^{99m}Tc-MIBI 显像诊断分化型甲状腺癌复发或转移的灵敏度为 50% ~ 86.4%,特异度为 76% ~ 96%。而对

于恶性程度较低的分化型甲状腺癌,若不停服甲状腺激素,PET-CT 假阳性率与假阴性率均较高。^{99m}Tc-MIBI 显像是评价是否存在复发与转移病灶的较好的方法(图 8-31)。

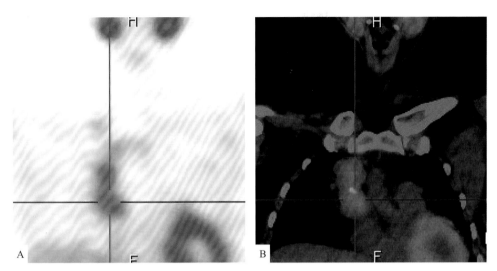

图 8-31　^{99m}Tc-MIBI 显像甲状腺乳头状癌右颈部淋巴结转移灶高摄取

四、^{131}I 全身显像

分化型甲状腺癌患者术后残余的甲状腺及转移灶可以摄取碘,利用 ^{131}I 进行全身显像,可以发现病灶,评价疗效。^{131}I 全身显像包括诊断性扫描(diagnostic whole body scan, Dx-WBS)和治疗后扫描(post-treatment whole body scan, Rx-WBS)

(一)诊断性扫描

显像目的:寻找手术或 ^{131}I 治疗后体内是否残存摄 ^{131}I 甲状腺组织或复发或转移灶,有助于判断患者是否需要进一步 ^{131}I 治疗及治疗活度。

显像前准备:显像前停服甲状腺素及影响 ^{131}I 摄取含碘丰富的食物、药物 2～3 周。尿碘 < 100μg/ml,血清 TSH > 30mU/L。

显像方法:空腹口服 2～5mci 的 ^{131}I 后 48 小时显像,必要时加做 72 小时显像。采用高能平行孔准直器行全身显像。必要时行 SPECT/CT 融合显像有助于对病灶定位和定性诊断,提高诊断的准确性。

(二)治疗后扫描

口服高活度的 ^{131}I(100～250mCi)行清除残余甲状腺或治疗转移灶后,为观察 ^{131}I 在体内的分布,确定病灶位置和数目,应在治疗后 2～10d 行全身扫描。患者的准备及采集条件同诊断性扫描。由于扫描的敏感性随 ^{131}I 活度的增高而增高,因此,较诊断性扫描,可以发现更多小的病灶。

(三)图像分析

^{131}I 可以在甲状腺及复发转移灶、鼻咽部、唾液腺、胃肠道、肝脏、膀胱等部位出现。含 ^{131}I

的唾液可以在食管内滞留引起颈部及上纵隔的条索状显影,可以在喝水后消失。残余甲状腺已经清除的患者,^{131}I 全身显像颈部没有 ^{131}I 摄取或仅有微弱摄取,全身显像只见唾液腺、胃肠道、膀胱等因生理摄取而显影。如果除上述部位外,其他部位摄取则为异常摄取。常见的异常摄取区包括颈部非甲状腺床区、肺、骨、纵隔等,少见于肝脏、肾上腺、脑等。

假阳性可分布于全身各个部位,产生的原因为生理性摄取、病理性漏出液或渗出液、感染灶与炎症病灶的摄取、污染、非甲状腺肿瘤摄取。

在进行分析 Rx-WBS 或 Dx-WBS 图像时,应该警惕假阳性和假阴性的可能,应密切结合患者的临床症状、体征、血清 Tg 水平,以及其他影像学结果,必要时采取饮水、延迟显像、洗澡、清洗或更换衣物等简单手段鉴别,如无法用上述方法鉴别,可采取 SPECT/CT 融合显像,判断是否真正存在残余甲状腺及DTC转移灶,鉴别假阳性的发生,避免患者接受不必要的 ^{131}I 治疗。

假阴性产生的原因主要为:① DTC 复发灶或转移灶的摄碘功能减低或丧失②显像用的 ^{131}I 活度,Rx-WBS 显示的病灶较 Dx-WBS 显示的病灶多。但由于存在 ^{131}I 所导致的"顿抑"效益,目前不主张以高活度(370MBq)的 ^{131}I 取代常规活度(74-111MB)进行 Rx-WBS。③病灶的体积太小,受仪器分辨率的影响,部分病灶在 Dx-WBS 中难以显示。④体内碘水平,DTC 患者准备不充分,体内稳定性碘含量较高,可导致 Rx-WBS 或 Dx-WBS 出现假阴性。因此对可疑患者应测其尿碘水平。世界卫生组织(WHO)提出普通人群尿碘水平为 100 ~ 200μg/L,DTC 患者尿碘水平大于 200μg/L,应考虑到患者稳定性碘污染可能,必要时让患者重新忌碘饮食或使用利尿剂,降低体内稳定性碘的水平后再进行 ^{131}I 全身显像。⑤ TSH 水平不够高,DTC 患者长期使用甲状腺素抑制治疗,患者的垂体长期处于被抑制的状态,停服甲状腺素后,其功能恢复需要一定的时间,所以 TSH 上升较慢,特别是老年患者,其垂体储备功能低,TSH 水平不高,可导致 ^{131}I 全身显像假阴性的发生。

(四)^{131}I 全身显像临床意义

1. 清甲治疗前是否应行 Dx-WBS　通过 Dx-WBS 可以评估患者残余甲状腺的残余量,还可以发现甲状腺外病灶,有助于确定治疗用 ^{131}I 的活度。关于此问题目前存有争议,有研究者认为 Dx-WBS 所用的低剂量 ^{131}I 几乎全部被残留甲状腺组织摄取而不能有效显示摄碘性转移灶;也有研究者认为"顿抑"显像可能影响清甲或清灶治疗的成功率。但多项大样本回顾性研究提示 Dx-WBS 并未影响 DTC 患者的清甲成功率及预后。根据 2021 版 ^{131}I 治疗分化型甲状腺癌指南,^{131}I 清甲治疗前可行 Dx-WBS。

2. Dx-WBS 在 DTC 患者随访中的价值　如前所述,清甲治疗前可进行 Dx-WBS,是否应该用于 ^{131}I 清甲治疗后随访的病人?目前主张随访,除进行 Tg、TgAb 及颈部彩超检查外,儿童及青少年清灶治疗前必须行 Dx-WBS,对于 Dx-WBS 阴性的患者慎行后续的清灶治疗。

对于高危患者,前一次治疗活度 Rx-WBS 明确提示转移灶摄取 ^{131}I,如无法手术切除需多次 ^{131}I 治疗的病人,6 ~ 12 个月停药后复查 Tg、TgAb 及相关影像学检查,建议行 Dx-WBS,评估能否从下一次 ^{131}I 治疗中获益。

对于低危患者,清甲治疗后的患者至少行一次 Dx-WBS(ATA 指南的观点)。在刺激状态下 Tg ≤ 2μg/L,颈部彩超阴性的患者,约 8% Dx-WBS 提示颈部有残留,对于 Dx-WBS 阴性的患者慎行后续的清灶治疗。

3. 治疗活度的 Rx-WBS Rx-WBS 是一项非常重要的检查,ATA 和欧洲指南都推荐常规进行该检查。目的是观察治疗活度 ^{131}I 分布范围,从而制定治疗方案、评价治疗效果。常见的 DTC 转移灶部位为颈部、肺、纵隔、骨。Rx-WBS 比 Dx-WBS 多发现 10% ~ 26% 的病灶,改变 10% 左右患者的分期,所以 Rx-WBS 对确定复查时间、下一步是否需要 Dx-WBS 和下次治疗的活度有很大价值。

五、^{18}F-FDG PET 肿瘤显像

(一)甲状腺结节良恶性鉴别诊断

一般不建议常规选用 ^{18}F-FDG PET/CT 用于评估甲状腺结节。甲状腺功能亢进和甲状腺炎都有可能表现为弥散性或局灶性代谢增高。对于甲状腺结节一般首选甲状腺超声、FNAC 评估,然后如有必要才选择 ^{99m}Tc-MIBI 显像和 ^{18}F-FDG PET/CT 进一步评估。

^{18}F-FDG PET/CT 诊断甲状腺恶性肿瘤的准确性要高于 ^{99m}Tc-MIBI 显像和多参数颈部超声检查。^{18}F-FDG PET/CT 阴性可正确预测组织病理学的良性发现。在诊断分化型甲状腺癌中,^{18}F-FDG PET/CT 阳性结合超声阳性比单独的 ^{18}F-FDG PET/CT 更具特异性。当 ^{99m}Tc-MIBI 显像为阴性时,^{18}F-FDG PET/CT 阳性是恶性肿瘤的可能性更大。

(二)寻找分化型甲状腺癌转移灶

^{131}I 治疗是 DTC 的主要治疗方法之一,Rx-WBS 有助于对 ^{131}I 治疗期间 DTC 患者进行疗效评价、寻找病灶、再分期、指导治疗和预后判断,但在部分 Tg 增高而高度怀疑病灶存在的 DTC 患者,由于转移灶失分化、病灶体积较小或部位等原因,病灶可能不摄取 ^{131}I 和 / 或 Rx-WBS 图像上未见摄碘灶。

甲状腺癌病灶失分化程度越高,侵袭性越强,而摄碘能力降低,葡萄糖无氧酵解增加,此时可以采用 ^{18}F-FDG PET/CT 来寻找病灶。与传统的核医学显像设备相比,^{18}F-FDG PET/CT 图像具有更好的空间分辨率,图像质量更高。而且病灶对 ^{18}F-FDG 的亲和力与摄碘能力存在反转现象(flip-flop 现象)。甲状腺癌转移灶对 ^{18}F-FDG 的摄取越高,往往提示患者的预后越差。一般这些病灶都是碘难治性甲状腺癌病灶(RAIR-DTC),有 meta 分析提示:^{18}F-FDG PET/CT 诊断摄碘能力差或者不摄碘的 RAIR-DTC 的敏感性高达 83%,对于 Tg 阳性、Rx-WBS 全身显像阴性患者行 ^{18}F-FDG PET/CT 显像可以及早发现转移灶,及时调整治疗策略,延长患者的生存期。

影响 ^{18}F-FDG PET/CT 敏感性的因素包括肿瘤失分化程度、肿瘤负荷。有研究显示血清 TSH 刺激状态下 PET/CT 的诊断效能可能并不优于非刺激状态 PET/CT。所以 ^{18}F-FDG PET/CT 检查前 DTC 患者不必停用 L-T4 药物。

^{18}F-FDG PET/CT 发现分化型甲状腺癌转移灶的灵敏度和特异性随 Tg 的升高而增加,在血清 TSH 刺激性 Tg < 10ng/ml 的患者中,^{18}F-FDG PET 的灵敏度较低。

2015ATA 指南中 ^{18}F-FDG PET/CT 不推荐作为甲状腺癌诊断的常规检查方法,但对于下列情况,可考虑使用:① DTC 患者随访中出现 Tg 升高(> 10ng/ml),且 Dx-WBS 阴性者协助寻

找和定位病灶；②对病灶不摄碘者，评估和监测病情；③侵袭性或转移性 DTC 患者进行 [131]I 治疗前评估和监测病情，表现为 PET/CT 代谢增高的病灶摄碘能力差，难以从 [131]I 治疗中获益。

^{18}F-FDG PET/CT 是一种有效的方法来寻找不摄碘的甲状腺癌复发和转移灶、指导制定治疗方案及进行准确的再分期。

（王叙馥　刘新峰）

第四节　甲状腺癌 PET/CT 检查

随着影像诊断技术从解剖形态向分子水平的过渡，多模态分子成像的作用越来越重要。PET/CT 是一种无创的分子影像疾病检测手段，可以一站式获得病灶的功能信息、解剖定位和形态特征，具有极高的敏感度和特异度。从 2000 年 PET/CT 应用到临床以来，PET/CT 在许多实体肿瘤的诊断、分期和再分期、疗效评估和预后判断等方面已经得到临床医师的广泛认可，其中甲状腺肿瘤中也获得了非常好的应用。

一、[18]F- 氟代脱氧葡萄糖 PET/CT 显像

^{18}F-FDG 为葡萄糖代谢的示踪剂和显像剂。[18]F-FDG 和天然葡萄糖的分子结构相似，其在体内的生物学行为与葡萄糖近似，静脉注入体内后，[18]F-FDG 与葡萄糖一样通过细胞膜上葡萄糖转运蛋白（glucose transporter,Glut）跨膜转运进入细胞内。人类 Glut 有 10 多个亚型，各亚型的基因位于染色体不同的位置，它们的表达是 ^{18}F-FDG 摄取的限速因素之一。[18]F-FDG 进入细胞后在己糖激酶的作用下被磷酸化形成 6- 磷酸 -^{18}F-FDG，但由于其结构与天然的 6- 磷酸葡萄糖的差异，不能进一步进入糖酵解过程；由于类似的原因和机制，也不能转变为糖原和进入葡萄糖代谢旁路，而滞留堆积在细胞内。细胞对 ^{18}F-FDG 的摄取量与葡萄糖代谢率成正比，故体内葡萄糖代谢率越高的细胞，摄取聚集 ^{18}F-FDG 越多。标记的核素 [18]F 可以发射正电子，正电子与核外轨道电子(负电子)发生湮没辐射，产生一对能量相等(511keV)、方向相反的 γ 光子，γ 光子可被 PET 探测器捕获而重建显影。[18]F-FDG PET 的影像反映的是外源性葡萄糖在局部的沉积，即局部细胞、组织或器官对葡萄糖的摄取能力。

葡萄糖与 ^{18}F-FDG 竞争性结合细胞膜转运蛋白，当体内血糖异常增高时，可能导致肿瘤等病变组织对 ^{18}F-FDG 的摄取减少。因此，在行肿瘤葡萄糖代谢显像前 4 ~ 5h 受检者需禁食，目的是控制血糖在一定范围内不影响显像，通常要求空腹血糖需小于 8.3mmol/L（150mg/dl）。

由于绝大多数恶性肿瘤细胞都具有快速增殖、血供丰富等特点，单位时间内需要消耗更多的葡萄糖作为能量，因此，绝大多数的恶性肿瘤有明显的 ^{18}F-FDG 摄取，但是少数恶性肿瘤不摄取或少摄取 ^{18}F-FDG。当肿瘤细胞分化程度较高、瘤细胞数量少、富含黏液、退化，或者分子水平的有关转运体和各种酶的作用，[18]F-FDG 摄取会减少或者滞留减少，出现显像的假阴性。DTC 对 ^{18}F-FDG 摄取一般不高，显像时往往呈低代谢或无代谢，因而，[18]F-FDG PET/CT 在 DTC 的定性诊断价值有限，不主张在甲状腺结节鉴别诊断中使用该检查。

^{18}F-FDG 标准摄取值(standard uptake value,SUV)是目前最常用的反映组织葡萄糖代谢率的半定量指标。SUV 定义是局部组织放射性活度与全身平均活度的比值,该指标在肿瘤诊断、分期、疗效评价、靶区勾画以及指导活检等方面具有重要价值。最大标准化摄取值(SUVmax)和平均标准化摄取值(SUVmean)是临床常用的形式。SUVmax 表示感兴趣区内摄取 ^{18}F-FDG 最大的体素,SUVmean 表示感兴趣区所有体素的平均摄取值,目前临床上以前者更为常用。另外,^{18}F-FDG PET 的代谢参数还有肿瘤代谢体积(metabolic tumor volume,MTV)及病灶糖酵解总量(total lesion glycolysis,TLG)。MTV 表示肿瘤组织中有较高代谢活性的体积。TLG = 肿瘤代谢体积(MTV)×ROI 内标准化摄取值均值(SUVmean)。因此,TLG 是以 MTV 为基础,既能反映肿瘤代谢活性,又能反映肿瘤的 MTV 的综合参数,可以客观反映肿瘤负荷。

^{18}F-FDG PET/CT 在甲状腺肿瘤中的应用最初仅局限于血清 Tg 或 TgAb 升高而 ^{131}I 全身显像(^{131}I Whole-body scan,^{131}I-WBS)阴性的 DTC 患者的再分期。随着 ^{18}F-FDG PET/CT 临床应用的普及和相关临床经验的积累,其在甲状腺癌诊断方面更多的潜能逐步被发掘。

不同组织学分类的甲状腺癌,其生物学行为和临床表现各不相同,PTC 和 FTC 被分类为 DTC。

(一)^{18}F-FDG PET/CT 在 DTC 中的应用

大多数 DTC 患者预后良好,但高达 30% 的患者会出现复发或转移,其中 2/3 发生于手术后 10 年内。DTC 的死亡率一直处于低水平,仅约 0.4/10 万。因此,临床医师更侧重于 DTC 患者术后复发或转移的长期随访评估。

大多数 DTC 生长缓慢,不摄取或仅少量摄取 ^{18}F-FDG。虽然 ^{18}F-FDG PET/CT 对 DTC 患者的远处转移具有很高的敏感性和特异性,但 DTC 患者术前只有 4% ~ 7% 有远处转移,因此不推荐 DTC 患者术前常规使用 ^{18}F-FDG PET/CT 进行诊断和分期。^{18}F-FDG PET/CT 在 DTC 患者的应用主要在术后随访。

1. 在 Tg 或 TgAb 水平升高、^{131}I-WBS 阴性的 DTC 患者术后随访中的应用

目前,对于 DTC 术后复发和转移评估主要的手段有超声检查、^{131}I-WBS 和血清 Tg 水平监测。其中,^{131}I-WBS 和血清 Tg 组合是目前评价 DTC 术后患者有无复发或转移临床应用最广泛的、也是非常可靠的手段。

当 DTC 细胞去分化时,表现为普遍性摄碘能力降低,甚至完全失去摄碘能力。因此,有一部分术后 DTC 患者表现为 Tg 或 TgAb 升高而 ^{131}I-WBS 阴性,这类患者的病灶定位困难,^{18}F-FDG PET/CT 对于此类患者的复发及转移灶的检测敏感性高达约 94%。^{131}I-WBS 阴性的 DTC 细胞由于失分化,往往葡萄糖代谢能力增强,病灶对 ^{18}F-FDG 摄取增高。^{18}F-FDG PET/CT 能监测和准确定位此类患者的局部复发和远处转移灶,其检测结果对进一步诊治处理具有重要影响,推荐作为一种常规的诊断方法。由于 DTC 对于 ^{18}F-FDG 和 ^{131}I 摄取存在一定的反比关系,即 flip-flop 现象(^{131}I-WBS 显像阴性,^{18}F-FDG PET/CT 显像阳性),提示 DTC 细胞在失去摄碘能力的同时对葡萄糖的摄取增加。因此,^{18}F-FDG 摄取可以成为 ^{131}I 治疗反应的主要阴性预测因子。如果此类患者 ^{18}F-FDG 摄取阳性,提示肿瘤具有更高的侵袭性和更差的预后,不宜继续行 ^{131}I 治疗,可选择其他治疗方法,如手术切除、外照射治疗、靶向治疗等。

^{18}F-FDG PET/CT 显像监测 DTC 复发或转移时,其灵敏度受血清 Tg 和 TSH 水平的影响。一般情况下 DTC 病灶对 ^{18}F-FDG 的摄取与血清 Tg 水平呈正相关,但也有部分 Tg 水平低的 DTC 患者可呈 ^{18}F-FDG PET/CT 显像阳性。血清 TSH 水平与病灶 ^{18}F-FDG 摄取之间的关系。^{18}F-FDG PET/CT 显像在 TSH 兴奋状态下比在 TSH 抑制状态下更准确。因为 ^{131}I 治疗是在高 TSH 背景下进行,同时行 ^{18}F-FDG PET/CT 有利于检出 DTC 复发或转移灶,尤其是摄碘阴性的病灶。

2019 年我国甲状腺癌专家指南与共识指出,^{18}F-FDG PET/CT 不作为 DTC 放射性碘治疗前常规的评估手段,但是在血清 Tg/TgAb 水平持续增高(如抑制性 Tg > 1ng/ml,或刺激性 Tg > 10ng/ml,或 TgAb ≥ 40U/ml 且呈持续性上升趋势)时,如果此时患者的 ^{131}I-WBS 显像呈阴性,推荐使用 ^{18}F-FDG PET/CT 检查寻找和定位病灶并为后续的治疗决策提供依据。

针对血清 Tg 水平异常增高,而同期诊断性 ^{131}I 全身显像(diagnostic whole body scan,DxWBS)阴性的患者,是否再次进行 ^{131}I 治疗,仍然未达成共识。但是,25% ~ 80% 的患者表现为 DxWBS 显像阴性,而在 ^{131}I 治疗后显像(post-treatment whole body scan,RxWBS)上发现摄碘病灶。对于这类患者,虽然大剂量的 ^{131}I 可以提供定位摄碘灶的诊断信息,但是由于病灶吸收 ^{131}I 剂量不足、难以达到消融病灶的有效剂量,也就难以达到缓解或治愈疾病的目的。权衡患者获益与风险,此种情况下,^{18}F-FDG PET/CT 可以作为病灶定位及前期治疗反应评估的有效手段,并协助制定最优的后续治疗决策。

2. 在中高危 DTC 患者中的应用　2015 版 ATA 成人甲状腺结节与分化型甲状腺癌诊治指南将成人 DTC 危险度分为低、中、高 3 个层级。中危 DTC 患者的纳入标准为下列条件之一:①显微镜下发现肿瘤有甲状腺周围软组织侵犯;②临床分期 N1 或病理分期 N1(> 5 个淋巴结受累,且所有淋巴结最大直径 < 3.0cm);③治疗后首次全身 ^{131}I 显像发现甲状腺床外有 ^{131}I 摄取;④侵袭性病理组织学类型(如:高细胞、小岛状,柱状细胞癌);⑤甲状腺乳头状癌血管侵犯;⑥甲状腺内,甲状腺乳头状癌,原发肿瘤直径 1.0 ~ 4.0cm,BRAFV600E 突变(如果 BRAFV600E 突变已知);⑦多灶性微小乳头状癌伴腺外侵犯和 BRAFV600E 突变(如果 BRAFV600E 突变已知)。高危 DTC 患者的纳入标准为下列条件之一:①肉眼可见肿瘤侵犯甲状腺周围软组织;②肿瘤未完全切除;③出现远处转移;④病理分期 N1 伴任何转移性淋巴结最大直径 ≥ 3.0cm;⑤术后血清 Tg 水平异常增高;⑥广泛血管浸润的滤泡状甲状腺癌(血管侵犯 > 4 个病灶)。Rosenbaum-Krumme 等对 90 例高危 DTC 患者首次 ^{131}I 治疗后 1 周行 ^{18}F-FDG PET/CT 显像,发现 29% 的患者显像阳性,其中 8 例患者的 TNM 分期、19 例(21%)患者的治疗策略发生了改变。因此,^{18}F-FDG PET/CT 在 DTC 高危患者初次分期中的作用值得肯定。Lee 等研究了 258 例中高危 DTC 患者,结果显示 ^{18}F-FDG PET/CT 显像在分期为 T3 ~ T4N1 且肿瘤直径 > 2.0cm 的 DTC 复发患者中具有较高的发现额外病灶的能力。因此,对中高危 DTC 患者,^{18}F-FDG PET/CT 显像与 ^{131}I 治疗同时进行可以检测到额外的复发或转移灶,为患者治疗策略的调整提供帮助,其中肿瘤分期和大小是 ^{18}F-FDG PET/CT 显像阳性的预测因子。

3. 在 DTC 伴远处转移患者预后评估中的应　^{18}F-FDG PET/CT 在 DTC 患者预后评估方面也具价值。如果 DTC 患者的转移灶摄取 FDG,比如肺转移或骨转移灶,即使病灶具有摄碘功能,也提示该患者对碘的治疗反应不佳。因此,[18]F-FDG PET/CT 是 DTC 患者治疗决策过程中的一个重要评估工具。

(二)在 Hürthle 细胞甲状腺癌中的应用

Hürthle 细胞甲状腺癌被认为是 PTC 的变异类型,较典型 PTC 转移风险高,病情恶化快,预后差。Hürthle 细胞甲状腺癌普遍摄碘能力较差,但是摄取[18]F-FDG,可以为手术和外照射治疗提供准确定位。[18]F-FDG PET/CT 较其他影像学检查对 Hürthle 细胞甲状腺癌具有更高的诊断敏感性。Riemann 等人进行的多中心研究发现[18]F-FDG PET/CT 诊断的敏感性、特异性分别为 92%、95%。

(三)在未分化甲状腺癌中的应用

ATC 生长迅速,超过 75% 的患者发病时即有局部浸润,有 50% 的患者会发生远处转移。肺是 ATC 最常见的远处转移部位,其次是骨髓和脑。

ATC 患者年龄较大,此类患者治愈和长期生存率均较差。由于分化差,ATC 病灶通常极少摄取碘,其血清 Tg 水平升高,[131]I 治疗无效。因此,[131]I-WBS 不能作为 ATC 诊断、治疗及疗效评价的手段。无论是 ATC 的原发灶还是转移灶,均呈[18]F-FDG 高摄取。因此,[18]F-FDG PET/CT 在 ATC 的早期诊断、治疗反应的评估及随访方面均非常有价值。同时,病灶的 SUVmax 和代谢体积对 ATC 患者的生存评估具有重要价值。Poisson 等研究了[18]F-FDG PET/CT 在 ATC 患者初始分期、治疗反应监测及随访等方面的作用。结果表明[18]F-FDG PET/CT 显像可早期评估 36% 的肿瘤治疗反应,并据此及时调整治疗策略;SUVmax 大于 18 的患者,其 6 个月生存率明显低于 SUVmax 小于 18 的患者(20% 对 80%),代谢体积大于 300mL 的患者,其 6 个月生存率较代谢体积小于 300ml 的患者差(10% 对 90%)。

在 ATC 癌患者复发或转移的监测方面,[18]F-FDG PET/CT 的诊断灵敏度和特异性明显高于传统影像方法。ATA 推荐 FDG PET/ CT 用于评估 ATC 远处转移,尤其是骨转移。因此,建议对病理类型明确的 ATD,应常规应用[18]F-FDG PET/CT。

(四)在甲状腺髓样癌中的应用

MTC 来源于分泌降钙素的甲状腺滤泡旁细胞(又称 C 细胞,为神经内分泌细胞),是分化较好的神经内分泌肿瘤,分散发性和遗传性,以散发性多见,生长缓慢。血清降钙素水平是 MTC 最特异和敏感的指标。MTC 患者术后随访多采用监测血清降钙素的方法。一般认为,如果术后血清降钙素水平升高,则提示肿瘤复发或转移。但有一部分患者术后复查血清降钙素水平升高,常规影像检查无法发现责任病灶。该情况下适合应用[18]F-FDG PET/CT 进行全身评估,尤其当降钙素水平高于 1 000ng/L 时,[18]F-FDG PET/CT 诊断的灵敏度和特异性更高。因此,[18]F-FDG PET/CT 在 MTC 患者术后随访及二次手术患者选择方面具有重要作用。

二、其他正电子显像剂 PET/CT 显像

^{18}F-FDG 以外的正电子显像剂在甲状腺癌方面也有应用。[124]I PET/CT 显像以及[18]F- 二羟基苯丙氨酸(^{18}F-DOPA)和 68Ga 标记的生长抑素类似物等显像剂已被证明在甲状腺癌的评估中具有一定的临床价值。

(一)^{124}I PET/CT 显像

^{124}I 是一种半衰期较长（T1/2=4.2d）的正电子核素。^{124}I PET/CT 可以获得断层影像，较 ^{131}I-WBS 能获取更多的解剖信息和代谢信息，在检测复发或转移方面具有很高的效能。既往研究发现，同时给予治疗剂量的 ^{131}I 和诊断剂量的 ^{124}I 可以准确评价治疗期间的病灶摄碘情况。^{124}I 另一个重要的临床意义在于其可以提供对甲状腺癌病灶吸收（辐射）剂量的最准确估算。核医学医师可以根据 ^{124}I PET/CT 显像提供的病灶吸收剂量，调整放射性碘疗法中的 ^{131}I 治疗剂量，成为单独指导治疗计划的决策过程的一部分。由于 ^{124}I 需要加速器生产，且生产工艺要求较高，成本高，限制了其在临床的广泛应用。

(二)^{18}F-DOPA 和 ^{68}Ga/^{18}F-生长抑素类似物（somatostatin analogue, SSA）PET/CT 显像

^{18}F-DOPA 是左旋多巴的类似物，能够反映组织儿茶酚胺代谢活性，其显像最早应用于评估黑质部位神经元细胞合成多巴胺的能力，临床上主要用于神经系统疾病的诊断。目前，随着国内外研究者在 ^{18}F-DOPA 的适应证及诊断效能方面的不断探索，发现 ^{18}F-DOPA PET/CT 对于包括 MTC 在内的多种神经内分泌肿瘤具有良好的显像效果。

^{68}Ga/^{18}F-SSA 是目前非常有临床应用前景的生长抑素受体表达阳性的神经内分泌肿瘤的正电子显像剂，也可应用于 MTC 的诊断。由于 MTC 原发灶摄取葡萄糖的能力较弱，而且 MTC 的肿瘤细胞表面生长抑素受体数量分布较少。如果单纯考虑病灶的检出能力，^{18}F-FDG PET/CT 和 ^{68}Ga/^{18}F-SSA 显像均不作为 MTC 原发灶的首选检查。

研究表明 ^{18}F-DOPA PET/CT 在 MTC 原发灶及淋巴结转移瘤的检出方面具有较高的灵敏度，明显优于 ^{18}F-FDG PET/CT 及超声的诊断效能，可以用于临床分期。而且 ^{18}F-DOPA PET/CT 显像指导下的淋巴结切除可提高手术的成功率。

当 MTC 患者随访过程中出现血清降钙素水平升高时，^{18}F-DOPA PET/CT 显像的病灶检出率可高达到 85%，而 ^{18}F-FDG PET/CT 和 ^{68}Ga/^{18}F-SSA 的病变检出率均不足 30%。MTC 的 ^{18}F-DOPA PET 显像无假阳性，但是如果肿瘤病灶过小或肿瘤失分化可能导致病灶无法显示而出现假阴性。失分化的 MTC 病灶通常不摄取 ^{18}F-DOPA，对这类患者推荐将 ^{18}F-FDG PET/CT 作为首选检查。

欧洲核医学协会（EANM）甲状腺委员会操作指南指出，对于 MTC 患者，如果医疗单位能实现 ^{18}F-DOPA PET/CT 检查，推荐作为一线检查手段；如果 ^{18}F-DOPA PET/CT 显像阴性或者医疗单位的条件不能实现 ^{18}F-DOPA PET/CT 检查，应当行 ^{18}F-FDG PET/CT 检查，尤其是患者血清降钙素和 CEA 水平迅速上升（倍增时间 < 1 年）或可以预料疾病具有较高的侵袭性行为（例如 CEA 与降钙素比成比例地升高）时，临床医师应该选择 ^{18}F-FDG PET/CT 检查进行疾病评估。当 ^{18}F-DOPA 和 ^{18}F-FDG PET/CT 的影像结果均无法获得确定性结论时，可以考虑应用 ^{68}Ga-SSA PET/CT 检查作为补充。

三、PET/MR 显像

MR 主要是利用人体内的氢质子成像。氢质子主要存在与人体内的水、脂肪、蛋白质、糖等物质中，以这些物质为主要构成成分的脏器可以在 MR 图像上显影。MR 可以提供多参数

影像,因此将 PET 技术和 MR 有机融合的 PET/MR 将成为分子影像诊断更强大的工具。

最新的一项研究包含了 40 例甲状腺全切并放射性碘清除的 DTC 患者,旨在对比 ^{18}F-FDG PET/CT 和 ^{18}F-FDG PET/MR 在诊断 DTC 复发与转移方面的能力,结果显示二者在 DTC 患者随访中的功效相仿。在绝大多数的 DTC 患者中,还是应该将 ^{18}F-FDG PET/CT 作为一线检查手段。在医疗机构有 ^{18}F-FDG PET/MR 的情况下,可以在一些特定患者中选择性地使用 PET/MR,比如要求接受辐射剂量最低化的患者或者需要 MR 成像的患者(颈部肿瘤晚期、中轴骨或肝脏累及等)。这些晚期患者还是应该先行 ^{18}F-FDG PET/CT,必要时在特定所需病灶上行 MR 显像。

总之,^{18}F-FDG PET/CT 在各种甲状腺癌的治疗决策中具有重要作用。^{18}F-FDG PET/CT 可用于 ^{131}I-WBS 阴性、血清 Tg 或 TgAb 水平升高患者检测复发或转移性疾病、中高危 DTC 的评估以及为患者提供预后信息。^{18}F-FDG PET/CT 还显示出对 Hürthle 细胞甲状腺癌的高敏感性和特异性。另外,可用于 ATC 的临床管理。MTC 患者的生化指标升高时,可采用 ^{18}F-FDG PET/CT 显像提高病灶的检出率。^{124}I PET/CT 断层成像较 ^{131}I-WBS 具有更高的诊断效能。正电子核素标记的 ^{18}F-DOPA 和 ^{68}Ga/^{18}F -SSA 在 MTC 的术后随访中有重要的价值。新的影像技术在不断进步,PET 技术在甲状腺肿瘤方面的应用将有更加广阔的前景。

(王振光　武凤玉)

参考文献

[1]　张颖, 李建初. 不同病理类型甲状腺癌的超声诊断进展 [J]. 中华医学超声杂志(电子版). 2016, 13(3): 165-168.

[2]　HEE S J. Ultrasonographic imaging of papillary thyroid carcinoma variants [J]. Ultrasonography (Seoul, Korea). 2017, 36(2):103-110.

[3]　SHIN J H, BAEK J H, CHUNG J, et al. Ultrasonography diagnosis and imaging-based management of thyroid nodules: revised Korean society of thyroid radiology consensus statement and recommendations[J]. Korean J Radiol. 2016, 17(3):370-395.

[4]　TESSLER F N, MIDDLETON W D, GRANT E G, et al. ACR thyroid imaging, reporting and data system (TI-RADS): white paper of the ACR TI-RADS committee[J]. J Am Coll Radiol. 2017, 14(5): 587-595.

[5]　KIM B K, LEE E M, KIM J H, et al. Relationship between ultrasonographic and pathologic calcification patterns in papillary thyroid cancer[J]. Medicine (Baltimore). 2018, 97(41): e12675.

[6]　张馨丹, 詹维伟. 甲状腺癌被膜外侵犯的超声评估与临床分析 [J]. 中华医学超声杂志 (电子版). 2018, 15(10): 744-746.

[7]　BRYAN R, HAUGEN, ERIK K. et al. 2015 American thyroid association management guidelines for adult patients with thyroid nodules and differentiated thyroid cancer: the American thyroid association guidelines task force on thyroid nodules and differential thyroid cancer[J]. Thyroid. 2016, 26(1):1-133.

[8] JOO K M, JAE-KYUNG W, CHEON J K, et al. Clinical characteristics of subtypes of follicular variant papillary thyroid carcinoma[J]. Thyroid. 2018, 28(3):311-318.

[9] NING C P, SEUNG K J, EUN-KYUNG K, SUJI L. Clinical and sonographic characteristics of Warthin-like variant papillary thyroid carcinomas[J]. Med Ultrason. 2019, 21(2):152-157.

[10] KUO T C, WU M H, CHEN K Y, et al.Ultrasonographic features for differentiating follicular thyroid carcinoma and follicular adenoma[J]. Asian J Surg. 2020, 43(1): 339-346.

[11] PENG Q, NIU C, ZHANG Q, et al. Mummified thyroid nodules: conventional and contrast-enhanced ultrasound features[J]. J Ultrasound Med. 2019, 38(2):441-452.

[12] COSGROVE D, BARR R, BOJUNGA J, et al. WFUMB guidelines and recommendations on the clinical use of ultrasound elastography: part 4. thyroid[J]. Ultrasound Med Biol, 2017, 43(1): 4-26.

[13] KIM J, BAEK J H, LIM H K, et al. 2017 Thyroid radiofrequency ablation guideline: Korean society of thyroid radiology[J]. Korean J Radiol. 2018, 19(4): 632-632.

[14] 谭迎杰, 侯丽红, 周玲, 等. 彩超与 CT 诊断甲状腺癌的价值分析 [J]. 中国 CT 和 MRI 杂志, 2020, 18(10): 20-22.

[15] 陆瑜, 张蓓, 栾震, 等. 扩散加权成像在甲状腺腺瘤和乳头状癌鉴别诊断中的价值 [J]. 临床放射学杂志, 2020, 39(6): 1054-1058.

[16] 王娴, 胡曙东, 张衡, 等. 多参数 MRI 对甲状腺腺瘤和甲状腺乳头状癌的鉴别诊断价值 [J]. 临床放射学杂志, 2019, 38(3): 414-418.

[17] 王娴, 谌业荣, 蒋鹏程, 等. 多 b 值 MR 扩散加权成像对甲状腺乳头状癌甲状腺外侵犯的诊断价值 [J]. 中华放射学杂志, 2018, 52(12): 897-902.

[18] 邵建. 64 层螺旋 CT 扫描甲状腺结节的影像学特征及其在鉴别诊断结节良恶性中的价值分析 [J]. 内科, 2020, 15(4): 481-483.

[19] 曲柏强, 余日胜. 原发性甲状腺鳞状细胞癌的 CT 表现 [J]. 中国医学影像学杂志, 2019, 27(7): 533-537.

[20] 林奈尔, 刘西兰, 齐萌, 等. 甲状腺胸腺样分化癌的影像表现 [J]. 中华放射学杂志, 2019, (8): 700-702.

[21] 黄加鹏, 杨彤, 刘虎, 等. 以囊性成分为主的甲状腺癌影像学特征分析 [J]. 中华内分泌外科杂志, 2019(1): 13-16.

[22] 窦益腾, 朱新进, 夏俊. 甲状腺良恶性结节的影像学诊断研究进展 [J]. 中国 CT 和 MRI 杂志, 2018, 16(2): 146-148.

[23] 韩志江, 吴颖为. 甲状腺结节影像检查流程专家共识 [J]. 中华放射学杂志, 2016, 50(12): 911-915.

第九章

甲状腺癌外科治疗

　　甲状腺癌的治疗涉及头颈外科学、内分泌学、核医学、普通外科学(甲状腺外科)、肿瘤学等多个临床学科,是一个典型的跨学科疾病。不同病理类型的甲状腺癌,其治疗原则有所不同。分化型甲状腺癌(DTC)的治疗原则是以手术为主的综合治疗,甲状腺髓样癌(MTC)的治疗原则是手术治疗,甲状腺未分化癌(ATC)目前没有疗效确切的治疗手段,可以考虑手术、化疗、放疗及分子靶向药物治疗的综合治疗。总而言之,外科治疗在甲状腺癌的治疗中有着极其重要的地位。术前正确评估病情,采用合理的治疗方式,规范化、个体化、精细化、精准化的治疗措施对于提高甲状腺癌治愈率、减少其复发率、降低患者致残率和死亡率尤为重要。本章节将分别阐述以下四方面的内容:甲状腺癌术前评估及术式选择,甲状腺癌术前准备、禁忌证及术后处理,甲状腺癌手术方式及步骤,甲状腺癌手术并发症及其预防。

第一节　甲状腺癌术前评估及术式选择

　　甲状腺癌的病理类型及病变范围不同,手术治疗前的评估手段及方法不完全一样。术前正确、详尽的评估结果有助于甲状腺癌精准手术方式的选择。本节将分别对 DTC、MTC、ATC、特殊类型甲状腺癌及妊娠期甲状腺癌进行叙述。

一、DTC 术前评估及手术方式选择

　　DTC 治疗的复发率为 15% ~ 30%,老年人群可达 39%。年龄、分期、治疗状况以及病理组织亚型与复发有关。因此,采用合理治疗方式,规范化、个体化、精细化、精准化地治疗 DTC 对于提高其治愈率、减少局部区域复发率、降低患者致残率和死亡率尤为重要。目前,对于 DTC,外科手术作为最重要的治疗方式已经在世界范围内达成共识。然而,许多与外科手术相关的问题仍存在较大争议,尤其是初治时手术方式的选择。对甲状腺原发病灶的切除,以往国外多主张甲状腺全部切除术,近年来则主张个体化、精准化治疗:T_1 和 T_2 期单侧病变者建议单侧腺叶及峡部切除,伴对侧病变者则需要个体化诊治,T_3、T_4 期病变者建议甲状腺全切除。而在国内,原发灶的既往手术方式不规范且繁杂,主要原因是国情因素、缺乏长期随访及大规模的多中心临床研究结果等。近年来国内甲状腺癌的外科治疗越来越专科化,治疗理念(原发病灶手术方式)与国外近年来的主张基本一致。对于中央区淋巴结的处理,cN+ 患者需要进行淋巴结

清扫术,但对于 cN₀ 患者,尤其是 T₁ 和 T₂ 期病变,是否应进行预防性中央区淋巴结清扫术,中外学者亦有不同观点。

对于恶性肿瘤患者来说,延长生存时间和减少复发尤为重要。DTC 有其自身的生物学特征及临床病理特点,临床医师应该在正确进行临床分期的同时对每一个患者进行风险评估。全面、精确的术前评估更能进一步指导临床医师制定出最佳的个体化治疗方案,从而减少局部区域复发率和远处转移率,提高患者的生存率。

DTC 患者术前评估应该综合考虑以下多种因素:性别、年龄、肿瘤大小及范围、淋巴结转移情况、病理组织学类型、有无甲状腺癌家族史。

(一)DTC 术前评估手段

1. 彩色多普勒超声检查　它是用于甲状腺检查的最适合手段,具有准确性高、无创伤、无辐射、操作时间短等特点。术前超声检查必须评估患者甲状腺全部区域和颈部其他所有区域,寻找甲状腺内一切可疑恶性病灶和可疑转移淋巴结,特别是中央区和侧颈区域淋巴结。

2. CT 检查　到目前为止,超声检查发现转移淋巴结只占术中及术后发现转移淋巴结的一部分。有些病例有可疑淋巴结转移,但超声检查未能探查到。为了更精确地评价颈部淋巴结状况和甲状腺肿瘤侵犯范围,检查手段可以考虑 CT 检查。CT 增强扫描是诊断甲状腺癌的重要手段之一 CT 检查不仅为甲状腺癌定性提供有价值的信息,而且可以直观地显示甲状腺内肿瘤的位置,与周边解剖结构之间的关系,是否侵及颈部大血管、喉、气管、食管和颈部其他软组织,侵犯的程度如何,肿瘤向胸骨后及上纵隔延伸情况,纵隔内淋巴结转移情况等,需要考虑的是增强 CT 检查时碘剂的应用延缓放射性碘治疗的时间,但对中晚期患者来说,增强 CT 检查对正确评估患者病情,合理地制定手术方案,使外科医师术前、术中心中有数,减少盲目操作及手术风险很有帮助。

3. MRI 检查　磁共振成像技术是利用原子核在磁场中并受到一种特定的射频脉冲激励时发射出的无线电信号而成像的,是一种非损伤性诊断方法。它可以得到任意角度的切面像。MRI 能提供良好的软组织对比,对于显示甲状腺癌对邻近结构的侵犯、鉴别术后纤维化和甲状腺癌术后复发的估计有较好的诊断价值。但是对于甲状腺结节,MRI 难以区分良恶性。

4. 细针穿刺活检　针吸细胞学检查,方法简单易行,并发症少,有利于甲状腺癌的诊断。在 B 超引导下进行穿刺,可提高确诊率,准确率可达 90% 以上。但细胞学检查不能反映出组织结构,只能显示细胞形态和不同类型细胞的比例。甲状腺肿块伴有颈淋巴结肿大时,可做颈淋巴结的针吸细胞学检查,如发现乳头状癌结构可考虑甲状腺乳头状癌转移。针吸细胞学检查对诊断甲状腺滤泡状癌比较困难,可判断为滤泡性肿瘤,难以鉴别良性或恶性。

5. 分子生物学检测　它能够进一步完善及改进 DTC 的治疗策略。BRAF 基因突变与甲状腺癌腺体外侵犯和淋巴结转移有关,是一个独立的复发预测指标。通过对细针穿刺获取的细胞学样本进行的突变分子生物学检测可以进一步明确诊断。近期研究表明,甲状腺结节 BRAF、RAS、RET/PTC 和 PAX8/PPAR-gamma 突变的分子检测提高了 FNA 的细胞学结果的准确度。特别是在细针穿刺细胞学分类不确定时,其准确度可达 71% ~ 100%,特异度 100%,敏感度 60% ~ 100%,因此,任何突变的存在都强有力地预示是癌。除了提供诊断信息,术前基因突变检测还能提供有用的预后信息,能够指导疾病的处理,帮助确定最佳治疗方案。

(二)DTC原发灶治疗方式选择

目前,手术治疗仍为DTC的首选治疗方式,但甲状腺手术切除的范围和术式的选择仍然存在一定的争议。争议的主要原因在于DTC的自然病史长、预后好,而临床又缺乏前瞻性随机研究资料作为循证医学证据,医师考虑问题的出发点和侧重点不同,就会出现不同的术式选择。

DTC最小手术范围为甲状腺一侧腺叶加峡部切除,这一观点已经被大家所公认。甲状腺单侧腺叶部分切除术不仅容易导致肿瘤残留,而且也增加了再次手术时喉返神经损伤概率,增加了复发率,降低了生存率,这一术式已经被否定。对于全甲状腺切除术适应证的选择,绝大部分学者主张所有肿瘤直径 > 4cm 的DTC患者应施行全甲状腺或近全甲状腺切除术,同时应该根据患者年龄、多灶性病变、甲状腺癌腺体外侵犯和淋巴结转移等不良预后的重要危险因素而进行选择。对于只有低危因素且肿瘤直径 ≤ 4cm 的单侧病灶患者,可以考虑行一侧腺叶加峡部切除术。全甲状腺切除术有以下好处:①一次性切除多灶病变,甲状腺癌多灶病变发病率较高,术前术中检查很难鉴别,全甲状腺切除可以避免微小病变残留的危险。②有利于术后监控肿瘤的复发和转移,^{131}I将全部甲状腺清除后,体内不应再有Tg的来源,如果在血清中检测到Tg,则提示DTC病灶残留或复发。Tg已被证明是复发性DTC最敏感的标记物。③有利于术后^{131}I治疗,全甲状腺切除后,不仅可以提高^{131}I治疗的成功率,而且可以减少治疗时所用^{131}I剂量。④减少肿瘤复发,提高生存率。⑤准确评估患者术后分期和危险度分层。⑥降低血行转移的危险性。虽然甲状腺全切术有较多优点,但该术式也存在缺点,因此有学者不主张全甲状腺切除术,他们认为:①一侧腺叶切除后对侧复发,再次手术并不影响生存率。②甲状腺全切除的并发症多,病人痛苦大。喉返神经损伤及甲状旁腺功能低下出现的机会增多,影响患者的生活质量,目前还无良好的治疗并发症的方法。③甲状腺功能比较复杂,甲状腺切除后口服甲状腺素可能不能完全替代甲状腺功能。④全甲状腺切除后影响青少年的身体发育。

有学者认为,DTC有多中心性的特点,初次手术切除不彻底容易增加再次手术风险,主要是更容易出现甲状旁腺功能低下及喉返神经损伤,甚至导致气管切开,如果采用全甲状腺切除术,在减少上述风险的同时还有利于后续的治疗和监测,何况全甲状腺切除术后并发症大多为暂时性的甲状旁腺功能低下和喉返神经麻痹,永久性并发症发病率相对较低。临床医师通过提高手术技巧,采取常规分离暴露喉返神经、保护甲状旁腺血供、减少甲状旁腺损伤等措施可进一步减少并发症的发生。建议对有颈部放射治疗史,存在远处转移、双侧癌灶、腺外浸润、肿瘤直径 > 4.0cm、不良病理类型、双侧广泛淋巴结转移的高危患者强烈推荐选择甲状腺全切或次全切除术,排除以上高危因素的低危患者可以酌情选择腺叶加峡部切除术。

为进一步规范DTC的诊治,国内甲状腺结节和分化型甲状腺癌诊治指南建议:对于DTC,全甲状腺切除术适应证包括:①童年期有颈部放射线照射史或放射性尘埃接触史;②原发灶最大直径 > 4.0cm;③多癌灶,尤其是双侧癌灶;④不良的病理类型(如:PTC的高细胞型、柱状细胞型、弥漫硬化型、实体亚型、FTC的广泛浸润型、低分化甲状腺癌);⑤已有远处转移,需行^{131}I治疗;⑥伴有双侧颈部淋巴结转移;⑦伴有腺外侵犯(如气管、食管、颈动脉或纵隔侵犯等)。全甲状腺切除术的相对适应证是:肿瘤最大直径≤4.0cm,伴有甲状腺癌高危因素或合并对侧甲状腺结节。甲状腺腺叶加峡部切除术的适应证为:局限于一侧腺叶内的单发分化型甲状腺癌,并且肿瘤原发灶≤4.0cm,复发危险度低,无童年期颈部放射线接触史、无颈部淋巴结转移和远处转移,对侧腺叶内无结节。甲状腺腺叶加峡部切除术的相对适应证为:局限于一侧腺叶内单发分化型甲状腺癌,并且肿瘤原发灶≤4.0cm,复发危险度低,对侧腺叶内无结节;微小浸润型FTC。

对于晚期DTC,肿瘤侵及喉、气管、食管、颈部大血管或皮肤等软组织者,应积极予以手术治疗,不仅可以取得良好的治疗效果,还可以避免因肿瘤导致的窒息、大出血等危及生命的情况发生。最主要的原则是多学科综合诊疗,其中手术治疗原则:最好做到R0切除(显微镜下无肿瘤残留),但手术安全边界不宜过大,在完整切除肿瘤前提下尽量保留重要器官功能。肿瘤侵犯到甲状软骨膜或气管软骨膜,大部分都可通过钝分离方式将肿瘤及软骨膜完整切除而保留喉、气管的完整性,从而确保喉、气管生理功能。如果肿瘤侵犯到甲状软骨或喉内可根据情况行喉部分切除术。肿瘤侵入喉内或下咽,病变范围较广,无法保留喉功能,或者肿瘤侵犯气管软骨或气管腔内范围大,切除后无法功能重建者,则同期行全喉切除术。肿瘤侵犯气管软骨,根据软骨受累程度及范围可分别采用窗式切除、胸锁乳突肌骨膜瓣修复或袖状切除、气管端端吻合术,甚至气管及喉切除和气管造瘘术。肿瘤侵犯食管范围大,无法局部修复,则应按下咽癌或颈段食管癌治疗方法手术。肿瘤侵犯颈部大动脉的部分患者,可以考虑切除受累血管并进行修补,肿瘤侵犯颈部皮肤者可以考虑切除后皮瓣(带蒂或游离皮瓣等)修复。如果肿瘤病期很晚,即使应用分子靶向药物治疗等方式,仍然无法在肉眼下将肿瘤切除干净,则行姑息性气管切开术,以缓解呼吸困难症状或预防呼吸道梗阻的发生。

(三)DTC颈淋巴结治疗方案选择

DTC容易发生颈部淋巴结转移,通常认为其转移途径为原发灶→中央区淋巴结→侧颈区淋巴结。颈中央区淋巴结是甲状腺的前哨淋巴结。文献报告颈淋巴结转移率为40%～60%,通过更为精确的分子生物学方法检测,颈淋巴结转移发生率可能更高。对于cN+患者,需要进行颈淋巴结清扫术。对于cN$_0$患者,颈中央区淋巴结清扫术是否与甲状腺原发灶切除同期进行则存在争议。有观点认为没有充分证据显示预防性中央区淋巴结清扫术能够提高DTC患者的生存率,故持保守态度,认为该术式适用于分期较晚的高危患者。也有观点认为区域淋巴结转移可能会增加患者死亡率,中央区淋巴结清扫术可以提高患者生存率。术前评价、术中探查尽管未发现可疑肿大的淋巴结,但清扫后的中央区纤维脂肪组织中发现淋巴结转移率是比较高的。清扫中央区淋巴结有利于疾病的根治。如果不进行中央区淋巴结清扫,虽然当时手术相对安全,但一旦发现淋巴结转移而行二次手术时,并发症发生率会更高。日本指南认为通过术前的影像学及病理学资料很难评估肿瘤是否转移至中央区淋巴结,一旦该区域复发,再手术可能带来严重的并发症而严重影响患者生存质量,所以推荐常规应用中央区淋巴结清扫术。国内相关指南认为:在确保喉返神经及甲状旁腺功能良好的条件下,建议进行中央区淋巴结清扫术。

meta分析结果显示:行中央区淋巴结清扫术的实验组与仅行原发灶处理的对照组相比,增加了术后总的并发症及低钙血症的发病率。其原因可能与手术范围的扩大和中央区淋巴结清扫时不易辨认甲状旁腺组织，且操作过程极易导致甲状旁腺血供障碍有关。然而，喉返神经损伤的发病率在两组间并没有明显差异。喉返神经损伤并发症的减少应该归功于目前手术中大量应用喉返神经精细解剖技术以及喉返神经监测仪的应用。因此，外科医师通过提高手术技能，进行精细的甲状腺被膜解剖，尤其在甲状旁腺最易出现部位进行仔细辨别并精细操作有助于减少低钙血症及永久性甲状旁腺功能低下的发病率。术中对喉返神经进行解剖及神经监测将进一步确保喉返神经结构及功能完好，有助于极大降低永久性喉返神经麻痹的发病率。总体而言，毕竟暂时性并发症居多且对患者影响甚微，而复发可减少无病生存期且对患者的生活及心理造成不良影响，因此，推荐对 cN₀ 患者行预防性中央区淋巴结清扫术，这一观点与我国甲状腺癌诊治指南中的内容相一致。

如果超声、CT 检查怀疑患者侧颈区域淋巴结有转移或者淋巴结穿刺活检病理已经证实侧颈淋巴结转移者，应根据淋巴结转移的区域以及转移的淋巴结是否有结外浸润而选择合适的颈部淋巴结清扫术式（择区性颈淋巴结清扫术、改良根治性颈淋巴结清扫术或根治性颈淋巴结清扫术）。如果甲状腺癌转移至上纵隔淋巴结，则行上纵隔淋巴结清扫术。

总之，DTC 的治疗要依据甲状腺癌的临床分期和 TNM 分期来决定具体及详细的治疗方案和手术方式。综合常规体格探查、超声检查、CT 或 MRI 检查和 FNA 检查结果，结合手术当中探查到的病变情况及术中冰冻病理结果做出正确的临床分期，同时充分考虑到危险度分层的相关因素，制定和完善不同的手术方案。

二、MTC 术前评估及术式选择

MTC 恶性程度较高，介于分化型甲状腺癌与未分化癌之间，为 APUD 瘤之一。癌细胞主要经淋巴道转移，且可较早发生转移，初诊时约 50%～80% 已发生转移，往往早期即侵犯甲状腺淋巴管，并很快向腺体外的其他部位以及颈部淋巴结转移，也可早期通过血道发生远处转移。由于 MTC 源于甲状腺滤泡旁细胞，不具有依赖 TSH 的生物学特性，也不具备摄碘功能，因此内分泌治疗和 ¹³¹I 治疗均无效，所以手术是 MTC 的首选治疗手段。其预后较 PTC 和 FTC 差，与是否早发现及早治疗有密切关系，同样与患者的年龄、肿瘤的临床分期、基因突变情况、手术是否彻底清除原发灶、淋巴结清扫是否彻底以及能否同时将伴发的内分泌瘤切除有极大关系。肿瘤侵犯广泛、远处转移和年龄 > 60 岁是 MTC 患者死亡的高危因素，性别与预后关系不大。Roman 研究发现，病变局限在腺体内的 MTC 患者 10 年生存率为 95.6%，区域淋巴结转移的 10 年生存率为 75.5%，远处转移的 10 年生存率为 40%。

对于 MTC 患者，术前需常规进行血清降钙素、CEA、肾上腺素及 RET 基因突变检查等相关检测，常规行颈部超声、腹部超声、胸部 CT、上腹部 CT 或 MRI、颅脑 CT 等检查，确定肿瘤数目、位置和大小等，评估是否存在淋巴结及远处器官转移等，根据评估结果确定手术方式。

MTC 的手术原则可参照 DTC 的根治原则进行治疗，但要比 DTC 更为积极，力争手术彻底，如果首次手术不彻底，再次手术往往难以根治，因此不要把希望寄托在再次手术的补救上。而且再次手术时局部组织粘连，解剖层次不清，易发生喉返神经和甲状旁腺等严重的副损伤，增加了手术致残率。

原发灶手术治疗:目前国内外对 MTC 原发灶治疗的意见趋于统一,即无论是否存在远处转移病灶,对于原发灶可手术的病人,全甲状腺切除术均应作为初始的手术治疗方式。甲状腺全切术的理论依据:胚胎学提示 MTC 有多发病灶的特点,手术应尽可能切除所有滤泡旁细胞。有研究提出对于无家族史、肿瘤位于单侧、单发病灶、影像学上无明显淋巴结转移且对全甲状腺切除术后并发症比较顾虑的病人,可行单侧甲状腺及峡部切除。如首次手术未行全甲状腺切除或因术前术中病理未明确而未行甲状腺全切术,但术后诊断为 MTC 的患者,术后应全面检查、仔细评估。首先应排除 MEN2,如病人的 MTC 系基因突变所致,应及时行甲状腺全切除术。如为散发病例,已行患侧甲状腺叶全切除的病人,降钙素不能测出,可每 6-12 个月复查;有些 MTC 病人,降钙素水平在部分甲状腺切除后仍持续升高,针对这类病人,追加手术,切除残余甲状腺,并仔细清扫颈中央区和颈侧区淋巴结,有一定疗效。另外对合并嗜铬细胞瘤的 MEN2 病人,应在行甲状腺手术之前先切除嗜铬细胞瘤,以免围手术期发生难以控制的高血压危象。

淋巴结清扫范围:多数患者在就诊时已经有了淋巴结转移,尤其是直径 2.0cm 以上的 MTC,虽无明显可见的淋巴结,但隐匿性淋巴结转移率可高达 50% 以上,而有症状的 MTC 患者中,约 81% 的患者已经有了中央区的淋巴结转移。因此,国内外的指南对于 MTC 患者应常规清扫中央区颈淋巴结已达成共识。主要争议在于是否行侧颈部淋巴结清扫,主要争议点有:① MTC 的颈侧区隐匿性转移发病率较高,多数病人可能需要二次甚至多次的颈侧区清扫,且再次手术后达到生化治愈的比例较低,因此部分学者建议行预防性清扫,以降低再次手术率。②预防性颈侧区淋巴结清扫可以有效降低术后的降钙素水平,但是目前的研究并没有证明降钙素水平的降低和病人总体生存的改善有显著相关性。③目前尚没有有效的手段在术前明确颈侧区淋巴结转移状态,术前基线降钙素水平并不一定是颈侧区淋巴结转移的独立危险因素。④颈侧区淋巴结清扫并发症和手术医师的手术量以及手术经验有很大关系,对某些病期较早的病人,颈侧区淋巴结清扫并不能给病人带来生存获益,反而可能会导致病人生活质量下降。也有一些学者提出可依据术前降钙素水平决定淋巴结清扫范围,即降钙素水平 < 20ng/L 的病人行同侧中央区预防性淋巴结清扫,降钙素水平 > 20ng/L 的病人行同侧中央区和同侧颈侧预防性淋巴结清扫,降钙素水平 > 200ng/L 的病人还要行健侧的颈侧区预防性清扫。降钙素水平 > 500ng/L 的病人还要行上纵隔的淋巴结清扫。ATA 指南建议对已经行腺叶切除术的散发性甲状腺髓样癌(sporadic medullary thyroid carcinoma,SMTC)病人,仅当存在 RET 基因突变,术后血清 Ctn 水平明显升高或影像学显示 SMTC 残留时行补充根治术。对初次手术淋巴结清扫不充分的病人,如果二次手术前血清 Ctn > 1 000ng/L 或初次手术中切除的转移淋巴结 > 5 枚时,生化治愈率仅为 1% ~ 5%,二次手术并未显著改善病人预后;而术前降钙素水平 ≤ 1 000ng/L 且转移淋巴结 ≤ 5 枚时,则应考虑行包括清扫相应区域淋巴结的二次手术,生化治愈率为 18% ~ 44%。BTA 指南推荐对 RET 基因突变阴性,癌灶 < 5.0mm 的 SMTC 无须行补充根治术,术后 Ctn 水平可用于决定是否行补充根治术。

据研究,MTC 患者中,行甲状腺全切并中央区淋巴结清扫术的治愈率远高于仅行甲状腺全切的治愈率。中央区颈淋巴结清扫应包括喉前、气管前、气管旁淋巴结,气管旁淋巴结清扫向下应到无名动脉水平。

如果病变直径大于 1.0cm,或中央区有阳性淋巴结,或 B 超检查怀疑颈侧区淋巴结转移,或降钙素水平 > 40ng/L,应行颈侧区淋巴结清扫术。如果中央区淋巴结为阴性,那么患侧的颈侧区淋巴结可以不清扫。双侧病变者需双侧的颈侧区淋巴结清扫术。常规进行颈侧区淋巴结清扫术的意义尚存在争议,有学者主张对 MTC 患者常规进行双侧的颈侧区淋巴结清扫,原因是 MTC 存在较高的淋巴结转移率,14% ~ 80% 患者同侧颈侧区淋巴结转移,19% ~ 49% 对侧颈侧区淋巴结转移,即使肿瘤直径小于 1.0cm,颈部淋巴结转移情况也是影响 MTC 患者预后的重要因素。有学者认为已行预防性颈侧区淋巴结清扫术的患者 10 年生存率明显高于治疗性颈淋巴结清扫。然而鉴于双侧的颈侧区淋巴结清扫术存在一定的风险,有的学者主张对于直径小于 1.0cm 的肿瘤,如果超声检查或体格检查未发现对侧颈侧淋巴结肿大,仅行患侧的颈侧区淋巴结清扫术。在根治颈淋巴结清扫及功能性颈淋巴结清扫术式的比较中,根治性颈淋巴结清扫术在降低肿瘤复发率、提高生存率方面与功能性颈淋巴结清扫术无明显差异。所以仅在周围组织受侵犯或肿瘤包绕颈内静脉时方采用根治性颈淋巴结清扫术。需要特别指出的是,颈侧区淋巴结清扫术不宜保守,只能酌情保留颈内静脉、副神经和胸锁乳突肌,必须把规定清除区域的淋巴结整块切除,不可任意缩小清扫范围。

部分 MTC 的发病与基因突变有关,因此建议常规进行 RET 基因突变检查。家族遗传性 MTC 应行全甲状腺切除,同期进行中央区颈淋巴结或同侧颈侧区淋巴结清扫术,因为每个 C 细胞都有恶变的潜在危险。对合并嗜铬细胞瘤者,应在甲状腺手术前先切除嗜铬细胞瘤,以免发生高血压危象。也有观点认为,对于 SMTC,若病变局限,只需行甲状腺一侧腺叶切除加中央区颈淋巴结或同侧颈侧区淋巴结清扫术,也可取得良好的疗效。不过,有作者认为,MTC 的颈淋巴结转移常见,不论是家族性或散发性 MTC,均应作一侧或双侧颈侧区淋巴结清扫术。对于儿童及青少年患者,国外有研究建议,对于年龄 < 20 岁,RET 基因突变,甲状腺滤泡旁细胞疾病者,可行甲状腺预防性甲状腺切除术。甲状腺全切术是预防性手术的基本方式,对于是否作中央区淋巴结清扫术存在争议。

对于 MTC 患者,术前除了通过颈部影像学或穿刺细胞学等检查了解有无侧颈淋巴结转移外,同时需行颅脑、胸部、腹部的检查,了解有无远处转移,转移最常见于肺、其次是骨,以扁平骨转移多见,若出现明显远处转移可行姑息性手术治疗。对于晚期 MTC 患者,单纯依靠手术难以治愈,应采用化疗、放疗、生物靶向治疗、支持治疗等综合治疗的方法。

血清降钙素的测定可作为 MTC 诊断和术后疗效判断的指标。一般认为,如果术后血清降钙素水平降到正常说明肿瘤被完整切除,术后若血清降钙素水平升高,提示可能手术切除不彻底或复发。由 MTC 引起顽固性腹泻的患者,术后再次出现腹泻或加重时,也提示着肿瘤可能复发。对复发者应力争手术切除,仍可获得较好疗效。对于颈部复发肿块所引起的局部症状,可行姑息性手术,但不能延长生存期。Howlader 报道,4% 的患者在手术后发生远处转移,术后发生远处转移的患者 5 年生存率仅为 55%,对于术后孤立的远处转移灶也可以考虑手术切除。

三、ATC 术前评估及式选择

ATC 为高度恶性肿瘤,是一种高度致死性疾病,占甲状腺癌的 2% ~ 3%。病程发展迅猛,确诊时往往局部已侵犯周围器官,如气管、食管、血管、肌肉等。往往早期即发生颈淋巴结转移,50% 以上的 ATC 就诊时已发生了区域性的淋巴结转移。易发生血行播散,就诊时大约 20% ~ 50% 已有远处转移,远处转移主要至肺、骨、脑和肝。预后极差,年龄愈大预后愈差,病死率近 100%,中位生存期仅为 5 ~ 6 个月。肿瘤直径 > 5.0cm、合并急性症状、白细胞计数减少以及远隔脏器转移是导致预后差的危险因素。

术前需进行颈部超声、颈部 CT、核素显像及穿刺细胞学等检查,确定肿瘤数目、位置和范围等,同时需行颅脑、胸部、腹部等全身性检查,评估是否存在淋巴结及远处器官转移,根据评估结果结合患者的全身状态和治疗意愿确定治疗方案。

ATC 尚无公认治疗模式。一般认为,单一治疗手段极少能显著提高 ATC 患者生存率,建议运用多学科综合诊疗,包括手术、局部放射治疗、全身化疗、基因治疗和支持治疗等多学科综合诊疗。ATC 因失去摄碘能力,其生长也不受促甲状腺激素的影响,因此内分泌治疗和 ^{131}I 治疗均无效。研究表明,综合治疗优于单纯治疗,手术联合放疗、化疗等综合治疗模式可以从一定程度上增加局部控制率,提高疗效,延长患者生存期。

手术是改善部分 ATC 患者预后的基础。但诊断时多为晚期,保证切缘干净极为困难,部分病人一旦确诊,已无手术机会。手术范围应该根据原发灶的大小而定。手术方式包括甲状腺切除术、减瘤手术、活检术和气管切开术等。肿瘤能够完全切除者预后相对较好。对于早期 ATC,如原发灶局限,只要手术彻底,施行腺叶切除或甲状腺全切除效果也很好,中央区淋巴结清扫术和改良根治性颈淋巴结清扫术是必要的,术后再加外放射和化学治疗。如伴有颈部淋巴结转移,应施行甲状腺全切术和全颈淋巴结清扫术。据美国《未分化甲状腺癌处理指南》,建议对于Ⅳa 期和Ⅳb 期 ATC 患者都应进行积极的手术治疗。如果病灶局限且可达到肉眼下切除干净(R1 标准切除),应当考虑手术切除,肿瘤局限于甲状腺或易切除的组织内,可考虑肿瘤连同甲状腺切除,清扫所有或区域淋巴结和器官。如果术中能将瘤体完全切除,无论是否术后给予放化疗都将延长患者生存期。对于腺体外浸润显著无法手术者,可先行放疗、化疗,再评价手术可行性。若出现明显压迫症状,手术已有困难,也可作姑息性切除,解除压迫症状,降低呼吸道梗阻风险,术后辅以放射治疗和化学治疗。对于伴随有全身性疾病的患者,也应当考虑姑息性的原发肿瘤切除,以防止气道或食管梗阻。多数 DTC 伴有 ATC 成分的患者应行腺叶切除或甲状腺全切术和颈淋巴结清扫术。气管切开对于改善患者生存质量、增加生存期没有意义,在实行手术前常规行气管切开是不必要的,但是当患者面临急性气道梗阻危及生命时,快速有效地建立气道通路是非常必要的。应慎重扩大切除受累的其他器官(如喉、咽、气管、食管),这样会降低患者生存质量,增加患者创伤,无益于增加患者生存期。有学者认为如术前经肿块细针穿刺细胞学检查证实为 ATC 者不提倡再行激进的扩大性甲状腺手术,因为大量研究表明扩大性手术并不提高存活率和延长生存时间,反而影响生存质量,增加了手术并发症的发生。

四、特殊类型甲状腺癌

特殊类型甲状腺癌泛指复发转移性甲状腺癌和异位甲状腺癌等。复发转移性甲状腺癌一般分为难治性甲状腺癌、局部区域复发转移性甲状腺癌。难治性甲状腺癌主要是指规范化治疗后出现甲状腺癌的局部区域复发转移,符合以下一种条件即可判定:①病灶完全不摄碘,②部分病灶摄碘但部分病灶不摄碘,③病灶逐步丧失摄碘功能,④病灶虽然摄碘,但经过 ^{131}I 治疗后病灶仍进展。异位甲状腺癌是指异位的甲状腺组织出现癌变而原位甲状腺缺如或原位甲状腺组织无肿瘤性病变者。

(一)复发转移性甲状腺癌

主要包括:①难治性甲状腺癌,其病灶通过 ^{131}I 治疗无法去除,只能通过手术或其他治疗手段等进行综合治疗,患者预后一般较差。难治性甲状腺癌的病理类型呈多样性,除了甲状腺未分化癌外,大多数为低分化甲状腺癌,也可为 PTC 高细胞亚型、靴钉样亚型、FTC 等。②局部区域复发转移性甲状腺癌,主要是指临床医师因种种原因未能个体化地治疗甲状腺癌而导致局部甲状腺癌复发和或区域淋巴结转移复发。对 DTC 患者而言,其病灶一般对 ^{131}I 治疗仍然有效,其他病理类型或 DTC 中部分亚型患者, ^{131}I 治疗一般无效或效果欠佳。

对于复发转移性甲状腺癌,不论具体病因,其处理手段有以下几种:外科手术、^{131}I 治疗(病灶可摄取碘者)、放射治疗、观察(无进展或进展缓慢的无症状者)及实验性治疗(如分子靶向治疗)或姑息治疗。如能通过外科手术的方式将病灶切除,医师需要对患者进行相关术前评估,从而选择恰当的手术方式。

1. 术前评估手段

(1)血清 Tg:主要用于甲状腺全切除术和 ^{131}I 治疗(清甲或清灶治疗)后的患者。Tg 的具体数值和变化趋势可以预测 DTC 患者是否出现局部 / 区域复发转移。一般认为刺激性 Tg 小于 1ng/ml 的患者基本上无肿瘤残留或转移复发。临床上需要依据抗 Tg 抗体的状态来合理解释 Tg 水平。

(2)超声检查:随着技术的发展,超声检查(包括超声引导下细针穿刺病理学检查)已经成为评估甲状腺床局部复发和区域淋巴结转移复发的主要影像学检查手段。在此,不再赘述其具体检查特点等,具体可参考相关章节。

(3)PET 和 PET-CT:它们主要用于寻找治疗后的局部复发和转移灶,尤其是 DTC 患者 Tg 持续升高而其他影像学检查阴性者。一般不推荐常规应用上述检查手段。具体可参考相关章节。

(4)CT 和 MRI:它们主要用于寻找转移灶及评估局部区域复发转移性甲状腺癌与周围重要组织结构的毗邻关系,从而为手术方式设计等提供详细并相对直观的影像学图像。具体可参考相关章节。

(5)全身 ^{131}I 扫描:因其作用有限,临床上少用,具体可参考相关章节。

2. 手术方式　残余甲状腺出现甲状腺癌,进行残余甲状腺全切及同侧中央区颈淋巴结清扫术,必要时同期进行侧颈淋巴结清扫术。

区域淋巴结出现转移复发者,根据转移淋巴结所在部位及既往治疗方式等,可考虑采用择区性颈淋巴结清扫术、改良根治性颈淋巴结清扫术或根治性颈淋巴结清扫术,必要时同期进行残余甲状腺切除术(完成性甲状腺切除术),从而为后续治疗措施做准备。

肿瘤侵犯周围组织结构(喉、气管、食管、大血管或局部皮肤等)者,如果术前评估提示能根治性切除肿瘤,则需要参照相应器官及部位的相关手术方式以完成手术(具体见有关章节)。如果术前评估无法根治性切除肿瘤,患者生命状况良好,可考虑应用分子靶向药物治疗等措施,然后再次评估手术机会及时机选择。

肿瘤侵犯周围重要组织结构导致患者呼吸和或吞咽困难者,术前评估提示无法进行根治性肿瘤切除,并且对患者生命构成重大威胁时,则需考虑姑息性手术(如气管切开术、减瘤术、胃造瘘术、气管或食管支架植入术等)。

肿瘤与周围重要组织结构关系不密切,且为孤立性病灶,患者难于或不愿再次承受较大的手术及其风险,临床医师在与患者及家属充分沟通的情况下,可以考虑选择射频消融术或经皮超声引导乙醇注射等(目前资料提示仅部分患者适用,其远期疗效仍有待进一步观察)。

(二)异位甲状腺癌

异位甲状腺癌较为罕见。目前国内外对其治疗原则尚无定论,一律进行异位甲状腺切除术是否科学仍有待进一步验证。

若原位甲状腺缺如者,术前评估与其他类型甲状腺癌基本一致,手术方式则应根据病理类型及评估结果进行恰当治疗,如异位甲状腺全切术,必要时行同期颈淋巴结清扫术等。

对于原位存在甲状腺的患者,术前评估与其他类型甲状腺癌基本一致。然而,国内外对其处理有一定程度争议。对于无明显转移的 DTC 患者,原位甲状腺可保留、部分切除或甲状腺全切除,术后密切随访或 ^{131}I 治疗等。对于有明显转移的 DTC 患者,需要考虑进行异位及原位甲状腺全切术,同期可考虑颈淋巴结清扫术及术后 ^{131}I 治疗等。笔者曾遇到两例异位 DTC 患者,均有局部淋巴结转移,其中一例行侧颈淋巴结清扫术及异位甲状腺癌切除术和颈淋巴结转移侧原位甲状腺腺叶及峡部切除术,术后 10 年随诊未见明显局部及区域复发,另一例患者原位甲状腺保留,术后 7 年随诊未见明显局部及区域复发。对于 MTC 患者,甲状腺全切术(异位及原位甲状腺全切)是合理的,必要时行同期颈淋巴结清扫术。

五、妊娠期甲状腺癌

妊娠期女性甲状腺肿瘤发病率相对较高,其中甲状腺癌所占比例并不低,尤其以 DTC 多见。妊娠期甲状腺癌对医师和孕期母亲都是一个极大的挑战。挑战在于医师必须要同时关注妊娠对甲状腺癌的影响、甲状腺癌对病人和妊娠、胎儿及分娩的影响,同时还要顾忌治疗甲状腺癌对妊娠的影响。另外,对 DTC 的诊治,目前仍然存在一定程度的争议。正是基于上述原因及妊娠女性的特殊性,临床医师对妊娠期甲状腺癌的临床处理更显慎重。临床医师的诊治原则:正确诊断甲状腺癌、采取恰当的治疗措施,同时避免对母亲和胎儿产生副作用,维持正常孕期。

通过全面、具体及正确的术前评估,临床医师能更加准确理解并掌握妊娠期甲状腺癌,从而为治疗措施的恰当选择提供准确依据。妊娠期甲状腺癌患者术前评估与非妊娠期甲状腺癌基本一致,应该综合考虑以下因素:年龄、肿瘤大小及范围、淋巴结转移情况、病理组织学类型、甲状腺癌发现时期、有无甲状腺癌家族史及童年期颈部放射线照射史等,其中甲状腺癌病理组织学类型对患者的治疗及预后判断具有决定性作用。妊娠期甲状腺癌的病理组织学类型与普通患者大致相似,最常见病理类型还是DTC,未分化甲状腺癌极少见。依据不同的病理类型(DTC、MTC、ATC),本章节将介绍目前相应的术前评估及术式选择。

(一)妊娠期分化型甲状腺癌

在前面相关章节中,已经详细阐述了DTC的相关术前评估及对应的术式选择,因此,对有关内容就不再赘述,在此,仅根据患者不同危险因素分别进行阐述。

1. 年龄　年龄是影响DTC患者预后的因素,年龄大于55岁的DTC患者预后相对较差。然而,绝大多数妊娠女性的年龄均小于55岁。如妊娠期女性合并DTC,需要参考其他因素决定具体术式。

2. 甲状腺癌家族史及童年期颈部放射线照射史　如果患者有相应病史,建议行甲状腺全切术。如果没有,则需要根据具体情况决定相应的手术方式。

3. 肿瘤大小及范围　通过超声、CT及MRI等影像学检查手段,术者在术前就能非常清晰地了解肿瘤的大小、形状、数目及其与周围组织结构的关系,这非常有助于术者决定手术方式及手术范围,甚至有利于患者术后治疗方案的设计(当然,最终术后治疗方案的选择需要依据甲状腺癌术后分期而定)。然而,在进行相关检查的过程中,必须考虑辐射对胎儿的影响,尽量选择对胎儿没有影响的检查手段。具有下列因素之一者,应选择甲状腺全切术:甲状腺癌原发灶最大直径>4.0cm、多癌灶(尤其是双侧癌灶)、伴有腺外侵犯者(如气管、食管、颈动脉或纵隔侵犯等)。如甲状腺癌为单一病灶,局限于一侧腺叶内,并且肿瘤原发灶≤4.0cm,可以考虑行甲状腺腺叶加峡部切除术。对PTC患者,建议同期进行中央区淋巴结清扫术和颈侧区淋巴结清扫术。对危险度较高的DTC患者,我国绝大多数医师(甲状腺外科、耳鼻咽喉头颈外科、头颈科及普外科)及国外医师均主张行甲状腺全切术,反对甲状腺腺叶加峡部切除术,仅部分危险度较低的患者适合甲状腺腺叶加峡部切除术。然而,有少数医师认为多数DTC的生物学行为相对"惰性"(恶性程度不高),目前采取的治疗措施有些过度。就目前科学技术的发展程度而言,术者还无法在治疗前精确区分每一个个体DTC恶性程度的高低,因此,绝大多数医师均主张积极治疗,从而达到切除肿瘤及解除患者及家属心理负担的作用。

4. 局部及全身转移情况　DTC患者如出现颈部淋巴结转移和或远处转移,应该进行甲状腺全切除和颈淋巴结清扫术,根据具体情况决定具体手术方式。如术前无法确定有无淋巴结转移,则根据患者具体病情和术中情况决定是否进行颈淋巴结清扫术及其清扫范围。术中冰冻病理切片检查提示甲状腺癌淋巴结转移,建议进行治疗性中央区颈淋巴结清扫术,部分学者主张同期再加行择区性颈淋巴结清扫术(侧颈淋巴结清扫术),然而,部分学者仅主张中央区颈淋巴结清扫术,反对同时行择区性颈淋巴结清扫术,其理由是颈淋巴结转移对预后影响不大,并且择区性颈淋巴结清扫术对颈部功能及感觉可能有较大影响。如患者无明确局部及全身转移情况,则在一定条件下可仅行甲状腺切除术,对PTC患者,为了能更加准确地对患者病情进行术后分期及评估术后复发风险,在与患者充分沟通后,建议进行中央区颈淋巴结清扫术。

5. 病理组织学类型 DTC 具有多种病理类型,有些病理类型预后欠佳。PTC 不良的病理类型有下述四种:高细胞型、柱状细胞型、弥漫硬化型和实体亚型。FTC 不良的病理类型有下述两种:广泛浸润型和低分化甲状腺癌。对于上述不良病理类型的 DTC 患者,甲状腺全切术是合理的。对于 DTC 的其他病理类型,需要根据其他评估因素综合决定甲状腺切除术的具体术式。

6. 甲状腺癌发现时期及变化 妊娠期发现甲状腺癌的时期不尽相同,患者接受手术的时机就有待商酌。在妊娠早期或中早期,如细胞组织学检测结果提示 DTC,并且检查提示孕 24 周时甲状腺病灶明显增大(体积增大 50% 以上),或伴有严重病变者,患者无需终止妊娠,需要在妊娠中期进行手术治疗(具体术式需依据其他因素综合考虑),一般不影响妊娠及胎儿发育。当然,有观点认为大多数 DTC 生长缓慢,并且分娩后不久进行手术治疗一般不会影响患者预后,因此,只要没有上述需在妊娠中期手术者,甲状腺切除术可以在分娩后进行。如果患者孕中期仍无明显变化或者在怀孕的后半期被诊断为 DTC,建议患者在分娩后行手术治疗。观察期间推荐使用 TSH 抑制治疗(TSH0.1 ~ 1mU/L)。

(二)妊娠期甲状腺髓样癌

MTC 分散发型和遗传型两大类,以散发型为主(约占 75%),发病年龄在 50 岁左右。遗传型 MTC 分为 MEN2A、MEN2B 和 FMTC 三种类型。在前面相关章节中,已经详细阐述了 MTC 的相关术前评估及术式选择,因此,对有关内容就不再赘述。由于妊娠期 MTC 少见,而且 MTC 患者的术式选择也相对单一(甲状腺全切和 / 或颈淋巴结清扫术),现仅叙述术前评估应重点注意的相关事项。

1. 疾病分型 术前需要注意 MTC 的分型。遗传型 MTC 可能伴有全身其他器官病变(如原发性甲状旁腺功能亢进、嗜铬细胞瘤等)。术前全面检查以明确可能的器官病变,必要时须先行处理可能危及生命或妨碍甲状腺全切术进行的相关病变。

2. 病变范围 肿瘤大小、局部淋巴结转移及远处转移是影响患者预后的重要因素。一般而言,MTC 患者应行甲状腺全切和双侧中央区颈淋巴结清扫术,如为散发型 MTC,且病灶位于一侧,也可以考虑行甲状腺全切和病灶侧中央区颈淋巴结清扫术。术前检查未明确颈侧淋巴结转移者,可以不考虑行侧颈淋巴结清扫术,但还需根据其他因素综合考虑。如肿瘤直径 > 1.0cm,或 B 超检查提示可疑侧颈淋巴结转移,则应加行病灶同侧的侧颈淋巴结清扫术。对降钙素水平 > 40ng/L,即使术前全面检查明确无局部和远处转移者,建议加行侧颈淋巴结清扫术。对甲状腺双侧叶肿瘤或病灶同侧的颈淋巴结广泛转移患者,应考虑同期进行双侧侧颈淋巴结清扫术。如患者出现明显远处转移,则颈部手术宜相对保守,尽可能保留患者的语言、呼吸和吞咽功能,防止出现甲状旁腺功能低下等症状。

3. 术前检查手段 所有患者必须进行甲功三项、血清降钙素及癌胚抗原(CEA)检查,建议颈部超声、增强 CT 扫描或 MRI 检查,同时建议行胸部 CT、腹部或肝脏动态增强 CT 或 MRI 检查,通过上述检查手段,术前能基本明确肿瘤范围、肿瘤对周围组织结构的侵犯、是否有其他器官病变及有无远处转移等。必要时进行 ^{99m}Tc-DMSA 扫描、PET/CT 等检查。当然,所有检查手段的应用需要考虑降低或避免辐射对胎儿及母体的影响。

（三）妊娠期未分化型甲状腺癌

ATC 是恶性程度很高的甲状腺肿瘤,多见于老年女性,少见于 50 岁以内者,其预后很差。妊娠期 ATC 极其罕见,在此不作进一步讨论,有关知识可参考相关章节。

（孙文海　华　辉　孙大为）

第二节　甲状腺癌术前准备、禁忌证及术后处理

甲状腺癌的病理类型及患者个体情况不同,手术治疗前的准备不一定完全一致。对每一位患者而言,医师需要进行病史及体格检查、实验室及医学影像学检查和病理学检查等。通过相关检查以确定患者的具体诊治方案及排除手术禁忌证,患者如无绝对手术禁忌证,一般均应考虑手术治疗,患者手术治疗后需要遵循一定原则进行必要的治疗。

一、病史和体格检查

对具有甲状腺手术指征的患者,应详细询问病史,进行体格检查及化验检查。体格检查应在光线充足的室内进行,患者取坐位,双上肢自然下垂,双手置大腿上,头后仰,双目平视前方,充分暴露颈部。

（一）视诊

正常甲状腺不能清晰看到,对肿大的甲状腺,应注意是否两侧对称,能否随吞咽上下移动。如不对称,可能有较大结节存在。当甲状腺向胸骨后伸展或一侧较大结节时,可见胸骨上窝饱满,气管移位和颈静脉怒张。还应注意颈部是否对称,是否短粗,皮肤有无红肿、糜烂,颈动脉搏动是否增强等。

（二）触诊

触诊法:检查者可位于病人的背面,分别对甲状腺两侧叶及峡部进行触诊。检查左叶时,右手示指及中指在甲状软骨下气管右侧向左轻推甲状腺右叶,以左手示、中、环 3 指触摸甲状腺左叶的轮廓、大小、有无结节等,用同法检查右叶,再以双侧示指和中指指尖触诊甲状腺峡部。检查时嘱病人配合做吞咽动作,随吞咽上下移动者即为甲状腺。双手检查法也可在病人前面进行,检查者以左手拇指置于甲状软骨下气管右侧向左轻推右叶,右示、中、环 3 指触摸左叶,换手检查右叶。

确定甲状腺叶是否肿大及有无结节的同时,必须注意甲状腺及甲状腺结节的大小、形状、质地,表面及边缘是否清晰、光滑,是否随吞咽活动,有无震颤现象,有无压痛,气管是否移位。

通常甲状腺肿大分为三度:Ⅰ 度,不能看出肿大但能触及者;Ⅱ 度,能看到肿大又能触及,在双侧胸锁乳突肌内侧缘之间;Ⅲ 度,超过胸锁乳突肌内侧缘者。

（三）听诊

正常甲状腺区听不到血管杂音。双侧甲状腺弥漫性肿大时,应作听诊,以明确有无杂音。

甲状腺功能亢进时,部分病人可以听到连续性血管杂音,往往在上极最为清晰。在弥漫性甲状腺肿伴功能亢进时还可听到收缩期动脉杂音。

二、术前检查项目

(一)实验室检查

1. 甲状腺激素水平检查

(1)血清总甲状腺素(TT4):T4 全部由甲状腺产生,是甲状腺滤泡细胞合成及分泌的激素,T4 以游离形式释放入循环中,并迅速与血浆中甲状腺结合球蛋白(TBG)、白蛋白和甲状腺结合前白蛋白(TBPA)相结合,仅 0.25% 呈游离状态。

(2)血清总三碘甲状腺原氨酸(TT3):T3 主要是由外周组织中的 T4 转换而来,小部分由甲状腺滤泡上皮细胞产生。虽然血清 T3 浓度较 T4 低得多,但 T3 是甲状腺激素对各种靶器官作用的主要激素,其生理作用较 T4 强数倍。血清 TT3 浓度主要反映甲状腺对周边组织的功能状态。

(3)血清游离三碘甲状腺原氨酸(FT3)与血清游离甲状腺素(FT4):FT3、FT4 是 T3、T4 的生理活性形式,与甲状腺激素的生物效应密切相关,是甲状腺代谢状态的真实反映,比 T3、T4 更灵敏,更有意义。FT3、FT4 测定的优点是不受其结合蛋白质浓度和结合特性变化的影响。

(4)促甲状腺激素(TSH):正常情况下,甲状腺的功能活动受垂体分泌的 TSH 的控制,TSH 又受下丘脑分泌的促甲状腺激素释放激素(TRH)的调节。血液循环中甲状腺激素水平又能反馈性影响 TSH 及 TRH 的分泌。TSH 主要作用是控制甲状腺,与甲状腺滤泡上皮细胞膜上的特异受体结合,能促进甲状腺激素的合成,还能促进已合成的甲状腺激素释放入血液中,对甲状腺本身的生长和新陈代谢也起着重要的作用。血清 TSH 浓度的变化是反映甲状腺功能非常敏感的特异性参数。游离甲状腺素浓度的微小变化就会带来TSH浓度向反方向的显著调整。TSH 是甲状腺癌术后或放疗以后采用甲状腺素抑制治疗监测的重要指标。

(5)甲状旁腺素(PTH):PTH 由甲状旁腺合成并分泌入血流中,它和降钙素相互作用以维持血钙水平的稳定性,同样,血钙水平也可反馈调节 PTH 的分泌,血钙升高抑制 PTH 的分泌,血钙降低则促进 PTH 的分泌。可用于甲状腺手术后甲状旁腺活性的判断,也可用于甲状旁腺肿瘤的诊断,以及手术效果评价。

2. 甲状腺抗体水平检查

(1)甲状腺球蛋白抗体(TgAb)与甲状腺过氧化物酶抗体(TPOAb):血清中 TgA 和 TPOAb 是两种主要的特异性甲状腺自身抗体。在自身免疫性甲状腺疾病患者中,TgA 与 TPOAb 可明显升高,它们是诊断自身免疫甲状腺疾病常用指标。

(2)促甲状腺素受体抗体(TRAb):TRAb 包含甲状腺刺激性抗体(TSAb)或甲状腺刺激性免疫球蛋白(TSI)。TRAb 是一种甲状腺的自身抗体,刺激甲状腺产生甲状腺激素。

3. 其他血液指标

(1)血钙:甲状旁腺激素和血清降钙素一起调节体内钙离子的水平,血钙水平和甲状旁腺激素是反映甲状旁腺功能水平的重要指标。

（2）降钙素：降钙素是由甲状腺滤泡旁细胞 C 细胞合成、分泌的一种激素。甲状腺髓样癌来源于甲状腺 C 细胞。在所有的甲状腺髓样癌患者的血清降钙素含量均有增高，是甲状腺髓样癌具有临床诊断意义的特异性标志物。降钙素可作为甲状腺肿髓样癌的诊断、观察临床疗效、提示有无肿瘤残留或复发的重要标志物。因此对甲状腺髓样癌手术治疗后，检测血清降钙素可以监视临床是否复发或转移，判断预后及患者对治疗的反应。

（3）Tg：正常人血液中可有低浓度的 Tg 存在，这是甲状腺组织存在的表现。Tg 认为是甲状腺腺体形态完整性的特殊标志物，甲状腺滤泡壁的损伤可导致大量的 Tg 入血液。它可作为甲状腺良恶性肿瘤鉴别指标，甲状腺癌患者血 Tg 升高，在甲状腺恶性肿瘤中，其升高的程度与肿瘤大小和分化程度及远处转移有关。甲状腺全切后 Tg 异常升高提示术后残留癌组织或甲状腺癌转移，是治疗监测一个有价值的观察指标。还可作为一种简易手段来鉴别颈部包块是否是甲状腺引起或是源于甲状腺的肿瘤转移。

（二）影像学检查

1. 彩色多普勒超声检查 彩色多普勒超声是用于甲状腺检查的最适合仪器，具有准确性高、无创伤、无辐射、操作时间短等特点。检查时，患者取头低颈高位或侧卧位，采用高频探头直接在皮肤上探测甲状腺。正常甲状腺呈 H 形，左右各一叶，中央为峡部，边界清楚，包膜完整。甲状腺叶内部回声呈细弱密集光点，分布均匀。超声检查可以判别甲状腺大小及容积，确定结节的囊、实性，结节的部位、大小、数量、深度及其与周围组织的关系，根据回声光点强弱、多少、分布及边界等，还有助于结节性质的判断。甲状腺癌的包膜不完整或无包膜，形态不规则，内部回声减低、不均质。砂粒样细小钙化多见于乳头状癌。颈部淋巴结转移时，可发现肿大的淋巴结，髓质不清，可有钙化。肿瘤侵犯颈内静脉时，表现为颈内静脉回声中断。并且，可以在超声的引导下行细胞穿刺学检查。

2. CT 检查 CT 检查可以沿人体的断面对人体进行一层一层的扫描，经过电子计算机处理而重建图像，故用于甲状腺的检查，具有较高的分辨率和清晰度。而且可以显示甲状腺与周围结构的解剖关系。CT 检查的密度分辨力高，由于甲状腺组织含碘高，所以甲状腺 CT 平扫的密度较其他软组织高。甲状腺癌表现为甲状腺内的边界较模糊、不均质的低密度区，有时可以看到钙化点。可观察邻近器官如气管、食管和颈部血管等受侵犯的情况，了解气管旁、颈内静脉周围、上纵隔有无肿大的淋巴结，及其数量、与周围组织的关系。了解甲状腺邻近的血管情况。还可发现晚期甲状腺癌转移至颅、肺及骨骼系统的病灶。但是 CT 检查在对于甲状腺结节良恶性判断方面，准确性远不如超声。

3. 放射性核素显像技术 正常甲状腺组织，由于合成甲状腺激素的需要，具有选择性摄取和浓聚无机碘的功能。锝与碘的化学性质相似，亦能被甲状腺吸取，常用的显像剂有 ^{131}I、^{125}I、^{123}I 和 $^{99m}TcO-4$。其主要原理是利用放射性核素 γ 射线对机体的可穿透性，服放射性碘或锝后，被甲状腺摄取并均匀地分布在甲状腺组织内，通过体外放射性探测器，能清晰显示甲状腺的大小、形态、位置可以同时了解甲状腺的形态及功能状况。是诊断甲状腺结节的重要手段。

4. MRI 检查 MRI 检查是利用原子核在磁场中并受到一种特定的射频脉冲激励时发射出的无线电信号而成像的，是一种非损伤性诊断方法。它可以得到任意角度的切面像。MRI

能提供良好的软组织对比,对于显示甲状腺癌对邻近结构的侵犯、鉴别术后纤维化和甲状腺癌术后复发的估计有较好的诊断价值。但是对于甲状腺结节,难以区分良恶性。

(三)其他检查

1. 细针穿刺细胞学检查 针吸细胞学检查,方法简单易行,并发症少,有利于甲状腺癌诊断。在超声引导下进行穿刺,可提高确诊率,准确率可达 90% 以上。但细胞学检查不能反映出组织结构,只能显示细胞形态和不同类型细胞的比例。PTC 的细胞图片可显示分支状、或乳头状特征,细胞核可有包涵体。甲状腺肿块伴有颈淋巴结肿大时,可做颈淋巴结的针吸细胞学检查,如发现乳头状癌结构可考虑 PTC 转移。针吸细胞学检查对诊断 FTC 比较困难,可判断为滤泡性肿瘤,难以鉴别良性或恶性。

2. 电子喉镜或纤维喉镜检查 确定声带运动和闭合情况,观察有无声带麻痹,了解喉返神经的功能。对于发音正常的患者行喉镜检查时也不可放松警惕。首先,一侧喉返神经完全性麻痹,经过一段时间后,对侧喉返神经可代偿,临床上可无明显症状;其次,一侧喉返神经不完全性麻痹,临床症状本来就比较轻微,喉镜检查如不够仔细,容易漏诊,对术后随访带来不利影响。

3. 常规术前检查 如血常规、血凝常规、生化全套、乙肝全套、心电图、心脏超声、胸部拍片等。对于甲状腺功能亢进患者,应注意计算基础代谢率,检查心脏有无扩大、杂音、心律失常等。

三、甲状腺功能亢进合并甲状腺癌的术前准备

为了避免甲状腺功能亢进病人在基础代谢率高亢的情况下进行手术的危险,术前应进行充分的准备,以保证手术顺利进行和预防术后并发症的发生。

对精神过度紧张者可适当应用镇静药物以消除病人的恐惧心情。心率过快者,可口服普萘洛尔。发生心力衰竭者可考虑予以洋地黄制剂。

药物准备是术前降低基础代谢率的重要环节。有两种方法:①可先用硫脲类药物,通过降低甲状腺素的合成,并抑制体内淋巴细胞产生自身抗体从而控制因甲状腺素升高引起的甲状腺功能亢进症状,待甲状腺功能亢进症状得到基本控制后,即改服 1 ~ 2 周的碘剂,再进行手术。②也可开始即用碘剂,2 ~ 3 周后甲状腺功能亢进症状得到基本控制,便可进行手术。常用的是复方碘化钾溶液,每日 3 次;第 1 天每次 3 滴,第 2 天每次 4 滴,以后逐日每次增加 1 滴,至每次 16 滴为止,然后维持此剂量。但由于碘剂只抑制甲状腺素释放,而不抑制其合成,因此,一旦停服碘剂后,贮存于甲状腺腺泡内的 Tg 大量分解,甲状腺功能亢进症状可出现反弹,因此,术后碘剂的停用应逐渐减量,缓慢进行。

只有当甲状腺功能亢进症状控制稳定后,方能进行手术。手术时机一般以基础代谢率接近正常与否来决定,但也不能完全以此为标准,应综合考虑全身情况。以下几点术前应力争达到:①情绪稳定,睡眠好转,体重增加。②脉搏平均在每分钟 90 次以下。③基础代谢率在 +20% 以下。④甲状腺已变硬缩小。

四、多学科会诊确定治疗方式和手术方式

要从全身的角度看待甲状腺疾病,尤其是伴有心脑血管疾病、糖尿病、高血压、甲状腺功能亢进、自身免疫性甲状腺疾病等全身性疾病,甲状腺癌侵及喉、咽、气管、食管、颈部大血管、喉返神经等,甲状腺癌出现骨、脑、肺等的远处转移,病理类型为未分化癌等诸多情况时,甲状腺外科、肿瘤科、内分泌科、影像科、核医学科、检验科、麻醉科、耳鼻咽喉科、ICU等多学科协作显得尤为重要,发挥各学科优势确定综合治疗方案和手术方式。

五、手术禁忌证

甲状腺癌出现下列情况者,通常不主张手术治疗或暂时不宜手术治疗:①合并早期或者晚期妊娠不宜手术。②甲状腺功能亢进症状还没有控制者手术要推迟。③伴有严重心、脑、肝、肾病患等全身性疾病的病人不宜手术。④凝血功能严重异常暂不宜手术。⑤妇女月经期间不推荐手术。⑥严重糖尿病患者血糖控制后再行手术。

六、术后处理

(一)体位

甲状腺手术后患者的体位,一般如血压平稳即可给予半卧位,以利于手术区引流通畅和改善呼吸和循环功能。全麻未清醒患者取平卧位,头转向一侧,清醒、血压平稳后,再改半卧位。

(二)饮食

甲状腺手术后,一般不严格控制饮食。在判定无喉上神经或喉返神经损伤后,当日或第2日起即可进流食或半流食,逐渐过渡为普通饮食。若患者有呛咳、声嘶,说明可能有喉上神经损伤或喉返神经损伤或功能障碍,尽量不要给流食以免误吸,可以根据情况给予半流食,如患者有肢体麻木、抽搐等低血钙表现,饮食中要适量限制肉类和蛋类,而鼓励多进食米类、水果和蔬菜。

(三)保持引流通畅

术中宜选用光滑不易堵塞、质软的硅胶或橡胶引流管,从胸骨上窝上方或其他适当部位戳孔引出,其原则是尽可能将创面内渗出液及部分血液引流干净,同时又能兼顾美容目的;部分创伤小、估计引流物少的手术也可应用橡皮片引流。保持引流通畅是保证切口早期愈合及预防切口感染的基础。引流管内或敷料上引流物较少与病情不符,甚者引起压迫症状者,都是引流不畅的特征性表现,需进一步检查原因。常见的引流不畅原因有:①引流管血液凝块堵塞。②负压引流管负压消失。③引流处皮肤戳孔明显小于引流管管径而引流管较软。④引流管固定线过紧。⑤采用体位引流法的体位不当等。

引流方法可采用体位引流法和负压引流法,目前多采用负压引流。术后应密切注意引流管的通畅情况及引流量。一般引流管在 24 ~ 48h 内拔除,如在 48h 仍有较多引流液者,可适当地延长拔管时间,建议查找可能原因,并酌情处理。拔管时应自颈部双侧向放置引流管的方向轻轻挤压,以排除组织间隙内可能残留的积血和渗液。

(四)术后生命体征的观察及处理

密切观察患者的呼吸、体温、脉搏和血压,并注意患者的精神及一般状况的改变,随时观察有无术腔出血、呼吸困难、甲状腺危象等并发症的发生,做到及时有效地治疗。保持呼吸道通畅,帮助患者咳出痰液。严密观察颈部创口有无肿胀。给予抗甲状腺药物治疗且有残留甲状腺的甲状腺功能亢进患者术后要继续服用复方碘溶液。避免颈部弯曲或过伸或快速的头部运动,以防气管压迫或引起伤口牵拉痛。对于术后伤口疼痛患者,可口服或肌内注射止痛剂。部分患者术后偏头痛或头晕,大部分是麻醉反应所造成,一般对症处理即可缓解。观察有无手足抽搐,如有面部、口唇周围和手心足底肌肉强直性抽搐和麻木等低钙表现,应及时给予补充10%葡萄糖酸钙或氯化钙10~20ml静脉注射,轻者口服钙剂,并在饮食上控制含磷较高的食物,如牛奶、蛋黄、鱼等。

(孙大为　孙文海)

第三节　甲状腺癌手术方式及步骤

甲状腺癌的病理类型及病变范围不同,结合影响患者预后的相关危险因素,手术治疗方式会有所不同。即使患者病情完全相同,手术者的技术能力及操作习惯也会在一定程度上影响具体的手术步骤。本节将叙述甲状腺癌外科治疗过程中的常见麻醉方式、手术体位、切口选择及主要手术方式的相关步骤。

一、麻醉方式、手术体位及切口选择

1. 麻醉方式　甲状腺癌手术一般建议采用气管插管静脉复合全麻,个别情况下也可以选择局部浸润麻醉＋颈丛阻滞麻醉,极少部分气管狭窄患者,无法常规气管插管且可不气管切开插管者,可以考虑喉罩静脉复合全麻,特殊情况下(无法常规或气管切开后进行气管插管者),可考虑体外循环下静脉复合全麻,然后在适当时机改为气管插管静脉复合全麻。

2. 手术体位　患者一般仰卧位,肩下垫枕,颈部轻度过伸,枕部置头圈。腔镜甲状腺手术可能需要相对特殊的手术体位。

3. 切口选择　按照手术操作方向分类,手术切口可分为三类:从下向上手术切口(传统开放手术及经胸乳、腋胸、乳晕、腋窝腔镜手术)、从上向下手术切口(经口腔前庭、耳后、颌下腔镜手术)及颈侧入路切口(颈侧区入路甲状腺手术)。对无特殊美容要求的大多数患者而言,甲状腺癌手术切口主要位于颈部。外科医师在行颈部切口时应尽可能兼顾手术便利性及患者的基本美容需求。颈部切口一般沿颈部皮纹进行,可考虑低位弧形切口或环甲膜水平弧形切口,必要时采用 Macfee 切口以便于进行颈淋巴结清扫术。环甲膜水平弧形切口如果较短,中央区淋巴结清扫术相对难于进行。如果患者为瘢痕体质,则不建议环甲膜水平切口。适当长度的颈部低位弧形切口,也可以进行侧颈淋巴结清扫术,但在需要进行Ⅱb区颈淋巴结清扫时,手术会有一定难度,必要时可以借助腔镜技术进行侧颈淋巴结清扫术。在进行甲状腺癌切除及颈淋巴结清扫术时,有些医师习惯采用颈部大 U 形或半 U 形切口,手术部位显露较清晰,手术难度相对减少,但其美容效果相对较差,容易形成纵向皮肤瘢痕。有些学者倾向于颈部小切口腔镜辅助下手术,其手术瘢痕相对较轻,手术操作相对方便,手术安全性基本与传统开放手术一致。另外,为更好地保护颈前区感觉功能,可以考虑颈侧区皮肤切口。

当患者有特殊美容要求或瘢痕体质时,一般就不考虑在颈部作切口,可以选择乳晕径路、胸前径路、锁骨下径路、腋窝径路及口腔前庭径路等。这些手术径路主要于腔镜下甲状腺癌切除或机器人辅助甲状腺癌切除术中采用,部分患者可同期完成颈淋巴结清扫术,其美容效果相对较好(颈部没有瘢痕),但其手术创伤相对较大,术后术区局部皮肤感觉可能出现异常,同时需要谨防切口隧道内甲状腺癌或甲状腺组织种植,部分术式的远期肿瘤学效果仍然需要进一步观察。近年来研究提示可以经口腔前庭等进行甲状腺手术,该技术目前相对成熟,其在甲状腺癌切除术中的应用越来越多,其优点是真正体表无瘢痕、中央区淋巴结清扫彻底,缺点是技术难度相对较大,学习曲线相对延长,同时它将甲状腺的 I 类切口变成 II 类切口,术后感染机会相对增加,另外,无法完成高位侧颈区淋巴结清扫。少数患者可考虑多种手术切口方式的综合应用以完成甲状腺癌手术。

二、甲状腺腺叶 + 峡部切除术

1. 常规消毒颈及胸部等术野皮肤,铺无菌巾。

2. 颈部沿皮纹作弧形切口(常规传统颈部开放手术)。切开前可于皮内及皮下组织注射适当浓度的利多卡因及肾上腺素,也可以直接切开皮肤,切口两端可以超过或在两侧胸锁乳突肌前缘。依次切开皮下组织和或部分颈阔肌,紧贴颈阔肌深面分别向上、下分离皮瓣,上达舌骨下缘水平,下达胸骨上切迹,显露颈前带状肌(舌骨下肌群)。可用无菌纱布保护切口,牵开上下皮瓣,也可以用拉钩随术者显露部位不同而在不同方向牵拉皮瓣,争取尽可能显露足够的空间进行手术操作。

3. 用无齿镊或止血钳提起颈前正中线(即颈白线)两侧组织,沿颈白线以电刀纵向切开、分离,操作过程中也可应用超声刀进行分离、凝闭及切断组织和血管等,上达舌骨下缘水平,下达胸骨上切迹,深面直达甲状腺真被膜表面。

4. 于甲状腺深浅筋膜(真假被膜)之间用甲状腺拉钩向两侧或病变侧牵拉舌骨下肌群,探查甲状腺腺叶及峡部,或根据术前影像学检查结果仅探查病变侧甲状腺,明确肿物位置,决定手术方式。

5. 在气管表面分离、钳夹、切断、缝扎甲状腺峡部,或用超声刀分离、离断甲状腺峡部,将病变侧腺体向外牵拉及部分分离。也可以先从甲状腺外侧进行手术,然后向内前方分离、钳夹、切断、缝扎甲状腺峡部。

6. 分离一侧腺叶外侧缘,分离、钳夹、切断、结扎甲状腺中静脉,分离环甲间隙,注意保护环甲肌筋膜的完整性及观察有无喉上神经外支(巨大甲状腺腺叶切除时应高度注意喉上神经外支的走行方向),将甲状腺向下牵拉,暴露、结扎、切断、缝扎甲状腺上动静脉,注意结扎时紧贴腺体勿伤及喉上神经,必要时分离显露喉上神经。然后紧贴甲状腺下极,分离、钳夹、切断、结扎甲状腺下极血管,上述操作需要紧贴甲状腺真被膜。在气管食管沟进入喉处或喉返神经走行部位分离解剖出喉返神经,在进行右侧甲状腺腺叶及峡部切除时还应该注意是否存在喉不返神经的情况,直视下分离、保护喉返神经,并在其表面向上分离。钳夹、切断悬韧带,将甲状腺侧叶及峡部切除。当然也可以从甲状腺下极开始分离,然后分离甲状腺上极,再向内前方分离切除甲状腺腺叶及峡部。具体手术步骤依据术者习惯而定。不管步骤如何变化,前提条件是必须保证喉返神经及甲状旁腺(尤其是上甲状旁腺)解剖结构的完整性,同时尽可能保护甲状旁腺的血供。如需要进行中央区淋巴结清扫者,术者按照择区性颈清扫术中有关中央区淋巴结清扫术的步骤进行。

7. 无菌生理盐水或温蒸馏水等冲洗术腔,充分止血,建议术腔放置负压引流管,清点纱布器械无误后,逐层缝合伤口。

三、甲状腺全切除术

1. 常规消毒颈及胸部等术野皮肤,铺无菌巾。

2. 颈部沿皮纹作弧形切口。切开前可于皮内及皮下组织注射适当浓度的利多卡因及肾上腺素,也可以直接切开皮肤,切口两端可以超过或在两侧胸锁乳突肌前缘,具体切口长度以病变范围及术者经验而定。依次切开皮下组织和或部分颈阔肌,紧贴颈阔肌深面分别向上、下分离皮瓣,上达舌骨下缘水平,下达胸骨上切迹,显露颈前带状肌(舌骨下肌群)。可用无菌纱布保护切口,牵开上下皮瓣,也可以用拉钩在不同方向牵拉皮瓣以便方便术者显露不同部位,争取尽可能显露足够的空间进行手术操作。

3. 用无齿镊或止血钳提起颈前正中线(即颈白线)两侧组织,沿颈白线以电刀纵向切开、分离,也可使用超声刀,上达舌骨下缘水平,下达胸骨上切迹,深面直达甲状腺真被膜。

4. 于甲状腺深浅筋膜(真假被膜)之间用甲状腺拉钩向两侧牵拉舌骨下肌群,探查甲状腺双叶及峡部,或根据术前影像学检查结果仅探查病变侧甲状腺,明确肿物位置,决定手术方式。

5. 在气管表面分离、钳夹、切断、缝扎甲状腺峡部,然后将一侧腺体向外牵拉及部分分离。也可以先从甲状腺腺叶外侧进行手术,然后向内前方分离、钳夹、切断、缝扎甲状腺峡部或者从两侧向峡部汇合以完成甲状腺全切除术。

6. 分离一侧腺叶外侧缘,分离、钳夹、切断、结扎甲状腺中静脉;分离环甲间隙,注意保护环甲肌筋膜的完整性及喉上神经外支的走行方向(巨大甲状腺腺叶切除时需高度注意),将甲状腺向下牵拉,暴露、结扎、切断、缝扎甲状腺上动静脉,注意结扎时紧贴腺体勿伤及喉上神经,必要时分离显露喉上神经外支。然后紧贴甲状腺下极,分离、钳夹、切断、结扎甲状腺下极血管,上述操作需要紧贴甲状腺真被膜。在气管食管沟进入喉处或喉返神经走行区域分离、解剖出喉返神经,直视下分离、保护喉返神经,并在其表面向上分离。钳夹、切断悬韧带,将甲状腺侧叶及峡部切除。当然也可以从甲状腺下极开始分离,然后分离甲状腺上极,再向内前方分离切除甲状腺腺叶及峡部。具体手术步骤依据术者习惯而定。不管步骤如何变化,前提条件是必须保证喉返神经及甲状旁腺(尤其是上甲状旁腺)结构及功能的良好,尽可能保护甲状旁腺的血供,完成一侧腺叶及峡部切除术。

7. 术腔充分止血,随后以上述方法完成对侧腺叶切除术。如需要进行中央区淋巴结清扫术者,术者按照择区性颈清扫术中有关中央区淋巴结清扫术的步骤进行。

8. 无菌生理盐水或温蒸馏水等冲洗术腔,充分止血,建议术腔放置负压引流管,清点纱布器械无误后,逐层缝合伤口。

四、完成性甲状腺切除术

完成性甲状腺切除术相当于残余甲状腺切除术。对于部分甲状腺癌患者,经过手术治疗后,患者体内仍然存在部分或大部分甲状腺腺叶(残留或故意保留),然而,按照专业学科相关诊治标准,患者需要进行甲状腺全切术,甚至术后进行 ^{131}I 治疗,因此,残余甲状腺组织需要被切除。

在进行完成性甲状腺切除术时,手术步骤基本与甲状腺全切除术相同。由于患者曾经历过甲状腺手术,其解剖结构及层次一般不太清晰,尽量先从前次手术没有进行的地方着手,术者在手术过程中必须时刻高度重视保护喉返神经及甲状旁腺,必须尽最大努力确保一侧喉返神经及最少一枚甲状旁腺功能良好,必要时应用喉返神经监测仪和纳米碳甲状旁腺负显影技术或其他甲状旁腺保护技术或方法等。

五、腔镜辅助下甲状腺切除术

在甲状腺微创手术不断探索的过程中,腔镜辅助下甲状腺切除术是其中一种相对易行的微创手术方式,其切口主要位于颈部正中或颈侧区(改良颈侧区腔镜辅助下甲状腺切除术可以兼顾减少颈前区感觉异常及部分隐藏切口等),个别学者经锁骨下或胸骨上切迹处入路。它缩小和或隐蔽了手术切口,患者获得了传统手术无法达到的美容效果,或者颈部不适感减轻,满足了多数甲状腺患者(尤其是女性)美容微创及功能保护的要求。

腔镜辅助下甲状腺切除术的经典术式是意大利医师 Paulo Miccoli 于 1997 年开始开展的微创腔镜辅助甲状腺切除术(minimally invasive video-assisted thyroidectomy, MIVAT)。国内高力教授等又将其加以系统性改良,使其手术适应证及操作便利性有了较大提高,称之为改良 Miccoli 腔镜操作模式。随着腔镜技术的提高,目前有不少患者及手术者接受 MIVAT 或改良 Miccoli 甲状腺术式治疗中低度恶性 DTC。经过近几年的不断探索,该术式在甲状腺癌颈侧区及纵隔淋巴结清扫术的应用中有了长足进步,手术创伤相对减少,手术切除范围与传统术式一致。下面仅叙述改良 Miccoli 甲状腺切除术的具体要求、手术步骤及操作技巧等。

(一)改良 Miccoli 甲状腺切除术

1. 适应证　中低度恶性 DTC,美容要求较强烈患者,无明显颈部Ⅱ区淋巴结转移,无甲状腺、颈部手术史或放疗史。

2. 手术器械　高清腔镜系统,5.0mm 30°广角腔镜,专用建腔器,腔镜及常规传统甲状腺手术器械,电凝钩,超声刀等。

3. 麻醉方式　常规采用气管插管静脉复合全麻。

手术步骤及操作技巧:

1. 患者取平卧位,常规肩颈部垫枕,颈部轻度过伸,常规颈胸部皮肤消毒,铺无菌巾。

2. 手术人员及监视器位置 术者及助手的位置基本与传统甲状腺切除术时一致(可在术中交换站立位置),监视器置于患者头端。

3. 切口及分离 切口位于胸骨切迹上方约2.0cm或皮纹皱褶处,长约3.0~6.0cm(酌情定长原则,即切口能小则小,否则稍加延长),切开皮肤、皮下组织及部分颈阔肌,紧贴颈阔肌深面分别向上、下分离皮瓣,上达舌骨下缘水平,下达胸骨上切迹,显露颈前带状肌(舌骨下肌群)。

4. 手术操作空间的建立 专用建腔器牵拉颈部皮瓣,腔镜或直视下沿颈白线用超声刀或电刀纵向切开、分离,上达舌骨下缘水平,下达胸骨上切迹,深面直达甲状腺真被膜表面,并用拉钩向一侧牵开颈前带状肌肌群,显露需要进行手术的区域。

5. 腔镜辅助下甲状腺切除术 在气管表面分离、超声刀切开离断甲状腺峡部,可以用无创抓钳或血管钳固定病变侧腺体并向外牵拉,将其向外分离少许。也可以先从甲状腺外侧进行手术,然后向内前方解剖分离、超声刀切开离断甲状腺峡部。

分离一侧腺叶外侧缘,超声刀凝闭切断甲状腺中静脉,分离环甲间隙(图9-1),注意保护环甲肌筋膜的完整性及喉上神经外支(巨大甲状腺腺叶切除时需高度注意),将甲状腺向外下牵拉,紧贴甲状腺上极解剖分离、显露甲状腺上动静脉,以超声刀凝闭切断之,如果甲状腺上极动静脉粗大,术后出血风险高,可考虑使用钛夹等,同时注意勿伤及喉上神经外支,必要时分离显露之。然后紧贴甲状腺下极,解剖分离并显露甲状腺下极血管,以超声刀凝闭切断之,上述操作需要紧贴甲状腺真被膜。

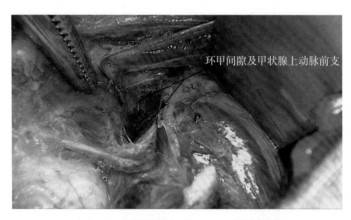

图9-1 环甲间隙及甲状腺上动脉前支

在气管食管沟甲状腺下极水平或进入喉处解剖出喉返神经,辨认喉返神经及其走行方向(图9-2),尽量远离喉返神经进行分离,切断悬韧带,将甲状腺侧叶及峡部切除,从切口处将其取出。如甲状腺腺叶较大,必要时将甲状腺从切口处拉出来,直视下沿甲状腺背侧被膜进行精细化解剖分离,最后将其切除。切除组织送术中冰冻病理切片检查或常规病理切片检查等。当然也可以从甲状腺下极开始分离,然后分离甲状腺上极,再向内前方分离切除甲状腺腺叶及峡部。具体手术步骤依据术者习惯而定。不管步骤如何变化,前提条件是必须保证喉返神经及甲状旁腺(尤其是上甲状旁腺)解剖结构和功能的完整性,同时尽可能保护甲状旁腺的血供。

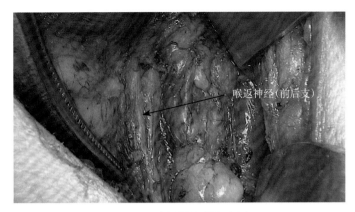

喉返神经（前后支）

图 9-2　喉返神经（前后支）

6. 腔镜辅助下中央区颈淋巴结清扫术　可以按腔镜下进行中央区颈淋巴结清扫术的方式方法完成，必要时可以直视下按传统方法完成，过程中可交替使用超声刀、电刀、双极电凝等器械，注意事项与腔镜下手术一致。

7. 无菌生理盐水或温蒸馏水等冲洗术腔，充分止血，用可吸收缝线缝合颈白线和舌骨下肌群，可于锁骨中点、切口一侧或胸骨上切迹略下方放置一根带侧孔负压引流管于甲状腺术腔，以引流术腔渗液及血性物。切口间断缝合或皮下缝合，切口敷料贴覆盖。手术结束。

8. 术后处理　与传统开放甲状腺癌手术术后处理基本一致。

9. 简短评价　腔镜辅助下甲状腺癌手术相对缩小或隐蔽切口瘢痕，但无法做到真正的颈部无瘢痕，对美容愿望要求强烈的患者而言，这项技术略有缺陷。然而，手术本身所造成的创伤明显小于腔镜下甲状腺癌手术。如果将切口设计在颈侧区，可完成单侧甲状腺切除术，同时可以兼顾减少颈前区感觉异常及隐藏切口等，另外，个别情况下也便于即刻中转为传统开放手术。术者可在腔镜下进行手术操作，也可在直视下完成手术，因此术者更容易掌握此项技术。

六、腔镜下甲状腺切除术

腔镜下甲状腺切除术的最大优势在于颈部无手术瘢痕。根据手术入路可以分为：①胸乳入路；②锁骨下入路；③腋窝入路；④腋窝胸乳入路；⑤乳晕入路；⑥口腔入路；⑦耳后入路等。操作孔常规为四孔法、三孔法，两孔法及单孔法手术也在临床工作中尝试应用。目前国内主要开展经胸乳、腋窝及口腔前庭入路三种腔镜甲状腺手术。

在详述腔镜下甲状腺切除术具体要求、手术步骤及操作技巧之前，让我们了解其大体发展历史。1996 年，Gagner 完成了世界首例全腔镜下甲状旁腺次全切除术。Hüscher 等于 1997 年完成了世界首例全腔镜下甲状腺腺叶切除术。2002 年开始，国内众多学者尝试进行腔镜下甲状腺手术。目前，腔镜下甲状腺手术在我国已开展近二十年，越来越多的医院及医师开展并掌握了该项技术，手术例数不断增多，适应证也不断扩大。对于低度恶性 DTC，经过训练或技术娴熟的术者能安全完成腔镜下甲状腺切除 + 中央区淋巴结清扫术。如果患者有强烈的美容要求，术者可考虑进行腔镜下甲状腺切除 + 中央区淋巴结清扫术。因患者病情不同、术者技术能力及对术式理解的差异,腔镜下甲状腺切除术的手术入路选择难免有个人倾向性,总之,手术径路的选择原则是安全、疗效满意、创伤小。经胸乳入路腔镜下甲状腺切除术、免充气腋窝入路完全腔镜下甲状腺切除术、口腔前庭入路腔镜下甲状腺切除术是目前国内最多见的三种腔镜手术方式,其他手术入路有相似之处,有兴趣者可参考相应的文献著作等。下面仅详细叙述上述三种入路腔镜下甲状腺切除术的具体要求、手术步骤及操作技巧等。

(一)胸乳入路腔镜下甲状腺切除术

1. 适应证 低度恶性 DTC,美容要求强烈,T_1 期患者(一般为青、中年女性),术前影像学检查提示颈部无明显淋巴结转移,无甲状腺、颈部手术史或放疗史,肿瘤不位于气管表面或喉返神经入喉处。

2. 禁忌证 患者对颈部美观没有要求是绝对禁忌证。有下列因素的患者不建议胸乳入路腔镜下甲状腺切除术:①男性或肥胖女性,尤其是颈部粗短者;②颈部Ⅱb、V区及前上纵隔有淋巴结转移;或者转移淋巴结融合、固定,淋巴结呈囊性;颈部转移淋巴结位于锁骨下者;③直径大于 2.0cm 的 DTC;④ MTC;⑤合并桥本甲状腺炎。

3. 手术器械 高清腔镜系统,10mm 30°腔镜,腔镜用抓钳、分离钳、电凝钩、吸引器、持针器、超声刀,直径 10.0mm 及 5.0mm 穿刺套管、CO_2 气腹机系统等。为甲状腺手术设计的专用手术器械等(如注水器、皮下分离器或者可视的剥离器、专用拉钩 2 ~ 4 只、神经检测多功能分离钳等)。

4. 麻醉方式 采用气管插管静脉复合全麻。

5. 手术步骤及技巧

(1)患者取平卧位,常规肩颈部垫枕,分腿,头高脚低位,常规颈胸部皮肤消毒(消毒范围上达下唇,外至上臂中部及腋中线,下至脐水平),铺无菌巾(双腿、腹部均须铺满无菌单)。

(2)手术人员及监视器位置:术者站于患者两腿之间(根据个人习惯,手术者也可站于病人一侧),扶镜者站于患者右侧,助手站于患者左侧,监视器置于患者头端。

(3)切口及分离:胸乳入路中间切口(观察孔)位于两乳头之间,中线偏右侧约 1 横指处;两侧切口分别位于左右乳晕边缘,左侧位于 10 ~ 11 点处,右侧位于 1 ~ 2 点处,三切口均分离至深筋膜层,用于插入穿刺套管。"膨胀液"推荐使用含 1∶100 000 肾上腺素的生理盐水 70 ~ 80ml 加 20 ~ 30ml 罗哌卡因混合。在观察孔处做一 12.0mm 的手术切口,局部注射"膨胀液"形成一皮丘,用 50ml 注射器抽取"膨胀液",由手术切口向上于胸前壁皮下拟分离的操作空间内注射"膨胀液",用无损伤圆形钝头金属棒或专用分离棒钝性分离皮下组织间隙至颈前正中区域,分离完毕后用小纱布条在体外尽量将"膨胀液"由小切口挤出。置入 10.0mmTrocar,切口缝合一针以固定 Trocar,充入 CO_2 气体以维持皮肤和皮下组织的间隙,压力维持在 6 ~ 8mmHg(1mmHg=0.133kPa),采用混合空间维持法维持手术空间。经乳晕切口置入 Trocar 及腔镜手术操作器械。

(4)手术操作空间的建立:颈部手术操作空间上至舌骨水平,两侧至胸锁乳突肌外侧缘,下至胸骨柄水平。从中间切口置入 10.0mm 腔镜,腔镜视野下于左右乳晕处的切口置入 5.0mmTrocar,然后再分别置入分离钳和超声刀等腔镜手术器械,腔镜视野下逐步游离皮下疏松结缔组织及颈阔肌深面组织,夹闭解剖分离过程中出血的血管,注意保护周围组织,尽量避免过度灼伤脂肪组织。无创抓钳提起颈前正中线(即颈白线)两侧组织,沿颈白线用超声刀纵向切开、分离,上达舌骨下缘水平,下达胸骨上切迹,深面直达甲状腺真被膜,特制拉钩向两侧牵开颈前带状肌肌群,过程中确认气管的位置。

(5)甲状腺切除术:在气管表面分离、超声刀切开离断甲状腺峡部,可以用无创抓钳固定病变侧腺体并向外牵拉,将其向外分离少许。也可以先从甲状腺外侧进行手术,然后向内前方解剖分离、超声刀切开离断甲状腺峡部。术中需要时刻注意气管位置。

分离一侧腺叶外侧缘,以超声刀凝闭切断甲状腺中静脉,然后紧贴甲状腺下极,解剖分离并显露甲状腺下极血管,以超声刀凝闭、切断之,在气管食管沟甲状腺下极水平或进入喉处解剖出喉返神经,辨认喉返神经及走行方向,尽量远离喉返神经进行分离,分离过程中,超声刀功能面与喉返神经、气管、甲状旁腺、颈部大血管间需要保持适当安全距离,文献提示超声刀应该距离喉返神经 3.0mm 以上。分离环甲间隙,注意保护环甲肌筋膜及喉上神经外支,必要时分离显露喉上神经外支。将甲状腺向下牵拉,紧贴甲状腺上极解剖分离、显露甲状腺上动静脉,以超声刀多点梯次凝闭、切断动静脉分属支。上述操作需要紧贴甲状腺真被膜。切断悬韧带,将甲状腺侧叶及峡部切除,将其放入标本袋中,然后从中间手术切口中取出。切除组织送术中冰冻病理切片检查或常规病理切片检查等。当然,手术操作也可以从甲状腺下极开始分离,然后分离甲状腺外侧,再向内前方分离切除甲状腺腺叶及峡部,最后分离甲状腺上极。具体手术步骤依据术者习惯而定。不管步骤如何变化,前提条件是必须保证喉返神经及甲状旁腺(尤其是上甲状旁腺)的完整性,同时尽可能保护甲状旁腺的血供。术中最好能使用喉返神经监测技术以便更好保证手术的顺利进行及患者的安全。

(6)中央区颈淋巴结清扫术:在甲状腺切除后,向外方牵拉胸骨舌骨肌及胸骨甲状肌,沿气管表面向上解剖分离至舌骨下缘,切除气管表面及喉前淋巴脂肪结缔组织。将胸骨上窝淋巴脂肪结缔组织向上方牵拉,超声刀凝闭切断甲状腺最下静脉,下界尽可能低,但需注意勿伤及无名动静脉,然后沿气管表面向上外解剖分离,注意勿过分偏离气管以防损伤喉返神经,在保证手术安全的前提下将胸骨上窝及前上纵隔淋巴脂肪结缔组织切除,沿颈动脉中线纵向解剖分离,向外牵拉颈动脉鞘,解剖分离至椎前筋膜,注意分离保护甲状腺下动脉。紧贴气管侧壁纵向分离,然后沿喉返神经表面经近入喉处向下解剖,基本全程分离显露喉返神经,沿椎前筋膜表面解剖分离、切除气管食管沟淋巴脂肪结缔组织。如需要行对侧气管食管沟淋巴结清扫,则以上述方法解剖分离、切除之。清扫组织送病理切片检查。由于腔镜视野及器械原因,前上纵隔淋巴脂肪结缔组织难以彻底清除,如术中发现胸骨后转移淋巴结,建议及时中转为常规开放手术。

过程中切记应高度注意保护喉返神经及甲状旁腺,如术中发现已切除或血供不良的甲状旁腺,可取少许组织送冰冻病理切片检查,确定为甲状旁腺后将剩余部分种植于胸锁乳突肌。

(7)无菌温蒸馏水、生理盐水等冲洗术腔,充分止血,用可吸收缝线缝合颈白线和舌骨下肌群,切口放置负压引流管至甲状腺术腔,以引流术腔渗液及血性物。挤压创面以便尽量将手术区域残留的 CO_2 气体排出。切口间断缝合或皮下缝合,切口敷料贴覆盖。胸前区以胸带加压包扎。手术结束。

(8)术后处理:与传统开放甲状腺癌手术后处理基本一致,注意操作隧道的止血及积液(血)

的引流。

(二)无充气腋窝入路完全腔镜下甲状腺切除术

1. 手术适应证 低度恶性 DTC,美容要求强烈,T₁ 期患者,且无颈侧区淋巴结转移或者全身远处器官转移,肿瘤不位于气管表面或喉返神经入喉处,无影像学中央区淋巴结转移或转移淋巴结低于肩锁关节者,无甲状腺、颈部手术史或放疗史。对侧腺叶恶性病变、肿瘤较大、中央区淋巴结转移明显或需要手术切除的对侧腺叶良性病变者是相对适应证(技术娴熟的术者方可施行)。

2. 手术禁忌证 患者对颈部美观没有要求是绝对禁忌证,有下列因素的患者不建议无充气腋窝入路完全腔镜下甲状腺切除术:①男性或肥胖女性,尤其是颈部粗短者;②颈部Ⅱb、Ⅴ区及前上纵隔有淋巴结转移;转移淋巴结融合、固定,淋巴结呈囊性;颈部转移淋巴结位于锁骨下者;③直径大于 2.0cm 的 DTC;④ MTC;⑤合并严重桥本甲状腺炎。

3. 手术器械 高清腔镜系统,10mm 30°腹腔镜,腔镜用抓钳、分离钳、电凝钩、吸引器、持针器,超声刀,直径 5.0mm 穿刺套管、喉返神经监测仪、特制建腔器械等。

4. 麻醉方式 采用气管插管静脉复合全麻(建议采用术中神经监测专用气管插管)。

5. 手术步骤及技巧

(1)患者取平卧位,常规肩颈部垫枕,头稍转向健侧,患侧上肢自然外展(60°~ 90°),暴露颈部、腋窝及上肢,常规消毒颈胸部、患侧上臂,皮肤消毒:上齐下唇水平,下平剑突水平,外至耳屏前、斜方肌前缘后方、双肩后方、上臂及腋后线。铺无菌巾并固定患侧上肢,必要时患侧上肢以无菌巾包裹以备适当调整其位置。于患侧腋窝第 1 或第 2 自然皱褶线(兼顾手术便利性及美容效果)做长 3.5 ~ 4.5cm 切口,切口前端尽量不超过腋前线,在该主切口下方,于腋前线与乳腺边缘交叉处作 0.5cm 切口,置入 Trocar。

(2)手术人员及视频显示器位置:术者坐于患侧上肢腹侧,扶镜者坐于患侧上肢头侧,助手站于患者健侧协助从腋窝切口至锁骨上缘水平间空间的建立(空间建立后撤离),视频显示器置于患者健侧。

(3)切口及手术空间构建:应用专用的空间构建体系以维持良好的垂直空间和水平空间,无需充入 CO₂ 气体,避免了 CO₂ 可能导致的高碳酸血症、气栓等风险。利用颈部自然间隙建腔,分为 3 个阶段:①腋窝切口至锁骨上缘水平(时间 5 分钟):助手拉钩,术者用长电刀头由腋窝切口,沿胸大肌肌膜表面游离皮瓣,作一个近似四边形的皮下隧道,内下界至胸锁乳突肌胸骨头(或者显露锁骨的内侧头),外上界至胸锁乳突肌中下 1/3 交界处。第一个解剖标志:胸锁乳突肌胸骨头(图 9-3A)。注意保护锁骨上神经以减少术后皮肤麻木感。②胸锁乳突肌胸骨头 -锁骨头肌间区(时间 5 分钟):运用特制建腔设备悬吊皮瓣,识别胸锁乳突肌胸骨头与锁骨头之间的自然间隙,并分离之,上界至甲状软骨下缘水平,下界至胸锁乳突肌胸骨附着处,保护胸锁乳突肌肌纤维完整。第二个解剖标志物:肩胛舌骨肌(图 9-3B)。第三个解剖标志物:气管(图9-3C)。③颈前带状肌与甲状腺间自然间隙(时间 5 ~ 10 分钟):于颈鞘内侧(颈内静脉)与胸骨甲状肌外侧缘之间进行分离,游离颈前带状肌深面与甲状腺之间的自然间隙,保护颈内静脉,分离范围:内侧至甲状腺峡部近健侧甲状腺(若要行全甲状腺切除,则分离至对侧颈鞘内侧),

外界为颈动脉鞘,下界至胸骨上窝切迹,上界至甲状腺上极。置入悬吊拉钩完成建腔,保持持续高负压吸引,建立和维持稳定且清晰的手术空间,显露甲状腺(图9-4)。

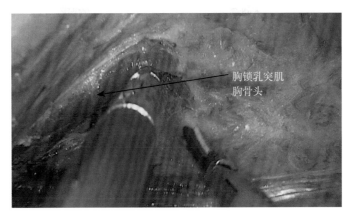

图 9-3A　胸锁乳突肌胸骨头

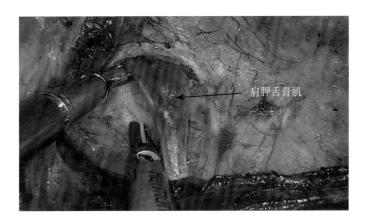

图 9-3B　肩胛舌骨肌

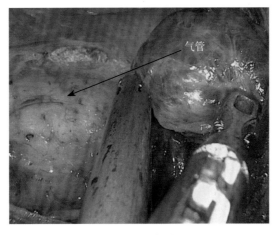

图 9-3C　气管

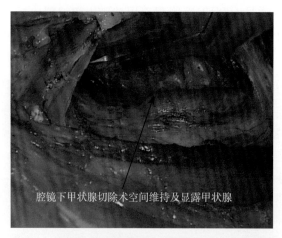

图 9-4　腔镜下甲状腺切除术空间维持及显露甲状腺

　　(4)甲状腺切除术:其切除腺体的原则和范围与开放手术一致。

　　向内下牵拉甲状腺,沿颈总动脉向上分离,随后将甲状腺上极向外下牵引(勿过度用力),沿环甲间隙分离并显露甲状腺上极血管。查找并确定喉上神经,必要时显露之,也可在超声刀凝闭前采用规避法,用超声刀多点凝闭离断的方法离断甲状腺上动脉(若血管较粗可加钛夹或可吸收夹)。离断甲状腺上极血管后将甲状腺上极向内下方牵拉,充分游离甲状腺上极腺体与环甲肌之间的间隙,在甲状腺上极背侧(喉返神经入喉口外上方)仔细辨认并原位保留上位甲状旁腺,注意紧贴腺体分离保护其血供(图 9-5A)。探查并识别下位甲状旁腺(图 9-5B),在确保其血供的前提下可以原位保留,否则行自体移植。由于考虑到需要行中央区淋巴结清扫,对于与胸腺相连的下位甲状腺旁腺,可将其连同胸腺保留并置于术腔的顶部。

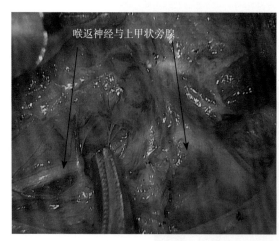

图 9-5A　喉返神经与上甲状旁腺

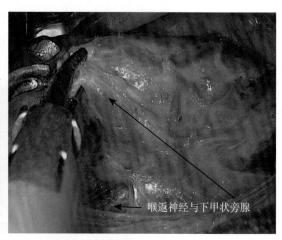

图 9-5B　喉返神经与下甲状旁腺

　　超声刀多点凝闭离断甲状腺中静脉。将甲状腺中下极腺体推向对侧,显露气管食管沟,在甲状腺下动脉分叉周围寻找喉返神经。解剖并保护喉返神经,超声刀离断甲状腺下动脉 2 ~ 3

级分支及伴行静脉,沿神经路径至入喉处,由下至上用分离钳仔细分离,用超声刀逐步离断。超声刀功能面与喉返神经、气管、甲状旁腺、颈部大血管间需要保持适当安全距离。离断甲状腺下极并显露气管。于喉返神经入喉处凝闭切断甲状腺悬韧带,注意保护喉返神经。在靠对侧腺体离断峡部。手术操作步骤根据术中具体情况交叉进行。标本置入标本袋后取出。

(5)中央区颈淋巴结清扫术:该手术操作可以在甲状腺切除前完成中央区分离显露,尤其是胸骨上窝及喉返神经近心端组织的分离切除,也可以在甲状腺切除后进行中央区淋巴结清扫术。沿气管表面向上解剖分离至甲状软骨下缘,切除气管表面及喉前淋巴脂肪结缔组织。沿颈动脉鞘向下内侧解剖分离,注意保护颈部大血管及迷走神经,然后沿喉返神经表面经进入喉处向下解剖,基本全程分离显露喉返神经,将气管食管沟淋巴脂肪结缔组织向上方及对侧提拉,在保护好喉返神经的基础上尽可能分离切除气管食管沟淋巴脂肪结缔组织,随后解剖分离胸腺,在气管及颈部大血管浅面分离、凝闭及切断甲状腺下静脉等小血管,将胸骨上窝淋巴脂肪结缔组织向上提拉并切除,下界尽可能低,注意勿伤及无名动静脉,由于腔镜视野及器械原因,前上纵隔淋巴脂肪结缔组织难于彻底清除,如术中发现胸骨后转移淋巴结,建议及时中转为常规开放手术。如需要行对侧气管食管沟淋巴结清扫,需要将患者头部转向原来手术侧,基本按照上述方法解剖分离、切除之。清扫组织送病理切片检查。

过程中切记应高度注意保护喉返神经及甲状旁腺,如术中发现已切除或血供不良的甲状旁腺,可取少许组织送冰冻病理切片检查,确定为甲状旁腺后将剩余部分种植于胸锁乳突肌或前臂处。

(6)无菌温蒸馏水或生理盐水等冲洗术腔,充分止血。放置负压引流管(具体位置可适当调整),腋窝区切口间断缝合或皮下缝合,切口敷料贴覆盖。手术结束。

(7)术后处理:与传统开放甲状腺癌手术后处理基本一致,注意操作隧道的止血及积液(血)引流。

(三)经口腔前庭入路腔镜甲状腺(TOET)手术

1. 手术适应证 有较强美容需求的病人且符合以下条件:

DTC,肿瘤直径 ≤ 2.0cm,且无颈侧区淋巴结转移或者全身远处器官转移,无影像学中央区淋巴结转移提示或转移淋巴结直径 ≤ 2.0cm 且未融合固定。

2. 手术禁忌证 ①因口腔条件(口腔畸形、口腔局部感染等)导致手术操作受限或感染风险增加者;② MTC;③合并严重的甲状腺炎性疾病;④Ⅲ度肿大的甲状腺功能亢进;⑤肿瘤靠近喉返神经(recurrent laryngeal nerve,RLN)入喉处或较大肿瘤位于上极;⑥既往有颈部手术史、消融治疗史或颈部放射史;⑦伴有其他器官或系统合并症不能耐受手术创伤或全身麻醉者。

3. 手术器械 TOET 与其他入路 ETS 器械基本相同。常规器械包括:直径 10.0mm 的30°腔镜系统,CO_2 气腹系统,内镜下能量系统、10.0mm trocar 1 个、5.0mm trocar 2 个、普通电刀、电凝钩、吸引器 2 个(腔镜用及开放用)、无损伤抓钳、分离钳、持针器、标本取出袋等。特殊器械包括:注水器、直径 10.0mm 皮下剥离棒等。为了方便手术进行,应该选用小头的 trocar,有条件单位可加用可视皮下剥离棒、专用拉钩、神经监测多功能分离钳、minilap、悬吊器械、专用双极电凝等。无充气 TOET 则无需 CO_2 气腹系统。

4. 麻醉方式 采用气管插管静脉复合全麻(建议采用术中神经监测专用气管插管)。麻醉机与病人头部需要保持足够距离。

5. 手术步骤及技巧

(1)患者取平卧位,常规肩颈部垫枕,颈部轻度过伸位,保护眼睛后常规消毒铺巾。皮肤消毒:上齐鼻翼水平,下平乳头水平,外至耳屏前、斜方肌前缘后方、双肩后方、上臂中线及腋前线。口腔消毒:碘伏原液及无菌生理盐水反复消毒冲洗口腔 3 遍,碘伏纱布消毒口腔前庭部位 3 遍,无菌盐水冲洗并用吸引器吸尽口腔内消毒液,不建议碘伏长时间浸泡鼻咽及鼻腔黏膜。

(2)手术人员及视频显示器位置:术者在病人头侧,第一助手在术者左侧扶镜,第二助手根据病变位置选择于病人身体两侧持腔镜拉钩,器械台及洗手护士根据手术室空间设置可位于病人左侧或右侧,视频显示器应置于病人脚侧并朝向术者,尽可能选择一体化手术室开展 TOET。电刀、电凝钩、吸引器、超声刀、神经监测多功能分离钳等设备应置于病人右侧无菌储物袋中。

(3)切口及分离:观察孔位于口腔前庭,于下唇系带前方远离牙龈根部 > 5.0mm,做长约 2.0cm 横行切口,斜行向深部游离至下颌骨骨面转折处。双侧操作孔于双侧第一前磨牙根部水平颊黏膜做两处 5.0mm 纵行切口。操作孔切口至少远离牙龈根部 > 5.0mm,以减轻切口黏膜撕裂。钝性分离切口,避免损伤颏神经。

(4)手术操作空间的建立:注入或不注入含有肾上腺素和罗哌卡因的膨胀液(1:500 000 肾上腺素的生理盐水 50ml 加 10 ~ 20ml 罗哌卡因)。观察孔切口置入直径 10.0mm 皮下剥离棒向胸骨方向钝性分离,退出皮下剥离棒至甲状软骨上缘水平,再分别向两侧胸锁关节方向钝性分离,正确层面应在颈阔肌深面与颈前静脉之间;有条件单位可选择可视皮下剥离棒,确保正确的层次,避免颈前静脉损伤。置入 10.0mm trocar,注入 CO_2 气体,压力维持在 6 ~ 8mmHg。

观察孔置 10.0mm 30° 镜头,在腔镜直视引导下用 5.0mm 带芯 trocar 朝向同侧胸锁关节方向并紧贴下颌骨骨面直接钝性分离操作孔隧道。左侧置入无损伤抓钳,右侧置入电凝钩或超声刀,沿着颈阔肌深面,进一步游离皮瓣,扩大手术操作空间,下方达胸骨上窝,两侧至胸锁乳突肌,夹闭解剖分离过程中出血的血管,注意保护周围组织,尽量避免过度灼伤脂肪组织。为了便于空间的维持与手术操作,可选择颈前皮瓣悬吊(使用悬吊器械或缝线悬吊),即混合空间维持法。

(5)甲状腺切除术:TOET 切除腺体的原则和范围与开放手术一致。

颈白线可根据双侧胸锁乳突肌内缘及胸骨颈静脉切迹辅助定位。切开颈白线,显露甲状腺后首先确定甲状软骨位置,置入专用拉钩,显露颈血管鞘,利用术中神经监测(intraoperative neuromonitoring,IONM)设备完成 V1 信号检测。在气管表面分离、超声刀切开离断甲状腺峡部,自上而下显露气管;无损伤抓钳提起甲状腺向外下推送,以气管为标志进入环甲间隙;充分游离环甲间隙及腺体外侧后,用无损伤抓钳提起甲状腺上极,调整专用拉钩的用力方向,即可显露甲状腺上极;当甲状腺上极较高致显露困难时,可切断部分胸骨甲状肌。超声刀依次凝闭甲状腺上极血管前支,紧贴腺体操作以避免损伤 EBSLN,亦可以利用 IONM 技术定位、识别、保护 EBSLN。尽可能保留甲状腺上极血管后支,即脱帽法处理甲状腺上极,通常能够清晰辨认并原位保留上位甲状旁腺。

术中需要时刻注意气管位置。分离一侧腺叶外侧缘,以超声刀凝闭切断甲状腺中静脉,然后紧贴甲状腺下极,解剖分离并显露甲状腺下极血管,以超声刀凝闭、切断之,在气管食管沟甲状腺下极水平或进入喉处解剖出喉返神经,辨认喉返神经及其走行方向,尽量远离喉返神经进行分离,分离过程中,避免超声刀功能面对着喉返神经,并且确保超声刀距离喉返神经3.0mm以上。上述操作需要紧贴甲状腺真被膜。切断悬韧带,将甲状腺侧叶及峡部切除,将其放入标本袋中,然后从2.0cm手术切口中取出之。切除组织送术中冰冻病理切片检查或常规病理切片检查等。具体手术步骤依据术者习惯而定。不管步骤如何变化,前提条件是必须保证喉返神经及甲状旁腺(尤其是上甲状旁腺)的完整性,同时尽可能保护甲状旁腺的血供。术中应用喉返神经监测技术可以更好地保证手术的顺利进行及患者安全。

(6)中央区颈淋巴结清扫术:在甲状腺切除后,向外方牵拉胸骨舌骨肌及胸骨甲状肌,沿颈总动脉中线向下内侧纵向解剖分离,同时解剖分离胸腺,在胸腺后面继续解剖分离,然后分离至无名动脉或颈总动脉与气管交界处,向外牵拉颈动脉鞘,解剖分离至椎前筋膜,注意分离保护甲状腺下动脉。超声刀凝闭切断甲状腺最下静脉,然后沿气管表面向下解剖分离,略偏一侧将胸骨上窝淋巴脂肪结缔组织解剖并牵向清扫侧,下界尽可能达到无名动静脉水平,注意勿伤及无名动静脉。紧贴气管侧壁纵向分离,然后沿喉返神经表面经近入喉处向下解剖,基本全程分离显露喉返神经,沿椎前筋膜表面解剖分离、切除气管食管沟淋巴脂肪结缔组织。沿气管表面尽可能解剖分离至甲状软骨上缘,切除气管表面及喉前淋巴脂肪结缔组织。如需要行对侧气管食管沟淋巴结清扫,则以上述方法解剖分离、切除之。术者也可以考虑将甲状腺及中央区淋巴结脂肪结缔组织一块切除。清扫组织送病理切片检查。

过程中切记应高度注意保护喉返神经及甲状旁腺,如术中发现已切除或血供不良的甲状旁腺,可取少许组织送冰冻病理切片检查,确定为甲状旁腺后将剩余部分种植于胸锁乳突肌或前臂处。

(7)无菌温蒸馏水或生理盐水等冲洗术腔,尽量避免甲状腺及其肿瘤组织异位种植。检查创面有无活动性出血并仔细止血。可吸收缝线缝合颈白线和舌骨下肌群,建议选用带穿刺针直径约3.0mm的高负压引流管经锁骨上窝引流。退镜前需仔细观察明确隧道无出血情况。使用4-0可吸收缝线闭合切口。切勿过深缝合操作孔切口,以免损伤颈神经。如有下颌皮瓣渗血,可使用弹性胶布局部加压包扎,术后24h后移除。手术结束。

(8)术后处理:与传统开放甲状腺癌手术后处理基本一致,注意操作隧道的止血及积液(血)的引流,必要时使用抗生素治疗。

腔镜下甲状腺癌手术可以做到真正的颈部无瘢痕,对美容愿望要求强烈的患者而言,这是一项极好的技术手段。然而,人类颈部并无明确自然腔隙可供腔镜操作,为方便手术操作,术者必须人为地在皮下及肌肉等组织间制造出手术操作空间,从而相对加重组织损伤,因此,手术本身所造成的创伤大于传统或颈部入路腔镜辅助下甲状腺癌手术,同时可能增加术后并发症,如:皮下积液、胸前皮肤感觉异常、肿瘤或甲状腺组织种植、淋巴结残留、术区感染风险增加(对TOET而言)。当然,对腔镜技术娴熟的外科大夫而言,多数并发症是可以避免的,腔镜下甲状腺癌手术不失为美容要求强烈患者的一种治疗选择。另外,TOET 的主要特点为中央区或部分侧颈低位淋巴结可被充分显露及方便清扫,在治疗分化型甲状腺癌尤其部分 cN_{1a} 病人方面具有巨大优势。但须注意,由于其操作空间上方延展性受限,对于位于甲状腺上极且较大的肿瘤,处理相对困难,应严格把握手术适应证及禁忌证,这是保证手术安全开展的前提。TOET 作为一种全新入路的甲状腺手术,其存在一些争议,操作难度大,学习曲线长,国内尚未普及,但还是深受部分有美容意愿病人的青睐。

七、机器人手术系统辅助甲状腺手术

传统甲状腺外科技术已相当成熟,却始终无法完全满足患者对于颈部美容的需求。腔镜技术的快速发展为众多甲状腺疾病患者带来福音,但腔镜甲状腺手术也有其相对应的缺点及严格的适应证。机器人手术系统是现代远程信息技术、智能化工程技术与现代微创外科技术的完美结合。以达芬奇系统(da Vinci system)为代表的机器人手术,已在各种手术中有所应用。它结合了开放手术和腔镜手术的优势,目前发展迅速。2007 年,韩国 Chung 团队开始使用该系统进行一系列甲状腺手术,凭借颈部无瘢痕的优势,经腋窝途径的术式已经被亚洲外科组织所接受。达芬奇机器人甲状腺手术在韩国应用较多,而 BABA 入路机器人甲状腺手术近年来在国内发展较快。

(一)达芬奇系统部件及操作器械

达芬奇机器人主要由三部分组成:医师控制台(surgeon console),由机械操作臂、摄像臂构成的机械臂塔(patient cart),高精度 3D 成像视频影像平台。利用达芬奇手术操作系统进行甲状腺手术时,机械臂塔由 4 个机械臂组成,其中 1 臂为镜头臂,另外 3 臂分别为超声刀(harmonic curved)、单孔窗式抓钳(maryland dissector)和尖嘴抓钳(prosgrasp forceps)操作臂。特制的拉钩、常规传统甲状腺手术器械等。为方便术中寻找及定位喉返神经,建议术中使用喉返神经监测仪。

(二)手术适应证及禁忌证

1. 适应证 患者颈部条件需满足传统腔镜入路的要求;肿瘤直径 ≤ 2.0cm;无气管、食管和血管神经等邻近器官侵犯;无颈部淋巴结广泛转移且肿大淋巴结无融合固定;上纵隔无淋巴结肿大;病人知情同意且有强烈的美容愿望,且能耐受手术、无胸廓畸形。对技术娴熟及经验丰富的手术者,其适应证可相对放宽。

2. 禁忌证 ①颈部手术或颈部放疗史或胸部手术史;拒绝实施机器人甲状腺手术病人;妊娠期或哺乳期妇女。②颈部短平、胸廓畸形等病人。③ DTC:肿瘤伴甲状腺外侵犯累及周围器官;广泛颈部淋巴结转移或肿大淋巴结融合固定;转移淋巴结囊性变;转移淋巴结直径 > 2.0cm;甲状腺癌伴远处转移;甲状腺背侧肿瘤突出甲状腺被膜外。④伴有严重凝血功能障碍、心肺功能障碍,不能耐受全身麻醉和手术者。

(三)麻醉方式

采用气管插管静脉复合全麻(建议采用术中神经监测专用气管插管)。

(四)手术步骤及技巧

目前达芬奇机器人甲状腺手术的切口设计有三种:腋窝入路、胸前或腋乳入路、耳后入路。

本文重点介绍腋窝入路的相关手术步骤及技巧。

1. 患者仰卧位,患侧上臂外展抬高,充分暴露腋窝的同时尽可能缩短腋窝至颈前操作区域的直线距离,为避免臂丛神经麻痹,最好麻醉前患侧手臂自然伸展至肩部运动的最大范围,前臂横向固定于头侧,有助于减轻患者术后肩部不适症状,不建议患者麻醉后靠外力以强行固定上肢。常规肩颈部垫枕,常规上臂、腋窝及颈胸部皮肤消毒,铺无菌巾。

2. **手术人员及监视器位置**　主刀医师开始位于患者腋窝切口侧,完成切口分离及放置好机械臂后,主刀医师在医师控制台进行操作,助手站于患者腋窝切口侧,监视器置于患者腋窝切口对侧,手术护士位置基本与传统开放甲状腺手术一致。

3. **切口及分离**　于患侧腋窝腋前线处做 5.0 ~ 6.0cm 皮肤切口,术者在直视下依次切开皮肤及皮下组织,用电刀沿胸大肌表面经锁骨上方向前内侧分离皮瓣,沿胸锁乳突肌胸骨头与锁骨头间无血管区分离,在胸骨甲状肌的深面分离出患侧甲状腺腺叶,然后向峡部分离,必要时分离对侧甲状腺腺叶。

4. **手术操作空间的建立**　完成上述操作并显露甲状腺,以特制的拉钩经腋下切口伸入,将皮肤、颈阔肌、胸锁乳突肌胸骨头、胸骨舌骨肌及胸骨甲状肌等组织结构一同向上提起,充分暴露操作空间。

5. **机械臂的放置位置**　3 个机械臂经由腋下切口建立的通道进入操作区,镜头臂置于中间,镜头臂两侧分别放置超声刀及尖嘴抓钳机械臂,弹孔窗式抓钳可经前胸壁做一切口并解剖分离后置入(也可于腋窝切口下方放置)。前胸壁切口一般长约 8.0mm,位于乳头上方 2.0cm,内侧 6.0 ~ 8.0cm 处,其穿刺方法与经前胸壁腔镜甲状腺手术相同,在此不再赘述。随着技术 - 发展,四个机械臂也可以从腋下切口通道内进入操作区。

6. **甲状腺切除及颈淋巴结清扫的手术操作**　4 个机械臂通过上述方法放置成功后,主刀医师即可坐上操作台对机械臂进行操纵,手术医师可在控制台上任意切换操作臂,完成暴露、钳夹、转动、电凝和缝合等操作,所有操作基本按腔镜腋窝入路甲状腺切除及颈淋巴结清扫手术的方法进行,手术助手则在手术台旁,必要时对机械臂进行调整。完成甲状腺切除及颈淋巴结清扫术后放置负压引流管,关闭切口。术中最好能使用喉返神经监测技术以便更好保证手术的顺利进行及患者的安全。

(五)术后处理

与传统腔镜腋下入路甲状腺手术后处理相同。手术并非单纯依靠达芬奇机器人完成,医师对手术有绝对控制权。医师通过操作台在 3D 高清影像监视下对机械臂进行主仆式控制以完成手术的每一个动作,具备一定开放手术经验的医师才能更好地通过达芬奇手术系统完成甲状腺癌手术。经过多年的探索、发展,不少学者均认为机器人甲状腺手术具有可行性、安全性和有效性,在手术时间、手术并发症发病率及术后的住院天数方面与传统甲状腺手术均未存在明显差异,美容效果非常好。然而,手术操作中的触感反馈缺乏,并且该治疗系统过于昂贵,难于广泛开展,只适用于特殊人群,应用时需要与患者充分沟通。另外,在应用超声刀的过程中,医师需要尽量避免由此引起的周围组织结构损伤等相关并发症。

八、累及甲状腺周围重要器官结构（喉、气管及食管等）的手术方式

侵袭性强或晚期甲状腺癌容易出现甲状腺周围重要毗邻器官及组织结构受累。甲状腺癌侵犯周围组织或器官的原因一般是原发肿瘤直接侵犯或中央区淋巴结转移侵犯所致，它是导致甲状腺癌患者死亡的主要原因。对 DTC 而言，约 6% ~ 13% 的肿瘤可能发生周围组织或器官的侵犯，受累部位包括颈前带状肌（53%）、喉返神经（47%）、气管（37%）、颈鞘（30%）、食管（21%）、喉（12%）等，此类患者的 10 年生存率也因此下降至 45%，个别患者出现颈总动脉或其他大动脉受累，其远期生存率更低。本书仅介绍甲状腺癌侵犯喉部、气管、食管时可采取的部分手术方式、技巧及步骤，对大动脉受累者则不赘述，请参考相关文献。

（一）喉部分切除术

甲状腺癌喉侵犯是晚期甲状腺癌表现之一，它侵犯喉的方式一般有两种：①从前方突破甲状软骨或环状软骨；②经甲状软骨后缘侵入声门旁间隙，一般同时有梨状窝受累。

对于绝大部分甲状腺癌而言，肿瘤的彻底切除已被认为是其外科治疗的金标准，但甲状腺癌喉侵犯的手术方式及切除范围与病变侵犯的深度和广度密切相关，且有一定争议。随着手术技巧的提高和对甲状腺癌认识的深入，甲状腺癌广泛切除（喉部分/全部切除和重建）并不明显增加手术的风险，治疗效果相对好。目前多数学者主张将受累喉一并切除并重建，部分学者主张应用分子靶向药物治疗以争取保留喉功能完整。其手术方式可分为喉部分切术和全喉切除术，有些患者需要一并切除部分气管和或食管及下咽，这相对增加手术难度。

喉部分切除术是一类在彻底切除喉部恶性肿瘤的基础上，将喉的正常部分安全地保留下来，经过整复恢复喉的全部或部分功能的手术。根据切除的部位、范围，喉部分切除术的术式相当多，每一术式的适应证也较复杂，在此不一一详述，仅叙述喉垂直部分切术及声门下部分喉切除术的相关手术步骤及技巧等。如术者无法单独完成喉部分切除术及其重建，可在耳鼻咽喉头颈外科等相关专业医师的协助下完成手术。

1. 喉垂直部分切术

适应证：甲状腺癌侵犯一侧半喉，对侧半喉正常，声门下区大部分结构及气管无侵犯。

麻醉方式：一般采用气管插管或气管切开后气管插管静脉复合全麻。

手术步骤及技巧：

(1)常规消毒颈及胸部等术野皮肤，铺无菌巾。

(2)颈部切口按甲状腺癌切除或颈淋巴结清扫术的切口设计进行。然后分离皮瓣，上达舌骨水平，下达胸骨上切迹，两侧最少需要到胸锁乳突肌前缘，需要同时进行颈淋巴结清扫术时，按颈淋巴结清扫术进行皮瓣分离。如术者估计术中可能需要应用颈前肌皮瓣修复喉腔，则切口需要按相关肌皮瓣进行设计。

(3)肿瘤切除：初次手术者，建议喉部手术与甲状腺原发病灶切除一并进行，甲状腺已经切除者，仅进行喉部手术和或颈淋巴结清扫术。沿颈白线分开胸骨舌骨肌，显露甲状软骨板至其后缘，分离显露环甲膜，横行切开环甲膜，直视下观察喉腔内肿瘤范围，如术前检查提示声门下区肿瘤侵犯范围大，则可考虑经甲舌膜进入喉腔。略偏健侧纵向切开甲状软骨板，进入喉腔，

注意尽量在直视下观察肿瘤范围,距肿瘤边缘至少 0.5cm 以上将患侧半喉(声带、室带、喉室及喉旁间隙组织)及甲状软骨板切除,可切除杓状软骨、环状软骨背板、对侧声(室)带前部。手术切除范围一般包括患侧甲状软骨板前 1/3 或 1/2(甚至患侧甲状软骨板),对侧甲状软骨前 0.5cm,患侧声带、喉室、室带、声门下区、前连合或 / 及对侧声带前 0.5cm。术腔需要充分冲洗及彻底止血。

(4)胸骨舌骨肌筋膜瓣的制备及修复喉部:这一肌筋膜瓣相对简单易行。观察喉腔内创面范围,自舌骨下方切至蒂在下的胸骨舌骨肌筋膜瓣,其大小宜略大于喉内缺损,肌瓣的表面应附有较厚的筋膜,一般宽度为 1.5 ~ 2.0cm,将肌筋膜瓣翻转进入喉腔,使其筋膜面朝向喉腔,其远端与喉内上切缘以可吸收缝线或丝线间断缝合,其余喉内创缘与相应的筋膜间断缝合,健侧喉黏膜与肌筋膜瓣前缘间断缝合,缝合环甲膜、切口两侧颈前带状肌、皮下组织及皮肤,放置负压引流管。患者自主呼吸恢复后更换气管套管,完成喉垂直部分切除术。

如果术中切除杓状软骨及环状软骨板时,可制备近三角形胸骨舌骨肌筋膜瓣,以期使肌筋膜瓣能在喉后部加厚并填高杓、环状软骨嘴区缺损,必要时可制作舌骨 - 胸骨舌骨肌筋膜瓣,这有助于垫高喉后部。

如果甲状软骨外膜在术前检查无肿瘤侵犯,并且术中能得以保留大部分,也可考虑制作双蒂肌软骨膜瓣以修复喉内缺损。如能保留胸骨舌骨肌,也可以人工组织皮片作内衬修复喉内缺损,必要时考虑横行颈前肌皮瓣修复关闭喉腔。当然,会厌也可用于修复喉腔缺损。具体采用哪种修复方法,需要根据术中喉腔缺损范围及术者经验等决定。

2. 声门下喉部分切除术

适应证:甲状腺癌侵犯声门下区喉结构,声门以上喉结构正常,气管无侵犯或部分侵犯。

麻醉方式:与喉垂直部分切除术相同。

手术步骤及技巧:

(1)术野皮肤消毒、铺无菌巾与喉垂直部分切除术类似,该类患者术中可能需要应用颈前肌皮瓣修复喉腔,其颈部切口需要按相关肌皮瓣进行设计。

(2)肿瘤切除:于颈阔肌深面分离皮瓣,上达舌骨水平,下达胸骨上切迹,两侧最少需要到胸锁乳突肌前缘。沿颈白线分开胸骨舌骨肌或颈前带状肌,显露甲状软骨板至其后缘,在病变下方气管环进入声门下区或气管内,直视下距肿瘤边缘外下方约 0.5 ~ 1.0cm 处切除喉腔和或气管内甲状腺癌。尽可能保留喉腔内正常的黏膜及软骨(甲状软骨、环状软骨及杓状软骨)等组织结构,如果疑有甲状腺癌侵犯征象,需要切除相应的组织结构(如声带、室带、一侧甲状软骨板或对侧部分、杓状软骨或部分环状软骨)。

(3)颈前肌皮瓣修复缺损:温注射用水及稀碘伏冲洗术腔,彻底止血,于颈部设计切口处制作蒂在患侧的横行颈前肌皮瓣,长度与术腔缺损上下距离相当,宽度约相当于术腔缺损前后缘距离,一般约 2.0 ~ 2.5cm。将皮肌瓣向下旋转 90°,将皮肌瓣覆盖创面,使其远端与喉气管缺损下缘黏膜间缝合,内侧与喉气管后切缘间断缝合,上端与喉内上切缘间断缝合,置入粗细适当的 T 管以扩张喉与气管腔,然后外侧与对侧喉气管切缘间断缝合,从而关闭喉气管。皮肌瓣创面与其相邻的颈前带状肌等软组织间间断缝合数针以消除死腔。分层缝合关闭术腔。患者自主呼吸恢复后更换气管套管,完成喉(气管)部分切除术。这种术式相对复杂,技术要求较高,需要一定经验的医师才能顺利完成。即使术中、后患者恢复顺利,患者也不能期望喉功能得以完美保留。

(二)全喉切除术

1. 适应证　甲状腺癌侵犯喉内范围广泛且无法行喉部分切除术者;声门下区和或气管所累范围较大者。

2. 麻醉方式　一般采用气管插管或气管切开后气管插管静脉复合全麻,个别情况下采用体外循环下静脉麻醉。

3. 手术步骤及技巧

(1)患者体位、术野皮肤消毒、铺无菌巾及颈部切口设计基本与甲状腺癌切除或颈淋巴结清扫术一致。

(2)分离皮瓣:于颈阔肌深面解剖分离皮瓣,具体方法见有关颈淋巴结清扫术章节。解剖分离的范围上达舌骨上缘水平,下达胸骨上切迹,两侧则根据病变范围、其他器官受累程度及术者经验等决定。分离显露颈深筋膜浅层及舌骨上下肌群。喉全切除术可以分为下行法及上行法,下面仅叙述以下行法进行喉全切除术,其他方法请参考相关书籍。

(3)喉全切除术:沿颈白线分离颈深筋膜浅层及胸骨舌骨肌,暴露甲状软骨、环状软骨及甲状腺。紧贴舌骨上下缘解剖、离断舌骨上下肌群,注意保护舌下神经和舌动脉,将舌骨分离并去除。沿甲状软骨板外侧分离并切断胸骨甲状肌及甲状舌骨肌,用拉钩将其牵开,在甲状软骨上缘甲舌膜中寻找、缝扎并切断双侧喉上动静脉束。将喉体向左侧翻转,切断左侧咽下缩肌,沿甲状软骨板后缘切开甲状软骨外软骨膜,游离该侧甲状软骨上、下角,骨剪剪断甲状软骨上角,自甲状软骨板内侧将左侧部分甲状软骨内软骨膜及梨状窝黏膜分离并保护,注意尽可能保持梨状窝黏膜完整。同法处理右侧。沿会厌谷平面向深部切开进入会厌谷,钳夹会厌尖并将其向前上方经切口拉出,拉钩拉起舌根,沿会厌谷向两侧扩大切口,转向下方切开梨状窝前壁,向下达环状软骨板下缘。同法切开对侧。将喉体翻向前下方,在环状软骨板下缘游离部分食管黏膜,切开环状韧带,切断附着的肌肉等组织,自第一气管环上缘切除喉体。如气管受累,则可继续向下解剖分离,在安全范围内将其切除。

分别多点切取切缘组织送术中冰冻病理切片检查,根据检查结果决定是否扩大切除。无菌温蒸馏水、生理盐水依次冲洗术腔,彻底止血。将下咽黏膜及黏膜下组织间断内翻缝合关闭咽腔,在其表面再间断缝合加固一层,放置负压引流管,然后将颈前带状肌拉拢缝合加固第二层。

气管造瘘术:自第一气管环或残留气管环向下游离气管,气管前壁正中纵向切开部分气管软骨环,将气管软骨环外翻与周围皮肤对位缝合,完成气管造瘘。

再次检查术区,确认无活动性出血后,依次缝合颈前带状肌、皮下组织及皮肤。颈部稍加压包扎。待患者自主呼吸恢复后,更换适当大小的金属气管套管,妥善固定,术毕。

(三)气管窗状部分切除术和气管袖状切除加气管环端端吻合术

甲状腺与气管、喉及食管等重要组织结构有着极为密切的毗邻关系。侵袭性强或晚期甲状腺癌容易侵犯上述重要结构,其中颈段气管受累最常见。气管受累与否与患者的生存率显著相关,被认为是不良预后的独立因素之一,晚期患者往往因为窒息(肿瘤阻塞气道和或肿物病理性出血)而死亡。

对晚期甲状腺癌侵犯喉或食管者,处理措施基本一致,而对气管受侵犯者,其手术方式复杂程度相对高,并且争议较大。主要手术方式包括甲状腺癌侧向剔除术、环状软骨气管吻合术、气管窗状部分切除术和气管袖状切除加气管环端端吻合术,此外有部分学者采用游离皮瓣、人工材料及组织工程材料重建、修复气管等。有些患者还合并喉部受累,需要采用喉气管重建术。具有气管及喉手术理论和术后重建经验的外科医师才能完成相关手术操作及术后病人管理等。正是由于各种术式的复杂性,本章节难于全部叙述,下面仅介绍气管窗状部分切除术和气管袖状切除加气管环端端吻合术两种术式的相关手术步骤及技巧等。

1. 气管窗状部分切除术 气管窗状部分切除术是将甲状腺癌连同其所侵犯的部分气管壁全层切除,镜下没有可见的甲状腺癌残留,该手术的关键在于切除后气管缺损的修复重建,需要根据气管缺损大小及形状而采用不同的方法以修复重建气管。

适应证: 甲状腺癌导致颈段气管黏膜下受侵及全层受侵,术后缺损不超过气管1/3周径,尤其适用于气管侧壁受侵长度超过5个气管环者。

麻醉方式: 一般采用气管插管或气管切开后气管插管静脉复合全麻,必要时两种方法联用。

手术步骤及技巧:

(1)常规消毒颈及胸部等术野皮肤,铺无菌巾。

(2)切口设计及皮瓣分离:颈部切口按甲状腺癌切除或颈淋巴结清扫术的切口设计进行。然后于颈阔肌深面分离皮瓣,上达舌骨水平,下达胸骨上切迹,两侧最少需要到胸锁乳突肌前缘,需要同时进行颈淋巴结清扫术时,按颈淋巴结清扫术进行皮瓣分离。如术者估计术中可能需要应用颈前肌皮瓣修复者,则切口按相关肌皮瓣进行设计。

(3)肿瘤切除:沿颈白线分开胸骨舌骨肌或颈前带状肌,如颈前带状肌受累,可将其与肿瘤一块切除,显露肿瘤、环状软骨、甲状软骨板及气管等,在病变下方气管环进入气管内,直视下距肿瘤边缘至少0.5~1.0cm将受累的气管切除。切取各切缘送术中冰冻病理切片检查。

(4)气管缺损修复:根据气管缺损范围及部位进行修复重建,如气管缺损范围小,气管壁楔形切除后可将断面直接拉拢缝合;如缺损位于气管前壁,且缺损范围不大,可直接以颈部邻近皮肤瓣翻转修复。如气管侧壁缺损较大,建议尽可能一期重建气管,以维持气道的完整和通畅。其常见的气管重建术式包括气管瓣滑行/旋转修复及胸锁乳突肌锁骨膜瓣旋转修复,也有部分学者利用带蒂或游离的组织瓣和支撑材料修复气管缺损。目前观点认为:胸锁乳突肌锁骨膜瓣是较大范围气管缺损修复的理想材料。锁骨膜质地柔韧,易成形、缝合,不易萎缩、坏死,并且带血管蒂的锁骨膜具有成骨的作用,可形成气管支架,使气管不易塌陷且能较快地上皮化,此外,锁骨膜的切取操作在同一术野内进行,手术方便,文献提示其最大可切取6.0cm×4.0cm大小。因此,下面简单介绍胸锁乳突肌锁骨膜瓣修复气管缺损的相关技巧。

在原手术切口或沿锁骨水平向外延长切口,解剖分离皮瓣,显露胸锁乳突肌及锁骨,以胸锁乳突肌锁骨头外侧缘止点作为 12 点,沿锁骨 4 点处逆时针方向切到 7 点处,然后自 7 点处沿锁骨下缘水平向内切至胸骨柄附着处(必要时可将锁骨膜完全剥离),于骨膜下完整地将胸锁乳突肌连同锁骨膜剥离。剥离锁骨膜时注意勿损伤锁骨下血管及肺尖,同时必须保证胸锁乳突肌及锁骨膜的整体性。将胸锁乳突肌锁骨膜瓣向上沿颈深筋膜解剖分离直到可以转移至气管缺损处,在解剖分离的过程中必须注意保留颈横动脉及枕动脉等。将胸锁乳突肌锁骨膜瓣与气管缺损边缘以可吸收缝合线间断缝合,先缝合后切缘,然后缝合上下切缘,最后关闭前切缘,在这一过程中可间断取出麻醉插管。关闭气管切口前需要置入 T 形管,此时患者需要有自主呼吸(外科医师需要与麻醉科医师密切配合)。最后,放置负压引流装置,依次分层缝合各层组织以关闭切口,完成手术。

术后需要注意保持 T 形管通畅,术后 3 ~ 6 个月可考虑将 T 形管取出,然后置入气管套管,堵管 7 ~ 10 天,期间患者呼吸正常,将气管套管拔除,关闭气管切开口。

2. 气管袖状切除加气管环端端吻合术 气管袖状切除术就是全层切除气管环并端端吻合残余气管的一种术式。它更加符合肿瘤根治性切除的原则。手术成功与否,关键在于吻合口能否良好愈合,其主要影响因素是吻合口局部张力大小及血供情况。

适应证: 甲状腺癌导致气管黏膜下受侵及全层受侵,术后缺损超过气管 1/2 周径,纵向切除长度不超过 5.0cm,局部放疗患者切除气管环少于 4 环为宜。

麻醉方式: 与气管窗状部分切除术基本一致。

手术步骤及技巧:

(1)术野皮肤消毒、铺无菌巾、切口设计、皮瓣分离与气管窗状部分切除术基本一致。

(2)肿瘤切除(图 9-6A、B):沿颈白线分开胸骨舌骨肌或颈前带状肌,如颈前带状肌受累,可将其与肿瘤一块切除,解剖、显露肿瘤、环状软骨、甲状软骨板及颈段气管等,过程中尽量不解剖分离正常的气管侧壁及气管膜部。在病变下方气管环进入气管内,直视下距肿瘤边缘至少0.5 ~ 1.0cm 将受累的气管全层切除,同时可将一侧气管食管沟转移淋巴结等一并切除。然而必须保证一侧喉返神经结构及功能完好,并且保证甲状旁腺功能正常。切取各切缘送术中冰冻病理切片检查。彻底止血及冲洗。

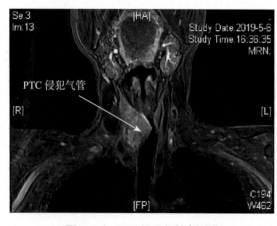

图 9-6A　PTC 侵犯气管(右侧)

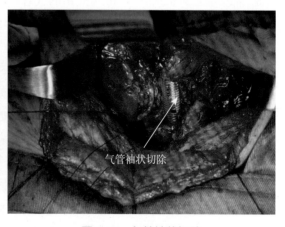

图 9-6B　气管袖状切除

(3)吻合气管(图 9-7):气管缺损在 4 个气管环以内者,可以将气管两端直接拉拢缝合,必要时可运用减张缝合技术。气管缺损在 5-8 个气管环者,气管两端直接拉拢缝合的张力过大,需要联合运用喉松解术及维持颈前屈曲位以降低气管吻合口张力。

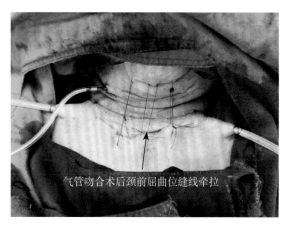

气管吻合术后颈前屈曲位缝线牵拉

图 9-7　气管吻合术后颈前屈曲位

喉松解术:于舌骨上缘将舌骨上肌群(下颌舌骨肌、颏舌骨肌和颏舌肌)切断,尽量完整保留二腹肌滑车,在舌骨小角外侧和二腹肌滑车内侧间切断两侧舌骨,打开会厌前间隙,从而使喉体下降。部分学者分离牵开胸骨舌骨肌和肩胛舌骨肌,在甲状软骨上切断甲状舌骨肌,分离切断两侧甲状软骨上角,切开甲舌膜,从而使喉体下降。在上述操作过程中,必须注意保护两侧喉上神经内支,喉上血管束可予结扎。

吻合气管:解剖分离远端气管,将气管上提,将气管断端从后往前间断预置 3-0 可吸收缝合线,缝线要自气管断端的上一个气管环的环间筋膜穿过,预置缝线完毕后,去垫肩,颈前屈曲位,将气管两断端拉拢对位,缝线从两侧同时结扎,结扎线在气管环外侧。在此操作之前,可以加用减张缝合技术以进一步减少吻合口张力。

(4)关闭切口及维持颈前屈曲位:完成气管吻合后,冲洗手术术腔,检查气管吻合口有无漏气,必要时用带蒂的胸锁乳突肌肌瓣自气管后面包绕气管吻合创缘,并加固缝合。放置负压引流装置,分层缝合切口。最后以粗丝线贯穿缝合颏下皮肤与胸骨上切迹皮肤 1 ~ 3 针。局部敷料覆盖,完成手术。

术后患者必须维持颈前屈曲位至少 2 周,个别患者需要维持 3 周。患者及家属术前需要理解颈前屈曲位的重要性,然而,过度颈前屈曲位是否合适仍然有待商酌。有些学者主张手术结束后即刻拔除经口气管插管,也有些学者主张暂缓拔除经口气管插管,患者在 ICU 监护治疗,术后 24 内拔除气管插管,具体如何选择,需要外科医师根据自身技术能力及医院的技术水平来决定。

(四)食管部分切除术

晚期甲状腺癌可侵犯食管和下咽,甚至同时侵犯气管、喉部等。肿瘤侵犯范围常限于食管纤维膜层及肌层,部分患者出现肿瘤突破黏膜下层侵及进入管腔。对于 DTC 侵犯食管者,食管肌层局部切除范围较小者可直接拉拢缝合局部肌肉组织,注意术中谨慎操作以防止黏膜层撕裂,缺损较大者可以考虑应用胸锁乳突肌或胸大肌肌皮瓣修复。食管全层受侵者,切除后可用胸锁乳突肌肌皮瓣、胸大肌肌皮瓣修复。如果甲状腺癌所致颈段食管受侵范围超过 3/4 周,且未进入胸腔者,切除后无法直接缝合时可考虑用游离空肠修复颈段食管(需要血管吻合术相关技术及治疗经验)。如果甲状腺癌腺外侵犯范围较大,胸腔段食管受累,则切除后需考虑胃上提胃咽吻合术或结肠代食管术等。

　　游离空肠及胃上提胃咽吻合术的相关技术要求较高,对于绝大多数甲状腺外科医师而言,这两项技术难于娴熟掌握。因此,本书不详细赘述,下面仅介绍胸大肌肌皮瓣修复食管部分切除术后食管缺损的相关知识。

1. 食管部分切除 + 岛状胸大肌肌皮瓣修复术

麻醉方式:一般采用气管插管或气管切开后气管插管静脉复合全麻。

手术步骤及技巧:

(1)常规消毒颈、胸部及脐部水平以上腹部等术野皮肤,铺无菌巾。

(2)颈部切口按甲状腺癌切除或颈淋巴结清扫术的切口设计进行。分离皮瓣,上达舌骨水平,下达胸骨上切迹,需要同时进行颈淋巴结清扫术时,按颈淋巴结清扫术进行皮瓣分离。

(3)按甲状腺癌手术要求将其切除,同时在安全切缘范围切除受累的食管,估计食管缺损大小以选取适当大小皮岛。

(4)胸部切口:根据食管缺损大小,在胸肩峰动脉走行路线或其下方划出所需皮瓣。皮瓣大小应略大于食管缺损,可根据缺损形状切除类似的皮瓣。皮瓣上方切口可呈弧形,部分术者习惯于做直切口。

(5)岛状胸大肌肌皮瓣的分离:沿岛状皮瓣解剖分离达肋骨或肋软骨表面,用 0 号丝线将胸大肌切缘与皮肤切缘间断缝合固定,以免解剖分离过程中肌肉与皮瓣分离。从内向外、从下向上先后切断胸大肌内侧胸肋纤维附着处和外侧肌纤维,从而形成岛状肌皮瓣。肌皮岛上方切口深达胸大肌筋膜表面,同时沿其表面向内外略分离。

(6)胸大肌肌肉血管蒂的制作:将肌皮岛向上外方适度提起,沿胸壁及胸小肌表面向锁骨及腋窝方向解剖分离,过程中一定需在直视下保护胸肩峰动脉胸肌支血管束,一般在胸大肌深面可看到从外上至内下斜形走向的血管束,必要时可用手触诊。胸大肌肌蒂需要具有一定的宽度,一般约 3.0 ~ 4.0cm,避免直接牵引血管束。解剖分离至近胸肩峰动脉主干处,注意要保护其回流静脉及结扎或电凝肋间血管断端,同时最好切断进入胸大肌肌蒂的胸侧神经。

(7)解剖分离锁骨处皮下隧道:于胸部切口上方锁骨处皮下解剖分离形成宽大的皮下隧道,从而使胸部创面与颈部创口贯通。隧道的大小以无张力通过胸大肌肌皮瓣为宜,同时需要保证肌肉血管蒂不致受压。

(8)颈段食管缺损修补:将岛状胸大肌肌皮瓣向上翻转,通过皮下隧道,将皮岛的皮肤与食管切缘间断缝合,其外面可加固缝合一层,其旁建议放置负压引流管。关闭食管缺损时需要置入鼻胃管。无菌温蒸馏水、生理盐水冲洗术腔,彻底止血,分层间断缝合、关闭术腔。

九、颈淋巴结清扫术

甲状腺癌比较容易出现颈淋巴结转移,颈淋巴结清扫术是治疗甲状腺癌颈淋巴结转移的最佳方案。部分患者出现纵隔淋巴结转移,对于该类患者,同期进行纵隔淋巴结清扫术也是恰当的。根据治疗目的及手术范围,可将其分成不同类型,现仅介绍下述几种颈淋巴结清扫术。

(一)根治性颈淋巴结清扫术

1. 常规消毒术野皮肤(面、颈、胸部)。

2. 气管插管静脉复合全麻,或局部麻醉加强化麻醉,一般建议采用气管插管静脉复合全麻,少数情况下需要气管切开气管插管静脉复合全麻。

3. 切口应根据患者病变及转移灶的特点及颈部皮肤状况具体设计。需要遵循下列原则:①暴露充分和病变完全切除;②避免损伤重要神经、血管等组织结构;③皮瓣血供良好,术后皮瓣不发生缺血坏死;④尽量符合美容要求。由于切口选择较多,并且甲状腺癌极少转移至颈部Ⅰ区,根治性颈淋巴结清扫术较少应用于甲状腺癌患者中,当然,颈部半U型或U型切口时皮瓣分离相对较简单且常用,下文仅介绍采用相对复杂的Macfee切口进行手术时的相关步骤及操作技巧。

4. 手术步骤

(1)分离皮瓣:在颈部低位沿皮纹作弧形切口,切口长度可根据术中及相关情况决定,一般在8.0～10.0cm,双侧颈淋巴结清扫术时可适当将切口延长至双侧斜方肌前缘。在上颈部沿皮纹再作弧形切口。两切口间皮桥宽度尽量超过4.0cm,否则可能出现皮瓣坏死。切开皮肤、颈阔肌,于颈阔肌深面向上、下分离皮瓣,上达下颌骨下缘,下达锁骨水平,前达近或超过颈前正中线,后达斜方肌前缘。

(2)颈淋巴结清扫:建议采用自下而上、从外向内的步骤进行。

解剖颈部Ⅴ区:从锁骨外1/3上缘切开颈深筋膜,解剖分离并结扎颈外静脉,寻找斜方肌于锁骨附着处,其前缘为手术的后界。在斜方肌前缘分离,在锁骨平面上方切断肩胛舌骨肌下腹,以此作为颈清扫的下界。分离显露颈横动、静脉,并切断结扎之。在斜角肌及前斜角肌表面向前上、内方解剖,锐性清扫锁骨上窝及颈后三角的淋巴脂肪结缔组织,切断锁骨上神经丛,务必保护椎前筋膜深面的臂丛神经,尽可能保护前斜角肌前的膈神经。

解剖颈部Ⅱ～Ⅳ区:切断胸锁乳突肌的胸骨头和锁骨头,注意结扎肌肉断端,将胸锁乳突肌断端向上牵拉,于颈部下端分离解剖颈动脉鞘,显露颈总动脉、颈内静脉及迷走神经,用血管钳仔细分离出颈内静脉,据锁骨上约2.0cm处将其结扎切断,颈内静脉近心端建议双重结扎,也可以将其缝合结扎后固定于胸锁乳突肌下方残端,术中注意颈静脉角处的胸导管(左)和右淋巴导管,如损伤,则给予结扎或缝扎,防止术后出现乳糜漏和淋巴液漏。将结扎后的颈内静脉与胸锁乳突肌和已经清扫解剖的颈后三角区淋巴脂肪结缔组织一起向上牵拉,沿颈总动脉表面向上分离解剖(需要探查颈总动脉后方,如有淋巴结转移,则予以分离切除,但注意勿突破椎前筋膜以免损伤颈交感干),于舌骨下缘切断肩胛舌骨肌上腹。继续向上解剖、分离,于颈动脉窦处用2%利多卡因1～2ml或注射用局麻药进行局部麻醉,从而防止紧急情况下按压颈动脉或术中过度牵拉时出现颈动脉窦综合征,在操作过程中,动作须轻柔,大部分患者颈动脉窦处可以不注射局麻药。沿斜方肌前缘及椎前筋膜浅面解剖、分离,切断2、3、4颈丛神经,分离、切断及结扎颈外静脉远端。在下颌角后上方及乳突尖下方将胸锁乳突肌切断,解剖、分离二腹肌后腹,并将其向上牵拉,分离、显露颈内外动脉、颈内静脉、迷走神经及副神经,分离、钳夹、结扎、切断颈内静脉远心端,切断副神经,同时保护舌下神经。在向上解剖、分离过程中,注意结扎甲状腺中静脉、甲状腺上静脉、面总静脉等颈内静脉属支。

解剖颈部Ⅰ区:于下颌骨下缘附近分离、辨认并保护面神经下颌缘支,分离、切断、结扎面动静脉,沿口底肌膜表面向后锐性清扫颏部淋巴脂肪组织,将下颌舌骨肌向前牵拉,于舌骨舌肌浅面将颌下腺及其周围淋巴脂肪组织解剖、分离,同时向前下或后下方牵拉,保留舌神经,将颌下腺导管分离、切断、结扎,于二腹肌上缘解剖、分离颌下腺及其周围组织,保留舌神经,遂将颏下、颌下清扫组织连同颈部其他清扫组织连续整块一并切除。

解剖颈部Ⅵ区(中央区颈淋巴结清扫术):其外科操作步骤及技巧基本同择区性颈淋巴结清扫术,具体在择区性颈淋巴结清扫术章节中详述。

(3)无菌温蒸馏水、生理盐水冲洗术野。术腔确切止血,确认无活动性出血及淋巴液渗漏,术腔放置负压引流管,依次对位缝合颈阔肌层和皮肤,关闭切口。伤口加压包扎,尤其注意锁骨上区。如果确认局部创面无出血等,颈部也可以不用加压包扎。

5. 术后处理 术后患者一般平卧,个别患者需要ICU监护治疗,大多数患者仅于专科病房治疗护理即可,如行气管切开术,则按照气管切开术后护理常规进行。一般可以正常饮食,个别乳糜漏患者可考虑禁饮食及应用静脉营养。可以预防性应用抗生素治疗,个别患者可选择性应用抗凝制剂及下肢穿戴抗血栓压力带以防深静脉血栓,鼓励患者术后早期离床活动。术腔引流量每日少于15～20ml时可以拔除引流管,一般术后6～7天可以拆除切口缝线。

(二)改良根治性颈淋巴结清扫术

保留颈内静脉、副神经和胸锁乳突肌三者之一均为改良根治性颈淋巴结清扫术。下面仅介绍上述三种结构均保留的手术步骤。

1. 消毒术野皮肤、麻醉方式及切口选择基本同根治性颈淋巴结清扫术。

2. 手术步骤

(1)分离皮瓣基本同根治性颈淋巴结清扫术。

(2)颈淋巴结清扫:采用自下而上、从外向内或从内向外的步骤进行。

解剖颈部Ⅴ区:从锁骨外1/3上缘切开颈深筋膜,解剖分离并结扎颈外静脉,寻找斜方肌于锁骨附着处,其前缘为手术后界。在斜方肌前缘分离找出副神经,保护副神经并清扫其周围淋巴脂肪组织。在锁骨平面上方切断肩胛舌骨肌下腹,以此作为颈淋巴结清扫术的下界。分离显露颈横动、静脉(切断结扎或保留)。在斜角肌及前斜角肌表面向前上、内方解剖,锐性清扫锁骨上窝及颈后三角淋巴脂肪结缔组织,切断锁骨上神经丛,务必保护好椎前筋膜深面的臂丛神经,尽可能保护前斜角肌前的膈神经。

解剖颈部Ⅱ～Ⅳ区:于胸锁乳突肌前后缘解剖分离,游离并牵拉胸锁乳突肌,在颈部下端分离解剖颈动脉鞘,显露颈总动脉、颈内静脉及迷走神经,术中注意颈静脉角处的胸导管(左)

和右淋巴导管,如已损伤,则给予缝扎,防止术后出现乳糜漏和淋巴液漏。将已经清扫解剖的颈后三角区淋巴脂肪结缔组织和颈部Ⅳ区清扫组织一起向前上方牵拉,沿颈内静脉表面解剖分离到其后面,注意保护迷走神经,需要探查颈总动脉后方,如有淋巴结转移,则予以分离切除,但注意勿突破椎前筋膜以免损伤颈交感干。于舌骨下缘切断肩胛舌骨肌上腹,继续向上解剖、分离,于颈动脉窦处用2%利多卡因1~2ml或注射用局麻药进行局部麻醉,从而防止紧急情况下按压颈动脉或术中过度牵拉时出现颈动脉窦综合征,在操作过程中,动作须轻柔,大部分患者颈动脉窦处可以不注射局麻药。沿斜方肌前缘及椎前筋膜浅面解剖、分离,切断2、3、4颈丛神经,分离、切断及结扎颈外静脉远端。解剖、分离二腹肌后腹,并将其向上牵拉,分离、显露并保护颈内外动脉、颈内静脉、迷走神经、副神经和舌下神经。在向上解剖、分离过程中,注意结扎颈内静脉部分属支。

解剖颈部Ⅰ区:于下颌骨下缘附近分离、辨认并保护面神经下颌缘支,分离、切断、结扎面动静脉,沿口底肌膜表面向后锐性清扫颏部淋巴脂肪组织,将下颌舌骨肌向前牵拉,于舌骨舌肌浅面将颌下腺及其周围淋巴脂肪组织解剖、分离,同时向前下或后下方牵拉,保留舌神经,将颌下腺导管分离、切断、结扎,于二腹肌上缘解剖、分离颌下腺及其周围组织,保留舌下神经,遂将颏下、颌下清扫组织连同颈部其他清扫组织连续整块一并切除。

解剖颈部Ⅵ区(中央区颈淋巴结清扫术):其外科操作步骤及技巧基本同择区性颈淋巴结清扫术,具体在择区性颈淋巴结清扫术章节中详述。

(3)无菌温蒸馏水、生理盐水冲洗术野。术腔确切止血,确认无活动性出血及淋巴液渗漏,术腔放置负压引流管,依次对位缝合颈阔肌层和皮肤,关闭切口。伤口加压包扎,尤其注意锁骨上区。如果确认局部创面无出血等,颈部也可以不用加压包扎。

3. 术后处理与根治性颈淋巴结清扫术基本一致。

(三)择区性颈淋巴结清扫术

择区性颈淋巴结清扫术在甲状腺癌治疗过程中应用最频繁。根据所需清扫的一个或更多分区的组织结构,其可分为4个亚类:肩胛舌骨上淋巴结清扫术(Ⅰ~Ⅲ区)、侧颈淋巴结清扫术(Ⅱ~Ⅳ区)、前颈淋巴结清扫术或中央区淋巴结清扫术(Ⅵ区)、后侧颈淋巴结清扫术(Ⅱ~Ⅴ区+枕淋巴结)。对于甲状腺癌患者,主要应用侧颈淋巴结清扫术、中央区淋巴结清扫术,部分患者可能需要采用后侧颈淋巴结清扫术(一般不清扫枕淋巴结)。后侧颈淋巴结清扫术与侧颈淋巴结清扫术大致相同,重点注意清扫颈后三角区组织,注意保护副神经、部分颈丛神经皮支。下面主要详述侧颈淋巴结清扫术、中央区淋巴结清扫术。

1. 侧颈淋巴结清扫术 消毒术野皮肤、麻醉方式基本同根治性颈淋巴结清扫术。

切口可选择低位颈部弧形切口,或基本同根治性颈淋巴结清扫术。

手术步骤:

(1)分离皮瓣基本同根治性颈清扫术,需要注意尽可能保护颈外静脉、耳大神经。

(2)颈淋巴结清扫:采用自下而上、从外向内或从内向外的步骤进行。

于胸锁乳突肌前缘切开颈深筋膜浅层,游离该肌内侧面,向后达近胸锁乳突肌后缘,牵拉胸锁乳突肌并充分暴露颈动脉鞘。显露肩胛舌骨肌,可以在其中间腱处切断之,也可保留该肌。

在颈部下端分离解剖颈动脉鞘,显露颈总动脉、颈内静脉及迷走神经,沿颈内静脉表面解剖分离到其后面,然后解剖分离至椎前筋膜表面,在锁骨水平略上方沿椎前筋膜表面将颈部Ⅳ区淋巴脂肪结缔组织解剖分离并向上方牵拉,过程中需要注意保护迷走神经及颈横动、静脉,结扎颈横动、静脉分、属支,需要探查颈总动脉后方,如有淋巴结转移,则予以分离切除,但注意勿突破椎前筋膜以免损伤颈交感干,术中注意颈静脉角处的胸导管(左)和右淋巴导管,如已损伤,则给予缝扎,防止术后出现乳糜漏和淋巴液漏。

继续沿颈内静脉及椎前筋膜表面向上外方解剖、分离,建议采用从内向外的步骤,这样可以更好地保护2、3、4颈丛神经。当解剖分离到颈动脉窦处时,可用2%利多卡因1～2ml或注射用局麻药于该处进行局部麻醉,从而防止紧急情况下按压颈动脉或术中过度牵拉时出现颈动脉窦综合征,在操作过程中,动作须轻柔,大部分患者颈动脉窦处可以不注射局麻药。分离、切断及结扎颈外静脉远端或保留颈外静脉。解剖、分离二腹肌后腹,并将其向上牵拉,分离、显露并保护颈内外动脉、颈内静脉、迷走神经、副神经和舌下神经,期间尤其应注意分离保护副神经斜方肌支及胸锁乳突肌支。将副神经后上方淋巴脂肪结缔组织解剖分离,然后从副神经深面向下牵拉,遂将其连同颈部其他清扫组织连续整块一并切除。侧颈淋巴结清扫术的手术范围:内侧达颈动脉鞘后方,外后侧达胸锁乳突肌后缘,上达二腹肌后缘,下至锁骨水平。在向上解剖、分离过程中,注意结扎颈内静脉部分属支。

(3)无菌温蒸馏水、生理盐水冲洗术野。术腔确切止血,确认无活动性出血及淋巴液渗漏,术腔放置负压引流管,依次对位缝合颈阔肌层和皮肤,关闭切口。伤口加压包扎,尤其注意锁骨上区。如果确认局部创面无出血等,颈部也可以不用加压包扎。

(4)术后处理与根治性颈淋巴结清扫术术后处理基本一致。

2. 中央区颈淋巴结清扫术　消毒术野皮肤、麻醉方式及切口选择基本同甲状腺癌(腺叶＋峡部切除或甲状腺全切除)切除术。

手术步骤:

(1)分离皮瓣基本同甲状腺癌(腺叶＋峡部切除或甲状腺全切除)切除术。

(2)颈Ⅵ区淋巴结清扫:在甲状腺切除后,向外方牵拉胸骨舌骨肌及胸骨甲状肌,沿气管表面向上解剖分离至舌骨下缘,切除气管表面及喉前淋巴脂肪结缔组织。解剖分离胸腺,在胸腺后面继续解剖分离,注意结扎甲状腺最下静脉,然后沿气管表面向下解剖分离,略偏一侧将胸骨上窝淋巴脂肪结缔组织锐性解剖并牵向清扫侧,下界达无名动静脉上缘,注意勿过分偏离气管以防损伤喉返神经,将胸骨上窝及前上纵隔淋巴脂肪结缔组织切除。纵向解剖分离至颈动脉鞘内侧,向外牵拉颈动脉鞘,解剖分离至椎前筋膜,注意分离保护甲状腺下动脉。紧贴气管侧壁纵向分离,然后沿喉返神经表面经近入喉处向下解剖,基本全程分离显露喉返神经,沿椎前筋膜表面解剖分离气管食管沟淋巴脂肪结缔组织。如需要行对侧气管食管沟淋巴结清扫,则以上述方法解剖分离、切除对侧气管食管沟淋巴脂肪结缔组织。过程中术者必须高度重视保护喉返神经及甲状旁腺,同时注意有无淋巴漏。如术中发现已切除或血供不良的甲状旁腺,可取少许组织送冰冻病理切片检查,确定为甲状旁腺后将剩余部分种植于病变对侧胸锁乳突肌内。如出现淋巴漏,必须进行缝扎,否则术后容易出现淋巴漏,再次手术的概率较高。

无菌温蒸馏水、生理盐水冲洗术野,术腔确切止血,确认无活动性出血及淋巴液渗漏,术腔放置负压引流管,依次对位缝合颈阔肌层和皮肤,关闭切口。敷料贴覆盖切口。

(3)术后处理与甲状腺切除术后处理基本一致。

(华　辉　孙文海)

第四节　甲状腺癌手术并发症及其预防

甲状腺位于喉及颈段气管两侧,峡部横跨气管前壁。甲状腺血供非常丰富,其周边解剖细微复杂,术中及术后容易发生并发症,一旦发生,有些是不可逆的,轻者影响到患者的生理功能,重者危及到患者生命,临床工作者必须高度警惕。近年来,随着专业的细化和医师对手术方法认识的改变,精细化手术操作越来越广泛地被应用于临床。手术并发症(特别是严重并发症)发病率明显下降。但仍然需要强调的是:甲状腺手术并发症应以预防为主,甲状腺外科医师应该熟知甲状腺及周围器官的解剖和生理特点,正确掌握甲状腺手术的基本原则和操作技巧,明白甲状腺手术可能出现的各种并发症及其可能导致的严重后果,做到正确处理和及时应对。

一、喉返神经损伤

喉返神经为迷走神经分支,对维持正常的喉生理功能十分重要,一旦受损或出现功能障碍,则患者的发声、呼吸、吞咽功能受到影响。一侧喉返神经麻痹,患者出现声音嘶哑、饮食呛咳症状,两侧喉返神经麻痹患者除出现声音嘶哑、呛咳外,还可出现憋气、呼吸困难甚至窒息。常见喉返神经损伤或功能障碍的原因如下:①切断、结扎或钳夹喉返神经:喉返神经与甲状腺下动脉及其分支纵横交错,解剖关系密切,部分病人神经血管肉眼下难以分辨,因此,在离断甲状腺周边血供时,可能误将喉返神经切断、结扎或钳夹。②喉返神经热损伤:手术中应用电刀切割或电凝止血时,距离过近,可因热传导导致损伤。③非返性喉返神经损伤:正常人群中约有2%左右为非返性喉返神经,因为解剖发育异常,甲状腺手术中喉返神经损伤发生概率增高。④喉返神经缺血致功能损害:甲状腺病人行Ⅳ区淋巴结清扫时,如果将喉返神经过度"骨骼"化,则有可能因缺血导致功能损害。⑤肿瘤侵犯喉返神经。

喉返神经损伤导致的功能障碍,因为原因不同分为暂时性和永久性,如果术中发现误扎喉返神经,应及时将结扎线松解、拆除,术后应用营养神经、激素类药物。如果发现喉返神经切断,应行喉返神经吻合术。虽然到目前为止还没有喉返神经吻合后功能完全恢复的成功案例,但神经吻合后可以改善患侧声带张力,从而提高患者的发声质量。双侧喉返神经损伤病人出现吸气性呼吸困难、吸气性喉鸣等急性喉梗阻症状,应立即行气管切开术,解除气道梗阻,保持呼吸道通畅。待神经功能恢复后方能拔出气管套管。如果6个月后喉返神经功能不能恢复,可考虑行声带外展固定术或CO_2激光(支撑喉镜下)手术来提高患者拔管概率,改善生活质量。

甲状腺手术中预防喉返神经损伤是关键。为预防神经损伤并发症应做到以下几点:①整个手术过程中保持术野"无血"状态十分很重要,干净的术野可以确保手术者仔细清晰地辨认一些重要的解剖结构,从而确保其不受伤害。②精细解剖保护喉返神经,甲状腺手术中常规显露并保护喉返神经在临床上已被广泛认可和应用。事实也证明喉返神经解剖保护能明显降低喉返神经损伤并发症发病率。③应用喉返神经监测设备(本节最后将介绍相关内容)。对于手术者来说,应用各种技术方法可以保证喉返神经结构的完整性,但无法预知其功能是否完整,即使是双侧喉返神经保持完整的病人仍可因为牵拉、分离,甚至热传导损伤等原因导致其功能部分或全部丧失。通过喉返神经监测设备,手术者可以实时了解喉返神经功能,对于减少严重并发症发生,有非常重要意义。

二、喉上神经损伤

喉上神经自迷走神经发出后在舌骨大角平面分为内支及外支,内支穿甲状舌骨膜入喉,支配声带平面以上喉腔黏膜感觉,外支与甲状腺上动脉伴行,近甲状腺上极时才与血管分开,支配环甲肌及声门下区喉腔黏膜感觉。喉上神经外支与甲状腺上动脉的位置关系不完全恒定,术中尽可能利用相关设备发现喉上神经外支是保证其不受损伤的重要条件。然而,甲状腺上极位置较高或者肿瘤位于甲状腺上极时,结扎切断甲状腺上动静脉容易伤及喉上神经喉外支。喉上神经喉内支损伤病人出现误咽、呛咳等症状,喉上神经喉外支损伤病人出现音调低沉、发高音困难、发音无力、音质改变、容易疲劳等。

喉上神经损伤后出现的症状如果因为牵拉或挫伤等原因引起,大多数功能可以恢复,如果是误将神经切断,只能是逐步适应,慢慢代偿。为防止喉上神经损伤,在结扎甲状腺上动静脉时,应尽量靠近甲状腺上极。同时提倡甲状腺手术中解剖保护喉上神经喉外支。

三、甲状旁腺损伤和功能减退

甲状旁腺位于甲状腺背侧,一般左右各一对,上甲状旁腺位置较恒定,下甲状旁腺位置变异较大,个别甲状旁腺可异位于甲状腺实质内。甲状旁腺合成分泌甲状旁腺素,如果功能不足,病人血钙浓度会降低,引起神经肌肉应激性增高。症状发作时,轻者出现面部、口唇麻木,部分可有手足麻木感、肢体沉重感及胸闷、胸部压迫感,重者出现手足抽搐、四肢抽搐,严重者发生喉及膈肌痉挛,引起窒息死亡。痉挛发作时伴随剧烈疼痛,特别是喉及膈肌痉挛时,病人有濒死感,所以往往伴有精神紧张、恐惧、焦虑等症状。

甲状腺手术发生甲状旁腺损伤原因:①甲状旁腺被误切或损伤。甲状旁腺无法辨认或保留者,甲状旁腺异位于甲状腺腺体内或部分嵌顿于甲状腺腺体内者或者甲状腺腺癌侵及周围组织,甲状旁腺很容易随甲状腺腺体一并切除。甲状旁腺色淡黄或棕黄色,有时很难与脂肪组织区分开,在甲状腺癌病人行中央区淋巴结清扫时,容易被误认为是脂肪组织一起切除。②甲状旁腺血供障碍,甲状腺手术时结扎甲状腺上下动脉,特别是中央区淋巴结清扫时,均可引起甲状旁腺血供障碍。

甲状旁腺功能减退的治疗:患者术后出现局部麻木或发生抽搐时应立即静脉推注 10% 葡萄糖酸钙 10ml,多可起到立即缓解症状的作用,一般应在 5 ~ 10min 内完成注射,推注过程中要注意观察患者的心率等变化,防止发生心搏骤停。症状缓解后静滴 10% 葡萄糖酸钙 10ml,2 ～ 3 次 /d,以控制抽搐症状。病情稳定后改为口服补钙并逐渐减量直至停用。口服钙剂时同时加服维生素 D,以促进钙剂的吸收和利用。如果病人症状较重,反复发作抽搐时,应适当给予镇静剂,一般肌内注射或口服安定即可起到镇静作用。

为了预防和减少甲状旁腺损伤情况的发生,术中应仔细辨认和精细操作,特别是在甲状旁腺最常出现的部位,注意血供的保护。手术过程中,术者还可以考虑应用纳米炭甲状旁腺负显影技术、术中免疫胶体金法甲状旁腺快速鉴定技术、红外自体荧光(NIRAF)技术等,通过上述方法进一步辨认、确认甲状旁腺。对切除的甲状腺组织及清扫的中央区脂肪纤维组织,应当仔细检查,发现误切的甲状旁腺组织应当立即行甲状旁腺移植,减少永久性甲状旁腺功能低下的发生。

四、呼吸道梗阻

呼吸道梗阻是甲状腺术后严重并发症之一,处理不当或不及时,可能导致严重后果。发生呼吸道梗阻原因:①术后创面出血:不同原因导致的创面慢性渗血或急性出血同时引流又不畅,导致血肿增大压迫气管。②双侧喉返神经损伤导致的双侧声带麻痹。③气管软化或塌陷。④喉水肿或气管内分泌物阻塞。

不同原因引起的呼吸道梗阻,其临床表现的轻重缓急有所不同,慢性渗血或喉水肿、分泌物阻塞病人,其呼吸道梗阻症状可逐渐加重,早期可出现轻度的吸气性呼吸困难,随着血肿的增大或喉水肿加重,症状逐渐加重,此时如果能及时发现并妥善处理,不会导致严重后果。而双侧声带麻痹、气管软化或塌陷、急性出血引起的喉梗阻,则病情凶险,病人可能在短时间内出现严重的吸气性呼吸困难、吸气性喉鸣、三凹征等,此时应果断处理,紧急行气管切开术,必要时环甲膜切开术以解除呼吸困难,急性出血者要迅速打开伤口,缓解呼吸困难后妥善止血。

为预防呼吸道梗阻的发生,术中应仔细操作,尽量减少对喉、气管及喉返神经的刺激,对重要血管及出血点要止血彻底,静脉应用激素类药物,减少呼吸道黏膜水肿。术中喉返神经监测设备的应用可以了解喉返神经的功能状态。对术后双侧喉返神经功能障碍或气管软化塌陷病人要做预防性气管切开术,待病情稳定后再考虑能否拔除气管套管。

五、出血

甲状腺血供丰富,处理不当容易发生术后出血。术后出血原因包括:①血管结扎线脱落;②甲状腺断面出血;③颈前肌群断面出血或肌间出血;④凝血功能障碍病人的创面渗血。对手术引流量较多或者引流量不多但颈部出现疼痛、肿胀甚至呼吸困难的患者,应果断进行术腔探查,清除术腔内积血并进行有效的止血。

为避免术后出血情况的发生,术中应对每一重要血管做妥善的结扎和缝扎,对甲状腺残余创面彻底缝扎止血,术中发现创面容易出血者,术后静脉给予止血药物,颈部适度加压包扎。术后 24h 内严密观察引流管中的引流速度及引流量,同时观察病人有无颈部压迫、呼吸困难等症状的出现。

六、伤口积液、感染

多由于术后引流不畅或引流管拔除时间过早所致。表现为局部肿胀隆起,切口有渗出,如果合并感染,切口周边红肿。处理方法:加强切口引流换药,口服或静脉应用抗菌药物。

七、乳糜漏

侧颈部淋巴结清扫时,左侧颈根部内下角处常容易出现胸导管破损。若术中胸导管破损,即可发现锁骨上窝处有清亮液体渗漏,此时应仔细寻找破损处,予以缝合结扎。如果术后引流管中引流出乳白色乳糜样液体,应禁食,局部加压包扎。如乳糜漏仍较多或超过一周不愈合者则可考虑重新打开伤口,寻找并缝扎胸导管。

八、预防喉返神经损伤的新型技术手段

喉返神经损伤是甲状腺手术中严重并发症之一,随着甲状腺手术中喉返神经精细化解剖技术的广泛推广和应用,喉返神经损伤概率大幅度下降,但其发病率仍然较高。一些复杂情况,如甲状腺肿瘤侵犯、压迫、或与喉返神经粘连,非返性喉返神经等,解剖喉返神经非常困难且发生喉返神经损伤风险明显增高。全程显露喉返神经,肉眼下可以识别神经的连续性和完整性,但无法判断其功能是否完整,因此,某些情况下的甲状腺手术,仍然存在着极大的风险。

IONM 技术在甲状腺手术中的应用,为进一步降低喉返神经损伤并发症成为可能。其基本原理是利用电生理原理。在术中通过电刺激运动神经,形成神经冲动并传导至支配肌肉产生肌电图波形及提示音,进而判断神经功能完整性。喉返神经监测具有术中导航、快速识别喉返神经走行、预测变异、保护喉返神经功能完整,降低喉返神经损伤发病率等特点。

中国医师协会外科分会甲状腺外科医师委员会建议甲状腺术中神经监测适应证如下:

1. 甲状腺肿物位于腺体背侧,可疑近期囊内出血或甲状腺癌者;

2. 甲状腺功能亢进病人,术前超声提示腺体大者且内部血供丰富者;

3. 甲状腺恶性肿瘤需行颈部淋巴结清扫,尤其有中央组淋巴结肿大者;

4. 甲状腺再次手术,解剖结构紊乱,组织粘连重者;

5. 胸骨后甲状腺肿,考虑喉返神经有移位者;

6. 术前影像学提示有内脏转位或锁骨下动脉变异,可疑非返性喉返神经者;

7. 已有单侧声带麻痹,对侧叶需行手术治疗者;

8. 需行甲状腺全切术,特别是腔镜下手术;

9. 喉返神经损伤后的修复手术;

10. 甲状旁腺手术;

11. 对音质、音调有特殊要求者,要求术中应用 IONM 的病人等。

(孙文海　华　辉)

参考文献

[1] 中华人民共和国国家卫生健康委员会 . 甲状腺癌诊疗规范(2018 年版)[J]. 中华普通外科学文献 (电子版), 2019,13(1):1-15.

[2] HADDAD R I, NASR C, BISCHOFF L, et al. NCCN Guidelines Insights: Thyroid Carcinoma, Version 2.2018[J]. J Natl Compr Canc Netw, 2018, 16(12):1429-1440.

[3] HAUGEN B R, ALEXANDER E K, BIBLE K C, et al. 2015 American thyroid association management guidelines for adult patients with thyroid nodules and differentiated thyroid cancer: the American thyroid association guidelines task force on thyroid nodules and differentiated thyroid cancer[J]. Thyroid, 2016, 26(1):1-133.

[4] 中国抗癌协会甲状腺癌专业委员会（CATO）. 甲状腺微小乳头状癌诊断与治疗中国专家共识（2016 版）[J]. 中国肿瘤临床 , 2016, 43(10):405-411.

[5] CABANILLAS M E, RYDER M, JIMENEZ C. Targeted therapy for advanced thyroid cancer: kinase inhibitors and beyond. Endocr Rev, 2019, 40(6):1573-1604.

[6] IBRAHIMPASIC T, GHOSSEIN R, SHAH J P, et al. Poorly differentiated carcinoma of the thyroid gland: current status and future prospects[J]. Thyroid, 2019, 29(3): 311-321.

[7] WELLS S A JR, ASA S L, DRALLE H, et al. Revised American thyroid association guidelines for the management of medullary thyroid carcinoma[J]. Thyroid, 2015, 25(6):567-610.

[8] BIBLE K C, KEBEBEW E, BRIERLEY J, et al. 2021 American thyroid association guidelines for management of patients with anaplastic thyroid cancer[J]. Thyroid, 2021, 31(3):337-386.

[9] 林岩松,张彬,梁智勇,等 . 复发转移性分化型甲状腺癌诊治共识 [J]. 中国癌症杂志 , 2015, 25(7):481-496.

[10] ALEXANDER E K, PEARCE EN, BRENT GA, et al. 2017 Guidelines of the American thyroid association for the diagnosis and management of thyroid disease during pregnancy and the postpartum[J]. Thyroid. 2017, 27(3): 315-389.

[11] 中国医师协会外科医师分会甲状腺外科医师委员会 , 中国研究型医院学会甲状腺疾病专业委员会 . 分化型甲状腺癌术后管理中国专家共识 (2020 版) [J]. 中国实用外科杂志 , 2020, 40(9):1021-1028.

[12] 高力 . Micolli 内镜术式与甲状腺手术操作的微创化 [J]. 中华外科杂志 , 2006, 44(1):10-13.

[13] 郑传铭,徐加杰,蒋烈浩,葛明华 . 无充气腋窝入路完全腔镜下甲状腺叶切除的方法—葛 - 郑氏七步法 [J]. 中国普通外科杂志 , 2019, 28(11):1336-1341.

[14] PAN J H, ZHOU H, ZHAO X X, et al. Robotic thyroidectomy versus conventional open thyroidectomy for thyroid cancer: a systematic review and meta-analysis[J]. Surg Endosc, 2017, 31(10):3985-4001.

[15] FREGOLI L, ROSSI L, PAPINI P, et al. Robotic transaxillary thyroidectomy: state of the art[J]. Gland Surg, 2020, 9(Suppl 1):S61-S64.

[16] 中国医师协会外科医师分会甲状腺外科医师委员会 , 中国研究型医院学会甲状腺疾病专业委员会 . 机器人手术系统辅助甲状腺和甲状旁腺手术专家共识 [J]. 中国实用外科杂志 , 2016, 36(11):1165-1170.

[17] ALSHEHRI M, MOHAMED H E, MOULTHROP T, et al. Robotic thyroidectomy and parathyroidectomy: An

initial experience with retroauricular approach[J]. Head Neck, 2017, 39(8):1568-1572.

[18] ANUWONG A, KETWONG K, JITPRATOOM P, et al. Safety and outcomes of the transoral endoscopic thyroidectomy vestibular approach[J]. JAMA Surg, 2018, 153(1):21-27.

[19] 中国医师协会外科医师分会甲状腺外科医师委员会, 中国研究型医院学会甲状腺疾病专业委员会甲状腺手术学组, 中国中西医结合学会普通外科专业委员会甲状腺与甲状旁腺专家委员会. 局部晚期甲状腺癌手术治疗中国专家共识(2020 版)[J]. 中国实用外科杂志, 2020, 40(4):369-376.

[20] YOU J Y, KIM H, PARK D W, et al. Prevention of transoral thyroidectomy complications: An analysis of surgical outcomes in 423 consecutive series[J]. Surgery, 2021, S0039-6060(21)00422-0.

[21] MAHONEY R C, VOSSLER J D, MURAYAMA K M, et al. Predictors and consequences of recurrent laryngeal nerve injury during open thyroidectomy: An American College of Surgeons National Surgical Quality Improvement Project database analysis[J]. Am J Surg, 2021, 221(1):122-126.

[22] LIU J B, SOSA J A, GROGAN R H, et al. Variation of thyroidectomy-specific outcomes among hospitals and their association with risk adjustment and hospital performance[J]. JAMA Surg, 2018, 153(1):e174593.

第十章

甲状腺癌核素治疗

放射性核素内照射治疗是甲状腺疾病治疗的主要手段之一,放射性 131 碘(^{131}I)治疗甲状腺疾病已在临床广泛开展,疗效显著,安全方便。其中 ^{131}I 治疗分化型甲状腺癌(DTC)是近年来发展最快的领域之一,有关 DTC 术后 ^{131}I 治疗理念、治疗手段、随访监测及评估体系不断更新。参考这一领域最新的研究文献及国内外相关指南,结合我们自己的临床实践及研究,本章将对 ^{131}I 治疗甲状腺癌的临床应用、疗效、副作用、辐射防护等方面进行系统阐述。

第一节　^{131}I 治疗分化型甲状腺癌概述

甲状腺肿瘤是内分泌系统最常见的肿瘤,根据美国的统计资料显示,甲状腺癌占确诊肿瘤患者的 1.4%,占内分泌肿瘤的 95.3%,并有逐年增加的趋势,男女发病比为 1∶3.2,甲状腺癌死亡的病人占当年内分泌肿瘤死亡病人的 66.4%,占整个肿瘤死亡病人的 0.3%,男女死亡比为 1∶1.3。儿童期即可发病,20 岁以后发病率增高,发病的高峰年龄女性为 40 ~ 44 岁,男性为 65 ~ 69 岁。

DTC 起源于甲状腺滤泡上皮细胞,主要包括甲状腺乳头状癌(PTC)和滤泡状癌(FTC),在一定程度上保留了甲状腺滤泡上皮细胞功能,比如:钠碘转运体(sodium iodide symporter,NIS)的表达、摄碘能力及分泌 Tg 等。90% 左右的甲状腺癌为 DTC,其中以 PTC 为主。手术前超声检查发现颈淋巴结转移率达 20% ~ 31%,手术后病理学研究发现 DTC 颈淋巴结转移率达 20% ~ 50%,微转移率达 90%。放射性 ^{131}I 治疗 DTC 是 1946 年由 Seidlin 等开始采用,至今已有 70 多年的历史,在我国开展此项工作也有 50 余年。外科手术切除、^{131}I 治疗与甲状腺激素抑制治疗的联合应用是目前国际上治疗 DTC 的理想方案。大部分 DTC 进展缓慢,10 年生存率较高,但某种特定的肿瘤特点将影响肿瘤预后,可能最重要的因素是肿瘤的组织类型、原发肿瘤大小、局部浸润、血管侵犯及是否合并远处转移等。

甲状腺癌 ^{131}I 治疗主要包括 ^{131}I 清甲治疗、辅助治疗和清灶治疗。采用 ^{131}I 清除手术后残留的甲状腺组织,称为清甲治疗;采用 ^{131}I 清除手术后影像学无法证实的可能存在的转移或残留病灶,称为辅助治疗;采用 ^{131}I 清除 DTC 来源的无法手术切除的局部淋巴结转移病灶或肺、骨、脑等远处转移病灶,使患者得到治愈或控制病情,称为清灶治疗。

一、原理

正常的甲状腺滤泡细胞通过细胞膜上的 NIS 摄取 ^{131}I 用以合成甲状腺激素。绝大多数的 DTC 细胞保留了正常的甲状腺滤泡细胞的摄碘功能。但摄取碘的程度及其滞留在 DTC 细胞内的时间都不及正常的甲状腺滤泡细胞。被甲状腺正常细胞及 DTC 细胞摄取的 ^{131}I 主要通过发射 β 射线产生辐射生物效应,导致其失去表达和增殖的能力,并因此发生变性和坏死改变,从而达到治疗的目的。

术后残留的正常甲状腺组织摄取 ^{131}I 去除残留甲状腺组织的同时,也消除了隐匿在残余甲状腺组织内的微小 DTC 病灶,降低了 DTC 复发和转移发生的可能性。残留甲状腺组织去除后,由于 TSH 升高,可促使 DTC 转移灶摄碘能力增强,有利于 ^{131}I 治疗。

通过口服进入体内的 ^{131}I,不仅积聚于正常甲状腺组织和分化好的甲状腺癌细胞内,也积聚于血液、其他腺体组织及胃肠、肝、脾、乳腺、唾液腺等组织器官内,同时也经尿路和消化道途径排泄,因此,大剂量的 ^{131}I 不仅作用于正常甲状腺细胞及摄 ^{131}I 的 DTC 细胞,而且也作用于体内的某些正常组织细胞,产生辐射效应,导致不同程度的辐射副作用的出现。另外,^{131}I 同时释放 γ 射线,其穿透性强,可透过人体作用于周围环境,因此接受大剂量 ^{131}I 治疗的病人要进行辐射隔离,同时对患者的排泄物做相应的辐射防护处理。

二、^{131}I 治疗 DTC 基本准则

(一)严格掌握治疗适应证和禁忌证

对于 ^{131}I 治疗前发现有较严重的转移病灶以及合并重要器官压迫症状者(如气道狭窄、有消化道溃疡或出血史者、肺广泛转移合并咯血、颅内转移、脊髓旁转移等),^{131}I 治疗要慎行。年幼和日常生活不能自理者要制定更加缜密的治疗和辐射安全防护方案。外周血白细胞低于 3.5×10^9 者,不宜在单纯应用快速升白药物后马上行 ^{131}I 治疗,应在明确病因及经过一段时间的内科治疗和随访观察后再考虑是否行 ^{131}I 治疗。

(二)先手术、后 ^{131}I 治疗

无论是甲状腺癌原发灶、复发灶还是局限转移灶,特别是最大径 > 4.0cm 的病灶,^{131}I 治疗之前,如有手术适应证,尽可能考虑优先进行手术治疗。手术切除可以将病灶迅速切除,有利于提高随后的 ^{131}I 治疗效率,并减少 ^{131}I 治疗的副作用。一般情况下,DTC 恶性程度较低,生存期长,局限性手术切除创伤引发病情恶化的概率较低。

(三)治疗期间要对患者进行辐射隔离

国际放射防护委员会第 60 号出版物建议公众个人的年剂量当量限值应小于 1mSv,我国的现行《电离辐射防护与辐射源安全基本标准》(GB 18871—2002)也采用了 1mSv 作为公众人群的年剂量当量限值。

外照射主要防护措施为距离防护、时间防护和屏蔽防护。为了更好的保护公众人群,进行大剂量 ^{131}I 治疗时,一般都应在专用的辐射隔离病房内,其辐射防护的标准要符合国家相应的法规要求。治疗病房要有配套的辐射防护措施、废物处理装置及辐射意外污染的监控和处理

手段,以及 ^{131}I 挥发的排气通风系统。患者隔离时间的长短取决于 ^{131}I 在患者体内的有效半衰期的长短(有效半衰期一般为 0.7 ~ 1.5d 左右)。出院时患者体内残留的 ^{131}I 活度至少要 ≤ 400MBq(10.8mCi)。

在无防护、自由接触状态下,配偶、成人家属、同事等公众人群与患者接触的时间都是从服 ^{131}I 后开始直至时间无穷大。我们以天数为单位将其分为限制期和非限制期两个部分。限制期是指从患者服用 ^{131}I 至某一天,这段时间内应完全限制接触。非限制期是指限制期以后的时间,这段时间内不再限制接触。通过设立限制期,可以保证这些公众人群的受照剂量不超过 1mSv。

由于不同群体公众人群的接触方式、接触距离、时间、频次差别很大,所以对不同公众人群要设立不同的限制期,才能保证不同群体的公众年受照剂量当量均小于 1mSv。为保护配偶、成人家属、同事分别设立分睡限制期、1m 距离接触限制期、上班限制期和日最多允许乘车时间。

分睡限制期是为保护配偶或伴侣而设立的时间。是指若干天内限制配偶或伴侣同床睡觉,从而减少辐射,保证配偶或伴侣的安全。

1m 距离接触限制期是为保护成人家属而设立的,是指若干天内限制患者与成人家属 1m 以内的接触,从而减少小于 1m 近距离接触对成人家属的辐射损伤,保证成人家属的安全。

上班限制期是为保护同事而设立的,是指若干天内限制患者上班,从而减少对同事的辐射损伤,保证同事的安全。

日最多允许乘车时间是为保护同车乘客而设立的,是指允许患者在服 ^{131}I 后的某一天内乘坐公共交通工具的最多时间。

当患者口服 3 700MBq(100mCi)^{131}I 清甲治疗时,患者的分睡限制期、儿童和孕妇 1m 距离接触限制期、上班限制期分别为 20d、20d、7d。患者必须住到服 ^{131}I 第 3 天才允许出院,服 ^{131}I 第 3 天最大允许乘车时间为 3.2h,服 ^{131}I 第四天最大允许乘车时间为 4.6h,服 ^{131}I 第 8 天对患者无乘车时间限制。

当患者口服 7 400MBq(200mCi)^{131}I 清灶治疗时,患者的分睡限制期、儿童和孕妇 1 米距离接触限制期、上班限制期分别为 23d、24d、12d。

(四)专用的隔离病房要配备相应的监护和救护措施

少部分患者隔离治疗期间可能会出现呕吐、头晕、咯血等较严重的副作用,对这些患者应采取严格的可视对讲,密切观察病情,同时配备相应的抢救设备和药物,以便对患者的副作用及时处理。

(五)治疗医师必须给患者介绍 ^{131}I 治疗方法并签署知情同意书

负责给患者服 ^{131}I 的治疗医师,在治疗开始前应向患者详细介绍 ^{131}I 复用方法、程序、注意事项、可能出现的副作用以及治疗预期结果,同时和患者签署书面的知情同意书。

(王叙馥　刘新峰)

第二节 ^{131}I 清甲治疗

应用 ^{131}I 清除 DTC 术后残留的正常甲状腺组织和细胞,称为 ^{131}I 清甲治疗,是清灶治疗的基础。

一、^{131}I 清甲治疗适应证

目前对术后 ^{131}I 清甲治疗的适应证尚存争议,主要问题集中于低危患者是否从中获益。结合美国甲状腺学会(ATA)的推荐及国内的实际情况和临床经验,2021 年《^{131}I 治疗分化型甲状腺癌指南》认为清甲适应证包括:①复发风险为中危的患者;②便于长期随访及肿瘤复发监测,且本人有意愿的低危 DTC 患者;③甲状腺大部切除术后,术后评估有补充全切的临床需求,不愿或不宜再次手术的患者。该指南从降低复发概率及便于随访检测等方面出发,适当放宽了低危患者的治疗选择。

二、低危险度 DTC 患者术后 ^{131}I 清甲

DTC 疾病复发率风险分级系统,其根据术中病理特征如病灶残留、肿瘤大小与数目、病理亚型、包膜血管侵犯、淋巴结转移与外侵、术后刺激性 Tg 水平、分子病理特征等因素将患者复发风险分为低、中、高危 3 层。对于高危组 DTC 强烈建议术后行辅助治疗;中危组可行辅助治疗;低危险度患者是否应进行 ^{131}I 清甲治疗存在争议。部分学者认为 ^{131}I 清甲可以方便低危患者随访,降低 DTC 复发率。目前对低危 DTC 患者 ^{131}I 清甲循证医学系统评价表明,^{131}I 治疗不能改善低危患者的死亡率和生存率,但可便于随访监测病情及可能发现隐匿的转移灶,及时进行临床再分期,指导后续的治疗决策。因此有意愿治疗的低危患者也纳入了 ^{131}I 治疗的适应证。

三、^{131}I 清甲治疗禁忌证

主要包括:①妊娠期和哺乳期妇女;②计划 6 个月内妊娠者;③手术切口未完全愈合者。

四、^{131}I 清甲治疗的意义

(一)降低 DTC 复发和转移发病率

DTC 双侧灶性发病率高,潜伏期长,复发率高,易发生局部淋巴转移。清甲治疗时,可以杀伤残留在甲状腺组织内的 DTC 细胞,从而降低 DTC 复发和转移发病率。单纯手术治疗 DTC 复发率为 32%,手术加 TSH 抑制治疗为 11%,手术后 ^{131}I 清甲加 TSH 抑制复发率为 2.7%。但是,由于 DTC 患者预后相对较好,生存期长,关于 ^{131}I 清甲对于 DTC 患者死亡率和生存率的影响,目前还无足够的循证医学证据,缺乏前瞻性研究结果。

(二)清甲后有利于 ^{131}I 全身显像和 Tg 的检测与随访

虽然 DTC 及其功能性转移灶分化程度较高,具有摄取 ^{131}I 的能力,但其摄 ^{131}I 的能力低于正常甲状腺组织,所以若残留正常甲状腺组织,将影响 DTC 病灶摄取。^{131}I 清甲治疗后,患者体内无正常甲状腺组织竞争 ^{131}I 的摄取,将增加 DTC 病灶摄取 ^{131}I,提高治疗效果。正常甲状

腺和 DTC 组织均可产生 Tg,因此如血中 Tg 水平增高,不能肯定这是由于甲状腺转移灶或复发造成的。^{131}I 清甲治疗后患者体内无正常甲状腺组织产生 Tg,Tg 的变化直接反映 DTC 病情变化。

(三)有利于 DTC 术后再分期和随访

清甲治疗活度的 ^{131}I 显像可能发现 ^{131}I 诊断性扫描(活度为 111 ~ 185MBq)未发现的病灶,有利于 DTC 准确分期,同时对制订合理的治疗方案和随访方案。

五、^{131}I 清甲治疗前准备

(一)清甲治疗前应评估残余甲状腺组织的多少

如患者有清甲治疗的适应证,但在治疗前的评估中发现残留甲状腺组织过多,应建议患者先接受再次尽量切除残余甲状腺组织,否则清甲的效果较难保证。清甲治疗虽有可能清除残余甲状腺,但不推荐以此替代手术。如在清甲治疗前的评估中发现可采用手术方法切除的 DTC 转移灶,也应先行再次手术。仅在患者有再次手术的禁忌证或拒绝再次手术时,可考虑直接进行清甲治疗。一般状态差、伴随有其他严重疾病或其他高危恶性肿瘤者,优先纠正一般状态、治疗伴随疾病,之后再考虑清甲治疗。

(二)升高 TSH 水平

正常甲状腺滤泡上皮细胞和 DTC 细胞的胞膜上表达 NIS,在 TSH 刺激下可充分摄取 ^{131}I。因此,清甲治疗前需要升高血清 TSH 水平。血清 TSH > 30mU/L 后可显著增加 DTC 肿瘤组织对 ^{131}I 的摄取。升高 TSH 水平可通过两种方式实现:

1. 升高内源性 TSH 水平 全 / 近全甲状腺切除术后 3 ~ 4 周内暂不服用 L-T4,或(已开始 TSH 抑制治疗者)停用 L-T4 至少 2 ~ 4 周,使血清 TSH 水平升至 30mU/L 以上。但是停服甲状腺激素以提高 TSH 缺点如下:患者较长时间处于甲减状态,影响生存质量。较高水平的 TSH 可能刺激 DTC 病灶的生长。部分病人 TSH 升高不理想:甲状腺激素抑制治疗的病人,由于垂体长期处于抑制状态,其恢复需要一定时间,故停用 L-T4 后,血清 TSH 上升可能很慢;年龄较大者停用 L-T4 后,由于垂体储备功能降低,有可能导致 TSH 水平提升不理想。

2. 使用重组人 TSH(rhTSH) 在清甲治疗前,每日肌内注射 rhTSH 0.9mg,连续两日,同时无需停用 L-T4。rhTSH 尤其适用于老年 DTC 患者、不能耐受甲减者和停 L-T4 后 TSH 升高无法达标者。

(三)进行诊断性 ^{131}I 全身扫描

清甲治疗前可进行诊断性 WBS(Dx-WBS),其作用包括:①协助了解是否存在术后甲状腺的残留及可疑转移灶的摄碘能力;②有助于后续 ^{131}I 治疗的决策;③同时进行 SPECT/CT 融合显像,可增强对摄碘病灶的识别和定位,有助于为客观的病情评估提供实时功能影像学依据;④辅助 ^{131}I 治疗决策及个体化治疗剂量实施。然而也有观点认为无需在清甲治疗前进行 Dx-WBS,因为 Dx-WBS 所用的低剂量 ^{131}I 几乎全部被残留甲状腺组织摄取,不能有效显示摄碘性转移灶,并且可能造成"顿抑"现象。"顿抑"是指诊断用途的低剂量 ^{131}I 使正常甲状腺组织和摄碘性转移灶减低了对随后用于治疗的高剂量 ^{131}I 的摄取。也有研究者认为"顿抑"现象可能

影响清甲或清灶治疗的成功率。但多项大样本回顾性研究提示 Dx-WBS 并未影响 DTC 患者的清甲成功率及预后。减少"顿抑"现象的方法包括：使用低剂量 ^{131}I（< 185MBq），且在诊断用药后 72h 内实施清甲治疗；以 ^{123}I 替代 ^{131}I 作为 Dx-WBS 的诊断用药，但 ^{123}I 来源困难且价格昂贵。

（四）低碘饮食

^{131}I 的疗效有赖于进入残留甲状腺组织和 DTC 病灶内的 ^{131}I 剂量。人体内的稳定碘离子与 ^{131}I 竞争进入甲状腺组织和 DTC 病灶，所以 ^{131}I 清甲治疗前要求患者低碘饮食（< 50μg/d）2 ~ 4 周。治疗等待期内须避免应用含碘造影剂和药物（如胺碘酮等）。如清甲治疗前曾使用含碘造影剂或摄入含大剂量碘的食物或药物，治疗宜暂缓。有条件可监测尿碘含量。实施清甲治疗前，育龄妇女需检测血清人绒毛膜促性腺激素（HCG）。此外，还应向患者介绍治疗目的、实施过程、治疗后可能出现的不良反应等，并进行辐射安全防护指导。

健康人每天从食物、饮水或药物中获得的非放射性碘的量与从尿液中排泄出去碘的量大致相同。因此，尿碘水平可以反映饮食中碘的摄入量，单次随机尿碘检查可以评估甲状腺患者的饮食含碘情况，当然用尿碘和尿肌酐的比值来表示碘水平会更好。因此建议对即将进行 ^{131}I 诊断性扫描和 ^{131}I 治疗的每一位患者进行尿碘检测，以确保甲状腺能最大程度地摄取放射性碘。ATA 指南推荐：分化型甲状腺癌术后 ^{131}I 治疗前，至少低碘饮食 2 周，在第 3 周测尿碘。如果尿碘水平较高，就应该推迟 ^{131}I 治疗或诊断性扫描，继续低碘饮食 2 周。

碘的摄入量为 200 ~ 600μg/d，因此尿碘水平的正常值也为 200 ~ 600μg/d。低碘饮食的目的就是使甲状腺摄取非放射性碘的数量减少，从而可以摄取更多的放射性碘，使治疗更加有效。决定 ^{131}I 治疗效果的是真正进入甲状腺组织的 ^{131}I 的活度而非口服的活度剂量。低碘饮食 2 ~ 4 周可以明显降低尿碘水平。通过停用甲状腺素来提高 TSH 的患者，如果能坚持低碘饮食，尿碘水平可能非常低，一般均可达到 50μg/d 以下，甚至可以低于 25μg/d。

由于放射性造影剂中含有大量的碘，因此做 CT 增强扫描的患者（如术前行颈部增强扫描明确病灶及颈部淋巴结情况），通常会有 100 000μg 的碘进入体内，这样会引起检查后 2 ~ 3 个月内尿碘水平很高。随时间流逝，部分碘被储存在甲状腺内逐渐向外释放，随尿液排出。因此 CT 增强扫描后 6 ~ 8 周或更长的时间后尿碘才能恢复正常。对于这样的患者，术后尽量不要直接停服甲状腺片行 ^{131}I 治疗，必须进行尿碘测量，确定多余的碘排出。磁共振和 PET 检查中所使用的增强剂或放射性药物不含碘，因此如果需要此类检查，在低碘饮食期间可以照常进行。但是 PET 检查中使用的放射性药物会干扰 ^{131}I 扫描，鉴于正电子药物半衰期较短，因此 PET 检查后 12h 内不做 ^{131}I 扫描即可。

需要强调的是：甲状腺对 ^{131}I 和非放射性的碘具有相同的摄取能力。甲状腺全切或次全切术后，患者仅剩极少量的甲状腺组织，能摄取的碘量可能是正常甲状腺组织的 1% ~ 10%。当患者低碘饮食后，碘的摄入量仅为 100μg 或者更低，因此尿碘含量高于 100μg/d 会大大降低治疗效果。因为多数患者每天的尿量大约是 1L，所以微克数大致反映的就是饮食碘量。

治疗等待期内须避免应用含碘造影剂和药物（如胺碘酮等）。含碘丰富的食物包括含碘盐、乳制品、海产品和某些食用色素。为了避免含碘食品，应仔细阅读食品成分标签。有时饮用水中含有消毒用的碘,因此建议饮用蒸馏水。由于某些面包、糕点中会加入防腐剂碘酸钾,因此也要尽量避免食用这些食品。一些药物,特别是那些含有红色食用色素的药物,很可能含有大量的碘。如果去餐厅吃饭,应该仔细询问厨师食品中的含碘情况,准备低碘饮食。

坚持低碘饮食期间,患者应经常自测体重,补充合适的液体以防脱水。需要强调的是:正常摄入盐和水是非常重要的,不是不能吃盐,而是避免吃含碘盐。一般来说患者低碘饮食应持续到 ^{131}I 治疗后 2 周就可以恢复正常饮食。

(五) ^{131}I 治疗前还需评估唾液腺的功能

^{131}I 治疗副作用之一唾液腺疼痛、肿胀及其所致的口干症状,这是由于除甲状腺外,唾液腺也有 NIS 的表达,也可以摄取 ^{131}I。与甲状腺不同的是,唾液腺没有甲状腺过氧化物酶,不能进一步合成甲状腺激素,所以唾液腺摄取的碘会洗脱。碘被唾液腺摄取后,经关键毛细血管浓聚在小叶间导管上皮内,之后分泌到小管管腔,进而随唾液分泌进入口腔,唾液腺中的碘浓度为血清碘浓度的 30 ~ 40 倍。当进行 DTC ^{131}I 治疗时,由于治疗剂量较大,被唾液腺摄取的 ^{131}I 有可能对唾液腺造成放射性损伤,从而产生了唾液腺炎。

为避免或减少 ^{131}I 治疗引起的唾液腺损伤,治疗前应仔细询问唾液腺相关病史,必要时应行唾液腺显像。若发现急性或慢性炎性表现, ^{131}I 治疗应推迟到炎症消退之后。保护唾液腺功能的主要方法为:服用 ^{131}I 后每隔 15 ~ 30 分钟含服维生素 C 片或酸性食物、咀嚼口香糖,持续 3 ~ 5d 以促进唾液腺的排泌、预防或减轻 ^{131}I 对唾液腺的损伤。值得注意的是,不要食用含红色色素的糖果。虽然这些食物可以促进唾液腺分泌排出 ^{131}I,降低了辐射对唾液腺的损伤,但是这也会影响清甲治疗的效果。根据 2021 年中国《^{131}I 治疗分化型甲状腺癌指南》推荐,治疗期间适量多饮水、含服酸性食物、局部按摩唾液腺有助于预防和改善辐射对唾液腺的损伤。

(六) 评估是否服用止吐药

大多数 DTC 患者在首次接受 ^{131}I 治疗时不会有恶心、呕吐等不良反应。对于有恶心、呕吐倾向的患者应提前告知医师,医师可以根据治疗个体化的原则选择应用止吐药来降低此不良反应的发病率。如果服药后 2h 内发生呕吐,一定要通知核医学科护士,进行放射性测量。

六、^{131}I 清甲治疗实施

(一) ^{131}I 清甲治疗活度

目前首次清甲治疗一般给予 1.11 ~ 3.70GBq(30 ~ 100mCi),应结合患者临床病理学特征、死亡及复发风险及实时动态评估结果等,遵循个体化原则。儿童 DTC 患者需根据体重或体表面积来调整清甲治疗剂量。

清甲治疗剂量的增量因素主要包括:残留甲状腺组织较多(基于治疗前甲状腺超声、摄碘率测定或甲状腺显像等评估结果)、较高 Tg 水平、伴有其他危险因素(如年龄 ≥ 55 岁)。

(二) 给 ^{131}I 的方法

1. 一次口服给药剂量　^{131}I 以液体或胶囊的形式口服。^{131}I 治疗前后 2h 应禁食。若 ^{131}I 治疗与外照射治疗联合应用,一般外照射治疗应在 ^{131}I 治疗后进行,以避免外照射抑制残留甲状腺组织和 DTC 病灶摄取 ^{131}I。但如有合并脑转移,外照射治疗应先于 ^{131}I 治疗,因为 ^{131}I 治疗引

起的放射性炎性水肿可能导致症状加重,且 [131]I 治疗应联合糖皮质激素的应用,故应慎用 [131]I。

2. 静脉给药 有严重反流性胃炎或严重胃病者,可考虑静脉给药。国内尚未使用该办法。给药前建立静脉通道,输注生理盐水 500ml,给药后 250ml 生理盐水冲管。

七、[131]I 清甲治疗短期不良反应

治疗剂量 [131]I 对 DTC 病灶、残留甲状腺组织、邻近组织和其他可摄碘的正常组织器官形成直接辐射损伤,导致不同程度的放射性炎症反应。清甲治疗后短期(1 ~ 15d)内常见的不良反应包括:乏力、颈部肿胀和咽部不适、口干甚至唾液腺肿痛、味觉改变、鼻泪管阻塞、上腹部不适甚至恶心、泌尿道损伤等。上述症状多出现于清甲治疗 1 ~ 5d 内,常自行缓解,无需特殊处置。有研究显示在 [131]I 治疗期采用服用酸性糖果、柠檬、嚼无糖口香糖、按摩唾液腺或补液等措施,可减轻唾液腺的辐射损伤。但近期一项前瞻性、随机、双盲、对照研究报道:使用 [131]I 后不同时间含服维生素 C 未明显改变唾液腺的辐射吸收剂量。大量饮水、多排尿和服用缓泻剂等措施可有助于减轻腹腔和盆腔的辐射损伤,但需注意引发电解质紊乱的可能性。合并其他慢性疾病和 / 或高龄 DTC 患者,持续甲减加上清甲后 [131]I 的损伤,基础疾病病情可能在短期内加重,需密切观察、及时处理。另外,清甲治疗后短期内患者可能出现一些心理方面的改变,如无聊感、焦虑、失眠、恐惧等,这并非 [131]I 的直接损伤,而是源于治疗实施过程的一些因素(如辐射防护隔离、甲减逐渐加重和其他疾病影响等)。

八、清甲治疗后 [131]I 全身显像

一般 [131]I 清甲治疗后 2 ~ 10d 之间进行治疗后全身扫描(Rx-WBS)。因为清甲所用的 [131]I 剂量远高于诊断剂量全身扫描(Dx-WBS)中应用的 [131]I 剂量,所以在 Dx-WBS 时未见 DTC 转移病灶的患者中,6% ~ 13% 可通过 Rx-WBS 发现 DTC 转移病灶,8.3% 会因为发现新病灶而改变清甲治疗前的肿瘤分期,9% ~ 15% 会根据 Rx-WBS 结果调整后续的治疗方案。因此,Rx-WBS 是对 DTC 进行再分期和确定后续 [131]I 治疗适应证的基础。采用 ^{131}I SPECT/CT 检查有助于鉴别假阳性和假阴性,可提高淋巴结转移和远处转移定性和定位诊断的准确性,改变约 1/4 患者的治疗方案。

九、清甲治疗后 TSH 抑制治疗

通常清甲治疗后 24 ~ 72h 开始(或继续)口服甲状腺激素,常规用药为 L-T4。全切后起始剂量一般为 2.0 ~ 2.3μg/kg,4 ~ 6 周后根据病情和甲状腺功能测定结果调整 L-T4 用量。清甲前残留较多甲状腺组织者,因清甲所用的 [131]I 破坏甲状腺组织使甲状腺激素不同程度释放入血,故 L-T4 治疗的起始时间可适当推迟,补充 L-T4 剂量也需逐步增加。合并心脏病或老年体弱者 L-T4 应从小剂量(如 25μg,qd)逐步增加,使 TSH 调整到理想水平。

十、清甲治疗后的注意事项

(一)对周围人群的时间和距离防护

患者对家人、朋友及周围人群产生的辐射剂量取决于接触的时间和距离。应尽量减少与他人的近距离、长时间的接触。患者只能携带必要的衣物,不要佩戴手表、首饰及其他不必要的物品。在离开医院前,护士会对患者的物品进行放射性污染检测。如果发现被污染,会要求留下相应物品,待衰变到正常本底时归还给患者。

出院后 3 ~ 5d 内,应注意卫生习惯,减少体液污染他人的可能性。如:避免亲吻、单独清洗餐具、单独清洗衣物、避免尿液污染(彻底洗手、便后冲水至少 2 次)、经常洗澡、使用专用毛巾和浴巾。

(二)多喝水,勤排便

服用 ^{131}I 后患者应多饮水,及时排空小便,保证大便通畅,必要时使用缓泻剂,以减少对膀胱、盆腔及全身的照射。多喝液体可以起到水化作用,这样可以加速肾脏排出未被甲状腺摄取的 ^{131}I。水化作用不仅能降低身体其他部位的放射性暴露,还能稀释尿液中的 ^{131}I,减少对膀胱的辐射损伤,有利于缩短住院时间。

(三)密切观察病情变化

观察患者的一般情况,尤其要注意患者有无颈部不适、声音嘶哑,观察体温及心律等体征,若有不适,及时对症处理。

(四)治疗后半年内避孕

在清甲治疗后女性、男性半年内避孕,半年后可怀孕生育。

(五)治疗后病情再评估

清甲治疗后 6 ~ 12 个月,应进行血清学和影像学评估,测定 FT3、FT4、TSH、Tg 和 TgAb、血常规、诊断性 ^{131}I 全身显像、颈部 B 超、胸部 CT 检查等,再次评估复发风险。

(六)长期随访

主要进行三方面的随访:① ^{131}I 治疗的长期安全性:包括对继发性肿瘤、生殖系统的影响。但应避免过度筛查和检查。② TSH 抑制治疗的效果:包括 TSH 抑制治疗是否达标、治疗的不良反应等。③ DTC 患者的伴发疾病:由于某些伴发疾病(如心脏疾病、其他恶性肿瘤等)的临床紧要性可能高于 DTC 本身,所以长期随访中也要对上述伴发疾病的病情进行动态观察。

十一、^{131}I 清甲治疗疗效评价和影响成功的主要因素

清甲治疗是及时发现和治疗甲状腺癌转移灶,降低甲状腺癌复发率的重要手段。清甲成功与否与下列因素有关。

(一)残余甲状腺的多少

DTC 术后残余甲状腺的多少是影响 ^{131}I 清甲效果的重要因素。残余甲状腺组织多,清甲效果差。甲状腺一叶残留的 DTC 患者,应尽量行甲状腺全切术再行清甲治疗。

(二)病理类型

首次清甲疗效与病理类型无关。PTC 和 FTC 首次清甲成功率没有差别。

(三)^{131}I 的用量

^{131}I 清甲活度是影响清甲疗效的重要因素之一。大剂量较小剂量成功率高(小剂量指 1 110 ~ 1 850MBq,大剂量指 3 737 ~ 5 550MBq)。但是近期文献报道,1 110MBq 和 1 850MBq ^{131}I 清除效果同样好。随机对照研究发现,停用甲状腺激素后,以 Tg-off < 1μg /L 和诊断剂量 ^{131}I 全身显像甲状腺床区无放射性摄取为 ^{131}I 清除成功标准,1 110MBq 和 3 700MBq 清甲成功率差别没有统计学意义。另一随机对照研究显示,rhTSH 刺激下,1 850MBq 和 3 700MBq 清甲效果相同。这说明,DTC 甲状腺全切后,如果没有功能性转移灶,不管停用甲状腺激素还是 rhTSH,1 110MBq、1 850MBq 能取得和 3 700MBq 相同的效果。

(四)清甲时间

据现有文献和已有的临床经验,^{131}I 的治疗时机很大程度上取决于治疗目的。若目的仅为清甲,通常建议在术后 6 个月内完成都是可以的;若目的为清灶,则建议在无禁忌的前提下尽快实施。

(五)血清 TSH 水平

治疗前血清 TSH 水平是清甲成功与否的重要影响因素。^{131}I 治疗前,TSH 值一般大于 30mU/L,特别是 TSH 大于或等于 50mU/L 时,清甲成功率比较高,可达 80% 以上。

(六)甲状腺外是否存在摄 ^{131}I 的功能性转移灶

同时存在摄 ^{131}I 的功能性转移灶,清甲成功率低,无淋巴结转移和远处转移是有利于清甲成功的关键因素。

(七)血清 Tg 的水平

治疗前血清 Tg 水平与甲状腺组织 ^{131}I 清甲成功率呈负相关,治疗前 Tg 水平低者,清甲成功率较高。

(八)残留甲状腺组织的摄 ^{131}I 率

治疗前残留甲状腺的摄 ^{131}I 率是首次清甲成功的重要影响因素。残留甲状腺组织多,摄 ^{131}I 率高,清甲成功率下降。

(王叙馥　刘新峰)

第三节　^{131}I 辅助治疗

采用 ^{131}I 清除手术后影像学无法证实的可能存在的转移或残留病灶,称为辅助治疗;辅助治疗相对存在较多争议。^{131}I 辅助治疗的意义是探测并清除术后可能残存的隐匿于甲状腺组织或侵犯到甲状腺外的微小癌灶,以降低复发或肿瘤相关的死亡风险。简而言之,辅助治疗的目的是针对可疑存在的微小癌灶,而不是针对影像学已证实的结构性病变或远处转移。

一、^{131}I 辅助治疗适应证

辅助治疗主要适用于术后无确切残留或转移灶,但怀疑可能存在局部或远处转移、复发的患者,尤其对于疾病复发风险较高的患者;也适用于高血清 Tg 水平但影像学为阴性或临床可疑肿瘤残留的患者。对于复发风险高危的患者,^{131}I 辅助治疗可有效改善总生存期(overall survival,OS)及无病生存(disease-free survival,DFS),因此可作为常规推荐。对于复发风险中危的患者,^{131}I 辅助治疗在综合获益上尚存争议,已报道在侵袭性病理亚型、淋巴结转移灶最大径 > 1.0cm 或结外侵犯、年龄 > 55 岁、病灶摄碘阳性的情况下 OS 可能获益,未来还需更多高质量研究证据证实;因此在综合考虑患者的意愿、权衡不良反应与获益的情况下可采取选择性推荐。多项研究表明 ^{131}I 辅助治疗对低危患者未能显著改善其 OS 或 DFS,因此不常规推荐;但这些研究也存在一定的局限性,比如对低危的定义并不完全相同、缺乏大型随机对照研究等,同时还需结合术后颈部超声和 Tg/TgAb、手术情况。除了极低危的患者不推荐辅助治疗外,其余的低危患者可结合患者的意愿及术后的评估情况选择性推荐。出现不能解释的血清 Tg 水平增高也是危险因素之一,应警惕可能存在目前影像学无法探测或显示的微小癌灶或隐匿癌灶。由于受到残余甲状腺组织、血清 TSH 及 TgAb 水平等因素的影响,血清 Tg 并未出现在危险度分层系统及作为辅助治疗的适应证中,尽管目前尚无明确的最佳 ps-Tg 界值点用以指导 ^{131}I 治疗决策,但可疑增高的 ps-Tg 水平(如 ps-Tg > 10μg/ L)也可作为辅助治疗的适应证。一项前瞻性研究表明,高血清 ps-Tg 水平患者经过危险度分层系统评估后超过 90% 为中高危,行辅助治疗有助于降低其复发及肿瘤相关死亡风险。

二、^{131}I 辅助治疗剂量

DTC 细胞的摄碘能力一般低于正常甲状腺组织,需给予更高剂量的 ^{131}I 才能达到相同的吸收剂量,因此辅助治疗的剂量通常高于 3.70GBq(100mCi)的清甲剂量。辅助治疗推荐的 ^{131}I 剂量目前没有足够的证据支持。伴有可疑或已证实的光学显微镜下残存病灶或高侵袭性组织学亚型但无远处转移的中、高危患者,没有证据证实增加治疗剂量可明显改善该部分患者的临床转归。2015 版 ATA 指南推荐对这部分患者 ^{131}I 辅助治疗的剂量不超过 5.55GBq(150mCi)。对于肿瘤分期 T_3 及淋巴结分期 N_1 的患者,更高的辅助治疗剂量(> 5.55GBq)是否降低结构性病变复发尚不明确。鉴于此,辅助治疗推荐的 ^{131}I 剂量为 3.70 ~ 5.55GBq(100 ~ 150mCi),具体取决于存在的危险因素。

(刘新峰　王叙馥)

第四节　^{131}I 清灶治疗

经甲状腺全切或近全切术后行 ^{131}I 清甲后临床痊愈的 DTC 患者,临床痊愈标准为:①没有 DTC 存在的临床证据;②没有 DTC 存在的影像学证据;③没有 DTC 存在的血清学检查证据,

即在无 TgAb 干扰的情况下,TSH 抑制和刺激的状态下均测不出 Tg。

经甲状腺全切或近全切术后行 ^{131}I 清甲后临床痊愈的 DTC 患者,其预期寿命与普通人群相似,而未获痊愈的 DTC 患者预期寿命仅为普通人群的 60%。复发和转移的 DTC 患者应采取积极的治疗,可降低肿瘤负荷、抑制肿瘤生长,有望治愈或延长生存期。

一、^{131}I 清灶治疗适应证

根据 2021 年中国《^{131}I 治疗分化型甲状腺癌指南》,^{131}I 清灶治疗适用于无法手术切除、但具备摄碘功能的 DTC 转移灶(包括局部淋巴结转移和远处转移)。治疗目的为清除病灶或部分缓解病情。清灶治疗的疗效与转移灶摄取 ^{131}I 的程度和 ^{131}I 在病灶中滞留的时间直接相关,还受到患者年龄、转移灶的大小和部位,以及病灶对 ^{131}I 的辐射敏感性等因素的影响。年轻患者获得治愈的可能性较大,软组织和肺部的微小转移灶易被清除;已形成实质性肿块的转移灶或合并骨质破坏的骨转移,即使病灶明显摄取 ^{131}I,清灶治疗的效果也欠佳。高龄、伴随其他严重疾病或无法耐受治疗前甲减者,不宜采用 ^{131}I 清灶治疗。位于关键部位的转移灶(如颅内或脊髓旁、气道内、性腺旁转移等),如果无法手术,即使病灶显著摄取 ^{131}I,也不适合 ^{131}I 清灶治疗,而应采用其他方法处理。

二、^{131}I 清灶治疗遵循一般规律

(一)出现复发或转移

DTC 患者 ^{131}I 清甲治疗后出现复发或转移,处理原则为:凡是能够手术治疗者,均应首选手术尽可能切除病灶。可摄 ^{131}I 的 DTC 病灶,术后均应行 ^{131}I 治疗。复发或转移的患者,只要没有心血管方面的禁忌证,均应行 TSH 抑制治疗,TSH 应维持到低于 0.1mU/L 至少 10 年。对于病情稳定且无症状的患者,可以严密观察。外照射治疗、射频消融、乙醇消融、化学栓塞、粒子植入治疗等手段可能有一定的疗效,必要时可考虑联合选用。

(二)血清 Tg 水平持续增高

甲状腺已完全清除的 DTC 患者,如在随访中血清 Tg 水平持续增高(> 10μg/L)、但影像学检查未发现病灶,可采用 ^{18}F-FDG PET/CT 检查寻找是否存在病灶。

(三)^{131}I 治疗需要综合评估

采取 ^{131}I 清灶治疗前要评估患者的一般情况和病情,评估治疗的益处与风险。

(四)特殊人群治疗 ^{131}I 活度的安全限值

70 岁以上老年患者及儿童其接受 ^{131}I 活度的安全限值低,其治疗用 ^{131}I 的活度最好不要超过 5.55GBq。

(五)重视手术联合 ^{131}I 治疗

DTC 术后复发或转移后,如病灶能摄 ^{131}I,尽可能手术后再结合 ^{131}I 治疗,一般可以取得良好的疗效,并有助于改善预后。

(六)重视多学科综合诊疗

有影像学结果证实或有症状的 DTC 转移灶患者,如 ^{131}I 治疗疗效差,预示预后较差,应考虑多学科综合诊疗。

三、增加 DTC 转移灶摄取 ^{131}I 措施

DTC 病灶摄取 ^{131}I 的多少及其在病灶内滞留时间的长短,决定了病灶对射线吸收剂量的大小,从而直接影响疗效和预后。临床可以采取如下措施增加 DTC 转移灶摄取 ^{131}I 的功能,从而提高疗效。

(一)提高 TSH 水平

血清 TSH 至少应高于 30mU/L 后才考虑诊断和治疗得到较好的疗效。但部分患者长期 TSH 抑制治疗,部分患者 TSH 短期内升高不明显。若未达到此水平,可适当延长停用甲状腺片的时间。部分患者不能耐受长期甲减引起的反应或停甲状腺激素时间过长导致转移灶进展的风险较大,可考虑用基因重组人 TSH(rhTSH)每日肌内注射 0.9mg,连用两天后再行 ^{131}I 显像和治疗。

(二)降低体内碘池

限制碘的摄入和促进碘的排出,尽量降低体内非放射性碘的含量,可使 DTC 患者摄 ^{131}I 增加, ^{131}I 在病灶内的有效半衰期延长,对肿瘤的辐射剂量增加,从而增加治疗效果。降低体内碘池有两种方法:限制碘摄入和促进碘排出。每日从食物中摄入的碘小于 25μg,4d 后即可使尿碘降至 50μg 以下。利尿剂可以促进碘排出,低碘饮食和利尿剂方法相结合,将取得更好的效果,但要同时注意纠正电解质紊乱。

(三)延长 DTC 病灶内 ^{131}I 滞留时间

在不影响病灶摄取 ^{131}I 的情况下,锂制剂可以使 ^{131}I 在甲状腺组织或 DTC 病灶内滞留时间延长。药用制剂为碳酸锂,是一种抗躁狂药物。锂离子可以延缓已经合成的甲状腺激素释放入血,从而抑制碘从甲状腺的释放,但不影响碘的摄取,因此可以起到提高疗效的作用。常用口服用量为 200mg,每天 3 次,连用 5～7d,有效半衰期可明显延长。碳酸锂有一定的毒副作用,可表现为恶心、厌食,使用时应注意,如反应明显,可适当减量或停用。目前 ATA 指南不赞成也不反对使用锂制剂。

(四)维 A 酸(RA)的应用

DTC 病灶能够选择性摄取碘是 ^{131}I 治疗的基础。摄碘能力的高低与肿瘤的分化程度有关。但是部分 DTC 病灶在疾病发展过程中,肿瘤细胞的分化程度降低,导致 DTC 细胞摄碘、有机化、合成 Tg 等重要功能的降低或丧失,出现失分化。分子水平表现为 NIS 和表达降低、Tg 水平降低、TSH 受体水平表达的降低或丧失。原来摄碘的病灶此时不再摄取 ^{131}I。目前认为导致 DTC 病灶失分化的可能机制为:① ^{131}I 治疗后,存活的 DTC 细胞因辐射作用发生改变,特别是 Tg 的合成和碘代谢易受影响,从而失去了摄取 ^{131}I 的能力。② ^{131}I 治疗前可能就存在极少量的不具摄碘能力的 DTC 细胞克隆, ^{131}I 治疗后选择性地杀死具有摄碘能力的细胞,不具摄碘能力的细胞克隆不易被破坏而增殖。③转移灶的 DTC 细胞分化程度和原发灶不一致,转移灶 DTC 细胞分化程度较原发灶低。④随着年龄的增加,DTC 失分化发病率增加,65 岁以上患者可达 40% 左右。

RA 是维生素 A 在体内代谢的中间产物,在细胞生长、分化过程中发挥重要的调节作用。

近年来,国内外研究者建议用 RA 转型后继续应用 ^{131}I 治疗。RA 主要通过激活特异的核受体进行信号传递从而发挥生物调节作用。RA 受体是传导 RA 信号及其调控细胞增殖与分化的主要途径。

RA 通过以下机制诱导失分化的 DTC:① RA 使甲状腺滤泡状肿瘤细胞的 5- 脱碘酶表达增加。5- 脱碘酶能使 T4 脱碘转变为 T3,其表达水平与 DTC 分化程度相关。② RA 使 DTC 细胞的碱性磷酸酶表达增强,碱性磷酸酶活性是细胞分化程度的标志之一。③ RA 可以上调 RA 受体 α 的表达。④ RA 上调 NIS mRNA 的表达,抑制正常甲状腺细胞 NIS mRNA 的表达,可以减少 ^{131}I 副作用。⑤影响 CD97 表达而促进其再分化。CD97 是一种二聚体糖蛋白,正常甲状腺细胞及 DTC 细胞均不表达,未分化甲状腺癌细胞高度表达,其表达水平与肿瘤组织的病理分级相关。RA 可使 CD97 表达明显降低。⑥促进 T3 对 DTC 细胞的相互协同作用。T3 通过细胞核内甲状腺激素受体能够上调 5- 脱碘酶的表达,从而使组织或细胞对 RA 的反应增强,而 RA 亦能增强 T3 对组织或细胞的调节作用,因此 RA 和 T3 能够对 DTC 细胞的分化起到相互协同作用。⑦可使 DTC 细胞间黏结分子 1 的表达增加。有研究证实,RA 使人滤泡状癌细胞在裸鼠体内难以形成肿瘤,这可能与 RA 抑制细胞增殖分裂和诱导分化有关。

DTC 的诱导分化治疗可以提高 DTC 细胞的分化程度,甚至可以逆转为正常细胞。除可治疗由分化型转为未分化的甲状腺,也可用于治疗不摄碘的甲状腺癌转移灶及 Hürthle 细胞癌。

有关临床研究国内外均有报道,治疗剂量一般为 1.5mg/(kg·d),疗程至少 5 周,有效率为 30% ~ 40%,肿瘤细胞出现了再分化,增加了摄碘能力,38% 的 DTC 病灶缩小,取得了治疗效果。多种因素与疗效反应有关,肿瘤的病理类型、局部复发灶、局部淋巴结转移、远端转移灶对 RA 疗效的反应没有明显区别,RA 的剂量也不是决定有无疗效的因素。RA 疗效不佳的原因可能为:RA 虽然增加了 DTC 病灶的摄碘能力,但碘在细胞内的滞留时间并没有延长。RA 诱导后 DTC 细胞的 NIS 表达、摄碘能力、^{131}I 对细胞选择性杀伤作用不一致。NIS 位于细胞膜,可主动转运碘起到治疗作用。RA 诱导后增加的 NIS 蛋白多表达于胞浆内,胞浆内的 NIS 蛋白不能有效发挥转运碘的功能,这也是药物诱导 DTC 患者后 NIS mRNA 增加程度远高于摄碘能力的增加程度的原因之一。因此可以认为 NIS mRNA 水平不能真实反映 NIS 蛋白表达。

四、颈部和纵隔淋巴结转移或残留病灶治疗

分化型甲状腺癌中,颈部淋巴结转移以 PTC 最为常见,其次为 FTC。PTC 单侧淋巴结转移率 40% ~ 50%,双侧转移 10% 左右。转移的颈淋巴结多位于颈深下及中组淋巴结。晚期也可转移至上纵隔淋巴结。残留病灶多见于肿瘤局部复发或肿瘤侵犯周围软组织或血管。患者除颈部触及肿块外,多无明显不适症状。诊断以颈部细针穿刺、^{131}I 诊断性扫描、B 超相结合为主。如 DTC 患者有手术指征,应首选手术切除转移的淋巴结或残余灶。如手术有禁忌证,可进一步行 ^{131}I 治疗或外照射治疗。

大剂量 ^{131}I 治疗是一种有效的方法,治疗后早期的不良反应是颈部喉头水肿,应及时应用糖皮质激素处理,以防气道阻塞的发生。晚期应注意瘢痕收缩而引起的机械性梗阻。所有患者治疗前应评估效益与风险。

(一)治疗时机及给药活度

首次清灶治疗至少要在清甲治疗 3 月后实施。若手术残端发现 DTC 侵犯周围软组织或周围血管,¹³¹I 给药活度为 3.7 ～ 5.55GBq。之前多次 ¹³¹I 治疗的患者,决定再次 ¹³¹I 治疗要慎重,应根据前期的治疗情况并注意血常规、肾功的结果评估治疗的风险与收益。

(二)综合治疗

年龄 > 45 岁,DTC 较广泛侵犯颈部血管、神经和其他组织可考虑联合应用外照射治疗。外照射治疗剂量一般为 63 ～ 72Gy。

五、甲状腺癌肺转移 ¹³¹I 治疗

DTC 肺转移是最常见的远处转移部位,主要以血行转移为主。常与颈淋巴结、纵隔淋巴结或软组织转移同时存在。患者表现为痰多、痰中带血,部分病人无任何症状。由于肺转移以血行转移为主,可在肺内形成小栓塞、隐匿性或微小病灶,部分病灶不引起双肺形态学改变,因此根据影像学检查,DTC 肺转移包括 3 种形式:① X 线胸片能发现的胸部结节性病灶。② CT 能发现 X 线胸片不能发现的胸部微小结节性病灶。③ X 线、胸片均不能发现的胸部微小病灶。根据肺转移灶的摄碘能力可分为:①甲状腺原发病灶为分化型,肺转移灶有明显的 X 线或 CT 阴影,病灶不摄碘。② X 线、胸片能发现的胸部病灶,病灶也摄 ¹³¹I。③ X 线检查不能发现而 ¹³¹I 显像可见肺部明显摄取的微小弥散型病灶。

一般情况是肺转移病灶越小,摄碘能力越强,¹³¹I 的疗效越好。特别是 X 线检查阴性 ¹³¹I 扫描阳性的微小弥散性病灶,能获得较好的疗效,完全缓解的可能性很大。而结节性肺转移灶 ¹³¹I 治疗很难获得完全缓解。DTC 肺转移 10 年存活率随着转移灶的增大而降低。治疗后仅 ¹³¹I 扫描才能发现的肺转移病灶,10 年生存率可达 100%,肺转移灶小于 1.0cm 的患者 10 年生存率约为 40%,肺转移灶大于 1.0cm,10 年生存率仅为 15% 左右。

(一)治疗剂量

消除肺转移灶,总平均剂量为 10.8 ～ 18.5GBq(400 ～ 500mCi),肺微小转移灶一次性可经验性给予 ¹³¹I 5.55 ～ 7.4GBq(150 ～ 200mCi)。只要治疗后扫描提示病灶浓聚 ¹³¹I 且获得治疗有效(Tg 降低或病灶缩小)的证据,治疗后 6 ～ 12 个月再重复第二次治疗。治疗肺转移时应注意防止放射性肺炎及肺纤维化的发生。治疗用 ¹³¹I 的活度应控制在治疗后 48h 后体内残留的 ¹³¹I 不超过 2.96GBq(80mCi)、红骨髓的吸收剂量不超过 200cGy。如肺功能损伤明显或已发生肺纤维化,则应停止 ¹³¹I 治疗。

(二)较大肺转移结节处理

较大肺转移结节,特别是直径大于 1.0cm,很难完全缓解。一般可经验性给予 3.7 ～ 7.4GBq(100 ～ 200mCi)。应根据患者年龄、对治疗的反应、病变的进展情况、是否存在其他部位的转移综合考虑治疗的间隔时间。

(三)肺部转移性结节不摄取 ¹³¹I 处理

肺部转移性结节不摄取 ¹³¹I 的患者,不建议采用 ¹³¹I 治疗。此类患者可行 18F-FDG PET-CT 扫描。如果患者不摄 ¹³¹I,也不摄取 ¹⁸F-FDG,这样的患者一般进展缓慢,可采取 TSH 抑制

情况下的随访观察。如果患者不摄取 ^{131}I,但摄取 ^{18}F-FDG,这样的患者病情进展较快,预后差,应考虑其他方法,如:局部消融加外照射治疗、化疗等。

(四)肺部转移灶丧失摄碘能力处理

大剂量 ^{131}I 治疗后,肺部转移灶丧失摄碘能力,即治疗后 ^{131}I 扫描阴性,是"治愈"的影像学表现。应根据患者的 Tg、CT 等其他检查方法综合判断。此类患者大部分应停止 ^{131}I 治疗,如果 Tg 阳性、^{131}I 扫描阴性,应综合判断,再次 ^{131}I 治疗应谨慎。总的来说,^{131}I 治疗前肺转移灶胸片阴性较阳性者,其 10 年生存率较高 5 倍,^{131}I 治疗后,胸片由阳性转为阴性者,其 10 年生存率高 4 倍。

六、甲状腺癌骨转移 ^{131}I 治疗

除了肺转移之外,骨骼也是 DTC 常见的远处转移部位。常见部位为椎骨、骨盆骨、肋骨,可为单发病灶或多发病灶。DTC 骨转移的治疗主要取决于以下因素:是否存在病理性骨折的风险、病灶是否有压迫神经的危险性、病灶有无疼痛、病灶是否摄取 ^{131}I。^{131}I 治疗骨转移疗效较差,很难达到全面缓解,且需多次服药。国内研究显示,经 ^{131}I 治疗后 DTC 骨转移患者血清 Tg 明显下降者约占 35%,骨痛缓解率超过 60%,但超过 75% 的患者治疗后 CT 显示骨转移病灶无明显变化;5 年及 10 年生存率分别为 86.5% 和 57.9%。

(一)孤立骨转移灶处理

对于孤立的骨转移灶,应首选手术切除,可明显改善预后,延长生存期。

(二)治疗剂量确定

如骨转移灶摄取 ^{131}I,应行 ^{131}I 治疗,每次治疗活度为 5.55 ~ 7.40GBq(150 ~ 200mCi),可酌情增加口服剂量,或者基于病灶吸收剂量计算。

(三)并发症处理

在治疗过程中,由于 ^{131}I 的放射性,可能使病灶增大、病情加重,如导致严重的疼痛或神经压迫,这种情况可考虑联合应用糖皮质激素治疗。对于伴有疼痛但无手术机会的患者,可单独或联合应用以下治疗:^{131}I 治疗、外照射治疗、射频消融、动脉栓塞、双磷酸盐类药物及 ^{125}碘粒子植入。^{131}I 合并其他方法治疗可提高疗效。对于无症状、病灶不摄取 ^{131}I 的患者,病情稳定的情况下可在 TSH 抑制状态下密切观察。

七、甲状腺癌脑转移治疗

DTC 脑转移发病率不高,多发生于病变侵袭性强的患者,预后差。外科手术和外照射治疗是主要的治疗手段。不论病灶是否摄取 ^{131}I,只要有手术适应证,就应该全切病灶。如无手术适应证,则首先考虑外照射治疗。^{131}I 是手术或外照射治疗后的辅助治疗措施。每次 ^{131}I 治疗的口服剂量一般为 3.70 ~ 7.40GBq(100 ~ 200mCi),但要注意脑水肿的发生,特别是脑内多发转移或肿瘤体积较大时更易发生,严重者可出现脑疝等危及生命的反应,因此 ^{131}I 治疗时联合应用糖皮质激素,并密切观察病情变化。

八、甲状腺癌肝转移治疗

DTC 肝转移发病率较低,肿块通常较大,常伴有甲状腺高功能状态。单纯应用 ^{131}I 治疗疗效欠佳,可以合并应用超声引导下行激光凝固治疗或栓塞治疗。不同方法联合应用效果优于单纯应用 ^{131}I 治疗。

九、甲状腺癌肾转移治疗

DTC 肾转移非常罕见,通常为全身广泛转移,同时伴发肾转移,预后差。这种情况应行肾脏根治切除术后,给予大剂量 ^{131}I 治疗,治疗后应结合外照射治疗及 TSH 抑制治疗。

十、^{131}I 清灶治疗疗效评价

(一)^{131}I 治疗 DTC 转移的疗效

根据 2015 年美国甲状腺协会 DTC 诊疗指南,将患者 ^{131}I 治疗后的疗效反应分为疗效满意(excellent response,ER)、疗效不确切(indeterminate response,IDR)、生化疗效不佳(iochemical incomplete response,BIR)以及结构性疗效不佳(structural incomplete response,SIR)四种,具体见表 10-1。

表 10-1 分化型甲状腺癌(DTC)不同疗效反应的定义

分层	定义(血清学及影像学同时满足)	
	血清学	影像学
疗效满意(ER)	抑制性 Tg < 0.2ng/ml 或刺激性 Tg < 1ng/ml	阴性
疗效不确切(IDR)	抑制性 Tg < 1ng/ml 或刺激性 Tg < 10ng/ml;在无结构性病变或功能性病变时 TgAb 稳定或呈下降趋势	影像学检查未见特异性比改变,治疗后诊断性 ^{131}I 全身显像可见甲状腺床轻度摄取
生化疗效不佳(BIR)	抑制性 Tg ≥ 1ng/ml 或刺激性 Tg ≥ 10ng/ml 或 TgAb 呈上升趋势	阴性
结构性疗效不佳(SIR)	血清 Tg 或 TgAb 呈任何水平	影像学证实的或功能性病灶存在

总体来说,^{131}I 清灶治疗淋巴结转移优于肺转移,肺转移优于骨转移。DTC 患者淋巴结转移概率较高,多为颈淋巴结转移,一般一次性给予 ^{131}I 剂量为 80 ~ 120mCi,能取得良好疗效。肺转移一次性给予 100 ~ 200mCi,其疗效与多因素有关。骨转移疗效较差,一次性给予 150 ~ 250mCi。^{131}I 治疗 DTC 复发和转移灶的治疗次数和累积活度没有严格限制,主要根据患者的病情及肝肾、骨髓的功能等患者身体情况而定。还应结合上次治疗剂量的效果和副作用。若一个患者在接受 300mCi 的 ^{131}I 治疗后,疗效欠佳,Tg 下降不明显,且已经产生了较重的副作用,那么该患者已达到 ^{131}I 最大治疗用量。若一个患者在接受 1 500mCi 的 ^{131}I 治疗后,

病灶明显变小,Tg 降低,产生的副作用并非不可接受,那么该患者的最大用量还未达到。清灶治疗一般在上次 ^{131}I 治疗 6 ~ 24 个月后进行。

患者 ^{131}I 治疗后每隔 3 ~ 6 个月进行一次随访。主要检查内容为必要的体检、FT3、FT4、TSH、Tg、TgAb、^{131}I 诊断性扫描(必要时行 PET-CT 检查)、相关部位的影像学检查(B 超、CT)。

(二)^{131}I 治疗 DTC 转移灶的影响因素

1. 影响颈部淋巴结转移疗效因素 ①淋巴结大小。随着淋巴结直径的增大,淋巴结的体积越大,完全清除病灶所需的 ^{131}I 剂量越多,但实际上淋巴结所能摄取的 ^{131}I 减少或少量增多,所以,随着淋巴结直径的增大,^{131}I 治疗的有效率降低。直径大于 2.0cm 淋巴结效果差。②是否有甲状腺床区残留。无甲状腺组织残留的患者,^{131}I 治疗有效率几乎为 100%,有甲状腺组织残留的患者,^{131}I 治疗有效率下降,仅为 70% ~ 80%。③关于性别、年龄、病理类型,这三方面因素是否影响颈部淋巴结转移疗效的研究结果不尽相同,多数研究认为性别、年龄、病理类型与疗效无关。

2. 影响肺转移疗效因素 ①年龄是影响肺转移疗效因素:40 岁以下患者治疗 ^{131}I 治疗有效率为 92.9%,40 岁以上患者有效率为 72.7%。年轻患者较老年患者病程短,免疫力及对辐射损害的修复能力均高于老年患者,另外病灶对射线的敏感度也高于老年组,因此,年龄越小,肺转移治疗效果越好。②病理类型:DTC 病理类型并不影响 ^{131}I 肺转移的疗效。乳头状癌和滤泡状癌肺转移的摄取 ^{131}I 能力无明显差别。③胸部 CT 检查与 ^{131}I 全身显像的一致性:^{131}I 全身显像阳性而胸部 CT 检查阴性的 DTC 肺转移患者 ^{131}I 治疗效果好,这主要与转移灶的直径有关。CT 不能显示的肺部结节通常在 2mm 以下。④肺转移灶的摄 ^{131}I 能力:治疗早期的转移灶保留了 DTC 细胞的摄碘能力,随着病程的延长,^{131}I 重复治疗次数增多,肺转移细胞逐渐发生了失分化改变而出现摄碘能力下降。因此肺转移灶摄碘能力越强,疗效越好。

3. 影响骨转移疗效因素 骨转移灶的数目可影响骨转移的疗效。单发病灶一般病灶小、发现早,给予大剂量 ^{131}I 治疗后会使一部分病灶缩小、钙化或消除。多发性骨转移灶病灶数目多,每个病灶摄取 ^{131}I 的活度低,疗效差。如果骨转移灶发现很晚,病灶较大,则 ^{131}I 治疗效果差。结合手术切除转移灶治疗较单独应用 ^{131}I 疗效好。

(王叙馥　刘新峰)

第五节　诊断性 ^{131}I 显像阴性伴 Tg 升高的 DTC 患者处理

血清 Tg、诊断性 ^{131}I 全身显像(^{131}I-WBS)和颈部超声是目前 DTC 随访中的主要方法。^{131}I-WBS 和 Tg 的检查结果均为阴性,提示 DTC 无复发或转移,但临床上少部分病人会出现 ^{131}I-WBS 阴性/Tg 阳性,对这类患者是否需要治疗存在争议,这种情况是甲状腺癌诊疗的困境之一,^{131}I-WBS 阴性/Tg 阳性这一矛盾现象患者体内有明确的 Tg 水平升高,提示体内有甲状腺或甲状腺癌细胞,但在诊断性 ^{131}I 全身显像没有任何碘摄取区域,这种情况也称作"Tg 阳性但扫描阴性"。分析患者 Tg 和 ^{131}I-WBS 显像时,应当注意 Tg 的合成和碘的摄取是 DTC 细胞的两种不同功能,Tg 水平的高低不能说明摄取 ^{131}I 能力的有无或强弱。分析结果时,还要排除 Tg 假阳性 ^{131}I-WBS 阴性的原因与可能性。

一、Tg 假阳性 ^{131}I-WBS 假阴性的原因

(一)Tg 假阳性的原因

Tg 假阳性是指实际上血清 Tg 阴性,或低于检测低限值,但由于血中存在干扰物质,造成化验结果升高。Tg 假阳性这种情况十分罕见。TgAb 阳性可影响 Tg 检测的准确度,导致假阳性,所以对 TgAb 阳性的 DTC 患者应单独分析。另外假如患者残余甲状腺未完全清除,也影响 Tg 作为 DTC 转移灶复发或转移标志物的准确性。

(二)^{131}I-WBS 假阴性的原因

1. DTC 病灶摄碘能力的降低或丧失 "分化型"甲状腺癌意味着肿瘤细胞在功能上接近于正常甲状腺细胞,既能从血液中摄取碘,从而显像阳性,也能合成 Tg。甲状腺内摄碘水平主要取决于 NIS 介导的碘摄入和 TPO 对碘的有机化从而抑制碘的排出。NIS 和 TPO 缺陷可导致 DTC 细胞摄碘能力降低或丧失导致 ^{131}I-WBS 假阴性。分化型甲状腺癌细胞可能会逐渐丧失这种分化特性,转变为"失分化"或"未分化"状态。对于"失分化"状态,肿瘤细胞不能摄取碘,但能合成 Tg。对于"未分化"的癌细胞,不仅不能摄取碘,也失去了合成 Tg 的能力,这种肿瘤细胞更具原始性和侵袭性,预后差,很难被发现和定位,一定要采取其他影像手段。对于 Tg 阳性但扫描阴性的患者一定要考虑到肿瘤细胞"失分化"的可能性。

2. DTC 病灶体积与 ^{131}I 诊断显像用活度 DTC 病灶太小,受仪器分辨率的限制易出现假阴性。也就是说,肿瘤细胞有生成和释放 Tg 的功能,也能摄取放射性碘,但由于没有聚成足够大的肿块,所以显像中没有被发现。这样的患者即使扫描阴性,也能从随后的 ^{131}I 治疗中获益。高活度诊断显像(370MBq 以上)比常规活度显像(74 ~ 185MBq)显示的病灶增多,但由于高活度 ^{131}I 导致的"顿抑"效益,况且即使高活度的 ^{131}I 显像阳性,常规活度显像阴性,亦说明病灶摄取 ^{131}I 能力也较低,故目前不建议高活度诊断显像代替常规活度显像。

3. 特殊类型 DTC 病灶 Hürthle(许特尔细胞癌)是 FTC 的一个亚型,和滤泡状癌是两种不同癌基因表达形成的肿瘤,这种病灶及其转移灶虽然具有合成 Tg 的能力,但不具备摄取 ^{131}I 的能力,是导致 ^{131}I-WBS 假阴性的原因之一。

4. 避免 ^{131}I-WBS 假阴性 DTC 患者显像前低碘饮食准备不充分,或药物性碘污染,体内碘含量过高,可造成 ^{131}I-WBS 假阴性。不过,非放射性碘干扰造成的假阴性应该并不常见,因为即使在常规平均碘量饮食下,放射性碘扫描也能使肿瘤显像。但大量摄入非放射性碘,如 CT 检查中使用了含碘的增强造影剂,就确实能够干扰甲状腺癌细胞对放射性碘的摄取。因此对 ^{131}I 显像可疑阴性的患者要进行尿碘测量,如果尿碘水平大于 200μg/L,必须让病人重新低碘饮食 4 ~ 6 周,然后重新进行放射性碘扫描。

5. 血清 TSH 水平不够高 ^{131}I 显像时血清 TSH 应大于 30mU/L 方可使大部分病灶显影。部分 DTC 病人长期应用甲状腺激素抑制治疗,垂体长期处于被抑制的状态,停用甲状腺素后,垂体的功能恢复需要一定的时间,部分病人 TSH 上升缓慢。另外部分年龄较大者,垂体储备

功能较低,停用甲状腺激素后,TSH 不高或上升缓慢。如果 TSH 水平没有充分升高,则对甲状腺癌细胞摄碘的刺激作用不够。另外部分病人功能性甲状腺组织切除不完全,也会导致复发或转移灶摄碘能力较低,导致 ^{131}I-WBS 假阴性。

二、Tg 阳性而 ^{131}I-WBS 阴性患者处理

(一)寻找病灶位置

在排除 Tg 假阳性 ^{131}I-WBS 假阴性的可能原因后,Tg 阳性而 ^{131}I-WBS 阴性患者只能说明患者存在复发灶或转移灶,但不能提供准确的定位。这不仅难以决定手术治疗的选择,对于是否进行 ^{131}I 治疗也难以决定。采用哪种影像学检查寻找病灶,取决于甲状腺癌的类型。如 PTC 常见的转移部位是颈部和肺部,对颈部最有意义的检查应首选超声,其次是颈部 CT 或 MRI。对于肺部病灶的寻找应首选肺部薄层扫描。若上述检查阴性,Tg-off > 10μg /L,宜行其他放射性核素扫描或 ^{18}F-FDG PET 显像以寻找病灶。

其他放射性核素扫描包括 ^{201} 铊(^{201}Tl)和 ^{99m} 锝 - 甲氧异腈(^{99m}Tc-MIBI)。甲状腺癌细胞通过某些特殊机制而非碘摄取机制来摄取这些显像剂,25% ~ 30% ^{131}I 显像阴性的患者通过这些同位素标记的显像剂显影而确定病灶位置。这种扫描的优势是显像前无需停用甲状腺激素。目前在 Tg 阳性而 ^{131}I-WBS 阴性的患者中,最常用的扫描技术是 ^{18}F-FDG PET 显像。这项检查的原理是与正常细胞相比,癌细胞具有更强的葡萄糖摄取能力,通常肿瘤的恶性程度越高,越容易获得阳性结果。DTC 细胞 ^{18}F-FDG PET 显像和 ^{131}I-WBS 存在反转现象。分化好的 DTC ^{131}I-WBS 阳性 ^{18}F-FDG PET 显像阴性,分化差的 DTC ^{131}I-WBS 阴性 ^{18}F-FDG PET 显像阳性。^{18}F-FDG PET 显像不受非放射性碘的干扰,并能与高分辨率 CT 融合扫描,60% ~ 80% ^{131}I 显像阴性的患者通过此项检查而确定引起 Tg 升高的病灶位置,因此是一项非常有价值的检测手段。但要注意排除引起 ^{18}F-FDG PET 显像假阳性结果,如炎症病变等。在 TSH 刺激下(停用甲状腺激素或使用重组人 TSH),可以提高其诊断的敏感性。

(二)治疗方式

1. 细针穿刺与外科手术 Tg 阳性但扫描阴性的患者,首选手术治疗,不能手术切除的病灶,宜考虑外照射治疗或化疗。手术治疗前,病灶位置的确定至关重要。对于 B 超发现的颈部可疑性淋巴结,可在超声引导下进行细针穿刺,一旦穿刺细胞学提示肿瘤阳性,接下来就可以进行外科手术。临床观察证实,手术之后患者预后明显改善。

2. ^{131}I"盲治" ^{131}I"盲治"是指即使 ^{131}I 诊断性扫描阴性,仍然给予 ^{131}I 治疗。Tg 升高表明体内存在复发或转移灶,但同时存在病灶摄碘能力低下或存在微小弥散转移灶,常规活度诊断性扫描无法显示病灶。当 DTC 患者 Tg-off > 10μg /L、^{18}F-FDG PET 显像阴性时,可以给予 100 ~ 200mCi(3.7 ~ 7.4GBq) ^{131}I 以达到诊断治疗的双目的。一项研究表明,66% 的患者 ^{131}I 治疗后 5 ~ 7d 扫描发现了放射性碘摄取病灶。如治疗后扫描发现病灶,则应继续 ^{131}I 治疗,直至治疗后扫描阴性;如治疗后扫描未发现病灶,则应终止 ^{131}I 治疗,动态观察 Tg 变化。高活度的 ^{131}I"盲治",部分患者 Tg 水平会下降,但在 L-T4 抑制治疗过程中,具有 Tg 合成功能的 DTC 细胞逐渐萎缩甚至死亡,部分未行 ^{131}I 治疗的患者,Tg 水平也逐渐下降。因此,高活度的

^{131}I "盲治"虽然在减少肿瘤负荷、增加生存率方面对患者有益，但其副作用(放射性涎腺炎、甲减状态的痛苦、潜在的骨髓抑制、继发性肿瘤)的风险可能会超过治疗带来的受益。目前尚无数据表明"盲治"会明显改善患者的病程或实际生存率，因此 ^{131}I 治疗应谨慎。

3. 其他治疗方法　当体内 DTC 病灶不摄碘又无法手术时，可尝试其他治疗方法，包括乙醇消融、射频消融、外放射治疗。治疗的选择需根据甲状腺癌的分型及病灶位置、大小综合决定。CT、MR 碘、超声、PET 检查有助于定位病灶、评估病情和治疗方案的确定。

(三)随访

还有部分患者，即使用了各种检查方法仍无法明确病灶位置。对这些患者，应严密监测、定期影像学随访，直至发现病灶，并通过治疗使病情得到缓解，但必须告知患者体内某处仍存在肿瘤细胞及未来治疗效果的不确定性。

DTC 病人随访过程中，如出现 ^{131}I-WBS 阴性 /Tg 阳性这一矛盾现象，应首先排除是否存在 Tg 假阳性 ^{131}I-WBS 假阴性的影响因素。若在随访中发现颈部淋巴结转移，应行颈部 B 超、CT 或 MR 碘检查，寻找病灶尽可能手术切除。若上述检查阴性，Tg-off > 10μg /L 时宜行 ^{18}F-FDG PET 显像以寻找复发或转移灶。若 ^{18}F-FDG PET 显像也阴性时，可给予 3.7 ~ 7.4GBq ^{131}I "盲治"，达到诊断治疗的双目的。如果 ^{131}I 治疗后显像阳性或虽治疗后显像阴性但 Tg 明显下降，则应继续 ^{131}I 治疗；如果 ^{131}I 治疗后显像阴性且 Tg 无明显变化或继续升高，则应停止 ^{131}I 治疗。若 Tg-off < 10μg /L，则应继续甲状腺激素抑制治疗并定期随访观察。

(刘新峰　王叙馥)

第六节　儿童及青少年分化型甲状腺癌治疗

儿童及青少年甲状腺癌是少见恶性肿瘤。女性患病率明显高于男性，男女之比为 1∶3，占儿童及青少年恶性肿瘤的 0.5% ~ 3%，多是偶然发现颈部甲状腺部位出现了无症状的结节或肿块而诊断。与成人相比，儿童甲状腺结节较少见，多发生于发生甲状腺功能亢进(格雷夫斯病)、甲状腺功能减退(桥本甲状腺炎 / 淋巴细胞性甲状腺炎)的儿童中，白血病、淋巴瘤、脑肿瘤的患儿中也可常见到甲状腺结节。只要发现就要进行全面的检查，因为儿童中 20% ~ 30%的甲状腺结节是恶性(成人甲状腺结节中 10% 是恶性)。

过去 10 ~ 15 年间儿童及青少年甲状腺癌发病率有所增加，病因尚不明确，这可能与环境因素的改变有关、与甲状腺疾病家族史有关、与头颈部放射线照射史有关、还与人们对甲状腺癌的认识、对颈部结节早期评估与诊断有关。

一、儿童及青少年甲状腺癌临床特点

(一)临床表现

儿童及青少年甲状腺癌分为青春期前和青春期后，患儿除了在甲状腺部位出现结节或淋巴结肿大外，无任何不适症状，且甲状腺结节生长缓慢，很容易延误就诊。诊断时肿瘤往往较大,一般来说,青春期前儿童甲状腺结节为甲状腺癌的风险较高,如有甲状腺疾病家族史则风险更高。因此,所有甲状腺结节的儿童都应该尽快接受全面检查。

(二)辐射暴露

甲状腺对辐射非常敏感,接受辐射暴露的年龄越小,甲状腺疾病发展越快。在辐射暴露后,甲状腺疾病的发病率会增加 40 倍,发病时间通常为辐射暴露后 5 ~ 30 年内。不论是医疗辐射暴露还是环境中的辐射暴露都可使甲状腺癌的发病率明显增加。总的来说,头颈部放射治疗的患者,约 10% 将来会得甲状腺癌。大多数潜伏期(从暴露到发病的时间)为 15 年左右,少部分直到暴露后 30 年后才发病,儿童的潜伏期可短至 5 年。与大剂量放射线治疗相比,小剂量射线更容易导致甲状腺异常,甚至甲状腺癌。因为大剂量射线会杀死所有的细胞,小剂量会损伤细胞的 DNA,这种损伤会增加细胞无序生长的风险,导致甲状腺结节或甲状腺癌的发生。发病的确切病因尚不清楚,但目前认为与癌症相关的特殊基因突变及某些生长因子异常有关。因此,儿童期接受放射治疗及头颈部 X 线检查应慎重。目前认为 5 岁以内儿童甲状腺功能亢进慎用 ^{131}I 治疗,如必须接受 ^{131}I 治疗,则应用较大剂量直接让患者甲减甚至清甲,以减少以后甲状腺癌的发病风险。

(三)预后

儿童及青少年甲状腺癌的病理绝大多数分化较好,以 PTC 最为常见,其次为 FTC。与成人相比,具有高侵袭性,容易发生复发、颈部淋巴结转移及远处转移,女性发病率较高。约 50% 的儿童在诊断时会发现颈部转移性淋巴结肿大,远处转移 95% 的部位为肺部,肺外远处转移较少见。局部复发率与年龄相关,年龄越小复发率越高。大部分患儿 DTC 细胞较成人表达更多的 NIS,复发灶及转移灶摄取 ^{131}I 的功能更强,因此,相比成人而言,虽然复发率及转移率较高,但病灶摄碘能力更强,^{131}I 治疗效果更好,总体存活率高,预后良好。并且儿童及青少年甲状腺癌具有更高的甲状腺激素依赖性,TSH 抑制治疗亦可获得较好的疗效。

二、儿童及青少年甲状腺癌治疗

(一)治疗概述

儿童及青少年甲状腺癌的治疗原则与成人相同,包括手术治疗、^{131}I 治疗及甲状腺激素抑制治疗的综合治疗方案。一半以上的儿童分化型甲状腺癌在确诊时发现淋巴结转移,不少患者发现远处转移,手术的主要目的是尽可能地切除甲状腺及转移的淋巴结,降低肿瘤负荷,减少复发风险

(二)^{131}I 治疗

1. ^{131}I 清甲治疗的适应证　^{131}I 治疗主要用于中高危患儿,尤其是手术不能切除的局部摄碘性残存病灶或转移淋巴结及摄碘性远处转移病灶者。值得注意的是,有关儿童的 ATA 指南(2015 版)并不常规推荐以清除残余甲状腺为目的的 ^{131}I 清甲治疗。

2. ^{131}I 清甲治疗的临床意义

(1)儿童及青少年 DTC 双侧甲状腺内多灶性发病率较高,可达 30% 左右,^{131}I 清甲治疗可明显降低复发和转移的风险。

(2)[131]I 清甲治疗后,Tg 是 DTC 复发或转移的特异性随访指标之一,定期检测 Tg 水平有利于疗效随访,及时发现病变。

(3)清甲活度[131]I 的治疗后扫描比诊断性扫描能发现更多的病灶,有利于更准确地分期和治疗方案的选择。

3.[131]I 治疗活度

(1)[131]I 清甲治疗的活度:目前缺乏前瞻性的研究确定治疗的最佳活度剂量。临床常按患者公斤体重或体表面积进行估算。由于在[131]I 活度相同的情况下,儿童红骨髓吸收辐射剂量高于成人,因此,患者年龄越小,[131]I 清甲活度宜越小,按患者公斤体重估算,一般给予 37MBq/kg;按体表面积估算,一般 5 岁患者给予成人患者剂量(1 850 ~ 3 700MBq)的 1/3,10 岁患者给予成人患者的 1/2,15 岁患者给予成人患者的 5/6。通常情况下按患者公斤体重估算给予的活度偏低,因此,按体表面积计算可能更合适。

(2)[131]I 清灶治疗的活度:儿童及青少年 DTC 病灶 NIS 表达较成年人高,因此[131]I 的疗效高于成人。由于 DTC 转移灶摄碘能力低于正常甲状腺,且[131]I 在转移灶内的滞留时间短于在甲状腺内的时间,因此,[131]I 清灶治疗的活度要高于清甲活度。一般颈淋巴结转移以手术治疗为主,[131]I 治疗慎行。对于肺转移,目前仍按照成人的标准,即为防止肺纤维化,48h 体内[131]I 的滞留剂量小于 2.96MBq(80mCi)。对于肺功能性转移灶,[131]I 治疗活度为 1.1 ~ 7.4GBq(30 ~ 200mCi),常用固定剂量 3.7GBq(100mCi)。如病灶未完全消除,间隔 6 个月后可重复治疗,治疗剂量标准同首次清灶标准。累计剂量达 18.5GBq 及以上,宜间隔 12 个月后考虑再次治疗。

4.[131]I 治疗不良反应

(1)儿童及青少年较成人更容易出现恶心、呕吐。因此治疗之前建议常规应用止吐药。

(2)可发生短暂的颈部肿胀与疼痛,多可于 3 ~ 5d 内自行缓解,必要时可给予糖皮质激素对症处理。

(3)急性或慢性唾液腺炎,可表现为短暂的味觉消失、唾液腺肿大、疼痛、唾液分泌减少,可通过含服酸性食物刺激唾液腺的分泌,预防和减少唾液腺的损伤。

(4)一过性的骨髓抑制,通常在治疗后 1 ~ 2 个月内出现,表现为白细胞及血小板的减少,一般可自行恢复,无需特殊处理。

(5)鼻泪管阻塞,发病率较低,常表现为流泪增多,发生于治疗后半年左右,必要时可采用手术治疗。

(6)对儿童及青少年性功能的影响是暂时的,一般不影响生育。但也有学者报道,男性患者在接受 3.33GBq(300mCi)后部分会发生精子减少。

(7)肺纤维化,儿童及青少年肺转移灶具有较高的摄碘能力,多次[131]I 治疗后可能会导致肺纤维化。所以应定期监测肺功能,综合制定治疗次数及累积活度。

(8)继发肿瘤,儿童及青少年继发肿瘤的发生概率是否增加尚不明确,但有报道儿童及青少年继发肿瘤的发生与接受的累积剂量有关。[131]I 的累积剂量达 18.5GBq(500mCi)及以上后与白血病的发生有一定相关性,女性儿童在接受 5.6GBq(150mCi)清甲治疗后,患者乳腺组织的吸收剂量可达 0.33 ~ 0.55Gy,可能导致乳腺癌发病风险增加。成人 DTC 患者继发肿瘤的发病率与正常人群发病率无明显差异,因此儿童及青少年 ^{131}I 治疗时要慎重,要综合考虑累积剂量、治疗间隔时间、病灶对 ^{131}I 的摄取情况,当出现 Tg 阳性 ^{131}I 诊断性扫描阴性时,应慎行 ^{131}I 治疗。

(刘新峰 王叙馥)

第七节　妊娠和哺乳期 DTC 处理

妊娠期间发现的 DTC、分娩前发现的 DTC 及产后 12 个月内发现的 DTC,最常见的为乳头状癌,最常见的发病时间段为产后 12 个月内。

一、妊娠与甲状腺结节或甲状腺癌

妊娠期妇女分泌的绒毛膜促性腺激素、雌激素、孕激素增加,他们可产生类 TSH 的作用,这可能与发生甲状腺癌有一定的相关性。但目前无相关的前瞻性研究及证据表明妊娠会增加 DTC 的发病风险。病例数的明显增加是因为怀孕后的很多表现与甲状腺功能紊乱症状(如怕热、心慌、烦躁等)有相似之处,因此通常会进行甲状腺方面的检查。另一个原因是人们对这种疾病的认识不断提高。大部分甲状腺结节是良性的,但有研究表明,妊娠期发现的甲状腺结节较同龄非妊娠妇女相比,恶性结节的患病率更高,结果还需更多的研究来证实。这也许是怀孕后增高的雌激素水平会促进已存在的或隐匿性的甲状腺癌病灶长大。妊娠期间甲状腺癌的行为表现与非妊娠期没有任何区别。

二、妊娠和哺乳期间甲状腺结节检查

妊娠期几乎所有甲状腺超声疑诊的恶性结节,均需要细针穿刺细胞学检查。这项检查对孕妇及胎儿都无损伤,孕妇能够很好的耐受。患者还应进行甲状腺激素的测定,以判断结节是否处于高功能状态,高功能甲状腺结节恶性发病率极低。但在此期间禁止放射性碘扫描。约 75%～80% 的穿刺细胞学为良性,约 10%～15% 穿刺结果为可疑癌症(不肯定是癌),约 5% 为甲状腺癌。对于良性结节,无需手术,妊娠过程中及分娩之后需要对结节进行随访,如超声提示结节增大或可疑恶变,需再次穿刺检查。对于可疑癌症,建议手术,但如果穿刺标本中大量的甲状腺细胞、癌细胞证据不足时,建议严密观察。对于穿刺结果为癌症的患者,要综合考虑肿瘤进展及手术给母体与胎儿的危险后确定合适的手术时机。

三、妊娠期 DTC 手术治疗

妊娠期 DTC 的手术治疗参阅第九章第一节。

四、妊娠期和哺乳期禁用 ^{131}I 诊断与治疗

口服 ^{131}I 通过胃肠道吸收,经过血液循环进入甲状腺。女性的卵巢会受到血液中小剂量碘

的辐射。大多数医师建议，^{131}I 治疗后 6 个月至 1 年后再妊娠。虽然在 ^{131}I 治疗后会出现短暂的月经不调，但永久的卵巢功能损伤很少见。在 ^{131}I 治疗后 12 个月后妊娠的妇女未发现不育、流产、死产、早产、先天性畸形、低体重儿、新生儿死亡等不良事件。因此孕前诊断为 DTC 并接受 ^{131}I 治疗的患者，在 ^{131}I 治疗后 1 年后怀孕是安全的。

因为妊娠期间高活度的 ^{131}I 会造成胎儿甲状腺功能减退、记忆障碍、痴呆、畸形、发育异常、恶性肿瘤等，哺乳期间放射性碘能够进入乳汁中，因此妊娠期和哺乳期 DTC 患者禁用 ^{131}I 进行诊断与治疗。由于大部分 DTC 生长速度较缓慢，因此对于低复发危险度的 DTC 患者，可在产后哺乳一段时间后再进行 ^{131}I 治疗。由于目前缺乏 ^{131}I 在乳腺内的代谢动力学，因此 ^{131}I 治疗后不能再哺乳，但再次生育后可以哺乳。

五、妊娠期 DTC 患者 L-T4 的应用及 TSH 抑制治疗目标

妊娠期 DTC 患者首选 L-T4 进行替代治疗。怀孕后母体和胎儿对甲状腺激素的需求量增加，因此应该增加 L-T4 的用量，每隔 1 ~ 2 个月应复查甲功的变化，发现激素水平下降或 TSH 升高时及时增加药量。有研究显示，怀孕之前就服用甲状腺激素的患者，有 75% 需要增加原剂量的 30% ~ 50%。含铁含钙丰富的食物和甲状腺激素同时服用会影响药物的吸收，孕期由于服用较多的含铁含钙食物，应告知患者分开服用。建议 L-T4 与含铁含钙丰富的食物间隔 2 小时以上，与奶类和豆制品间隔 4 小时以上。

DTC 患者未怀孕前，应将甲状腺激素减量，使 TSH 维持在 0.5 ~ 2.5mU/L，以使卵巢正常排卵。一旦怀孕，则每隔 1 个月测定血清 FT3、FT4、TSH，根据美国及欧洲甲状腺癌诊治指南，妊娠期 DTC 患者 TSH 的控制目标为：DTC 未能控制的患者，血清 TSH 应 < 0.1mU/L；DTC 虽已得到控制，但为复发高危的患者，血清 TSH 应控制为 0.1 ~ 0.5mU/L；DTC 已得到控制且属于复发低度危险的患者，血清 TSH 应控制为 0.3 ~ 1.5mU/L。为了保证监测结果的准确性和可比性，最好在同一实验室测定。分娩后，L-T4 用量应减至相当孕前水平，并于产后 6 周复查血清 TSH 水平，及时调整甲状腺激素的用量。

六、妊娠期和哺乳期 DTC 随访

根据 DTC 妊娠患者危险度分级，实行不同的随访方案。低危患者，每月进行甲状腺激素及 TSH 测定，每 3 个月行 Tg 测定（服用甲状腺激素的情况下，Tg-on）及颈部查体；中、高危妊娠期 DTC 每月进行甲状腺激素及 TSH 测定，每 3 个月行 Tg 测定（Tg-on）及颈部查体、颈部 B 超检查。哺乳期随访同妊娠期。

妊娠期 Tg 检测对随访的意义有一定的局限性。研究表明，在 HCG 和雌激素的作用下，Tg 表达增强，导致孕期 DTC 患者 Tg 增高，因此，即使部分患者孕期 Tg 水平升高小于 25% 以下，不一定提示肿瘤复发或转移。

七、妊娠期和哺乳期 DTC 预后

妊娠期增高的 HCG 及雌激素是否诱发 DTC 生长及影响预后尚不明确。多数研究认为，

孕期及非孕期 DTC 患者局部复发率、远处转移率、生存率无明显差异,提示妊娠并不影响患者的预后。但也有少数回顾性研究表明妊娠期 DTC 患者复发率增高。

(王叙馥　刘新峰)

第八节　^{131}I 治疗分化型甲状腺癌疗效的影响因素

^{131}I 能够被 DTC 细胞主动摄取,而浓聚于病灶内,通过其衰变发射出的 β 射线杀伤肿瘤细胞,部分或完全破坏和抑制残留的癌组织或复发与转移灶,延长患者的生存期,改善生活质量。

影响 ^{131}I 治疗 DTC 疗效的因素很多,国内外研究表明,疗效主要与患者年龄、性别、病理类型、肿瘤局部侵犯范围、转移灶的部位与大小、病灶的摄碘功能等因素有关。

一、^{131}I 治疗 DTC 颈部淋巴结转移的影响因素

^{131}I 治疗淋巴结转移的治愈率较高,约 60% 以上,其疗效影响因素与 ^{131}I 显像淋巴结是否显影、淋巴结大小、淋巴结是否结合手术切除有关,而性别、年龄、病理类型、Tg 水平与疗效无明显关系。

(一)淋巴结摄取 ^{131}I 的影响

淋巴结在 ^{131}I 诊断性扫描或治疗后扫描是否显影是影响疗效的重要因素,显影提示淋巴结大量摄取 ^{131}I,疗效较好。

(二)淋巴结大小影响治疗效果

淋巴结直径 < 2.0cm,^{131}I 治疗效果较好,淋巴结直径 > 2.0cm,^{131}I 治疗效果较差。淋巴结直径 1.0cm 之内效果最显著,有效率在 98% 以上。国内外研究显示,淋巴结直径以 1.0cm 为基准,每增加 1.0cm,^{131}I 治疗的有效率降低 82.4%。淋巴结越大,疗效越差。

(三)淋巴结手术切除的影响

^{131}I 治疗手术切除颈部淋巴结的患者的疗效较未切除淋巴结的患者有效率高,疗效好。淋巴结较大且无手术禁忌的患者,可先行手术切除淋巴结再行 ^{131}I 治疗,如淋巴结较大,且有手术禁忌证时,可先行 ^{131}I 治疗,治疗后 1 ~ 3 个月内待病灶变小、变软后再手术切除。

二、^{131}I 治疗 DTC 远处转移的影响因素

影响 ^{131}I 治疗 DTC 远处疗效的因素主要与患者年龄、转移灶部位、转移灶程度分级、转移灶摄碘能力、血清 Tg 水平这 5 个因素有关。

(一)年龄

年龄可以作为预测 ^{131}I 治疗 DTC 远处转移疗效尤其是肺部转移效果的重要参考指标。确诊 DTC 远处转移的年龄越小,^{131}I 疗效越好。这可能与年龄越小病程相对较短,年龄越小其对辐射损伤的修复能力和对射线的敏感度越高有关。研究结果表明,< 40 岁远处转移的 DTC 患者,10 年生存率为 95%,而 > 40 岁远处转移的 DTC 患者,10 年生存率为 14%。

（二）转移灶部位

转移灶部位也是影响疗效的因素之一。单纯肺转移 ^{131}I 疗效最好，单纯骨转移次之，肺＋骨联合转移治疗效果最差。DTC 骨转移 10 年死亡率是肺转移的 4 倍。骨转移较肺转移疗效差可能与骨的血供较肺差，病灶浓聚 ^{131}I 剂量少；骨组织密度大，对射线衰减作用强而降低疗效；骨转移多发生于年龄较大或病程晚期等因素有关。

（三）转移灶程度分级

转移灶程度分级与 ^{131}I 疗效密切相关。肺转移灶的大小及骨转移灶的数目是决定远处转移程度的重要指标。对于胸部 CT 不能显示的肺转移灶及骨骼 X 片不能显示的单发骨转移灶，它们的发现靠诊断性 ^{131}I 扫描或治疗后 ^{131}I 扫描，这类病灶体积小、摄碘能力强，疗效较好。胸部 CT 不能显示的 DTC 肺部转移灶，处于转移早期，保留了较强的摄碘功能，是 ^{131}I 治疗的最佳时期。随着病程的延长，转移灶细胞在增值的同时，也发生了失分化，摄碘能力降低。所以病灶越大，病灶数目越多，单个病灶或单位体积内摄取的 ^{131}I 越少，疗效越降低。

（四）转移灶摄碘能力

转移灶是否摄取 ^{131}I 是影响 DTC 远处转移灶疗效的确定性因素。转移灶摄取 ^{131}I 能力越强，疗效越好。临床上会遇到转移灶不摄碘但血清 Tg 水平增高的患者，对于这类患者是否应该接受 ^{131}I 的治疗存在争议。有学者认为血清 Tg 水平增高是 DTC 细胞分化好的表现，患者可以接受 ^{131}I 治疗。也有学者认为，DTC 细胞合成 Tg 和摄取 ^{131}I 是两个彼此独立的功能，应根据病灶的摄碘能力决定是否给予 ^{131}I 的治疗。对于这类患者在确定排除 Tg 假阳性的情况下采取增强病灶摄碘和延长 ^{131}I 在病灶内滞留的方法，创造条件 ^{131}I 治疗，若治疗后 Tg 水平下降，认为治疗有效，如治疗后 Tg 无明显变化或又升高，认为 ^{131}I 治疗无效，以甲状腺激素抑制随访治疗为主。

（五）血清 Tg 水平

治疗前 Tg 水平是影响 DTC 远处转移灶疗效的一个因素。在残余甲状腺完全去除的情况下，Tg 主要来源于 DTC 肿瘤细胞的分泌。Tg 水平与 DTC 细胞的数量和分化程度相关，是检测复发与转移的一个重要指标。血清 Tg 水平越高，病灶数目越多或病灶体积越大，^{131}I 疗效越差。因此确诊 DTC 远处转移时，血清 Tg 水平较低者，^{131}I 治疗效果较好。有研究显示治疗前血清 Tg ＜ 100μg/L、100 ～ 1 000μg/L、＞ 1 000μg/L，^{131}I 治疗有效率分别为 100%、82% 和 29.3%。

（六）性别

性别是否是影响 DTC 远处转移灶疗效的一个因素，目前具有争议。大部分研究表明，性别与 ^{131}I 治疗 DTC 远处转移的疗效无关，但也有部分研究结果表明女性患者的治疗效果要好于男性。

（七）病理类型

病理类型是否是影响 DTC 远处转移灶疗效的一个因素，目前也是一个有争议的问题。有研究表明 PTC 合并远处转移的治愈率明显高于 FTC，部分研究表明 PTC 与 FTC 远处转移 ^{131}I 疗效无差异。

总之，影响 ^{131}I 治疗 DTC 疗效的因素很多。国内外大量研究显示疗效与年龄、性别、病理类型、转移灶部位、转移灶大小、摄碘功能等多因素有关。

（王叙馥　刘新峰）

第九节　^{131}I 治疗副作用

在选择 ^{131}I 治疗时首先要考虑副作用的种类、发生概率及严重程度。多数研究显示 ^{131}I 治疗 DTC 副作用小，仅少数单次高活度或累计治疗活度较高的患者产生骨髓、肺功能、唾液腺的副作用，如：骨髓抑制、放射性肺炎、唾液腺功能受损甚至发展成干燥综合征。

一、诊断用剂量的副作用

用作诊断性扫描或者摄碘率测量 ^{131}I 的活度非常低，副作用很罕见。一些患者会出现恶心、呕吐、口干等很可能来源于其他药物、停用甲状腺激素造成的甲减或紧张等原因。多可自愈。

二、清甲或多次 ^{131}I 治疗的副作用

（一）无聊、恐惧

很多患者首次清甲口服 ^{131}I 后唯一的不适就是无聊和恐惧，且发病率高。当然无聊并非真正的副作用，是患者遵守放射性隔离后的感受。可以通过读书、看电视、打电话等方式来解决。

（二）恶心、呕吐

首次清甲治疗后少数患者可能会出现恶心、呕吐，发病率并不高。症状一般比较轻，在治疗后数小时至两天内出现，很少超过 48 小时，缓解较快。治疗前应预防应用止吐药并告知患者多喝水加快 ^{131}I 的排泄。但如果治疗后 2～3 小时之内出现呕吐，要立即通知医师，以防放射性污染和患者治疗剂量不足。

（三）早发唾液腺肿胀和疼痛

由于 ^{131}I 会在唾液腺内聚集引起炎症，少数患者会出现唾液腺肿胀或疼痛。症状可在服药后 6h 至几天内发生，大多数持续时间不超过 2 周并能自愈。可以减少 ^{131}I 对唾液腺损伤的方法：①每 15～30 分钟或一直吃酸性糖果、无糖口香糖或酸性食物；②喝足量的水；③按摩唾液腺；④应用非甾体抗炎药物，如阿司匹林、布洛芬等。

（四）迟发的唾液腺肿胀和疼痛

在 ^{131}I 治疗后数月后出现的唾液腺肿胀、疼痛。这主要是由于腺管狭窄或唾液变稠导致的唾液排出受阻。腺管狭窄可能由于放射性炎症损伤所致，唾液变稠可能由于放射性碘造成的排泌减少，进食时黏稠的唾液增多却排出受阻引起肿胀疼痛。患者可能一看到美食或刚开始进食时单侧或双侧唾液腺就会不适、肿胀、疼痛、形成包块。数分钟至数小时后缓解，下次还会发作。部分患者持续数周至数月，部分患者长期不愈。出现这种情况应轻柔地按摩唾液腺，若长期不缓解，可以请耳鼻喉科医师检查腺管是否狭窄。若患者出现过这种情况，应在下次治疗前提前告知医师，但并不影响下次 ^{131}I 治疗。

（五）味觉异常

部分患者在 ^{131}I 治疗后出现味觉异常,吃东西毫无味道,味觉异常可以在治疗之后数周后出现,并持续数周。永久味觉异常罕见但随着累积剂量的增加而增加。若放射性碘剂量很大,则可能永久存在。

（六）结膜炎、泪腺炎、鼻泪管阻塞

放射碘治疗后可能引起结膜炎、导致干眼的泪腺炎、导致溢泪的鼻泪管阻塞。诊断主要与患者个人的感觉有关,出现这些症状需要专业的眼科治疗

（七）甲状腺床的肿大与疼痛

残余甲状腺及功能性转移灶摄取 ^{131}I 后,放射线对组织的破坏可引起放射性甲状腺炎,会引起甲状腺床的肿大与疼痛。出现这种情况正说明 ^{131}I 在起治疗作用。一般在服药后数小时后发生,持续 1 ~ 2d 后完全消失,大多不需治疗,症状较重可以应用阿司匹林、布洛芬、对乙酰氨基酚等镇痛药缓解症状。

（八）血细胞下降

^{131}I 治疗后,骨髓不可避免地受到放射损伤。一般血细胞下降在治疗后 1 ~ 2 周发生,4 ~ 6 周达最低值,之后开始回升,一般可恢复到治疗前水平。少数会有大幅度下降,最明显是白细胞和血小板。可用药物刺激骨髓制造更多的白细胞和血小板,也可输血治疗,红细胞很少受影响。

（九）生育问题

有数据表明高剂量或多次治疗会导致精子数量的减少。按照标准估计,^{131}I 对睾丸的辐射剂量为 0.084cGy/mCi,即每口服 100mCi 的 ^{131}I,睾丸的辐射剂量约为 8.4cGy。有研究提示,人类精原细胞的半数致死量为 15 ~ 33cGy。

尽管 ^{131}I 对睾丸的精原细胞有暂时性的损伤,但很少出现生育能力的丧失。另外有报道对儿童时期接受过 ^{131}I 治疗的患者其对以后生育能力的远期效应研究,发现即使给予较大剂量的 ^{131}I,仍然具有正常的生育能力。因此,^{131}I 对男性的生育能力会产生短期的损害,一般持续 22 ~ 26 个月,其辐射损伤的发生依赖于 ^{131}I 剂量。多数情况下,损伤是可逆的。对于有生育计划的男性应与医师讨论能否储存精子或生育后再治疗。为减少辐射损害,在治疗后 72h 内应多饮水、多排尿。

目前没有大样本临床研究提示大剂量放射碘治疗对女性生育的影响。相关研究正在进行,但仍不清楚治疗多长时间后可以安全怀孕。有报道证实,年轻女性 ^{131}I 治疗后,其正常生育率和早产率与正常人群相比无明显差异。但有研究证实在 ^{131}I 治疗后第一年,大约 25% 的女性会因为卵巢短暂受损出现闭经和 FSH 水平上升。基于以上原因,笔者认为怀孕时间在最后一次 ^{131}I 治疗后应该等待 1 年以上,以彻底排除体内的放射性核素并确定癌组织已消除。怀孕后流产发病率轻度增高,但死胎、早产儿、低体重儿、先天性畸形、出生一年内婴儿死亡率、出生的后代其甲状腺疾病和非甲状腺恶性肿瘤的发病率与未接受 ^{131}I 治疗者相比是相同的。因此,除流产发病率外,没有证据说明 ^{131}I 对怀孕及其所生后代有影响。况且流产发病率与甲状腺激素替代剂量不足或过多有关,因此,在进行激素替代时,应使 TSH 控制在 0.5 ~ 2.5mU/L 之间,

在满足 TSH 被抑制的情况下,尽量使用较小剂量的甲状腺激素。

(十)放射性肺炎和肺纤维化

若甲状腺癌合并肺转移,则大剂量 ^{131}I 治疗可能导致放射性肺炎和肺纤维化。以下因素决定了肺炎和肺纤维化发生的可能性:转移灶多少、转移灶大小和摄碘水平。如果肺炎和纤维化风险较高,应限制 ^{131}I 用量。

(十一)遗传病

理论上大剂量或多次治疗会增加下一代出现问题的风险,但目前还没有临床数据证明此点。

(十二)其他恶性肿瘤

大剂量或多次 ^{131}I 治疗可能会诱导另一种恶性肿瘤和骨髓移植的发生,导致其他癌症的风险增加,包括膀胱癌、结肠癌、唾液腺癌和白血病等。诱发其他癌症的风险评估与很多因素有关,如:治疗时的年龄、^{131}I 治疗的剂量总和、单次剂量、治疗间隔时间、减少身体对放射性碘暴露的各种方法(喝水、吃酸性糖果、夜起排尿、服用缓泻剂)是否做到位等。

^{131}I 治疗后再出现恶性肿瘤发病率较低,特别是白血病,对于单次剂量小于 200mCi,累积剂量小于 800mCi 的患者发病率几乎为零。对于 ^{131}I 对患者产生的益处及其他癌症的风险,美国甲状腺协会总结如下内容:

1. 首次 ^{131}I 治疗并不增加其他癌症的风险。

2. 随着治疗次数和治疗剂量的增加,其他癌症的发病率会增加,风险难以量化,但发病率仍不高,是否再次治疗需要和甲状腺癌对身体的影响相权衡。

3. 不应设定最高累积剂量,具体剂量应考虑:①甲状腺癌的严重程度;②病灶位置;③转移灶是否摄取 ^{131}I;④之前对 ^{131}I 治疗的效果如何;⑤血细胞计数;⑥上次治疗时的血细胞计数;⑦患者年龄;⑧是否合并其他疾病;⑨是否有别的替代治疗方案。

4. 从第一次治疗开始,就应该采取办法减少其他恶性肿瘤发生的可能性。

总之,^{131}I 和其他药物一样都有副作用,且随着治疗剂量和治疗次数的增加而加重。总体来说,这些副作用大都可以治疗,发生概率较低,发生的概率和严重程度需和甲状腺癌的严重程度来比较考虑。

(刘新峰　王叙馥)

第十节　^{131}I 治疗分化型甲状腺癌辐射防护

自 1942 年 Hertz 首次应用 ^{131}I 治疗格雷夫斯病以来,^{131}I 已被用于治疗多种甲状腺疾病。患者口服 ^{131}I 后就对外发射射线,变成特殊的辐射源。随着 ^{131}I 治疗患者越来越广泛,应用量越来越大,保障放射工作人员的安全及公众安全显得越来越重要。因此 ^{131}I 治疗分化型甲状腺癌患者的外照射监测和辐射防护尤为重要。

一、患者照射量率测量

患者口服 ^{131}I 后，体内的 ^{131}I 发射出 β 射线和 γ 射线。大部分可以穿透人体对周围环境形成 γ 外照射。β 射线与人体产生轫致辐射而产生 X 射线外照射。因此服 ^{131}I 后，患者就成为一个外照射的放射源。其特点为：①患者服 ^{131}I 后既发出 γ 射线又发出 X 射线，形成混合外照射源。②由于人的体积很大且不规则，所以 ^{131}I 治疗后患者形成的外照射形状和体积差别很大，不能简单地将患者视为点源、球体源、柱状源。③ ^{131}I 在体内分布不均匀，一般来说，^{131}I 主要分布于颈部甲状腺及转移灶，胃肠道和膀胱有生理性分布，其他组织内分布较少，所以 ^{131}I 在体内的分布个体间差异很大。④ ^{131}I 在体内既有物理衰变又有生物衰变，所以患者造成的外照射源的强度随时间衰减，且源的衰减速度个体间差异很大。⑤外照射源可以自身吸收及自行移动。辐射源的辐射量可以用放射性活度直接表示，也可以用照射量间接表示。由于很难测量患者体内的放射性活度，所以通常测量患者作为外照射源的照射量或照射量率，间接测量患者体内残留 ^{131}I 的活度。

测量方法为：在单独一间测量室内，室内本底计数同天然本底，采用放射性辐射剂量仪，每次只进一名的患者，患者检测之前先排空小便，DTC 患者服 ^{131}I 后分别于第 1 小时、24 小时、48 小时、72 小时、96 小时、120 小时、144 小时和 168 小时多个时间点进行测量，每个时间点都测量 0.3m、1m、2m 三种距离下的照射量率，动态过程照射量率随时间的变化。每次测量时间为 1min。分别在患者的甲状腺水平、剑突水平和骨盆水平测量照射量率，取最大值作为结果。DTC 患者服 ^{131}I 后，由于体内的大部分 ^{131}I 随尿液排出体外，所以服 ^{131}I 后前 3d 照射率迅速下降，其后缓慢下降。照射量率随距离的增加而减少，0.3m 距离的照射量率最高，1m 次之，2m 最小。

二、^{131}I 治疗分化型甲状腺癌患者出院时间确定

根据我国现行的相关法规，^{131}I 单次治疗剂量超过 400MBq 时应入住具备合格辐射防护措施和医疗安全的核素治疗病房或限制活动范围，以保证患者和周围环境的辐射安全。另外为确保患者出院后不至于使接触患者的家庭成员及公众超过相关的计量约束或剂量限值，^{131}I 治疗后的患者出院时体内放射性活度应 ≤ 400MBq。

确定出院时间的方法：患者体内 ^{131}I 的活度难以直接测量，要明确患者体内残留的活度有两种方法：第一种是通过测量排出物活度来确定，然后用给药活度减去排出物活度结合物理半衰期衰减校正后计算出体内的存留活度。由于体内的 ^{131}I 主要由尿液排泄，粪便和汗液排出很少，要收集患者所有的尿液标本后，测量活度后进行衰减校正后，就可以算出排出活度，进而计算出存留活度，这种方法较为准确，但需要每日收集尿液标本，工作量大，且不方便。第二种方法是测量周围剂量当量率，进而估算患者体内的存留活度。这种方法简便易行。患者或受检者家人或探访者与患者或受检者接触的距离 < 3m 时，可按照公式 $D=A_R D_1 t/(1\,000R^{1.5})$ 计算当体内存留 ^{131}I 的活度为 400MBq（10.8mCi）时，在距离 1m 处，相应的周围剂量当量率为 23.3μSv/h，所以在距离患者 1m 处，照射量率 23.3μSv/h，就可以出院。

三、DTC 患者出院后公众人群受照剂量估算

^{131}I 治疗后出院的 DTC 患者,虽然其体内残留活度 < 400MBq(10.8mCi),但患者仍作为辐射源,对周围发出外照射,产生辐射损害。DTC 患者 ^{131}I 治疗后出院的患者按照接触人群的职业划分为发生工作人群和公众人群。依据与 DTC 患者接触的方式不同,公众人群又分为配偶或伴侣、成人家属、儿童家属、同车乘客、工作同事和其他人群。甲状腺癌患者 ^{131}I 治疗后出院后的生活隔离具体指导和建议见表 10-2。

表 10-2　甲状腺癌患者 ^{131}I 治疗后出院后的生活隔离

施用量 /GBq	不上班时间 /d	与伴侣不同床时间 /d	限制与儿童和孕妇密切接触时间 /d
1.85	3	16	16
3.70	7	20	20
5.55	10	22	22
7.40	12	23	24

(一)公众人群受照剂量估算

公众人群受到外照射之后,我们需要了解其所受照射的剂量。计算方法有两种,一种是个人剂量计测量法,另一种是 Mounford 法。

个人剂量计测量法可以通过佩戴个人剂量计准确计算出个人所受外照射的剂量当量和吸收剂量,这种方法不能实时监测,不能了解每次接触所致剂量。这种方法主要用于测量放射性工作人员受照剂量。

Mounford 法是依据空气剂量当量率和接触时间估算个人受照剂量的方法。其基本公式为:剂量当量＝空气剂量当量率 × 接触时间。主要用于估算出公众人群在没有采取防护措施与患者自由接触后的受照剂量。

根据国内华西医院的研究数据表明,DTC 去除残余甲状腺的患者,服药剂量为 3 700MBq(100mCi),第 3 天允许出院(体内残留 ^{131}I < 1 110MBq),出院后与公众人群接触时,配偶或伴侣的年剂量当量为 30.3mSv,成人家属所受的年剂量当量为 3.7mSv;工作同事所受的年剂量当量为 4.5mSv。DTC 清灶治疗的患者,服药剂量为 7 400MBq(200mCi),第 4 天允许出院(体内残留 ^{131}I < 1 110MBq),出院后与公众人群接触时,配偶或伴侣的年剂量当量为 43.3mSv,成人家属所受的年剂量当量为 4.7mSv;工作同事所受的年剂量当量为 5.4mSv。

根据国际放射防护委员会(International Commission on Radiological Protection,ICRP)的第 60 号出版物的建议,公众人群的个人年剂量当量应该小于 1mSv,我国现行《电离辐射防护与辐射源安全基本标准》(GB 18871—2002)的规定,1mSv 作为公众人群年剂量当量的限值。那么配偶或伴侣、成人家属、工作同事在无防护措施的情况下,与 DTC 服 ^{131}I 治疗后出院的患者自由接触下,均超过了 1mSv 的限值。尤其是配偶或伴侣,所受的年剂量当量最高,可达

30～40mSv,所以,我们应当对这些公众人群加强辐射防护。

(二)保护公众人群的辐射防护措施

应该采取怎样的防护措施才能保证公众人群的辐射安全是核医学医师、患者和家属都关心的问题,也是我们必须回答并解决的问题。

在无防护、自由接触的状态下,配偶或伴侣、成人家属或同事等公众人群与出院后的DTC患者的接触都是从出院后开始接触直至无穷大。以天数为单位,分为限制期和非限制期前后2个部分。限制期是指从患者服^{131}I治疗后到某一天,这段时间内应完全限制接触。非限制期是指限制期以后的时间,这段时间不再限制接触,通过设立限制期可以保证公众人群受照剂量小于1mSv。

当患者口服^{131}I清甲治疗时,患者的分睡限制期、1m距离接触限制期、上班限制期分别为12d、3d、5d。患者必须住到服^{131}I第3天才允许出院,服^{131}I第3天最大允许乘车时间为3.2小时,服^{131}I第四天最大允许乘车时间为4.6h,服^{131}I第8天对患者无乘车时间限制。

当患者口服^{131}I清灶治疗时,患者的分睡限制期、1m距离接触限制期、上班限制期分别为5d、2d、2d。患者必须住到服^{131}I第4天才允许出院,服^{131}I第4天最大允许乘车时间为4.5小时,服^{131}I第8天对患者无乘车时间限制。

总之,为了减少公众人群的辐射和公众人群对DTC服碘后出院的患者的恐惧心理,设立了限制期,但限制期仅仅是外照射防护措施中的一项时间防护措施,没有考虑有无单独居室、有无独立卫生间、卫生条件及患者的依从性等因素。因此为了更好地提高^{131}I治疗的安全性,应给予个性化的辐射防护指导方案,以保证公众的辐射安全。

(刘新峰　王叙馥)

第十一节　未分化和低分化甲状腺癌的核素治疗

从病理学的角度,未分化型甲状腺癌占甲状腺癌的1%～2%,从^{131}I治疗是否摄碘的角度,不具备明显摄碘功能的未分化或低分化型甲状腺癌占15%～20%。这些患者甲状腺癌恶性程度高,不宜行^{131}I治疗,化疗和外照射治疗疗效也不佳,预后较差。

近年来,部分学者采用维A酸诱导未分化型和低分化型甲状腺癌向高分化型转变,在体外细胞培养实验中,维A酸能够诱导细胞NIS,促进细胞分化与摄碘。临床应用中,接受治疗的患者数目有限,疗效总体不是很理想。具体治疗方法为患者^{131}I治疗后不再摄碘后,间隔4～6个月后,患者停服甲状腺片并忌碘饮食(同^{131}I清甲治疗前准备),每日口服维A酸,剂量为1～1.5mg/kg,连续5周,测血清TSH、Tg、TgAb水平,行^{131}I诊断性扫描,如转移灶明显摄取^{131}I,立即给予大剂量^{131}I治疗。

研究显示,约30%～50%失分化型甲状腺癌可以重新摄取^{131}I,但摄取的程度差异较大,且^{131}I在病灶内的滞留时间都较短,因此疗效显著的患者较少。另外血清Tg的水平与维A酸诱导^{131}I摄取增加不平行,因此血清Tg的水平不作为维A酸诱导的监测指标,但可以作为疗效监测的治疗。维 A 酸诱导治疗可能会出现皮肤黏膜刺激、恶心、呕吐等副作用。

（王叙馥　刘新峰）

第十二节　甲状腺髓样癌放射性核素治疗

甲状腺髓样癌由甲状腺滤泡旁 C 细胞产生，不能摄取碘，因此不能采用 ^{131}I 治疗，以手术治疗为主，外放疗及化疗的疗效也不确定。

甲状腺髓样癌属于神经内分泌肿瘤，在细胞膜表面含有多种神经内分泌受体。许多研究显示，甲状腺髓样癌可以摄取 ^{99m}Tc（Ⅴ）-DMSA。约 50% 的患者可以摄取 ^{131}I-MIBG，因此可以采用 ^{131}I-MIBG 治疗。笔者对多例甲状腺髓样癌伴多发转移灶的患者采用 ^{131}I-MIBG 治疗，肿块缩小，疗效显著，血清降钙素明显降低。治疗方法为静脉给予 ^{131}I-MIBG 100～150mCi，60～90分钟注射完毕，给药时严密观察血压与脉搏。治疗的同时要注意观察与纠正骨髓抑制、肝肾功能异常等不良反应。

目前国外部分学者尝试采用 ^{188}Re（Ⅴ）-DMSA 及 ^{131}I-CEA 单抗治疗甲状腺髓样癌，但成功应用的大样本病例报道很少。

（王叙馥　刘新峰）

参考文献

[1] BRAY F, FERLAY J, SOERJOMATARAMI, et al. Global cancer statistics 2018: GLOBOCAN estimates of incidence and mortality worldwide for 36 cancers in 185 countries[J]. CA Cancer J Clin, 2018, 68(6): 394-424.

[2] CHEN W, ZHENG R, BAADE P D, et al. Cancer statistics in China,2015[J]. CA Cancer J Clin, 2016, 66(2): 115-132.

[3] ZHENG R S, SUN K X, ZHANG S W, et al. Report of cancer epidemiology in China, 2015[J]. Chin J Oncol, 2019, 41(1): 19-28.

[4] HAUGEN B R, ALEXANDER E K, BIBLE K C, et al. 2015 American thyroid association management guidelines for adult patients with thyroid nodules and differentiated thyroid cancer: the American thyroid association guidelines task force on thyroid nodules and differentiated thyroid cancer[J]. Thyroid, 2016, 26(1): 1-133.

[5] LEBOULLEUX S, TUTTLE R M, PACINI F, et al. Papillary thyroid microcarcinoma: time to shift from surgery to active surveillance? [J]. Lancet Diabetes Endocrinology, 2016, 4 (11): 933-942.

[6] BRITO J P, HAY I D. Management of papillary thyroid microcarcinoma[J]. Endocrinol Metab Clin North Am, 2019, 48(1): 199-213.

[7] JI Y B, SONG C M, KIM D, et al. Efficacy of hemithyroidectomy inpapillary thyroid carcinoma with minimal

extrathyroidal extension[J]. Eur Arch Otorhinolaryngol, 2019, 276(12): 3435-3442.

[8] PATEL K N, YIP L, LUBITZ C C, et al. The American association of endocrine surgeons guidelines for the definitive surgical management of thyroid disease in adults[J]. Ann Surg, 2020, 271(3):e21-e93.

[9] ZHAO T, LIANG J, LI T, et al. Serial stimulated thyroglobulin measurements are more specific for detecting distant metastatic differentiated thyroid cancer before radioiodine therapy[J]. Chin J CancerRes, 2017, 29(3): 213-222.

[10] WEI L, ZHAO G, LV N, et al. Negative remnant ^{99m}Tc-pertechnetate uptake predicts excellent response to radioactive iodine therapy in low to intermediate risk differentiated thyroid cancer patients who have undergone total thyroidectomy[J]. Annals of Nuclear Medicine, 2019, 33(2):112-118.

[11] 王任飞, 王勇, 石峰, 等. 碘难治性分化型甲状腺癌的诊治管理共识 (2019 年版)[J]. 中国癌症杂志, 2019, 29(6):476-480.

[12] 中华医学会核医学分会, ^{131}I 治疗分化型甲状腺癌指南 (2021 版)[J]. 中华核医学与分子影像杂志, 2021, 41(6):218-241.

第十一章

甲状腺癌内科治疗

　　甲状腺癌是内分泌系统最常见的恶性肿瘤,约占全球癌症患病率的3.1%。近几十年来,其发病率增长迅速,在我国以每年20%的速度持续增长,其中女性尤为明显,据统计,我国城市地区女性甲状腺癌患病率位居女性所有恶性肿瘤的第4位,这不仅威胁患者生命健康,也给国家和社会带来巨大负担,因此,十分有必要寻求多样化治疗手段以改善预后。目前国内外治疗甲状腺癌的手段主要有手术治疗、^{131}I治疗、外放射治疗、内分泌治疗、药物化学治疗、免疫治疗和分子靶向药物治疗,本章主要介绍甲状腺癌的内科治疗,包括内分泌治疗、药物化学治疗和免疫治疗。

第一节　甲状腺癌内分泌治疗

　　甲状腺癌的内分泌治疗主要指甲状腺激素治疗。在临床上,甲状腺癌的治疗主要以手术治疗为主的综合治疗,术后进行甲状腺激素治疗是其必要的辅助手段,不仅为了减少肿瘤复发和转移,也为了治疗因手术所引起的甲状腺功能减退。由于甲状腺髓样癌(MTC)和甲状腺未分化癌(ATC)恶性程度较高,手术后通常进行化疗。目前甲状腺激素治疗多用于分化型甲状腺癌(DTC)手术和^{131}I治疗后的辅助治疗。根据治疗目的和剂量不同,甲状腺激素治疗主要分为促甲状腺激素(TSH)抑制治疗和甲状腺激素替代治疗,其中TSH抑制治疗是主要手段。

一、TSH 生理机制

　　TSH是一种由腺垂体分泌的促甲状腺生长因子,具有促进甲状腺滤泡上皮细胞增生、甲状腺激素合成及释放的作用,同时受到甲状腺激素反馈性调节。TSH在正常生理状态下与甲状腺滤泡上皮细胞的促甲状腺激素受体(TSHR)相结合,形成激素-受体复合物而激活受体,进而与鸟氨酸结合蛋白(guanine nucleotide binding protein,G蛋白)耦联,促进三磷酸鸟苷(guanosine triphosphate,GTP)形成,激活细胞内的环腺苷酸(cyclic adenosine monophosphate,c-AMP)系统以及蛋白激酶A(protein kinase A,PKA)系统,继而调节细胞的基因表达及物质代谢,发挥生物学效应。在此信号传导通路中,任意一个环节发生障碍均会对甲状腺滤泡上皮细胞的功能产生影响。

二、TSH 与甲状腺癌的关系

许多学者认为 TSH 与甲状腺癌的发生发展密切相关。TSH 不仅可激活 cAMP 信号转导通路,其还促进细胞生长因子、血管内皮生长因子、胰岛素样生长因子等多种生物活性因子,进而刺激甲状腺细胞生长,增加肿瘤发生发展的危险性。其实,早在 2006 年,Boelaert 等就首次报道术前血清 TSH 水平可能是分化型甲状腺癌(DTC)独立的预测因子,随着血清 TSH 水平的增高,DTC 的患病率相应增加。之后更多学者证实,高水平 TSH 是促进 DTC 发病和不良预后的独立危险因素。甲状腺癌术后,若 TSH 水平持续升高,则预示肿瘤发生复发和转移的概率较大。因此,临床中通常给予甲状腺癌手术后患者左甲状腺素(L-T4)治疗,不仅可补充生理剂量的甲状腺激素,还可抑制 TSH 的作用,从而阻断 DTC 患者癌细胞的生长,降低 DTC 的复发率和死亡率。

三、甲状腺激素治疗

甲状腺激素治疗包括 TSH 抑制治疗和甲状腺激素替代治疗。TSH 抑制治疗是彻底控制垂体产生 TSH,减少肿瘤细胞增殖,它又分为 TSH 完全抑制治疗和部分抑制治疗。完全抑制治疗要求 TSH 低于正常值低限或低限以下,甚至检测不到的程度,通常应小于 0.5mU/L(0.5mU/L 因各实验室的 TSH 正常参考范围下限不同而异),且越小越好;部分抑制治疗要求 TSH 在正常低值范围,常在 0.5 ~ 1.0mU/L(正常参考值为 0.5 ~ 4.2mU/L)(4.2mU/L 因各实验室的 TSH 正常参考范围上限不同而异),两者均要求血清甲状腺激素,包括游离甲状腺素(FT4)和游离三碘甲状腺原氨酸(FT3)处于正常值高限或稍高水平。而甲状腺素替代治疗是减少由于缺乏甲状腺激素而出现的症状,要求 TSH 位于正常水平,1.0 ~ 4.2mU/L 之间,并且血清甲状腺激素在正常范围内。

(一)甲状腺激素替代治疗

由于 MTC 和 ATC 的癌细胞膜上缺乏 TSHR,对 TSH 的刺激没有反应,这两种类型的甲状腺癌患者仅需给予生理剂量的甲状腺激素进行替代治疗,补充因甲状腺手术切除而造成的甲状腺功能减退。

(二)TSH 抑制治疗

1. 概念　TSH 抑制治疗是指对 DTC 术后和 / 或 ^{131}I 治疗后的患者,给予超过生理需要量的甲状腺激素,反馈性抑制脑垂体分泌 TSH,将 TSH 抑制在正常低限或低限以下,甚至检测不到的程度,以减少其对正常甲状腺细胞或分化型甲状腺癌细胞的刺激作用,从而减少 DTC 的生长、复发和转移。DTC 为 TSH 依赖性肿瘤,对其进行合理的 TSH 抑制治疗有着重要的意义。但当分化型甲状腺癌肿已形成时,TSH 抑制治疗的反应性很低。因此,TSH 抑制治疗对已形成的分化型甲状腺癌肿并无治疗作用,仅能延缓其发展,而对尚未形成的癌肿具有一定程度的预防作用。

2. TSH 抑制治疗药物选择　甲状腺合成激素的主要类型是四碘甲状腺原氨酸(又称甲状腺素,T4),也能合成少量三碘甲状腺原氨酸(T3)。由于 T3 对甲状腺素激素受体的亲和力比

T4 高 10 ~ 15 倍,所以 T3 具有更高的生物活性。正常情况下,甲状腺分泌的 T4 与 T3 的比值接近于 13 : 1,甲状腺是内源性 T4 的唯一来源。甲状腺分泌 T3 的量仅占全部 T4 的 20%,其余 80% 则由 T4 在外周组织中经脱碘转化而来。每天约有 50% 的 T4 脱碘转化为 T3。1970 年研究发现,T4 向 T3 的转化是人体内自然发生的一个过程,因此,美国临床内分泌科医师协会和美国甲状腺学会等建议可单独使用 T4(不联合其他激素)来治疗各种类型的甲状腺功能减退,这自然也包括甲状腺癌术后的甲状腺激素替代治疗和 TSH 抑制治疗。多年来,数种甲状腺激素制剂被用于临床。早期曾用的甲状腺激素制剂之一是动物甲状腺的干制剂,其同时含有 T4 和 T3,由于不同年龄、性别以及不同饲料所喂养的动物甲状腺中甲状腺激素活性差异较大,此外,不同工厂对于甲状腺制剂的生产工艺也不同,这就造成干甲状腺片中 T4 / T3 的比例不稳定,服用后带来血清甲状腺激素水平的波动。造成这些差异的原因包括甲状腺干制剂来源(例如牛或猪)、生产提取方法和产品的批次等。

研究表明,人体对动物 T4 和 T3 的吸收明显不同于对自身合成 T4 和 T3 的吸收。T4 在血中的作用持续时间较长,服药后 2 ~ 6 小时内缓慢吸收;1d 后,血 T4 水平处在正常范围下限,并且变动很小。T3 则与 T4 不同,它吸收快、作用持续时间短,一天内血 T3 水平波动较大。而动物干甲状腺片中 T3 含量较大,服药后数小时内,T3 水平经常高于正常范围,而在 8 ~ 12 小时内回落到低水平,因此可能带来 TSH 波动,不建议在长期抑制治疗中作为首选,仅在部分对 L-T4 制剂过敏病人或单用 L-T4 抑制效果不佳时补充使用。由于血中的大部分 T3 是由 T4 转化而来的,因此,治疗甲状腺功能减退和甲状腺癌术后的抑制或替代治疗是单独应用 T4。人工合成纯化的 L-T4 几乎取代了动物干甲状腺制剂成为 TSH 抑制疗法的首选用药。

甲状腺功能减退或甲状腺癌术后的治疗最好使用合成的 L-T4 制剂。由于不同片剂和新上市的液态胶囊剂型(其非活性成分为明胶、甘油、水)配方不同,而且目前评估剂型间生物等效性准确的换算方法尚不明确,故当前推荐尽量使用一种 L-T4 制剂,以尽量减少换药之间的剂量变换。

总之,目前临床上应用于 TSH 抑制治疗的首选药物为 L-T4,该药物口服易吸收,服用后血液中 T4 峰值水平出现于服药后 2 ~ 4 小时。所含有的左甲状腺素与体内自然的甲状腺素相同,进入体内后在外周组织中脱碘转化为 T3 而发挥生物学作用。干甲状腺片中甲状腺激素的剂量和 T4 /T3 的比例不稳定,可能带来 TSH 波动,因此不建议在长期抑制治疗中作为首选。

3. TSH 抑制治疗 L-T4 给药时间、剂量和调整

(1)L-T4 给药时间:关于 DTC 术后何时给予 TSH 抑制治疗,目前尚无统一定论。一部分学者主张手术结束后即开始服用 L-T4 进行 TSH 抑制治疗。但是,过早开始 TSH 抑制或用药过量可能会出现医源性甲状腺毒症或亚临床甲状腺功能亢进,表现为心动过速,心肌耗氧量增加所致的心绞痛发作、心房纤颤,糖代谢和脂代谢异常,骨量丢失,甚至是绝经后女性的骨质疏松等。还有研究报道长期 TSH 受抑制可能会增血栓形成的风险。另有学者认为,在中青年患者中,亚临床甲状腺功能亢进会导致一些重要的心血管危险因素,包括心动过速、左室肥厚、平均动脉压升高及心脏舒张功能不全等,而这些危险因素长期存在可能会明显增加心血管意外事件的发病率,并且超过 TSH 抑制治疗带来的获益。全美综合癌症网络(NCCN)指南特别指出 TSH 抑制治疗应当个体化,权衡治疗效果及甲状腺素用量过高引起的副作用,进行个体化处理。

许多学者认为可通过监测 DTC 术后血清甲状腺相关激素水平的变化,进而决定 TSH 抑制治疗开始的最佳时机。已有研究发现 DTC 患者行全甲状腺切除术后血清 TSH 于术后第 2 天开始升高,于第 6 天超过正常参考值高限,至术后第 14 天一直处于上升状态;血清 T4、FT4 于术后 4 天内呈上升趋势,之后呈下降趋势,于第 14 天明显低于正常参考值范围;患侧腺叶及峡部切除术后血清 TSH 于术后 4 天内呈下降趋势,之后呈上升趋势,至术后第 8 天超过术前水平,于第 14 天超过正常参考值高限,血清 T4、FT4 于术后 2 天达高峰后开始下降,并于术后第 14 天处于正常范围。血清 T4、FT4 一过性升高考虑与手术操作挤压引起甲状腺滤泡中激素释放有关,随后血清 T4、FT4 下降,考虑与腺体组织被切除而导致的合成分泌激素功能缺失、机体剩余激素及术中释放的激素消耗等有关。鉴于 DTC 术后相关激素水平呈动态变化,为减少医源性甲状腺功能亢进,有学者建议无论选择何种术式,DTC 患者应在术后第 1 天开始动态监测甲状腺相关激素,根据激素水平变化开始 TSH 抑制治疗,当术后 TSH 水平高于正常参考值范围时,应作为启动 TSH 抑制治疗的最佳时机而非术后即刻。

2012 年国内《甲状腺结节和分化型甲状腺癌诊治指南》推荐 DTC 术后应及时给予 TSH 抑制治疗,但并未明确首次服药时间。目前国内对于无需 ^{131}I 治疗者,多主张术后 1 周给予 L-T4 预计常用剂量的 1/2。对于 DTC 手术后需行 ^{131}I 清除残余甲状腺组织(清甲)和/或清除转移灶(清灶)治疗的患者,应于服用 ^{131}I 治疗后 1 ~ 5d 开始服用 L-T4 治疗。通常清甲治疗后 24 ~ 72 小时开始(或继续)口服甲状腺激素,常规用药为 L-T4。清甲前残留较多甲状腺组织者,因清甲所用的 ^{131}I 破坏甲状腺组织使甲状腺激素不同程度释放入血,故 L-T4 治疗的起始时间可适当推迟,补充 L-T4 的剂量也宜逐步增加。服药后需监测 TSH 水平和甲状腺功能,逐渐增加药量至 TSH 抑制治疗的目标。

(2) L-T4 初始剂量和常用剂量:TSH 抑制治疗 L-T4 的服药剂量要大于治疗甲状腺功能减退时的替代剂量,并提倡终身服用。近年来,对 TSH 抑制治疗的观念发生了转变,提倡个体化治疗,兼顾 DTC 患者的肿瘤复发危险度的同时,还要考虑到 TSH 抑制治疗可能导致的不良反应,摒弃以往的单一治疗剂量标准。对于患者个体而言,为达到 TSH 抑制目标所需 L-T4 的剂量,应充分体现个体化原则。

L-T4 起始剂量因患者年龄和伴发疾病情况而异。以甲状腺已完全清除者为例:年轻患者可以直接启用目标剂量,而不是由小剂量开始并逐渐加大到目标剂量;50 岁以上的患者,如无心脏病及其倾向,初始剂量 50μg/d;如患者有冠心病或其他高危因素,初始剂量为 12.5 ~ 25μg/d,甚至更少,增量更缓、调整时间更长,并需严密监测心脏状况。L-T4 最终剂量的确定有赖于血清 TSH 的监测,而伴有心绞痛症状的患者可能限制了 TSH 水平达标。

L-T4 的常用剂量取决于体重、年龄、性别、体重指数(body mass index,BMI)及更年期状态等多重因素影响。体重是一个极其重要的因素,根据体重计算 L-T4 剂量是目前临床应用最广泛、最经典的方法。临床上对于已全部清除甲状腺的 DTC 患者,通常根据体重计算 L-T4 替代治疗的日剂量为每千克体重 1.5 ~ 2.1μg。然而,对于为了抑制 TSH 的 DTC 患者,L-T4 的剂量往往在 2.0 ~ 2.5μg/kg。但计算临床剂量时应只考虑理想体重(即无脂体重)。特别指出:无脂体重是每日 L-T4 需要量的最好预测指标,相同无脂体重的人所需的 L-T4 量是一样的,因为脂肪组织在很大程度上是代表惰性的。当比较及分析相同体重对于不同身高的人产生的健康影响时,BMI 值是一个中立而稳定的指标。有研究认为 BMI 是计算 L-T4 剂量的唯一显著影响因素,并推荐根据其计算 L-T4 剂量的公式:L-T4 剂量 =(- 0.018×BMI 值 +2.13)× 体重(kg)。但也有学者证实年龄也是影响 L-T4 剂量的重要因素,年龄与 L-T4 剂量呈负相关:L-T4 剂量 = {0.943× 体重(kg)+[- 1.165× 年龄(岁)]}+125.8,并将公式简化为 L-T4 剂量 = 体重(kg) - 年龄(岁)+125,但由于其缺乏临床验证试验,因此并未用于临床指导。此外,性别也会影响剂量,往往女性需要量大于男性。

(3)TSH 抑制治疗 L-T4 剂量调整:补充甲状腺激素,重新建立下丘脑 - 垂体 - 甲状腺轴的平衡,一般需要 4 ~ 6 周。因此,初始用药后、调整剂量或更换 L-T4 制剂后 4 ~ 6 周,应当测定相关激素指标,然后根据检查结果调整药物剂量,直至达到治疗目标。调整剂量时,在开始可以每次调整 12.5 ~ 25μg,越接近目标值,调整量相对越小。达标后 1 年内每 2 ~ 3 个月、2 年内每 3 ~ 6 个月、5 年内每 6 ~ 12 个月复查甲状腺功能,以确定 TSH 维持于目标范围。口服甲状腺激素后 2 ~ 6 小时,血清 T4 水平小幅升高,因此检测 T4 水平时,应在口服甲状腺激素前采血。医师确定 L-T4 用量时,通常更看重血清 TSH 而非 T4 水平。

当服用或停用影响吸收、血浆结合或代谢的药物时,通常也需调整剂量。若起用此类药物,应在 4 ~ 6 周内监测甲状腺激素水平,并在之后至少每隔 4 ~ 6 周复测,直到 L-T4 剂量稳定、TSH 水平达标。随着患者年龄增加以及体重减轻,要减少 L-T4 剂量。部分病人需要根据冬夏季节 TSH 水平的变化调整 L-T4 用量(冬增夏减)。

规律用药方能保证治疗达标。尽管每天服用 L-T4 是最理想的,但偶尔会漏服,1 周内漏服 1 次药物能导致整周全部用药剂量减少 14%,因此,大多数医师建议漏服药物要补服,漏服的剂量可在发现的当天或随即几天内补齐。如果患者需要持续使用大剂量 L-T4(> 200μg/d)或频繁出现 TSH 水平升高,则可能是依从性差或存在 L-T4 吸收的问题,前者更常见。对依从性差的患者,可以算出每周替代量一次服用,这样仍能达到相似的临床安全、结局和可接受的 TSH 水平。

4. L-T4 口服制剂用药时间、方法和注意事项 不恰当的服用时间会影响 L-T4 的吸收,进而增加 L-T4 剂量。研究表明相同剂量下,随早餐或早餐后服药相比空腹服药(早餐前至少 1 小时)TSH 升高、变异性增加,FT4 明显降低。为提高 L-T4 吸收率,应建议患者空腹服药,最好 1 小时后再进食。水服 L-T4 最利于确保甲状腺素被最好的吸收,发挥最大的功效,以维持稳定的 TSH 水平。TSH 治疗达标之前,其肠道对甲状腺素的吸收可能有一定的影响。某些食物、药物和 / 或胃酸缺乏的情况下,能够减少口服药的吸收而造成 TSH 波动(表 11-1),因此,需要调整甲状腺激素用量或在间隔足够时间后服用某些特殊药物或食物,如:与维生素、滋养品间隔 1 小时;与含铁、钙食物或药物间隔 2 小时;与奶、豆类食品间隔 4 小时;与消胆胺或降脂树脂间隔 12 小时等。鉴于 L-T4 的吸收受进食和竞争性药物影响(表 11-1),尽可能不要将甲状腺素与某些食物或其他药物一起服用。接受肠道营养的患者,应将 L-T4 研磨后溶于水制成混悬液通过鼻胃管给药。为达到最佳吸收效果,需至少在给药 1 小时后才能继续鼻饲。

有报道胃酸分泌减少的患者对 L-T4 需求量明显增加。目前胃 pH 升高导致 L-T4 吸收不良的机制尚未完全阐明,可能与药物在胃酸减少情况下溶解不完全、亲脂性低有关。此外,小肠是 L-T4 的主要吸收部位,多种肠道疾病都会增加治疗达标所需 L-T4 剂量,其机制是小肠绒毛萎缩、刷状缘上的酶和其他蛋白丢失、淋巴细胞浸润导致肠黏膜吸收能力进行性下降。因此,对于合并胃肠疾病的患者,应详细询问其病史,并根据个体化适当增加其剂量。

表 11-1　可能减少 L-T4 吸收和清除的药物、食物及其他情况

减少吸收(药物、食物及相应疾病)	增加清除(主要是药物因素)
药物	
胆汁酸螯合剂(考来烯胺、考来替泊、考来维仑)	抗病毒药:司他夫定[b]、奈韦拉平[ab]
含铝药物(硫糖铝、氢氧化铝)、钙剂、铁剂、口服双磷酸盐、磷酸盐结合物(如司维拉姆)	精神类药物:苯巴比妥、扑米酮、苯妥英钠、卡马西平、奥卡西平、舍曲林[b]、喹硫平[b]
阴离子交换树脂(乙烯磺酸钠树脂)	抗结核药物:利福平、异烟肼
质子泵抑制剂(如奥美拉唑、雷贝拉唑)	酪氨酸激酶抑制剂(伊马替尼[b]、舒尼替尼)
其他:雷洛昔芬[a]、奥利司他[b]、环丙沙星 H₂ 受体拮抗剂[a]、吡啶甲酸铬	其他药物:生长激素、雌激素、水杨酸类、呋塞米
食物	
与餐同服、葡萄柚汁、浓咖啡、高纤维膳食、含有黄豆配方奶粉(婴儿)、黄豆	—
疾病	
吸收障碍综合征、乳糜病、空肠回肠旁路术、肝硬化(胆汁性)、胃酸缺乏	—

a:影响不明确;b:机制不明确。

5. TSH 抑制治疗的目标　TSH 抑制治疗最佳目标值应满足:既能降低 DTC 的复发、转移率和相关死亡率,又能减少外源性亚临床甲状腺功能亢进导致的副作用、提高患者的生存质量。迄今为止,对这一最佳目标值尚无一致意见。临床医师应根据是否还有癌症残留、癌症复发的可能性大小以及患者的实际情况,使 FT4 和 TSH 控制目标高度个性化。

(1)美国甲状腺协会及全美综合癌症网络方案:目前,对于 TSH 抑制程度,多数指南还是根据复发危险度分层进行实施。2015 年美国甲状腺协会(ATA)指出:①对于高危组患者,建议将 TSH 抑制到 < 0.1mU/L;②对于中危组患者,建议 TSH 控制在 0.1 ~ 0.5mU/L;③已接受残余甲状腺去除治疗且血清 Tg 低于可检测水平的低危组患者,TSH 值可维持在正常参考值范围的下限(0.5 ~ 2.0mU/L);④已接受残余甲状腺去除治疗且血清 Tg 水平较低的低危组患者,

TSH 可维持在或略低于正常参考范围的下限(0.1 ～ 0.5mU/L),并持续监测复发风险;⑤对于接受单叶甲状腺切除术的低危组患者,TSH 水平可维持在正常参考值范围的中低水平(0.5 ～ 2.0mU/L)。其中低危患者是指腺体内肿瘤,手术及 ^{131}I 治疗后无局部或远处肿瘤转移,≤ 5 个淋巴结微小转移(直径 < 0.2cm),肿瘤切除完全,无局部浸润,无恶性度较高的组织学特点及血管浸润,治疗后第一次行 ^{131}I 全身扫描时未见甲状腺外 ^{131}I 摄取;而高危患者是指肉眼所见明显侵犯甲状腺周围软组织,肿瘤切除不完整,远处转移,或转移淋巴结直径 > 3.0cm,术后血清 Tg 水平异常增高或 ^{131}I 清除治疗后 ^{131}I 全身扫描时可见甲状腺外 ^{131}I 摄取。此外,ATA 指南还指出如果伴有 L-T4 治疗的不良反应(如房颤、骨质疏松等),推荐 TSH 控制在 0.1 ～ 0.5mU/L。2019 年 NCCN 在关于甲状腺癌的治疗指南中提出,TSH 抑制治疗是降低 DTC 复发率的重要辅助手段。对 DTC 手术及核素治疗后均应给予进行 L-T4 抑制治疗:①对于有残留病灶或初始治疗高危患者的 TSH 水平应控制在 0.1mU/L 以下,而无残余癌、低危复发患者 TSH 水平应在正常值下限水平左右;②对生化检查阳性而影像检查阴性的低危患者 TSH 水平应控制在 0.1 ～ 0.5mU/L;③无瘤生存多年的患者 TSH 水平控制在正常范围内即可。同时,长期接受 TSH 抑制治疗患者应服用钙剂和维生素 D。

合适的 TSH 控制目标范围可能很窄,为了让 TSH 得到足够的抑制,把甲状腺癌再生长的可能性降到最低,可能会造成 L-T4 用药过量,会出现医源性甲状腺毒症或亚临床甲状腺功能亢进的症状,产生各种副反应,如:加重心脏负荷和心肌缺血,引发或加重心律失常,引起静息心动过速、心肌重量增加、平均动脉压增大、舒张和 / 或收缩功能失调、增加绝经后妇女骨质疏松症的发生。而这些危险因素长期存在可能会明显增加心血管意外的发病率,并且超过 TSH 抑制治疗带来的获益。而且,需要注意的是 DTC 的复发率仅有 10%,其死亡率更低。DTC 中的 80% 低危患者可能并没有从 TSH 抑制治疗中获益或获益甚微。因此,ATA 指南推荐的低危人群或美国癌症联合会(AJCC)Ⅰ期患者(表 11-2)可进行部分抑制疗法;中危人群或 AJCC Ⅱ期或只有淋巴转移的Ⅲ期 DTC 患者可进行完全抑制疗法,但不应出现甲状腺功能亢进;高危人群或 AJCC Ⅳ期患者允许在完全抑制治疗时伴有甲状腺功能亢进,但要密切观察其并发症,特别是绝经后女性的骨质疏松。自 2012 年起,NCCN 指南就特别指出 TSH 抑制治疗应当个体化,权衡治疗效果及甲状腺素用量过高引起的副作用。但是如何权衡 TSH 抑制治疗的疗效与过度抑制带来的并发症,目前仍没有统一标准,需要临床医师根据具体情况进行个体化处理。

表 11-2　2017 年第 8 版 AJCC 分化型甲状腺癌分期标准

Ⅰ期	任何 T,任何 N,M_0	$T_{1\sim2},N_0/N_x,M_0$
Ⅱ期	任何 T,任何 N,M_1	$T_{1\sim2},N_1,M_0$;$T_{3a/3b}$,任何 N,M_0
Ⅲ期	—	T_{4a},任何 N,M_0
Ⅵa 期	—	T_{4b},任何 N,M_0
Ⅵb 期	—	任何 T,任何 N,M_1

(2)中国甲状腺结节与分化型甲状腺癌诊治指南理念:近年来,TSH抑制治疗的理念发生了转变,提倡兼顾DTC患者的肿瘤复发危险度和TSH抑制治疗的副作用风险,制定个体化治疗目标,摒弃单一标准。目前我国仍根据2012年中国《甲状腺结节与分化型甲状腺癌诊治指南》对TSH抑制目标进行评断。该指南根据双风险评估结果,建议在分化型甲状腺癌患者的初治期(术后1年内)和随访期中,设立相应TSH抑制治疗目标(表11-3和表11-4)。

表11-3 基于双风险评估的分化型甲状腺癌患者术后TSH抑制治疗目标(mU/L)

TSH抑制治疗的副作用风险	分化型甲状腺癌的复发危险度			
	初治期(术后1年)		随访期	
	高中危	低危	高中危	低危
高中危 [a]	< 0.1	0.5[d] ~ 1.0	0.1 ~ 0.5[d]	1.0 ~ 2.0(5 ~ 10 年)[c]
低危 [b]	< 0.1	0.1 ~ 0.5[d]	< 0.1	0.5[d] ~ 2.0(5 ~ 10 年)

[a]TSH抑制治疗的副作用风险为高中危层次者,应个体化抑制TSH至接近达标的最大可耐受程度,予以动态评估,同时预防和治疗心血管和骨骼系统相应病变;

[b]对分化型甲状腺癌的复发危险度为高危层次、同时TSH抑制治疗副作用危险度为低危层次的分化型甲状腺癌患者,应定期评价心血管和骨骼系统情况;

[c]5 ~ 10年后如无病生存,可仅进行甲状腺激素替代治疗;

[d]表格中的0.5mU/L因各实验室的TSH正常参考范围下限不同而异。

表11-4 TSH抑制治疗的副作用风险分层

TSH抑制治疗的副作用分层	适应人群
中危	符合下述任一情况:①中年;②高血压;③有肾上腺素能受体激动的症状或体征;④吸烟;⑤存在心血管疾病危险因素或糖尿病;⑥围绝经期妇女;⑦骨量减少;⑧存在OP的危险因素
高危	符合下述任一情况:①临床心脏病;②老年;③绝经后妇女;④伴发其他严重疾病

OP:osteoporosis,骨质疏松症。

综合以上众多的国内、外指南,普遍一致的公认观点是对于高危患者,尤其是对TSH抑制治疗副作用风险低的患者TSH < 0.1mU/L,可以使患者获益;而对于低危患者,应依据其TSH抑制治疗副作用风险的高低,适当放宽标准,使TSH维持在完全抑制(0.1 ~ 0.5)或部分抑制(0.5 ~ 2.0)的水平(0.5mU/L因各实验室的TSH正常参考范围下限不同而异)。但是,高危患者往往为高龄、伴有合并症的患者,所以,临床医师需要权衡肿瘤复发及转移的风险、骨质疏松及心律失常的风险,做准确的评估,制定最合适的治疗方案。总之,TSH的抑制程度不仅根据疾病分期,还应结合潜在的合并症及年龄,权衡治疗效果及L-T4过量引起的副作用,使TSH

治疗目标个体化。

6. TSH 抑制治疗不良反应 对 DTC 进行 L-T4 治疗的目的之一是抑制 TSH 分泌,因此用药量往往接近过量,这可能会导致某些患者医源性甲状腺毒症或亚临床甲状腺功能亢进,出现轻微疲劳或睡眠障碍等症状,甚至会发生心律失常(此类患者常有潜在的心脏疾病)。可能的话,应该尽量避免甲状腺素过度治疗。因为甲状腺素过量可导致心血管副作用、骨骼副作用以及引发情绪变化。老年人容易出现心律失常,绝经后妇女容易骨质流失和骨质疏松。

(1)心血管系统的不良反应:有研究回顾性分析了 88 例 DTC 的资料,分别随访术后 3 个月、6 个月、1 年及 2 年的 TSH 水平,显示术后 2 年 69.5% 的患者可达到完全抑制的要求(TSH ≤ 0.1mU/L),同时 65% 的患者于术后 2 年合并较高的 T4 水平即合并不同程度甲状腺功能亢进。亚临床甲状腺功能亢进对心血管系统的危害,表现为短期对电生理作用引起窦性心动过速、房性期前收缩、心房颤动,而其长期作用导致的左心室扩大则会影响心脏的收缩及舒张功能。亚临床甲状腺功能亢进与室性期前收缩的增加、夜间动脉血压的升高及心率变异性的变化均有明显的相关性。亚临床甲状腺功能亢进可明显增加冠心病死亡率及心房颤动发病率。心血管系统的不良反应主要与 TSH 抑制程度、患者年龄及合并的基础疾病有关,对于青年患者,TSH ≤ 0.3mU/L 时发生心血管疾病、心血管疾病死亡率及心律失常的危险是增加的;TSH 低于正常但未抑制(0.04 ~ 0.4mU/L)时,并不增加心血管疾病及心律失常的危险。但对于老年患者,TSH 轻度抑制(0.1 ~ 0.4mU/L),房颤的发病率就显著增加。尚有研究发现,对于 ≥ 45 岁的中老年人,低 TSH 组(< 0.4mU/L)与正常 TSH 组(0.4 ~ 5.0mU/L)相比,房颤发病率显著增高。和甲状腺功能正常的老年人相比,亚临床甲状腺功能亢进的老年人发生心力衰竭的概率显著增高,不仅左心室重量增加,而且动脉弹性也明显下降,平均血压也较高。超声心动图结果提示,长期亚临床甲状腺功能亢进可引起老年人左心室扩大及室间隔肥厚的比例显著增高,这种心脏重构不仅可造成临床不适和心律失常,更可能是心脏不良事件的基础,最终引起心源性死亡的病例增多。

(2)骨骼系统的不良反应:骨代谢可受多方面因素的影响,骨量丢失速率与雌激素减少呈正相关。最近还有研究表明 TSH 水平同样在骨代谢及骨骼稳态平衡中发挥着重要的作用。TSH 抑制治疗主要是影响绝经后女性的骨代谢,而对男性与绝经前期的妇女则影响较小,其机制至今仍未阐明。但目前的研究并不能明确将 TSH 控制在多少范围可避免这种并发症。有研究发现,DTC 术后 TSH 抑制治疗可降低 50 岁以上患者的骨密度,而对 50 岁以下患者的骨密度无明显影响。一项对绝经后妇女的临床研究发现,TSH 水平与腰椎、股骨的骨密度呈正相关,与骨钙素和碱性磷酸酶呈负相关,且 TSH 水平正常时比 TSH 水平低下时骨状态良好。另一项对 65 岁以上老年人长达 13 年的前瞻性研究发现,对于髋部骨折的发病率,男性高于女性,亚临床甲状腺功能亢进患者高于甲状腺功能正常者。也有研究显示,对于 65 岁以上的妇女,当 TSH < 0.1mU/L 时,发生骨折的危险性增加。此外,近年来有研究发现,老年人长期补充外源性甲状腺激素可导致骨质疏松,股骨颈及腰椎骨折发病率增加 2 ~ 3 倍。可见,TSH 抑制治疗可导致骨质疏松和骨折的风险增加。

7. TSH 抑制治疗不良反应的防治措施 中国 2012 年《甲状腺结节和分化型甲状腺癌诊

治指南》中对 TSH 抑制产生的各种不良反应的防治提出了较好的建议，为广大 DTC 患者的术后健康管理提供了依据。

（1）TSH 抑制治疗期间心血管系统不良反应的防治：对需要将 TSH 抑制到低于 TSH 正常参考范围下限的 DTC 患者，评估治疗前基础心脏情况；定期监测心电图，必要时行动态心电图和超声心动图检查；定期进行血压、血糖和血脂水平监测，必要时可测定颈动脉内膜中层厚度以协助评估动脉粥样硬化的危险性。使用肾上腺素受体阻滞剂（β 受体阻滞剂）3 ～ 4 个月后，外源性亚临床甲状腺功能亢进带来的心脏舒张功能和运动耐力受损可以得到显著改善，并能控制心血管事件（尤其是心房颤动）的相关死亡率。因此，TSH 抑制治疗期间，对表 11-5 中列出的 DTC 患者，如无 β 受体阻滞剂禁忌证，应考虑给予该类药物预防心血管系统毒性及不良反应。TSH 抑制前或治疗期间发生心房颤动者，应给予规范化治疗。有心脏基础疾病或心血管事件高危因素者，应针对性地给予血管紧张素转换酶抑制剂或其他心血管药物治疗，并适当放宽 TSH 抑制治疗的目标。

表 11-5　分化型甲状腺癌患者 TSH 抑制期间 β 受体阻滞剂的治疗指征

	TSH < 0.1mU/L	TSH 0.1 ~ 0.5[a] mU/L
≥ 65 岁	治疗	考虑治疗
< 65 岁，有心脏病	治疗	治疗
< 65 岁，有心血管疾病危险因素	治疗	考虑治疗
< 65 岁，有甲状腺功能亢进症状	治疗	治疗

[a] 0.5mU/L 因各实验室的 TSH 正常参考范围下限不同而异。

（2）TSH 抑制治疗期间骨质疏松症的防治：对需要将 TSH 抑制到低于 TSH 正常参考范围下限的 DTC 患者（特别是绝经后妇女），评估治疗前基础骨矿化状态并定期监测：根据医疗条件酌情选用血清钙、血清磷、24 小时尿钙、24 小时尿磷、骨转换生化标志物和骨密度（BMD）测定。由于长期亚临床甲状腺功能亢进是绝经后女性骨质疏松（osteoporosis，OP）的危险因素，因此绝经后 DTC 患者在 TSH 抑制治疗期间，应接受 OP 初级预防：确保钙摄入 1 000mg/d，补充维生素 D400-800U（10 ～ 20μg）/d。对未使用雌激素或双磷酸盐治疗的绝经后妇女、TSH 抑制治疗前或治疗期间达到 OP 诊断标准者，维生素 D 应增至 800 ～ 1 200U（20 ～ 30μg）/d，并酌情联合其他干预治疗药物（如双膦酸盐类、降钙素类、雌激素类、甲状旁腺激素、选择性雌激素受体调节剂类等）。

8. 特殊人群的 TSH 抑制治疗　对于 DTC 术后接受甲状腺激素治疗的患者如果妊娠，可能需要在妊娠早期增加用药剂量并持续整个妊娠过程，妊娠期间不能盲目停药，因此，患者一旦确认妊娠就应该立即就诊，以便及时调整药量并且更密切地监测血清 TSH 水平。建议遵循 ATA、NCCN 关于 DTC 指南，在甲状腺癌未能完全控制的患者中血清 TSH 应保持低于 0.1mU/L。在甲状腺癌已得到控制但仍有高风险的患者中，TSH 水平应抑制在 0.1 ～ 0.5mU/L。在甲状腺癌已得到控制并属于低风险甲状腺癌患者中,TSH 水平应保持在正常低值范围(0.5 ~ 2.0mU/L)。对于已经手术治疗的甲状腺癌患者,妊娠后的主要困难是保持妊娠前的抑制水平,防止出现甲状腺功能减退。对于大部分手术治疗的甲状腺癌患者,L-T4 剂量在妊娠前 3 个月逐渐增加 9%,妊娠 4 ~ 6 个月增加 21%,妊娠 7 ~ 9 个月增加 26%,一旦证实怀孕应尽快检测甲状腺功能。每 4 周检测一次甲状腺功能,调整 L-T4 的剂量。以上的检查应当在同一个实验室测定,以保证结果的准确性和可比性。儿童 DTC 术后 TSH 抑制治疗的问题,目前仍无统一标准。考虑到儿童处于生长发育期,激素变化较快,建议在外科医师、内分泌科医师及儿科医师共同合作商议下,采用个体化治疗。

TSH 作为甲状腺滤泡上皮细胞最主要的刺激生长因子,它在 DTC 的发生发展中扮演着重要角色。相比较于血清 TSH 水平低于正常值,TSH 浓度正常或升高时,DTC 的发病风险也相应增高。国内外学者均总结出,DTC 患者仅手术治疗的复发率约为 30%,而手术 +131I+TSH 抑制治疗的复发率仅为 3% 左右。目前,DTC 手术后给予 131I 治疗联合 TSH 抑制治疗是国内外普遍采用的治疗方案。通过大量的临床观察,这样的综合治疗措施能有效地降低术后复发与远处转移,提高患者的生存率及生活质量。由于 TSH 抑制治疗存在潜在的不良反应,故其实施过程中应考虑到可能的益处与潜在的不良反应。合并严重并发症(如心血管疾病、骨质疏松)的 DTC 高危患者的最适当 TSH 抑制治疗尚不能明确。肿瘤进展及 TSH 抑制不良反应对于老年人都有较高的危险性,故对老年人进行治疗时更应权衡这两方面的利害关系。

(赵文娟　许　翔　邢宝迪)

第二节　甲状腺癌细胞毒性药物

细胞毒性药物治疗,即化学药物治疗,简称化疗。对于大部分甲状腺癌来说,化疗不作为首选治疗方案,主要针对那些有手术禁忌、患者不接受手术或肿瘤不摄碘以及晚期分化型甲状腺癌(DTC)、未分化型甲状腺癌(ATC)和甲状腺髓样癌(MTC)的患者,可采取化疗。它对甲状腺癌的生长、复发和转移均有一定的抑制作用,有助于延长患者的生存期。但化疗疗效欠佳、毒副作用大,而且,ATC、MTC 等难治性的甲状腺癌患者所占比例较小,相比其他的治疗手段来说,化疗只能作为一种补充手段,其在甲状腺癌治疗研究中并非主流。

一、甲状腺癌化学药物治疗

(一)DTC 的化学药物治疗

DTC 恶性程度低、预后好,目前规范的治疗手段是以手术为主的综合治疗。绝大数 DTC 对化学治疗药物不敏感,化学治疗仅作为姑息治疗或其他手段无效后的尝试治疗,如 131I 难治性 DTC 患者出现广泛转移、快速进展或严重威胁生命而无其他解决方法(包括最新的靶向治疗)时,可考虑化疗。近年来提出新辅助化疗的概念,是指在实施局部治疗(如手术或放疗)前所做的全身化疗,目的是使肿块缩小、及早杀灭看不见的转移细胞,以利于后续的手术、放疗等治疗。Besic 等发现对无法手术的少数患者行长春新碱和多柔比星的新辅助化疗可以使肿瘤体积缩小。目前多数学者认为:对于部分年龄较大(＞60 岁)、侵犯周围组织无法手术的 DTC 患者,由长春新碱、多柔比星和 / 或紫杉醇组成的联合化疗可能具有一定的疗效,而且与单独的多柔比星(或顺铂)相比,可能疗效更佳。但目前考虑到 DTC 惰性的生物学行为,发生转移率较低,且化疗副作用较大,权衡二者,仍不建议在 DTC 治疗中常规使用化疗。

(二)ATC 的化学药物治疗

ATC 病情发展迅猛,死亡率极高。有研究发现,即使初诊时病变局限于甲状腺且被控制,但几乎所有的病人都会出现远处转移,可见,ATC 是一种全身性的疾病。由于 ATC 的高度恶性,最新版 AJCC(第 8 版)提出,所有 ATC 患者一经确诊,均属Ⅳ期。其中,肿瘤局限于腺体内并可行根治性切除为Ⅳa 期;肿瘤超出腺体不能行根治性切除为Ⅳb 期;伴有远处转移者为Ⅳc 期。

目前,对 ATC 的治疗学界仍缺乏一个标准模式。单纯手术、放疗或化疗通常不能控制疾病进展,这些手段的联合可能有利于改善患者的预后。化疗虽然可延长部分患者的生存期,但整体而言对改善本病的预后作用不是太大。

目前多数指南提出,晚期转移的 ATC 治疗主要采用全身性化疗,而全身性化疗时机的选择应该个体化。如果是弥漫性病变,先予全身性化疗;当患者有危及生命的局部病变时,应先予局部姑息治疗(如局部化疗),而后全身性化疗。对于转移的 ATC 患者来说,化疗未明确显示其医学潜力及延长患者生存期或提高生活质量的作用。目前无随机对照研究证明全身性化疗能够延长晚期 ATC 患者生存期或改善其生活质量,但有报道或非随机证据支持,一些对化疗有反应的 ATC 患者其肿瘤可以衰退。因此,必须考虑化疗个体化。ATA 指南也指出全身性化疗对晚期 ATC 的疗效是暂时的,对有反应者可长期使用,使疾病消退或控制,并提高生存率,因此全身性化疗可以在体力状态许可并要求积极治疗的转移性 ATC 患者中合理应用。对局灶性 ATC 的全身性化疗应考虑与放疗或非常规分割放疗联合,运用于没有转移灶,体力状态可,且要求积极治疗的 ATC 患者。术后全身性化疗的时机,甚至可仅在术后 1 周内开始。因为 ATC 罕见,任何全身性治疗对生存率的提高或生活质量的改善情况都缺少数据支持。这也是对晚期 ATC 患者开展有证据支持且安全有效治疗的需要。

对 ATC 患者的全身性化疗用药,一线用药为紫杉烷类(紫杉醇或多西紫杉醇)和 / 或蒽环类抗生素(多柔比星)和 / 或铂类(顺铂或卡铂),其中多柔比星是唯一经美国 FDA 批准用于 ATC 的化疗药物。最常用的化疗方案是含有多柔比星的方案,单独应用多柔比星可在约 30% 的 ATC 患者中获得部分缓解,也有认为总体有效率仅为 5%～20%。紫杉醇在Ⅱ期临床试验中发现有 53% 的反应率。多种药物联用的效果比单用要好,可根据不同配伍形成不同的化疗方案。联合用药以多柔比星和顺铂为主,有研究对多柔比星联合顺铂与单用多柔比星进行比较,两者总缓解率相似。但联合组有 10% 的患者获得完全缓解,其中大部分患者生存时间超过 2 年,而单用组无一例获得完全缓解,所有病例均于 2 年内死亡。目前认为,单纯使用手术治疗、放疗或化疗治疗都难以使 ATC 患者获得较好疗效。手术结合放化疗的综合治疗是治疗 ATC 的基本原则,这已经成为共识,其不同组合是近年 ATC 研究的重点。化疗既可作为手术治疗的辅助手段,处理术后残留或微小病灶,也可用于复发以及不能手术处理的远处转移,还能为局部晚期不能手术的患者创造手术条件。De Crevoisier 等采用手术结合放化疗治疗 30 例 ATC 患者,均获得良好疗效。手术治疗 24 例,其中放化疗前手术 20 例,放化疗后手术 4 例。化疗采用多柔比星($60mg/m^2$)联合顺铂($120mg/m^2$),放疗前 2 个疗程,放疗后 4 个疗程。放疗总剂量 40Gy,照射区域为颈部淋巴结区和上纵隔。治疗结束时有 19 例获得完全缓解。平均随访 45 个月,仍有 7 例缓解无复发,3 年生存率达 27%,是样本量较大的临床报告中治疗效果最好的,这表明手术治疗结合术后放疗和化疗有益于延长患者的生存期。但是,也有资料表明放化疗结合手术治疗,并不能提高患者生存率,可能与患者的病情、具体手术和放化疗方案有关,积极的多学科综合诊疗只能使部分有选择的患者受益。也有其他形式的综合治疗方案。目前有临床试验对新诊断的 ATC 病例,采用化疗(多柔比星)、放疗和抗血管生成治疗(antiangiogenesis treatment)的综合治疗,其结果值得期待。除了以上化疗药物,目前指南推荐治疗 ATC 的二线用药主要是抗微血管类药物,如康普瑞汀及其前体康普瑞汀磷酸二钠,激酶类抑制剂,如多激酶类抑制剂索拉菲尼、表皮生长因子受体激酶抑制剂吉非替尼(genfinitib)、伊马替尼(imatinib)等。

然而,目前尚没有一种化疗药物被确证能够改善晚期 ATC 患者的存活期和生活质量,也未有足够数据证实何种全身性化疗方案更优,因此,对想要积极治疗的晚期或转移性 ATC 患者,应鼓励其参与 ATC 的临床试验为今后制定合理有效的化疗方案提供循证医学依据。不符合临床试验纳入标准的患者,应立即启用紫杉醇类和 / 或蒽环类(多柔比星)药物治疗。

(三)MTC 的化学治疗

MTC 为低分化癌,属于中度恶性的肿瘤,恶性程度位于 ATC 与 DTC 之间,具有早期侵犯区域淋巴结和在病程中易向肺、骨和肝等远处转移的倾向,预后相对较差。目前手术切除仍是 MTC 的首选根治方式。对于进展期或晚期 MTC 单靠手术难以彻底清除肿瘤,^{131}I 对其无治疗作用。因此,对术前颈部病灶广泛、术后广泛复发或远处转移者,化疗等可作为 MTC 的辅助治疗,但相关的临床资料及报道较少。化疗在 MTC 早期治疗中无作用,文献中化疗仅用于快速进展的或有远处转移的 MTC 的姑息治疗,常用药物有多柔比星、顺铂、5-FU、链脲霉素等,药物单独运用或联合运用。Schlumberger 等报道采用 5-FU 和氮烯脒胺(dacarbazine, DTIC)与 5-FU 和链脲霉素交替联合使用治疗 20 例远处转移的 MTC 患者,3 例部分有效(肿瘤退缩 50% 以上),11 例长期生存。我国黄彩平教授对 40 年间(1960 年 6 月至 2000 年 7 月)接受化学治疗的 11 例 MTC 进行研究,结果显示:11 例进展期 MTC 运用 1 ~ 3 疗程化疗无 1 例达到部分缓解。其中 8 例因原发灶或颈部转移灶大,行术前化疗的患者中,有 2 例术前用多柔比星 50mg 诱导化疗 2 疗程,患者固定肿块稍有松动;有 4 例术前用顺铂 40mg+ 环磷酰胺(cyclophosphamide, CTX)600mg+5-FU500mg 联合化疗 1 次的患者中,仅 1 例病灶稍缩小,但肿瘤体积缩小 < 10%;有 2 例用表柔比星 + 更生霉素联合化疗者有 1 例病灶缩小,但肿瘤体积缩小 < 20%。另外 3 例术后颈部广泛复发或远处转移者行姑息化疗,用顺铂 40mg+CTX600mg 联合化疗 3 个疗程,化疗后病灶无明显缩小。不同研究结果疗效存在差异,可能与联合运用的化疗药物种类有关,也有可能与病例数较少有关,考虑到化疗毒副反应,认为化疗仅在无有效控制手段情况下作为

一种姑息治疗方法。进展期 MTC 患者进行常规化疗获益有限,考虑到化疗带来的相关不良反应,所以一般并不推荐。手术仍然是 MTC 治疗的基石。

二、常用细胞毒性药物

(一)多柔比星(doxorubicin,ADM)

1. 药理作用 ADM 具有较强的抗肿瘤作用,是一种细胞周期非特异性抗癌化疗药物,对癌细胞增殖各期均有杀伤作用。一方面,ADM 可直接作用于 DNA 的双螺旋链,使后者解开,改变 DNA 的模板性质,抑制 DNA 聚合酶从而抑制 DNA,也抑制 RNA 合成。另一方面,其可形成超氧基自由基团,破坏细胞膜的结构和功能。

2. 临床应用 ADM 主要在肝内代谢,经胆汁排泄,约 5% ~ 10% 在 6h 内从尿液中排泄,因此,肝肾功不良者应减量或慎用。本品仅可静脉给药,临用前加 0.9% 氯化钠注射液或配备的注射用水使之溶解,浓度一般为 2mg/ml,缓慢静脉或动脉注射。成人常用量:40 ~ 60mg/m²(或 1 次 50 ~ 60mg),每 3 周 1 次;或每周 20 ~ 30mg,连用 3 周。联合用药时可用单用量的 2/3。每周分次用药的心肌毒性、骨髓抑制和胃肠道反应(包括口腔溃疡)较每 3 周用药 1 次为轻,3d 连续给药的胃肠道反应较大,不宜采用。儿童用量约为成人的一半。目前认为 ADM 的累积总剂量不宜超过 450 ~ 500mg/m²。此外,因 ADM 能透过胎盘,故孕妇及哺乳期均禁用。

3. 不良反应 ADM 常见不良反应有骨髓抑制、心脏毒性、胃肠道反应、脱发及其他。骨髓抑制是 ADM 主要副作用,常见为白细胞减少,多于给药后 10 ~ 15d 降低到最低点,大约 3 周恢复正常,血小板减少和贫血较轻,每次用药前均应复查血细胞计数。ADM 引起的心脏病变多出现在停药后 1 ~ 6 个月,可呈一过性心电图改变,如室上性心动过速、房室传导阻滞、ST 段压低、T 波低平等,一般不影响治疗,少数患者可发生严重心肌损伤、急性充血性心力衰竭,损伤程度与累积剂量相关,在总量 500mg/m² 以上者可多见。建议对接受 ADM 的患者常规监测心电图,当累积剂量超过 450mg/m² 时,每次用药前必须先评估其心功能。此外,当与放疗或丝裂霉素(mitomycin,MMC)、β 受体阻断药等药物联用时,其心脏毒性可加重,也应酌情减少剂量。ADM 的胃肠道反应为非特异性,主要表现为恶心、呕吐、食欲减退、口腔黏膜炎、食管炎、胃溃疡,一般对症处理即可。脱发可发生在 90% 以上患者,一般停药后毛发可恢复正常生长。其他不良反应如肝肾功能损害、乏力、发热、出血、静脉炎、药物外渗引起局部组织坏死、用药出现短暂性红尿(多持续 1 ~ 2d)等。此外,部分患者对 ADM 敏感,初次用药可因大量瘤细胞破坏而致高尿酸血症,嘱病人多饮水,适当应用别嘌醇,必要时查血清尿酸或肾功能。

(二)紫杉醇(paclitaxel)

1. 药理作用 紫杉醇是一种新型抗微管药物,通过诱导和促进微管蛋白聚合并抑制解聚达到稳定微管作用,这种作用导致细胞在进行有丝分裂时不能形成纺锤体和纺锤丝,抑制细胞分裂和增殖,从而发挥抗肿瘤作用。另外,紫杉醇抑制有丝分裂所必需的微管网的正常动态再生,防止正常的有丝分裂纺锤体的形成,导致染色体的断裂,并抑制肿瘤细胞的复制。

2. 临床应用 紫杉醇主要在肝脏代谢,随胆汁进入肠道,主要(> 90%)经粪便排出体外,约 1% ~ 8% 经肾清除,其在肝肾功能不全的病人体内代谢尚不明确。紫杉醇常用剂量为

135 ~ 175mg/m²，静脉滴注给药，滴注开始后每 15min 应测血压、心率、呼吸一次，注意有无过敏反应，一般滴注 3 小时。注意本品给药前必须加以稀释，应先将注射液加于生理盐水或 5% 葡萄糖液中，加至最后稀释浓度为 0.3 ~ 1.2mg/ml，需用玻璃瓶或聚乙烯输液器，应用特制的胶管及 0.22μm 的微孔膜滤过。

3. 不良反应 紫杉醇不良反应主要是过敏反应、骨髓抑制、神经毒性、心血管损害，部分可出现肌肉关节痛、恶心、呕吐、腹泻、脱发、肝功异常、注射部位皮肤反应等。紫杉醇的过敏反应多为 Ⅰ 型变态反应，表现为支气管痉挛性呼吸困难，荨麻疹和低血压，其中严重过敏反应发病率约为 2%。因此，为预防过敏反应，接受紫杉醇治疗的所有患者在给药前均应行预处理，通常在给药 12 小时和 6 小时前分别口服地塞米松 10mg（或给药前 30 ~ 60 分钟静滴地塞米松 20mg），给药前 30 ~ 60 分钟给予苯海拉明 50mg 肌内注射及西咪替丁 300mg 静脉注射。骨髓抑制是紫杉醇主要的剂量限制性毒性，最常表现为中性粒细胞减少，贫血也较常见，但血小板降低少见。中性粒细胞减少一般发生在用药后 8 ~ 10d，具有剂量和时间依赖性，通常也可迅速恢复，因此注药后每周应检查血象至少 2 次，3 ~ 4 周后视情况可再重复。神经毒性的发病率和严重程度呈剂量依赖性，约 62% 的患者可发生外周神经病变，主要为感觉异常，用药期间需询问患者有无麻木、针刺感等症状，及时调整药物用量。心血管毒性多表现为低血压、高血压、心动过缓，通常不需要治疗，但建议用药期间尤其是输注第 1 小时内进短时间心电监护。

（三）顺铂（cisplatin，DDP）

1. 药理作用 DDP 主要作用于 DNA 的嘌呤和嘧啶碱基，抑制细胞的 DNA 复制过程，并损伤其细胞膜上的结构，属于细胞周期非特异性抗肿瘤药物，有较强的广谱抗癌作用。

2. 临床应用 DDP 主要经肾脏排泄，排泄较慢，在全剂量注入后的 5d 内，仅有 27% ~ 43% 的顺铂排出体外，因此，用药前后均应给予充足水化，对于既往有肾病史、严重肾功损害、痛风及高尿酸血症的患者用药应谨慎。DDP 口服无效，多采用静脉给药：每次 20 ~ 30mg 或 20mg/m²，溶于生理盐水 20 ~ 30ml 中静脉注射，或溶于 5% 葡萄糖注射液 250 ~ 500ml 中静脉滴注。在第 1 天和第 8 天使用为 1 个周期，一般 3 ~ 4 周重复，可间断用药 3 ~ 4 个周期。大剂量：80 ~ 120mg/m²，每 3 周 1 次，同时注意水化，使患者尿量保持在 2 000 ~ 3 000ml，也可加用甘露醇利尿。

3. 不良反应 DDP 不良反应主要是肾毒性、骨髓抑制、胃肠道反应、耳毒性、过敏反应，部分可有外周神经病变、体位低血压、惊厥、低血镁、低血钙、肝功损害以及心电图 ST-T 改变等。肾毒性是最常见又严重的毒性反应，也是剂量限制毒性，多表现肾小球滤过率下降及近曲小管损害，重复给药可增加肾毒性。为减少肾毒性，应用顺铂期间，需充分给予水化，较大剂量（80 ~ 120mg/m²）时，同时进行水化和利尿。治疗前必须保证 2 小时内静脉输注 2L 生理盐水或葡萄糖盐水（4% 葡萄糖溶入 0.9% 氯化钠中），给药前水化最后 30 分钟或水化之后，可通过侧臂滴入 375ml10% 甘露醇；顺铂需加入 1L 生理盐水中配置，输注 1 ~ 2h，为减少肾毒性，可延长输注时间为 6 ~ 8h，治疗后保证在 6 ~ 12h 内应用 2L 生理盐水或葡萄糖盐水。骨髓抑制为剂量依赖性，表现为白细胞及血小板减少，多发生于剂量超过每日 100mg/m² 时，一般在 3 周左右达高峰，4 ~ 6 周恢复。几乎所有应用顺铂的病人均可发生严重恶心、呕吐，一般在治疗后 4 小时内开始,48 ～ 72 小时达最大强度,少数患者可持续长达 1 周,因此用药前宜合理选择止吐药物。顺铂可损伤耳蜗内的毛细胞引起耳毒性,这种毒性呈累积性,表现为耳鸣、高频范围的听力丧失或听力下降的正常会话音。

考虑到顺铂的多种毒副作用,在用药前、中、后均应监测全血计数、尿常规、肝肾功能、电解质等变化并完善神经系统、听力及前庭系统的检查。其停药指标为:白细胞 < 3.5×10^9/L,血小板 < 75×10^9/L,持续性恶心,呕吐,早期肾脏毒性如尿中白细胞 10、红细胞 10、管型 5/ 高倍视野以上者,血清肌酐 > 186 ～ 351mmol/L 者,具有过敏反应,在用药过程中发现有肾病史、肾功能不良及患有中耳炎的患者。

目前国际上的研究热点和前沿之一是对于化学治疗的研究,但到目前为止,仅检索到单用化疗药物的研究报告。近年来,随着分子靶向治疗药物进展,抗肿瘤药物从单纯细胞毒性攻击到特异性作用于肿瘤细胞取得重大突破。分子靶向药物治疗必将肿瘤的治疗引领到一个全新的时代。

(赵文娟　许　翔　邢宝迪)

第三节　甲状腺癌维 A 酸治疗

分化型甲状腺癌(DTC)是起源于甲状腺滤泡细胞并具有不同分化程度的恶性肿瘤。DTC其肿瘤细胞保留全部或部分甲状腺滤泡细胞的摄碘功能并受 TSH 调节,也称为功能性甲状腺癌。"手术+^{131}I+TSH抑制"的综合治疗方法,是目前临床治疗DTC最有效和应用最广泛的方案,可以降低 DTC 患者的复发及转移率,提高生存率。但是转移和复发的 DTC 有 1/3 患者在疾病的发展过程中,肿瘤细胞的分化程度发生明显改变,失去甲状腺细胞固有功能和特性,导致DTC 细胞摄碘、有机化碘、合成 Tg 以及通过 TSH 受体调控等重要功能减低或者丧失,从而限制了综合治疗疗效的进一步提高,甚至使 ^{131}I 治疗和 TSH 抑制治疗均无法进行。同时失分化细胞的侵袭性增强,是影响患者预后的一个重要原因。

诱导再分化治疗是指在体内外分化诱导剂作用下,使恶性肿瘤细胞重新向正常细胞方向分化、逆转,并成为具有正常功能的组织细胞的一种治疗方法。维 A 酸(retinoic acid,RA)是维生素 A 的生物活性代谢产物,对多种恶性肿瘤,如急性早幼粒细胞性白血病、皮肤鳞癌及头颈部肿瘤等有抑制细胞增生和诱导细胞分化及凋亡的作用。RA 及其受体具有控制细胞分化、增生和凋亡的能力,它对于多种细胞的增殖、分化起着重要的作用。研究证实 RA 能诱导体外培养的 DTC 细胞的分化,介导 DTC 细胞生长抑制,加速肿瘤细胞的凋亡,是目前最常用的诱导分化剂。用 RA 诱导再分化来治疗 DTC,使其发生逆转为功能性甲状腺组织提高摄碘能力是近来研究的热点,也为 DTC 的治疗开辟了一条崭新的途径。其主要特点是通过诱导 DTC 细胞重新分化成为正常或接近正常的甲状腺细胞来达到治疗目的,不杀伤人体正常细胞,为 DTC失分化病灶的治疗提供了又一种有价值的手段,成为 DTC 多学科综合诊疗的一个重要组成部分,对提高 DTC 患者的生存率,尤其是生活质量具有非常重要的积极意义。

一、DTC 失分化

DTC 失分化原因:

DTC 发生过程中,肿瘤细胞有分化性改变,保留了正常甲状腺细胞的部分功能,如受 TSH 调节和浓聚碘。但在疾病的发展过程中,肿瘤细胞可能发生失分化,降低或丧失正常甲状腺细胞功能如摄碘减少。失分化是肿瘤细胞的一个显著特征,它缺乏成熟细胞的形态与完整的功能,向不成熟方向退行性发育的肿瘤细胞在不少方面变得与胚胎细胞相似,目前认为以下几个原因可能引起 DTC 细胞失分化。

1. *p53* 基因变异　在多数 DTC 中,*p53* 基因是完整的,但随着病程的进展,DTC 细胞或非肿瘤细胞的 *p53* 基因可能发生变异,*p53* 基因本身或一些调控表达的因子发生异常,由此造成了肿瘤代谢上的改变,特别是钠 / 碘同向转运体(NIS)、甲状腺过氧化物酶(TPO)、Tg、甲状腺球蛋白受体抗体(TSHR)的表达下降,造成摄碘能力的丧失。

2. *NIS* 基因突变　NIS 基因是分化良好的甲状腺癌所表达的一种标志蛋白,其表达程度与甲状腺癌细胞分化程度呈正相关。研究表明,NIS 表达降低的甲状腺癌具备高侵袭性特征,往往与不良预后密切相关。多数学者认为,经 ^{131}I 多次治疗的辐射作用后导致 NIS 基因发生突变,使 NIS、Tg 的表达下降,Tg 的合成和碘代谢易受影响,从而失去摄碘能力,然而早期发表在 JCEM 上的一篇认为 NIS 表达降低不是 DTC 摄碘减少的主要原因,其二者之间的关系有待于进一步研究。

3. 肿瘤细胞克隆不同　在 ^{131}I 治疗前就可能存在具有不同摄碘能力的肿瘤细胞克隆,^{131}I 治疗选择性地杀死摄碘能力强的细胞,形态和功能退化的转移灶 DTC 细胞,摄取 ^{131}I 的能力明显减低,不易被杀死。

4. 多次 ^{131}I 治疗　DTC 多次 ^{131}I 治疗后可能出现失分化现象。冯芳等通过体外培养甲状腺癌 FTC-133 细胞株的实验表明,^{131}I 照射可以使 DTC 细胞出现分化程度降低,出现 FTC-133 细胞摄碘能力下降。

5. 癌灶部位　部分未经甲状腺全切手术或未经 ^{131}I 去除术后残留甲状腺组织的 DTC 患者,其局部或远处转移灶肿瘤细胞的分化程度要低于原发灶的分化程度。

6. 年龄老化　随着年龄的增加,失分化转移灶的发病率也逐渐增加,65 岁以上高达 40%,可能与 *p53* 基因变异有关。

二、RA 诱导细胞再分化治疗

(一)RA 诱导细胞再分化的概念

诱导再分化治疗是使失分化恶性肿瘤细胞重新向正常细胞方向转化,并成为具有正常功能细胞的一种治疗方法。RA 是维生素 A 的生物活性代谢产物,对多种恶性肿瘤有抑制细胞增生和诱导细胞分化及凋亡的作用。RA 及其受体具有控制细胞分化、增生和凋亡的能力,它对于多种细胞增殖、分化起着重要的作用。

(二)RA 诱导 DTC 细胞再分化的机制

RA 有多种同分异构体,如全反式维 A 酸(ATRA)、13 顺式维 A 酸(13-cRA)和 9- 顺式维

A 酸(9-cRA)。RA 诱导再分化治疗需要 DTC 组织中存在相应受体及信号转导途径。RA 受体及信号转导途径是转导 RA 信号和 RA 调控细胞增殖分裂与分化的主要途径,在甲状腺肿瘤细胞系和肿瘤组织中已经发现有 RA 受体表达。RA 诱导 DTC 细胞再分化的机制仍未明确阐明,可能与其上调 RA 受体的表达有关。5'-脱碘酶(5'-DI)及碱性磷酸酶及细胞间黏附分子 1(ICAM-1)的表达水平是甲状腺癌分化的标志物之一,研究表明 RA 能使甲状腺癌细胞的 5'-DI、ICAM-1 及碱性磷酸酶表达增强。NIS 是反映甲状腺功能的关键标志物之一,RA 可诱导甲状腺癌细胞分化,表现为抑制甲状腺滤泡癌细胞的增殖和增加碘摄取。体外研究证明,RA 在诱导甲状腺癌细胞分化治疗中的作用包括:①使甲状腺癌细胞分化标志物 5'-DI、ICAM-1 及碱性磷酸酶表达增强。②增加甲状腺球蛋白 mRNA 表达。③失分化标志 CD97 的表达降低。④增加 NISmRNA 的表达。上述诱导分化的综合作用可使甲状腺癌细胞恢复部分特有功能和特性,进而促使甲状腺细胞增加碘摄取,恢复 TSH 抑制治疗效果,诱导肿瘤细胞的凋亡以及抑制甲状腺癌细胞的增长。

(三)RA 诱导再分化治疗 DTC 的临床应用

1. RA 的适应证　临床发现 [131]I 及 TSH 抑制治疗效果不佳,病情进展,有或高度怀疑有失分化复发转移灶的 DTC 术后患者,经检查符合下列 DTC 失分化判断标准,均适应 RA 诱导分化治疗。

DTC 失分化判断标准:[131]I 全身显像阴性,而血清 Tg、彩超、X 线、CT、[99m]Tc-MDPSPECT/CT 全身骨显像、[99m]Tc-MIBI 肿瘤显像、18F-FDGPET/CT 显像为阳性或经手术及穿刺病理学检查及免疫组织化学分子蛋白标志物检测支持或证实的 DTC。

2. RA 的剂量、疗程、副作用及处理

(1)剂量和疗程:RA 诱导再分化治疗 DTC 常用的剂量为 1 ~ 1.5mg/(kg·d),疗程一般为 5 ~ 8 周。首次使用 RA,推荐剂量为 25mg/d,3 ~ 7d 后,使用标准剂量,最大每天不超过 120mg。RA 的毒副作用,限制了剂量的加大和使用疗程的延长。有文献报道在 RA 低剂量范围,有促进肿瘤细胞增殖的作用,因此,我们不主张采用小剂量 RA 诱导 DTC 分化。

(2)副作用:RA 剂量和疗程主要受 RA 毒副作用的影响。RA 的毒副作用主要是针对上皮细胞。由于上皮细胞分布的广泛性,RA 的毒副作用表现的症状有多样性,主要有皮肤黏膜刺激作用,中枢神经系统的毒性作用,致畸作用以及肝功损伤和其他的一些副作用:①黏膜上皮的毒副作用:表现为口干,唇炎,唇裂,鼻炎,毛发脱落等,反应发病率高,但程度不重。②肝功能受损:肝细胞是一种特殊分化的上皮细胞,构成肝脏的实质部分,且 RA 的前体物质在肝脏中代谢,因此,常表现为转氨酶升高,甘油三酯升高,伴有血清胆固醇和低密度脂蛋白的升高和高度脂蛋白降低。③神经系统症状:高颅压综合征,RA 过剩致血中葡萄糖酸增加,后者有较强的膜表面活性作用,致使溶酶体膜受损,刺激脉络丛分泌大量脑脊液致颅压增高。对神经系统感觉上皮损伤可能导致头晕,视觉模糊,幻听表现。④致畸作用:RA 可能激活了 RARβ2,RA 致畸的严重性与受体的诱导有关系,一旦产生了这种受体,它就可以结合 RA 引起 RA 反应子基因表达的改变。⑤其他:如高白细胞综合征,常见于 RA 治疗 APL 的过程中,引起白细胞淤滞综合征,引发呼吸窘迫、颅内出血、脏器梗塞以及高组胺综合征,有发热、潮红、休克、消化性溃疡等表现。RA 治疗 DTC 患者所发生的毒副作用,文献报道缺乏系统性评价,一般认为约有30%DTC 患者有皮肤黏膜和肝功受损的表现。Schort 等观察 16 例接受 RA 治疗的 DTC 患者中,69% 有皮肤干燥,75% 唇炎,31% 鼻血,12% 视觉模糊,75% 转氨酶升高,50% 甘油三酯升高,患者均可以忍受。国内和国外的 RA 存在有很大区别。使用国内第一代 RA 治疗 12 例失分化 DTC,在应用过程中出现较多的毒副作用,其中,皮肤和黏膜的损伤,干燥唇炎的患者比例为100%,头晕、头痛分别是 16.67%、75%,视觉模糊有 50%,恶心 41.67%,脱发 30%,并有高达25% 的患者因为毒副作用而放弃治疗。分析原因可能由于国内第一代 RA 药物,保持了 RA基本结构及药理作用,但化学性质不稳定,对光敏感,易分解。而国外文献报道均采用爱索思,化学结构仍然是第一代 RA 即 13-cRA,与 RA 类似,差别在于碳链结构上的调整,降低了 RA的致畸胎作用,同时感光性、皮肤黏膜的刺激性也下降。但需在体内转化成 9-cRA。因此,建议 RA 的使用过程中,可以先使用小剂量,观察 RA 的毒副作用及其患者的耐受性。随着二代和三代 RA 的不断问世,其产品化学性质的稳定性会大大提高,而毒副作用明显降低,可以尝试使用较大剂量进行观察研究,相信 RAs 在肿瘤的诱导方面,有更大的潜力。

(3)副作用处理:有皮肤发干,皮疹,溃疡症状,可用 30℃温水擦拭后,用生理盐水湿敷。如有皮肤红肿,可给予抗组胺类药物。口腔溃疡可涂抹溃疡膏。转氨酶、甘油三酯升高,可加用保肝降酶的药物。有恶心,呕吐,可给予止吐药物,不能耐受者,对症处理或者停用 RA 治疗。少数患者会出现头部疼痛,可给予镇痛药物,如疼痛剧烈,患者烦躁不安,应立即停药,可以心理疏导并镇痛剂处理,如伴有恶心呕吐等脑压增高症状时,可用地塞米松及甘露醇脱水降颅压,若 RA 减量或停用亦可缓解,再用时可复发。

3. RA 疗效的评价指标　RA 诱导再分化治疗的效果可以通过摄碘能力、血清 Tg 水平、葡萄糖代谢水平和肿瘤病灶的大小综合考虑来评价。

(1)摄碘能力:RA 诱导分化治疗后,DTC 病灶恢复摄碘功能或对碘摄取提高,是评价 RA治疗有效的最主要的客观指标,是能否进一步用 ^{131}I 治疗的关键指征,也是研究 RA 诱导再分化治疗 DTC 的主要目的。DTC 复发转移灶恢复摄碘功能和摄取碘增加,代表失分化癌向分化型癌的诱导转变的成功,肿瘤恶性程度的降低,同样也有较好的预后。摄碘功能的恢复其分子基础是各种分化型蛋白标志物如 NIS、TPO、TSHR、Tg 等恢复表达或表达增加。但由于影响因素太多,碘摄入量、^{131}I 剂量、TSH 水平等,要通过显像方法对病灶的摄碘功能进行定量分析仍有困难。

(2)血清 Tg 水平:血清 Tg 水平及其动态变化已被作为临床评价 DTC 复发转移的指标。血清 Tg 的升高提示肿瘤的增大,但在诱导分化过程中,Tg 的增高也可解释为肿瘤分化的结果。Grunwald 等 13-cRA 治疗 12 例失分化的甲状腺癌,发现治疗有效组 Tg 水平明显高于无效组,认为诱导过程中失分化细胞合成 Tg 功能恢复。但 Simon 等发现,RA 治疗疗效与 Tg 浓度的高低间无相关性,并认为 DTC 分化程度的增高、肿瘤病灶的增多或病灶体积的增大均可导致血清 Tg 增高,并认为 Tg 增高主要是病灶进展,而不是说明再分化。Tg 水平的变化是一项相对复杂的分析指标,且其水平高低受 TSH 调节,从 Tg 水平的单一变化中难以确切区分是由于肿瘤的进展或是药物诱导分化的作用。因此,尽管以血清 Tg 浓度变化作为评价 RA 疗效的指标尚有争论,但 Tg 合成代谢与 DTC 细胞分化程度有关是事实,RA 治疗导致 Tg 水平变化的规律有待进一步阐明。

(3)葡萄糖代谢水平:用 ^{18}F- 脱氧葡萄糖(FDG)PET/CT 显像测定 DTC 病灶的葡萄糖代谢变化是评价 RA 疗效的重要指标。葡萄糖代谢在失分化的 DTC 组织中则增高,而在正常的甲状腺组织和 DTC 组织中比较低下。所以,^{131}I 显像阴性而 ^{18}F-FDG 显像阳性高度提示 DTC 病灶的分化程度低;分化程度高的 DTC 病灶显像结果与之相反。对于 DTC 失分化患者应用 ^{18}F-FDGPET 测定 DTC 病灶的葡萄糖代谢变化可以起到辅助判断肿瘤体积的作用,因为在失分化的 DTC 组织或转移灶中则增高。然而由于 PET/CT 检查费用较高,难以在临床中普及应用。

(4)肿瘤病灶的大小:肿瘤体积是最能反映治疗影响力的指标,超声或 CT 测得的肿瘤病灶体积大小与实际值往往有较大的偏差。研究发现,RA 治疗后摄碘能力的提高并不总是伴随着肿瘤病灶减小,一些有广泛转移灶的患者如肺转移,肿瘤体积的直接检测往往有较大的困难。因此,ATRA 诱导后 ^{131}I 摄取的增加所提高的辐射吸收剂量能否导致肿瘤的缩小,有待进一步的研究。研究表明,ATRA 除诱导碘转运外还可通过介导凋亡前通路或直接作用于细胞周期抑制细胞增殖,该作用可能是一个长期的过程。

4. RA 诱导再分化疗效评价标准

(1)RA 治疗前后,^{131}I 全身显像自身对比:①放射性摄取显著增加或轻度增加,为诱导分化治疗有效;②无明显变化为诱导无效。

(2)甲状腺癌术后随访无甲状腺组织残留,临床诊断标准要求刺激状态下(TSH > 30mU/L)Tg < 10pg/L 或抑制状态下(TSH < 正常参考值低限)Tg < 2pg/L。Tg 结果分为:①增高,合成功能恢复为诱导治疗有效;②无明显变化或降低为诱导治疗无效。

(3)疗效评价:对于 DTC 患者由于肿瘤细胞失分化后,肿瘤细胞形态和功能改变造成的摄碘能力的下降,RA 仍是目前最为有效诱导失分化 DTC 再分化,增加其摄碘能力,提高 ^{131}I 治疗效果的药物。

RA 治疗失分化 DTC 患者的有效率为 30% ~ 50%,多位学者对诱导有效率的报道均不一致,可能与选用判断标准不统一、病例数目有限、患者个体差异大有关,有待于进一步扩大研究。

目前 RA 治疗疗效的影响因素及疗效的预测尚不十分明确。肿瘤的病理类型、RA 治疗的剂量、局部复发病灶、局部淋巴结转移病灶和远处转移灶均不能确定 RA 治疗是否有效。有研究显示,甲状腺癌细胞 RARβ 和 RXR 受体γ 的表达不同,可能用来预测甲状腺癌患者对 RA 治疗的反应。

维 A 酸诱导分化治疗在体外试验中有较好的效果,但目前尚需积累更多的临床资料并选择更特异的评价诱导分化指标,对其疗效进行深入的研究。同时需要进一步探索更有效的诱导分化治疗的药物或与其他药物联合应用,提高诱导分化治疗的有效率,为失分化甲状腺癌 ^{131}I 治疗探索出一条更有效的治疗方法。

(赵文娟　许　翔　邢宝迪)

第四节　甲状腺癌免疫治疗

一、免疫治疗概述

肿瘤的发生发展与机体免疫通路异常密切相关,免疫治疗是指通过增强患者机体抵抗力和对肿瘤的免疫反应以达到遏制肿瘤进展的治疗方法,目前免疫治疗已在多种癌症如非小细胞肺癌、膀胱癌、肾癌及黑色素瘤等取得良好疗效。然而由于甲状腺癌是一种生物学行为相对惰性的肿瘤,其侵袭性较低,多数患者通过手术、放射性 ^{131}I 治疗、TSH 抑制治疗及放化疗等方法能取得良好预后,而免疫治疗的成本及风险相对较高,因此,针对甲状腺癌的免疫治疗的数据有限。虽然大部分甲状腺癌患者经上述治疗可治愈,但对一些 ^{131}I 抵抗、淋巴结广泛转移及远处转移的 DTC、ATC 及 MTC 等难治性甲状腺癌患者,传统干预治疗预后较差,且细胞毒性治疗及靶向治疗效果欠佳。因此,有学者提出免疫治疗有望是针对这部分患者的一种新疗法。

二、免疫治疗应用

目前,针对甲状腺癌的免疫治疗包括免疫检查点抑制剂、NK 细胞疗法、DNA 免疫疗法等,但大多处于动物试验阶段,针对人体研究的数据相对缺乏。免疫检查点抑制剂是目前研究较为热门的一种免疫疗法,目前已在肺癌、乳腺癌、膀胱癌等恶性肿瘤中取得显著疗效,考虑到疗效和可控的安全性,目前关于其应用于难治性甲状腺癌的临床试验也逐渐增多,本节也主要概述免疫检查点抑制剂的进展。

(一)免疫检查点抑制剂

免疫检查点是在免疫系统中起抑制作用的调节分子,其表达于免疫细胞,对于维持免疫耐受、防止自身免疫反应及控制免疫应答的时间和强度等至关重要。在肿瘤发生发展的过程中,肿瘤细胞将作用于免疫检查点,抑制免疫功能,使机体无法发挥有效的抗肿瘤作用,造成肿瘤的免疫逃逸。免疫检查点抑制剂的主要作用为阻断表达免疫检查点的肿瘤细胞与免疫细胞之间的作用,从而阻断肿瘤细胞对免疫细胞的抑制作用。近几十年,研究较为成熟的免疫检查点抑制剂主要指程序性死亡受体 -1(programmed cell death protein 1,PD-1)和程序性死亡受体配体 -1(programmed death ligand-1,PD-L1)检查点抑制剂。正常生理条件下,需要免疫检查点来确保适当的免疫反应强度,对于降低病变周围的正常组织损害、避免人体自身免疫反应至关重要。PD-1 及其配体 PD-L1 参与免疫检查点调节,被认为是肿瘤微环境的重要组成部分,与肿瘤的发生和发展密切相关。PD-1 主要在激活的 T 细胞中表达,其配体 PD-L1 和 PD-L2 在肿瘤细胞在内的多种细胞的细胞膜上均有表达,PD-L2 的表达远低于 PD-L1,且仅限于特定的组织和器官。T 细胞在抗肿瘤免疫应答中起重要作用,研究表明,肿瘤细胞可高表达 PD-L1,其过量表达可抑制 T 细胞功能,进而降低机体免疫反应,从而导致肿瘤侵袭性增强。阻断免疫检查点可改变肿瘤浸润性 T 细胞的特异性亚群细胞数量。研究表明,抗 PD-1/PD-L1 治疗可重新激活在肿瘤发生发展过程中的抗肿瘤免疫反应,这提示其可作为甲状腺癌一个新的免疫治疗靶点。

Bastmanf 等研究发现,59%DTC 表达 PD-L1,其中 50% 肿瘤含有 PD-1 阳性淋巴细胞,且在高侵袭性的复发性及晚期 DTC 中,PD-L1 表达与复发风险升高及不良预后相关,这也提示抗 PD-1/PD-L1 治疗可能成为 DTC 患者潜在的治疗方式。派姆单抗是一种抗 PD-1 单克隆抗体,Mehnert 等对 22 例 PD-L1 阳性晚期 DTC 患者应用派姆单抗,结果显示 2 例患者部分缓解(总有效率为 9%),13 例患者病情稳定(59%),而 7 例患者疾病进展,且没有与治疗相关的中断或死亡发生,表明派姆单抗(pembrolizumab)对 PD-L1 阳性 DTC 有效,且具有可控的安全性。除晚期 DTC 外,研究表明 PD-1/PD-L1 抑制剂对 ATC 也有明显疗效。Capdevila 等首次报道 PD-1 抑制剂对 ATC 的作用,42 例局部晚期或转移性 ATC 患者应用斯巴达珠单抗(Spartalizumab,一种 PD-1 抑制剂)治疗,结果发现 PD-L1 阳性(PD-L1 ≥ 1%)的患者中应答率为 29%,其中应答率最高人群为 PD-L1 ≥ 50% 患者,可高达 35%,且 PD-L1 阳性患者中位总生存期到 1 年者可达到 52.1%。最常见不良反应为腹泻、瘙痒、乏力等,所有患者耐受性良好。Kollipara 等报道了 1 例术后复发的 ATC 患者接受纳武单抗(Nivolumab)治疗后复发灶及转移灶均缩小,持续缓解时间可长达 20 个月。以上研究表明 PD-1/PD-L1 抑制剂在 ATC 中良好的抗肿瘤活性,可作为未来治疗 PD-L1 阳性 ATC 患者的一种新选择,但其反应的持久性和安全性仍需进一步研究。

(二)其他免疫疗法

1. **自然杀伤(nature killer,NK)细胞疗法**　NK 细胞是参与机体免疫应答的重要免疫细胞,主要介导非特异性免疫应答。研究表明,肿瘤细胞能诱导 NK 细胞衰竭而发生免疫逃逸。为评估 NK 细胞对 ATC 杀伤的靶向性,Zhu 等将可表达萤光素酶基因的 NK 细胞注入 ATC 肺转移的小鼠模型,通过生物萤光成像发现 NK 细胞可显著抑制 ATC 肿瘤和肺转移灶的生长,表明基于 NK 细胞的免疫疗法可能对 ATC 肺转移有效。

2. **DNA 免疫疗法**　MTC 是一种分泌降钙素(calcitonin,CT)的 C 细胞肿瘤。由于 CT 来源于前体蛋白降钙素原(precursor protein preprocalcitonin,PPCT),几乎所有的 MTC 都表达 CT,这些分子可能是抗 MTC 免疫治疗的靶抗原。Haupt 等对 DNA 免疫是否能诱导小鼠产生抗人 PPCT(HPPCT)的细胞和体液免疫反应进行研究,发现 DNA 免疫可产生针对 hPPCT 的细胞和体液免疫应答,联合注射粒细胞 - 巨噬细胞集落刺激因子(granulocyte-macrophage colony-stimulating factor,GM-CSF)基因可增强细胞和体液免疫应答,提示 DNA 免疫可作为治疗 MTC 的一种新的免疫治疗方法。

3. **巨噬细胞疗法**　研究表明,肿瘤相关巨噬细胞(tumor-associated macrophages,TAMs)是构成肿瘤免疫浸润的主要部分,在肿瘤发生发展中起重要作用。CD47 又称整联蛋白相关蛋白(inergrin-associated protein,IAP),广泛表达于正常的组织细胞,在恶性肿瘤细胞中其过表达,并能与巨噬细胞表面的信号调节蛋白 α(SIRPα)相结合并抑制巨噬细胞对靶细胞的吞噬作用。最新研究发现,抗 CD47 抗体可促进巨噬细胞对 ATC 细胞的吞噬作用,使 ATC 动物模型中 TAMs 浸润增加,可抑制肿瘤生长,但上调 TAMs 中 PD-1 的表达,表明单用抗 CD47 或联合抗 PD-1 免疫疗法有治疗 ATC 的潜力。

免疫疗法是近几十年治疗恶性肿瘤的一大研究热点。对于常规治疗无效的难治性甲状腺癌,免疫疗法不失为一种有潜力的治疗方法。虽然免疫疗法在甲状腺癌的动物模型中取得一定成效,但由于复发或晚期 DTC、ATC、MTC 等发病率较少,目前缺乏有效的临床证据,且大部分研究尚处于 Ⅰ / Ⅱ 期临床试验,对其长久疗效及安全性尚无法确定。未来,免疫疗法是治疗难治性甲状腺癌的一种有前景的治疗方案,但仍需大样本、长期的多中心研究进一步证实其有效性及安全性。

(赵文娟　邢宝迪　许　翔)

参考文献

[1] BRAY FREDDIE,FERLAY JACQUES,SOERJOMATARAM ISABELLE, et al. Global cancer statistics 2018: GLOBOCAN estimates of incidence and mortality worldwide for 36 cancers in 185 countries[J]. CA Cancer J Clin, 2018, 68(6): 394-424.

[2] 中华人民共和国国家卫生健康委员会 . 甲状腺癌诊疗规范 (2018 年版)[J]. 中华普通外科学文献(电子版), 2019,13(1):1-15.

[3] DAVIS P J,MOUSA S A,SCHECHTER G P. New interfaces of thyroid hormone actions with blood coagulation and thrombosis[J]. Clin Appl Thromb Hemost, 2018, 24(7): 1014-1019.

[4] HAUGEN B R,ALEXANDER E K,BIBLE K C, et al. 2015 American thyroid association management guidelines for adult patients with thyroid nodules and differentiated thyroid cancer: the american thyroid association guidelines task force on thyroid nodules and differentiated thyroid cancer[J]. Thyroid, 2016, 26(1): 1-133.

[5] 方学庆 , 周立 , 唐民 . 分化型甲状腺癌术后激素水平变化及对促甲状腺激素抑制治疗的指导 [J]. 局解手术学杂志 , 2018, 27(8):577-580.

[6] 许军 , 李朋 , 肖光雄 , 等 . 分化型甲状腺癌术后促甲状腺激素抑制治疗时机的选择 [J]. 中国普外基础与临床杂志 , 2016, 23(02): 206-209.

[7] 中华医学会内分泌学分会 , 中华医学会外科学分会内分泌学组 , 中国抗癌协会头颈肿瘤专业委员会 , 中华医学会核医学分会 . 甲状腺结节和分化型甲状腺癌诊治指南 [J]. 中华核医学与分子影像杂志 ,2013,33(2):96-115.

[8] AMIN M B, EDGE S B, GREENE F L, et al. AJCC cancer staging manual. 8th ed[M]. Cham, Switzerland: Springer International Publishing, 2017.

[9] BECKHAM T H, ROMESSER P B, GROEN A H et al. Intensity-modulated radiation therapy with or without concurrent chemotherapy in nonanaplastic thyroid cancer with unresectable or gross residual disease[J]. Thyroid, 2018, 28(9): 1180-1189.

[10] TAVARES C, COELHO M J, ELOY C, et al. NIS expression in thyroid tumors, relation with prognosis clinicopathological and molecular features[J]. Endocr Connect, 2018, 7(1): 78-90.

[11] SHORT S C, SUOVUORI A, COOK G, et al. A phase Ⅱ study using retinoids as redifferentiation agents to

increase iodine uptake in metastatic thyroid cancer[J]. Clin Oncol, 2004, 16(8):569-574.

[12] BASTMAN J J, SERRACINO H S, ZHU Y W, et al. Tumor-infiltrating T cells and the PD-1 checkpoint pathway in advanced differentiated and anaplastic thyroid cancer[J]. J Clin Endocrinol Metab, 2016, 101(7): 2863-2873.

[13] MEHNERT J M, VARGA A, BROSE M S, et al. Safety and antitumor activity of the anti-PD-1 antibody pembrolizumab in patients with advanced,PD-L1-positive papillary or follicular thyroid cancer[J]. BMC Cancer, 2019, 19(1):196.

[14] CAPDEVILA J, WIRTH L J, ERNST T, et al. PD-1 blockade in anaplastic thyroid carcinoma[J]. J Clin Oncol, 2020, 38(23):2620-2627.

[15] KOLLIPARA R, SCHNEIDER B, RADOVICH M, et al. Exceptional response with immunotherapy in a patient with anaplastic thyroid cancer[J]. Oncologist, 2017, 22(10): 1149-1151.

[16] ZHU L Y, LI X J, KALIMUTHU S, et al. Natural killer cell (NK-92MI)-based therapy for pulmonary metastasis of anaplastic thyroid cancer in a nude mouse model[J]. Front Immunol, 2017,8:816.

[17] SCHURCH C M, ROELLI M A, FORSTER S, et al. Targeting CD47 in anaplastic thyroid carcinoma enhances tumor phagocytosis by macrophages and is a promising therapeutic strategy[J].Thyroid, 2019, 29(7): 979-992.

第十二章

甲状腺癌靶向治疗

肿瘤分子靶向治疗是指在肿瘤的分子生物学基础上,将肿瘤组织或细胞所具有的特异性结构分子作为靶点,利用某些能与这些靶分子特异性结合的抗体、配体等,达到直接治疗或导向治疗目的的一类疗法。分子靶向治疗是以病变细胞为靶点的治疗,相对于手术、放疗、化疗等传统治疗手段更具有"治本"功效。常见方法是针对癌症恶性细胞特有的变异进行靶向治疗,常见靶点与细胞转导、细胞增殖及结构蛋白有关。与传统的细胞毒化疗不同,细胞毒化疗治疗人类恶性肿瘤是非特异性的,可以抑制或杀死肿瘤细胞,但是修复性差且治疗癌症的范围有限。细胞毒化疗低剂量疗效不佳,但是高剂量毒性高并可能致死;而肿瘤分子靶向治疗具有特异性抗肿瘤作用,并且毒性明显减少,开创了肿瘤精准治疗的新领域。

2001 年第一个小分子 BCR-ABL 激酶抑制剂甲磺酸伊马替尼(Gleevec)上市治疗费城染色体阳性(Ph+)慢性髓细胞淋巴瘤,开创了靶向激酶信号通路肿瘤治疗的先河。2003 年吉非替尼(Iressa)成功用于具有表皮生长因子受体(epidermal growth factor receptor, EGFR)基因突变的晚期非小细胞肺癌优势人群,开启了基于生物标志物的个体化治疗新时代。2004 年第一个抑制新生血管生成的 VEGFR 单克隆抗体贝伐单抗(Bevacizumab)问世用于结肠癌治疗,开启了靶向肿瘤新生血管治疗的序幕。

第一节　甲状腺癌的概述

甲状腺癌是一种起源于甲状腺滤泡上皮或滤泡旁上皮细胞的恶性肿瘤,是最常见的内分泌恶性肿瘤之一,也是头颈部最为常见的恶性肿瘤。近些年发病率增长迅速。研究表明,在美国,甲状腺癌占恶性肿瘤发病率的 1.7%,而欧洲为 2%,发达国家甲状腺癌发病率为 9.3/100 000 (女性)和 3.1/100 000(男性)。依据 2017 年世界卫生组织(WHO)、2019 年欧洲肿瘤医学会(ESMO)及 2020 年美国国家综合癌症网络(NCCN)发布的甲状腺癌临床实践指南,对于原发性甲状腺的最新分类,按病理类型可分为滤泡上皮癌及甲状腺髓样癌(MTC)(图 12-1)。绝大部分甲状腺癌起源于滤泡上皮细胞,分为分化型甲状腺癌(DTC)及未分化癌(ATC),超过 90% 的甲状腺恶性肿瘤是 DTC,而 DTC 又分为以下几种亚型:具有乳头状核特点的非浸润性甲状腺滤泡性肿瘤(Non-invasive follicular thyroid neoplasms with papillary-like nuclear features, NIFTP)、PTC、FTC、Hürthle 细胞癌(Hürthle cell carcinoma, HCC)和 PDTC。PTC 包括经典型 PTC(classic variant of papillary thyroid carcinoma, CVPTC)、滤泡型 PTC (foillicular variant of papillary thyroid carcinoma, FVPTC)、高细胞型 PTC (tall cell variant of papillary thyroid carcinoma, TCPTC) 和其他的类型。FVPTC 缺乏乳头状结构包含滤泡,因其保持 PTC 的核特征,后来从 FTC 分离出来的,其特征与 FTC 相似。TCPTC 细胞的长度比宽度长至少 2 倍。

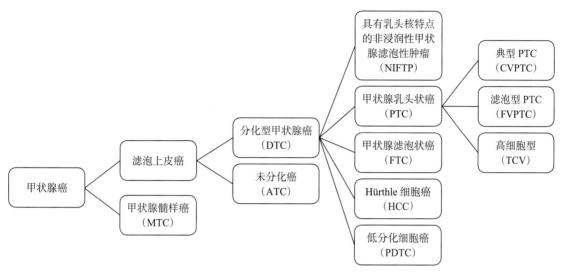

图 12-1　甲状腺癌依据病理分型分类

细针穿刺活检(FNAB)是目前评估甲状腺结节性质的最可信的诊断方式。但约 20% ~ 30% 的甲状腺结节用 FNAB 并不能排除癌症的可能性,由于缺乏对这些结节的诊断界定,大多数细胞学诊断为未确定的患者还要进行病理学检查。FNAB 还可用于评估恶性标志物(包括常见的肿瘤过表达蛋白,如人骨髓内细胞标志物 HBME-1 或半乳糖凝集素 galecin-3)及特异性恶性相关的分子改变(如 BRAF 突变、RET 融合等),从而为甲状腺癌分子靶向治疗提供依据。对于绝大多数 DTC 而言,通过外科手术切除、放射性碘及内分泌抑制治疗多能获得良好的预后。但是,不能进行手术或对放射性碘不摄取的 DTC、MTC 和 ATC 患者不能进行经典的治疗,这也是其死亡的主要原因。随着对各种甲状腺癌发病分子机制的研究,一些具有潜在治疗价值的靶点逐渐被人们所发现。甲状腺癌的机制涉及一系列遗传的和后天的改变,包括体细胞突变激活或遏制,改变基因表达模式,microRNA 调节异常和基因异常甲基化等。这将对治疗 MTC、放射性碘不摄取的及复发难治的 DTC、ATC 提供分子靶向治疗的理论基础。

(刚晓坤　邢士超　赫广玉)

第二节　甲状腺癌分子靶点

甲状腺癌相关原癌基因如 RAS、BRAF、RET/PET 等突变,可以引起游信号通路改变,主要包括丝裂原活化蛋白激酶(MAPK)和磷脂酰肌醇 3- 激酶(PI3K)等信号通路,这些通路与肿瘤的生长、转移密切相关。而不同类型甲状腺癌具有各自的分子特点,为靶向治疗提供了分子靶点。

一、具有乳头状核特征的非浸润性甲状腺滤泡性肿瘤

NIFTP 的基因突变特点与滤泡性甲状腺腺瘤相似,最常见的基因异常是 RAS、BRAF 突变及 PAX8-PPARγ 重排,44% ~ 100% 的患者存在上述改变。30% ~ 52% 患者存在 RAS 突变,主要包括 N-RAS、H-RAS、K-RAS,其中 N-RAS 最为常见。3% ~ 4% 患者存在 BRAF 突变,常见为 BRAFK601E 突变,BRAFV600E 也在少数患者中有报道。BRAF 基因突变,可以激活 MAPK 细胞外信号调节激酶(MEK)/ 细胞外信号调节激酶(ERK)信号通路,引起转移。6% ~ 22% 患者存在 PAX8-PPARγ 重排,PAX8 是甲状腺滤泡细胞分化的必需蛋白,PPARγ 能够调控细胞周期。有研究显示,过表达 PAX8-PPARγ 融合蛋白能够促进细胞增殖并抑制凋亡,支持其促肿瘤形成功能。22%NIFTP 患者存在 THADA 融合,13%NIFTP 患者存在 ETV6-NTRK3 融合,但这两种基因重排变化在 NIFTP 中的生物学意义尚不明确。

二、甲状腺乳头状癌

97%PTC 具有特异性分子改变,包括 74% 单核苷酸突变(如 BRAF 及 RAS 突变),15% 为融合突变,7% 为臂级体细胞拷贝数改变,1% 为基因缺失。PTC 患者中,最常见的为 BRAF 突变,存在于约 62% 患者中,余 13% 为 RAS 突变,7% 为 RET-PTC 突变,9% 为 TERT 启动子突变。RAS 是一种小的 G 蛋白,具有 GTP 酶活性,在酪氨酸激酶受体(receptor tyrosine kinase,RTK,包括 VEGFR,RET,ALK,NTRK)与生长因子结合时募集,进一步经由 BRAF 激活下游信号通路。这个信号通路的生物效应包括细胞骨架的改变、细胞增殖、分化及存活,并可引起多种甲状腺癌。BRAF 是三种丝 / 苏氨酸特异性激酶的一种,其他两种是 ARAF 和 CRAF/RAF1。大部分 BRAF 基因突变是 V600E 突变,即密码子 600 位的缬氨酸被谷氨酸替代(V600E),这些突变引起下游 MEK/ERK 不断磷酸化,83% 的 PTC 存在 MAPK 信号通路改变。研究表明,BRAFV600E 基因突变常发生于 89% 的 TCV、67% 的 CVPTC 及 13% 的 FVPTC,主要特点为癌细胞 MAPK 信号通路激活、低分化、放射碘治疗(radioactive iodine,RAI)耐受,与预后不良密切相关,而 RAS 突变发病率在 FVPTC 中高达 38%,CVPTC 中为 6%,而 TCV 中暂未发现,RAS 突变可以引起 MAPK 与 PI3K/AKT 信号通路激活,通常表现为高分化。RAS 是一种 GTP 酶,在传递细胞生长分化信号方面起重要作用。它位于许多受体酪氨酸激酶的下游,许多细胞信号通路的上游。RAS 基因突变在良性和恶性甲状腺肿瘤均有发现,且与较凶险的临床过程有关。PTC 中另一个常见的分子异常是 RET 基因突变,发病率为 20% ~ 30%。RET 基因编码一个跨膜受体酪氨酸激酶。RET 基因突变也存在于 2 型多发性内分泌腺瘤和先天性巨结肠(Hirschsprung's discase)等疾病中。RET 基因突变常见于由辐射引起的 PTC 患者。RET 基因最常见的突变是染色体重排,即将一个不相关基因的启动子连接到 RET 基因产生一个组成型激活产物。由于这些突变在 RET/PTC-RAS-BRAF 信号通路基本不重叠且互相排斥,因此肿瘤发生的早期每个突变均可能发生。

除了驱动突变,有研究还发现了个别基因(CHEK2,ATM 和 TERT)和一系列功能相关的基因(染色质重塑)的改变,及如 miR-21 和 miR-146b 等蛋白表达类型的改变,与 PTC 临床亚型的分类有关,并可能导致分化缺失和肿瘤进展,如 miR-21 表达的增加与 PTC 具有侵袭性的亚型 TCV 的发病密切相关。

此外,PTC 中还存在 TERT 启动子突变,TERT 启动子能够上调 MAPK、PI3K/AKT 通路,加速甲状腺癌进程。TERT 启动子突变与不良的病理类型密切相关,提示疾病有侵袭性、转移及甲状腺外累及的组织学特点,预后不良。

PTC 中还存在基因重排,如 THADA 重排及 ETV6-NTRK3 融合。THADA 重排能够过表达胰岛素样生长因子 2(insulin-like growth factor 2,IGF2)的翻译激活因子 IGF2BP3,从而增加细胞内 IGF2 水平,进一步作用于 PI3K 与 MAPK 信号通路,从而刺激细胞增殖及侵袭。ETV6-NTRK3 融合常见于浸润性 FVPTC 及 CVPTC,ETV6-NTRK3 融合能够通过激活 MAPK 信号通路而增加肿瘤的恶性程度。上述 PTC 分子机制的发现,使 PTC 未知的致癌因素由 25%下降至 3.5%。

三、甲状腺滤泡状癌

RAS 基因异常占 FTC 的 30%～52%,在碘缺乏区域和碘充足区域分别为 50% 和 10%。RAS 基因突变也出现在高异倍体细胞中。FTC 中另一个分子异常是 PAX8-PPARg(30%～58%),与 t(2；3)(a13；p25)有关,融合了 PAX8 的启动子和 PPARg。17%FTC 存在 TERT 启动子突变,且 FTC 的这些突变是不重叠的。PI3K-PTEN-AKT 信号通路多种形式的分子改变可发生于 PTC 中。此外,还包括一些不常见的基因突变,如 TSHR、BRAFK601E、E1F1AX 及 CNA 等突变。

四、Hürthle 细胞癌

分子研究显示该类型甲状腺癌的分子特点与 PTC 相似,但基因分型分析显示其突变、转录和拷贝数分布不同于 PTC 与 FTC。HCC 超过 50% 的基因突变发生于线粒体。22%～27%HCC 存在 TERT 启动子突变,9%～15% 存在 RAS 突变,7%～12% 存在 TP53 突变。2018 年的一项研究显示,可应用多分子组合 ThyroSeq v3 基因组分类器诊断 HCC,其敏感性为 92.9%(95%CI,80.52%～98.50%),特异性为 69.3%(95%CI,48.21%～85.67%),也提示 HCC 分子诊断效果不佳及靶向治疗的难度高。HCC 少见的分子改变还包括 CHCHD10-VPREB3、HEPHL1-PANX1、TMEM233-PRKAB1。

五、低分化型甲状腺癌与未分化甲状腺癌

40%～60%PDTC 与 ATC 较为特征的突变为端粒酶反转录酶(TERT)启动子突变,发病率分别为 40%～60% 及 73%,该突变与肿瘤的恶性程度相关,同时还可伴随 BRAF、RAS 及 DIF1AX 突变。RAS 突变存在于 45%PDTC 及 23%ATC,BRAF 基因突变存在于 33%PDTC 及 59%ATC 患者中,而 TP53 突变常发生于 10%PDTC 及 59%ATC 患者中。用显微解剖技术分析 BRAF 基因突变的结果表明,1 例 PDTC 和 1 例 ATC 甲状腺癌标本包含分化良好的乳头状

区域。2 例标本包含分化良好区域的突变和低分化及未分化成分,说明 BRAF 基因突变起源于去分化成攻击性更强的亚型前,已分化良好的甲状腺癌。TP53 抑癌基因突变会导致其功能丧失并与许多人类癌症有关。然而,p53 在分化良好的甲状腺癌中也很罕见。p53 突变可能会较多地存在起源于携带 BRAF 突变的 PTC 的 ATC 中。PDTC、ATC 还存在一定比例的 PI3K-PTEN-AKT 信号通路异常,通常发生于分化较差的甲状腺癌,尤其是 ATC,提示肿瘤进展。PI3K 的编码基因为 PIK3CA,而 PIK3CA 基因突变占 ATC 的 23%。当有 PIK3CA 基因突变的 ATC 中出现分化良好的成分时,分化良好的组织并不能产生这种突变。这说明该突变有助于去分化并发展成临床攻击性更强的癌症。研究表明 PIK3CA 基因突变会引起拷贝数的增加,发生于 20% 的 DTC(28% 的 FTC 和 12% 的 PTC),42% 的 ATC 和 17% 的良性甲状腺腺瘤。29% 的 ATC 会出现 BRAF 基因突变,有 BRAF 基因突变的 ATC 的 43% 会出现 PI3K/AKT 基因改变。这说明 PI3K/AKT 信号通路在由 PTC 转化成 ATC 过程中具有致病性。ATC 中还存在修复基因错配、SWI-SNF 复合物形成、组蛋白甲基转移酶通路异常等少见分子机制。

六、甲状腺髓样癌

MTC 分为散发性甲状腺髓样癌(sporadic medullary thyroid carcinoma,SMTC)(75%)和遗传性甲状腺髓样癌(hereditary medullary thyroid carcinoma,HMTC)(25%)。50%SMTC 患者存在体细胞 RET 突变;HMTC 常包括家族性 MTC 及多发性内分泌腺瘤综合征 2 型(MEN2)。100% 家族性 MTC 患者存在生殖系 RET 基因(位于染色体的 10q11.2)突变。对比 DTC,MTC 的侵袭性更强,淋巴结转移时间更早,更易发生远处转移,且预后差。有研究显示,RET 是鉴别高侵袭性 SMTC 的可靠的分子标志物。根据密码子突变程度,RET 基因型分为 3 种风险类别,分别与其临床攻击性一致。20%SMTC 还存在 RAS 突变,10% ~ 60% 的 RET 阴性的病例中存在 RAS 突变,其中 HRAS 最为常见。少数 SMTC 还存 ALK 融合。此外,有研究证实,非编码 RNA 可以通过调控 MTC 转录后基因的表达,产生致癌或抑癌的作用。表观遗传学组蛋白甲基转移酶 EZH2 及 SMYD3 参与 MTC 进展,并可作为 HMTC 及 SMTC 的预后标志物。

(刚晓坤　赫广玉　邢士超)

第三节　甲状腺癌靶向药物

一、靶向 BRAF

BRAF 点突变在甲状腺癌细胞发生频率高,加上其与肿瘤去分化和放射性碘治疗抵抗有关,因此已有 BRAF 抑制剂被认可和测试。

(一)索拉非尼(sorafenib,BAY 43-9006)

索拉非尼是一种多激酶抑制剂,能有效抑制野生型 BRAF 和 BRAFV600E 突变的激酶活性,靶向抑制 VEGFR-2、VEGFR-3、FLT-3、c-KIT 和 PDGFRβ 激酶。索拉非尼具有双重抗肿瘤效应,一方面,它可以通过抑制 RAF/MEK/ERK 信号传导通路,直接抑制肿瘤生长;另一方面,它又能通过抑制 VEGFR 和 PDGFR 而阻断新生血管的形成,间接抑制肿瘤细胞的生长。

2013 年,一项多中心、随机、双盲、安慰剂对照的Ⅲ期临床(DECISION)试验,纳入 417 名进展期局部晚期或转移性放射性碘不摄取的 DTC 患者,其中索拉非尼组 207 名和安慰剂组 210 名,分别服用索拉非尼和安慰剂(400mg,2 次 /d)。结果显示,中位无进展生存期(progession-free srvival,PFS)索拉非尼组(10.8 个月)显著长于安慰剂组(5.8 个月);风险比(HR)0.59(95%CI 0.45 ~ 0.76,$P < 0.000\ 1$)。结果表明,进展期局部晚期或转移性放射性碘不摄取的 DTC 患者中索拉非尼组中位 PFS 显著长于安慰剂组,且不良反应符合索拉非尼安全性特征,提示索拉非尼对进展期局部晚期或转移性放射性碘不摄取的 DTC 患者来说是一种不错的治疗药物。索拉非尼组最常见不良事件包括手足皮肤反应(76.3%),腹泻(68.6%),脱发(67.1%),皮疹或脱屑(50.2%)。不良事件发病率:索拉非尼组(98.6%),安慰剂组(87.6%)。但是 2019 年的一项研究显示,在 DECISION 研究中,索拉非尼在治疗 RAI 耐受、进展性 DTC 时的副作用发病率高于其他肿瘤,尤其是肌少症。

同时,也有文献报道,索拉非尼还可用于放射碘耐受的 ATC、MTC。统计结果表明,索拉非尼在 MTC 和 ATC 的部分缓解率(partial response,PR)、疾病稳定(stable disease,SD)和疾病进展率分别是 21%、60% 和 20%。各种甲状腺癌患者的中位 PFS 是 18 个月。但是 16% 的患者由于毒性或不能耐受治疗而中止用药,56% 患者要求减少剂量。与疾病进展无关的患者死亡率接近 4%。

基于索拉非尼Ⅲ期临床试验结果,欧洲药品管理学会(EMA)及美国食品药品监督管理局(FDA)建议将索拉非尼作为复发或转移性的、进展性的、RAI 难治性 DTC 的一线用药。2017 年,中国食品药品监督管理局(CFDA)批准索拉非尼可用于治疗上述甲状腺癌,成为目前第一个、也是唯一的一个被 CFDA 批准用于治疗上述类型甲状腺癌的药物。

(二)司美替尼(selumetinib,AZD6244,ARRY-142886)

司美替尼是第一个用于甲状腺癌临床试验的小分子抑制剂,是一种口服、强效、高选择性的 MEK-1、MEK-2 激酶抑制剂。MEK-1、MEK-2 是 MAPK 信号通路的关键酶。司美替尼可以抑制甲状腺癌细胞系生长,且与野生型相比,对 BRAF 突变的细胞系的抑制作用更强。有研究在放射碘难治性 PTC 患者中应用司美替尼治疗(75mg 每天 2 次持续 4 周),在参与评估的 20 例患者中,司美替尼能够增加 60% 患者的放射碘摄取,此类人群中有 67% 的患者能够进一步行放射碘治疗。在重新进行放射碘治疗的患者中,63% 的患者为 PR,38% 的患者为 SD。所有参与治疗的患者血清 Tg 水平均下降(平均减少 89%)。放射性碘难治性 PTC 的Ⅱ期临床研究中,39 例患者口服司美替尼(100mg/d)28d 后结果显示,其中 21 例患者 SD(54%),11 例病情恶化(28%),49% 的患者病情稳定 16 周,36% 的患者 SD 达 24 周,PFS 为 32 周,主要的不良事件是皮疹(59%)、腹泻(44%)、疲劳(41%),此外还可能包括视物模糊。英国目前正在进行一项多中心Ⅱ期临床试验,主要研究目的为司美替尼能否增加晚期放射碘难治性 DTC 患者重新获得放射碘治疗的敏感性。司美替尼是美国 FDA 唯一批准可以用Ⅲ期或Ⅳ期 DTC 的药物。

（三）维莫非尼（vemurafenib，PLX-4032）

维莫非尼是二代 RAF 抑制剂，是一种选择性抑制 BRAFV600E 突变的口服小分子物质，对野生型 BRAF 或其他类型的 RAF 激酶不起作用。研究表明，BRAFV600E 突变通过 NIS 启动子区组蛋白脱乙酰作用引起 NIS 表达减少和甲状腺癌患者放射性碘不摄取。研究发现维莫非尼能够对甲状腺癌细胞系的 BRAF 通路具有较高的选择性抑制作用。一项关于维莫非尼治疗的 II 期临床试验显示，维莫非尼能够对 BRAFV600E 阳性的、不能手术切除且放射碘难治性，且未曾应用 MKI 的 PTC 患者产生抗肿瘤的作用。在另一项针对维莫非尼（960mg，每天 2 次）治疗多种 BRAFV600E 突变的非黑色素瘤研究中，纳入 7 例 ATC 患者，其中 1 例患者病情完全缓解，1 例患者为 PR。维莫非尼常见的副反应是皮疹（68%）、乏力（56%）、关节痛（40%），此外还包括皮肤瘙痒、光敏感和恶心、皮肤乳头状瘤。目前对于维莫非尼治疗甲状腺癌的研究仍处于 II 期临床研究阶段。

（四）达拉菲尼（dabrafenib，GSK2118436）和曲美替尼（trametinib）

达拉菲尼及曲美替尼是 BRAF 激酶抑制剂。有研究显示，在 BRAFV600E 突变阳性的 ATC 患者中，达拉菲尼联合曲美替尼治疗，完全缓解率为 69%（95%CI，41% ~ 89%），7 名患者持续有反应，并且研究中的患者具有很好的耐受性。另一项针对 16 名 ATC 患者靶向治疗有效性及安全性的评估显示，中位 PFS 为 3.7 个月（95% CI，1.8 ~ 7.6）（乐伐替尼 2.7 个月，达拉菲尼联合曲美替尼为 5.2 个月）；中位总生存期（overall survival，OS）为 6.3 个月（95% CI，1.8 ~ 7.6）（乐伐替尼为 3.9 个月，达拉菲尼联合曲美替尼为 9.3 个月）。达拉菲尼的常见副作用为皮肤乳头瘤（57%）、皮肤角化病（36%）、脱发（29%）、关节痛（14%）、毛发纹理异常（14%）、发热（14%）、脂溢性角化病（14%）、皮肤增生（14%）等；曲美替尼的主要副作用为痤疮样皮疹。

2018 年，FDA 批准了达拉菲尼和曲美替尼联合用于局部晚期、不可切除、转移性 BRAFV600E 突变且不能进行局部 - 区域性治疗的 ATC 患者治疗，由此，达拉菲尼与曲咪替尼也成为一线治疗药物，但上述两种药物在我国尚未获得批准用于甲状腺癌的治疗。

（五）XL281（BMS-908662）

XL281 是一种口服的 RAF 激酶多靶点，包括野生型（c-RAF、BRAF）和激活的突变 BRAFV600E 抑制剂。该药可以使具有 BRAFV600E 突变并且对 ^{131}I 抵抗的 PTC 患者病情持续稳定 1 年。一项评估 XL281 在 RAF 突变晚期实体瘤患者的 I 期临床研究，纳入了 23 名甲状腺癌患者，在 22d 的研究期内，1 例 NRAS 突变的 PTC 患者病情出现 PR。常见的副作用为恶心（27.5%）、呕吐（26.3%）、疲劳（17.5%）、贫血（15.6%）、便秘（14.4%）、腹泻（13.8%）、腹痛（11.3%）、呼吸困难（11.3%）等。近 5 年，对于该药在甲状腺癌治疗中的应用研究较少。

（六）AAL-81 和 LBT-613

AAL-81 和 LBT-613 是 RAF 激酶的抑制剂，研究中对其在甲状腺细胞中进行了检测。这两种药物都能抑制 MAPK 信号、人甲状腺肿瘤细胞和携带 BRAFV600E 和 RET/PTC1 突变的大鼠甲状腺细胞生长，也能抑制 BRAF 突变的肿瘤定植的裸鼠肿瘤细胞的生长。

二、靶向 RET 突变和 RET/PTC 重组

临床前和临床研究中,活化的 RET 激酶是许多小分子酪氨酸激酶抑制剂(TKI)的靶点。

(一)范德他尼(vandetanib,ZD6474)

范德他尼是一种口服的小分子 VEGFR-2/3、表皮生长因子受体(EGFR)和 RET 多靶点抑制剂,还可选择性抑制其他酪氨酸激酶(如 PDGFR、IGF-1R、ErbB2 等)以及丝氨酸苏氨酸激酶(如 CDK2、AKT、PDK)活性。临床前实验结果表明,范德他尼能抑制除了 V804L 和 V804M 突变以外的各种类型的 RET 突变。V804 存在于 PDGFR、c-KIT、ABL 和 EGFR 激酶,这些激酶突变会引起对不同抑制剂的抵抗。2006 年美国 FDA 以快速通道方式批准范德他尼作为治疗甲状腺癌的新药。

在一项 II 期临床试验中,按照实体瘤疗效评价新标准(RECIST)评价范德他尼用于晚期 MTC 患者的疗效及安全性(300mg/d),入组 30 例患者中有 20% 的患者达到部分缓解,中位缓解期 10.2 个月,另有 53% 的患者达到病情稳定,稳定时间持续 24 周以上,总体的疾病控制率达 73%。24 例的患者血降钙素水平至少下降 50%,并至少持续 4 周以上,16 例患者表现为血癌胚抗原水平下降。常见的不良反应包括腹泻(70%)、皮疹(67%)、乏力(63%)和恶心(63%)。研究结果表明,范德他尼对于遗传性进展期 MTC 患者的疗效和耐受性良好。另有一项 II 期研究也显示出范德他尼对转移性 MTC 有效,根据 RECIST 评价标准,17% 的患者达到 PR,53% 患者 SD,且持续至少 24 周。

2011 年 4 月,美国 FDA 批准范德他尼作为治疗成年人进展性或转移性 MTC 的药物。这基于一项随机、双盲、安慰剂对照III期临床试验,纳入 331 位晚期 MTC 患者接受治疗,其中患者以 2∶1 比例随机口服范德他尼(300mg/d)或安慰剂(300mg/d)。结果表明,范德他尼组 PFS 明显高于安慰剂组(HR 0.46,95%CI,0.31 ~ 0.69;$P < 0.001$),其客观缓解率、病情控制率及生化指标的改善明显优于安慰剂组($P < 0.005$)。范德他尼组和安慰剂组常见副作用包括:腹泻(56% 和 26%)、皮疹(45% 和 11%)、恶心(33% 和 16%)、高血压(32% 和 5%)及头疼(26% 和 9%)。

近期的一项研究应用范德他尼治疗症状性或进展性 MTC,治疗分两个阶段,起始阶段剂量为每天 150mg 或 300mg,持续 14 个月,此后应用每天 100mg、150mg、200mg 或 300mg,60.7% 的患者持续治疗 2 年。结果显示,14 个月时,应用 300mg 剂量患者完全缓解率为 25%(95%CI,0.176 ~ 0.445),而 150mg 剂量者缓解率仅为 0.20(95%CI,0.105 ~ 0.348)。但应用 300mg 剂量患者的副作用更多,包括 QT 间期延长,低血钙,乏力、腹泻、角膜病及低钾血症。

目前,范德他尼作为美国 FDA 首个批准的可以用于治疗成人晚期 MTC 的药物,但是在我国尚未批准。

(二)伊马替尼(imatinib,STI571)

伊马替尼是一种影响 Bcr-Abl、PDGFRa、PDGFRb、c-FMS、KIT 和 RET 的多激酶抑制剂,是 FDA 批准的治疗慢性髓细胞性白血病、费城染色体阳性白血病和胃肠道间质瘤。临床前研究提示伊马替尼单药治疗能够抑制 ATC 细胞生长。在一项应用伊马替尼治疗的 II 期临床试验中,共纳入 11 名晚期 ATC 患者,给予伊马替尼(400mg 每日 2 次)不间断治疗,8 名患者进

行疗效评估,中位随访时间为 32.7 个月(95%CI,28.9 ~ 36.5 个月)。8 周时 PR 为 25%,SD 为 50%。6 个月的 PFS 为 36%(95%CI,9% ~ 65%),OS 为 45%(95%CI,16% ~ 70%)。主要的不良反应(3 级)为水肿(25%)、疲劳(12.5%)、低钠血症(12.5%),并未出现更高级别不良毒性反应及死亡。其他副作用还包括血液系统改变如淋巴细胞减少(5/8)、贫血(6/8),非血液系统改变如肌肉及关节疼痛(8/8)、肝功异常(8/8)、电解质紊乱(7/8)、咳嗽(5/8)、呼吸困难(5/8)等。

对于伊马替尼的应用主要在晚期 ATC 患者中,近 5 年对于伊马替尼应用于甲状腺癌的研究较少。

(三)舒尼替尼(sunitinib,SU12248)

舒尼替尼是一种小分子受体酪氨酸激酶活性的口服多靶点抑制剂,选择性抑制 PDGFR、VGFR、FLT3、KIT、PDGFR 激酶和 RET/PTC 激酶。在近期的一项 Ⅱ 期临床试验中,舒尼替尼(起始剂量每日 50mg,持续 4 周,2 周间歇)用于放射碘难治性的 41 例 DTC、4 例 ATC 及 26 例 MTC 患者,客观缓解率在 DTC 患者中为 22%,MTC 患者中为 38.5%,而 ATC 患者没有缓解。患者的中位 PFS 和 OS,在 DTC 患者为 13.1 和 26.4 个月,MTC 为 16.5 和 29.4 个月。舒尼替尼的治疗副作用相对严重,还出现了死亡相关的不良事件。舒尼替尼常见的不良事件是疲劳(27.8%)、手足综合征(18.3%)、黏膜皮肤毒性(9.9%),心血管事件(14.1%),还包括中性粒细胞减少、腹泻、甲状腺功能减退和高血压、高氧症、皮疹和水肿等。

该药目前对于甲状腺癌的治疗尚处于临床研究阶段。该药在 ATC 中的研究数据较少,单用此药能否改善 ATC 患者的自然病史仍需要进一步研究。

(四)卡博替尼(cabozantinib,XL184)

卡博替尼是一种口服小分子酪氨酸激酶抑制剂,靶向作用于 MET、VEGFR1、VEGFR2、RET、KIT、Tie-2、flt3 等突变位点。一项随机、双盲、安慰剂对照Ⅲ期临床试验,纳入 330 位进展期转移性 MTC 患者,给予患者随机口服卡博替尼(140mg/d)或安慰剂(140mg/d)。结果表明,卡博替尼组和安慰剂组 PFS 分别为 11.2 个月和 4 个月。两组副作用为腹泻(15.9% 和 1.8%)、皮疹(45% 和 11%)、乏力(9.3% 和 2.8%)、低钙血症(9.3% 和 0)、手足综合征(12.6% 和 0)及高血压(7.9% 和 0)。基于以上研究结果,2012 年 11 月,美国 FDA 批准卡博替尼用于治疗进展期转移性 MTC 患者;2013 年 2 月,欧洲药物管理局(EMA)接受了卡博替尼的上市申请,用于治疗进展期不能切除的局部晚期或转移性 MTC。近些年,一项Ⅱ期研究显示,25 名应用 1 种(21 人)或 2 种(4 人)抗 VEGFR 靶向治疗药物的 DTC 患者,给予卡博替尼治疗,PR 为 40%,SD 为 52%,另有 8% 患者未进行疾病评估。中位 PFS 及 OS 分别为 12.7 个月及 34.7 个月。由此,研究者认为卡博替尼对于早期接受 VEGFR 靶向治疗药物的放射碘难治性 DTC 患者临床有效。一项Ⅲ期临床研究显示,针对进展期、转移的 MTC 应用卡博替尼治疗 42 个月,与安慰剂相比,能明显改善 PFS。尽管统计学没有差异,卡博替尼治疗患者的中位 OS 较安慰剂组增加 5.5 个月。对于 RET M918T 阳性的患者,应用卡博替尼治疗,中位 OS 可达到 44.3 个月,而安慰剂仅 18.9 个月(P=0.03)。这些结果提示卡博替尼对于 RET M918T 阳性的肿瘤治疗效果更好。卡博替尼相关的不良反应主要包括疲劳(12%)、体重减轻(12%)、腹泻(8%)、手 - 足综合征(8%)、高血压(4%)、出血倾向(4%)、肝脏转氨酶升高(4%)、脂肪酶及淀粉酶升高(12%)、低镁血症(4%)、低钙血症(4%)、低磷血症(16%)、低钠血症(8%)、低钾血症(8%)、中性粒细胞减少(12%)。

目前,除了用于治疗 MTC,卡博替尼有望成为具有 VEGFR 突变的多种甲状腺癌治疗的靶向药物。

(五)乐伐替尼(lenvatinib,E7080)

乐伐替尼是一种口服选择性多酪氨酸激酶抑制剂,靶点包括 VEGFR-1、VEGFR-2、VEGFR-3、EGFR、FGFR1-4、PDGFR-b、KIT 和 RET。2015 年,一项针对乐伐替尼的随机、双盲、多中心的Ⅲ期临床试验(SELECT 研究),纳入 261 名进展期 DTC 患者。乐伐替尼的中位 PFS 为 18.3 个月,而安慰剂为 3.6 个月。基于以上临床试验结果,乐伐替尼也被 FDA 批准混用于治疗进展性、放射碘耐受性的 DTC 患者。乐伐替尼所致的 20 例患者死亡,其中 6 例死因与 TKI 所致的 QT 间期延长和致死性心动过速有关。乐伐替尼相关的副作用导致 68% 的患者药物减量,18% 的患者中断试验。2019 年一项在日本进行的Ⅱ期临床试验,评估乐伐替尼治疗 51 例放射碘难治性 DTC、MTC 或 ATC,中位 PFS 分别为 25.8 个月、9.2 个月、7.4 个月,这项研究证明了乐伐替尼的安全性,及在 RAI 的 DTC 中有抗肿瘤作用,在 MTC 和 ATC 中也有很好的疗效。另一项纳入 2011—2018 年的 32 例Ⅳc 期 ATC 患者评估乐伐替尼有效性的研究显示,乐伐替尼与安慰剂的平均生存期为 4.2 及 2.0 个月。31.3% 的患者在接受乐伐替尼治疗一个月后,肿瘤大小减少超过 30%。乐伐替尼治疗的主要副作用为高血压(90%)、食欲减退(78%)、手足综合征(77%)、乏力(73%)、蛋白尿(61%)、口腔炎(57%)、腹泻(55%)等。

同时,在与其他 FDA 批准的药物联合治疗后仍然缺乏持续的完全缓解,乐伐替尼与其他可选的 TKI 或者 mTOR 抑制剂、免疫调节药物联合应用的疗效研究仍在临床试验中。目前,乐伐替尼还未在我国获得批准用于治疗甲状腺癌。

(六)LOXO-292(selpercarinib)和 BLU-667(pralsetinib)

这两种药物均以 RET 为靶点,两种药物均处于Ⅰ期、Ⅱ期临床试验阶段。LOXO-292 主要纳入的研究人群为 MTC,BLU-667 主要纳入的人群为 MTC 及 PTC,目前仍处于临床研究阶段,对于有效性、安全性的研究结果尚未报道。

三、靶向 RAS 点突变

RAS 基因家族与人类肿瘤相关的特征性基因突变主要包括三种类型,H-RAS、K-RAS、N-RAS,最常见的 RAS 突变位于密码子 12、13、61,而甲状腺肿瘤中最常见的突变为 NRAS61。基于目前的研究结果,PTC 中 RAS 基因突变率为 13%,具有完整被膜的 FVPTC 及 NIFTP 中 RAS 的突变率为 30% ~ 52%,FTC 中 RAS 突变率为 49%,HCC 中 RAS 突变率为 9% ~ 15%,PDTC 中 RAS 突变率为 45%,ATC 中 RAS 突变率为 23%,MTC 中 RAS 突变高达 20%。RAS 点突变会影响染色体的稳定性。活化的 RAS 可能是通过 MAPK 信号通路或与 PI3K/Akt 信号通路相互作用引发甲状腺肿瘤发生。但是,RAS 基因突变对甲状腺肿瘤并不是特异性的,也存在于良性滤泡状腺瘤。基于以上原因,RAS 基因突变在甲状腺癌的靶向治疗目前研究较少。

四、靶向 PI3K 信号通路

激活的 PI3K 信号通路与甲状腺癌有关,PI3K 信号通路与甲状腺癌有关的突变主要包括 PTEN、AKT 及 PIK3CA。PI3K/AKT 信号通路的激活能够启动下游信号通路如 FoxO 及 mTOR 的活化,促进甲状腺肿瘤的进展。研究表明,FTC 中 AKT 活性比 PTC 强,PDTC 中亦存在 PI3K 信号通路紊乱。因此,针对该信号通路活化的患者行靶向治疗,甲状腺癌的治疗提供了重要方向。

(一)GDC-0941

GDC-0941 是一个 PI3K 抑制剂,用于评估 PI3K 调控的低氧诱导因子 1(HIF-1)。HIF-1 会在甲状腺癌细胞中转移,GDC-0941 可以抑制甲状腺癌细胞 HIF-1α、HIF-2α 表达和 HIF 活性。体内实验结果表明,GDC-0941 在 FTC 异种移植模型中能下调 HIF-1α 基因表达和减慢 FTC 肿瘤的生长速度。目前该抑制剂在甲状腺癌中的研究仍停留在临床前研究阶段,且近些年的研究较少。

(二)LY294002

LY294002 是一种 PI3K 抑制剂,抑制甲状腺肿瘤进展,同时有基础研究显示 LY294002 可以通过抑制 PI3K 上调 NIS 的表达增加甲状腺细胞对放射碘的摄取,目前已开发一些靶向 PI3K/Akt 信号通路的药物,正在各种临床研究中评估其治疗癌症的有效性。但是目前该抑制剂的研究仍处于临床前研究阶段,近些年常作为 PI3K/Akt 信号通路的抑制剂参与其他甲状腺癌的分子机制研究,仅针对该抑制剂对于甲状腺癌的治疗较少。

(三)Buparlisib(BKM120)

Buparlisib 是一种泛类 I 型 PI3K 抑制剂,选择性地靶向四种 PI3K 亚型(a, b, c, d),在晚期实体瘤患者中治疗效果良好。一项 II 期临床研究纳入转移、放射碘难治性、进展的甲状腺癌(PDTC58%,FTC40%,HCC2%)患者,应用 buparlisib 治疗,PFS 在 6 个月及 12 个月时分别为 41.7%、20.9%,低于预期的 50%。平均肿瘤生长速度由治疗前的 3.78mm/ 月降至治疗时的 0.8mm/ 月。63% 患者出现严重不良反应,包括肝炎(25%)、高血糖(21%)、情绪异常(12%)及皮肤毒性(12%),上述症状减量或停药后有所好转。研究者认为,buparlisib 对于晚期 FTC 及 PDTC 没有显著疗效,肿瘤生长速度的降低可能提示肿瘤发生途径和 / 或逃逸机制的不完全抑制,因此应评估 PI3K 和 MAPK 通路抑制剂联合治疗的意义。

(四)IC87114

IC87114 是一种 PI3K 抑制剂,在人甲状腺癌细胞系 FTC-133 及动物甲状腺癌移植瘤细胞中证实,IC87114 能够通过抑制 PI3K/AKT 信号通路抑制甲状腺癌的迁移和侵袭,但研究尚需临床转化明确针对甲状腺癌患者治疗效果。

五、靶向 PAX8-PPARγ 信号通路

PAX8 能驱动许多甲状腺特异性基因的表达,如 TG、NIS 及 TPO。35% 的 FTC 患者存在 PAX8-PPARγ 易位,同时这种异位与血管侵袭及肿瘤增殖相关。一项 II 期临床研究,应用 PAX8-PPARγ 激动剂罗格列酮(每天 4mg 持续 1 周,然后 8mg 持续 7 周)治疗放射碘耐受性

DTC 患者,结果显示能够改善患者 TG 阳性及部分患者(4/10)对于放射碘的摄取能力。但是该研究还发现应用罗格列酮后,肿瘤中 PPARγ 的 mRNA 及蛋白水平与放射碘的摄取状态无关,又质疑了这一通路的实际作用。目前对于 PAX8-PPARγ 信号通路对于甲状腺癌治疗的研究仍然停留于临床前阶段,且近些年的研究较少。

六、靶向 NF-κB 信号通路

NF-κB 信号通路是参与细胞外刺激、细胞存活及增殖的复杂的网络连接。NF-κB 信号通路对于调节免疫功能起到重要作用,激活的 NF-κB 信号通路也是 DNA 损伤反应的一部分,同时与其他信号通路如 PI3K、JNK、P53 信号通路起到协同作用,共同参与包括甲状腺癌在内的多种肿瘤细胞的增殖、分化、存活、凋亡,该信号通路异常可以促进肿瘤的形成、转移及治疗耐受,是抗肿瘤的免疫治疗的重要靶点。在体外实验中,应用 NF-κB 信号通路抑制剂硼替佐米能有效减少 ATC 细胞增殖、诱导凋亡,在体内实验中抑制肿瘤生长及血管形成。

但是 NF-κB 信号通路抑制剂并未进入临床研究,可能是由于其长期的免疫抑制作用、对于 NF-κB 信号通路抑制的有效性仍需探索,在人体内的药物剂量及治疗方案需要慎重选择。未来研究仍可着眼于开发有效的、临床安全的 NF-κB 信号通路抑制剂治疗进展性或对传统治疗耐受的甲状腺癌。

七、靶向表观遗传学机制

甲状腺肿瘤发生的表观遗传学改变包括 DNA 甲基化和组蛋白修饰、非编码 RNA 等。表观遗传学的重新编程能够引起促癌基因的激活及抑癌基因的活性下降,并参与甲状腺癌的发病及进展。因此表观遗传学沉默可能成为甲状腺癌的一种治疗手段。有研究将两种表观遗传调节剂如组蛋白去乙酰酶抑制剂(HDACs)及 BET(bromodomain and extra-terminal domain)抑制剂应用于甲状腺癌细胞。发现多种 HDAC 抑制剂如 Trichostatin-A(TSA)、Suberanilohydroxamic(SAHA)能够恢复 ATC 细胞甲状腺特异性基因如 NIS、TSHR、TPO、TG 等的表达,Thailandepsin A 能够诱导 ATC 细胞周期阻滞剂促进其凋亡,HNHA [N-hydroxy- 7-(2-naphthylthio) heptanomide] 能够通过诱导 PTC 及 ATC 细胞出现 caspase 依赖及内质网应激诱导的细胞凋亡。BET 抑制剂如 JQ1 及 I-BET762 能够通过靶向作用于 MCM5 诱导 PTC 及 ATC 细胞周期阻滞而抑制肿瘤细胞增殖。随着研究者们对非编码 RNA 功能认识的深入,非编码 RNA 也被证实能够与 sMCT 及幼年 PTC 的启动基因相互作用,为甲状腺癌的发病及进展提供了新的机制。

但是由于部分 HDAC 抑制剂存在免疫脱靶作用,且 SAHA 在治疗 16 例 DTC 及 3 例 MTC 患者时并未诱导部分及完全缓解,对于 BET 及非编码 RNA 的治疗仍停留在临床阶段,目前考虑表观遗传治疗策略似乎不如 MKI 的治疗效果理想。

八、靶向血管内皮生长因子受体(VEGFR)和 mTOR

(一)莫特塞尼(motesanib)

莫特塞尼是一种口服的多激酶抑制剂,靶向作用于 VEGFR1、VEGFR2、VEGFR3、血小板源性生长因子受体(PDGF)和 KIT 受体。有研究显示,莫特塞尼在 MTC 动物模型中能够起到抗肿瘤的作用。在一项 II 期临床试验中,93 例局部晚期或转移性放射性碘不摄取甲状腺癌患者口服莫特塞尼(125mg/d),客观有效率是 14%,中位 PFS 为 15 周,67% 病情稳定。在 75 例监测 TG 水平的患者中,有 81% 在治疗过程中出现 TG 水平下降。另一项 II 期临床试验中,91 例晚期或转移性 MTC 患者口服莫特塞尼(125mg/d),客观有效率是 2%,中位 PFS 是 48 周,81% 为 SD。

莫特塞尼常见的副作用包括腹泻、高血压、乏力和消瘦。55% 患者出现较缓和的副作用,包括低钙血症、高尿酸血症、低钾血症、脑出血、少尿等。22% 的患者出现促甲状腺素浓度增加和/或甲状腺功能减退。但是近些年对于莫特塞尼在甲状腺癌治疗中的临床前及临床研究较少。

(二)阿西替尼(axitinib,AG-013736)

阿西替尼是一种口服的抗血管生成的小分子拮抗剂,能够选择性地抑制 VEGFR 受体酪氨酸激酶活性。在一项 II 期临床试验中,阿西替尼被用于进展期甲状腺癌的治疗。该试验研究了 60 例不适合接受碘治疗和不能再次手术的各型进展期甲状腺癌患者,其中 44 例为 DTC。结果表明,18 例为 PR,23 例 SD 持续 16 周以上,总临床获益率达 72%,中位 PFS 达 18.1 个月。病人对该药物的耐受性良好,一半表现为乏力,少数出现高血压。试验中观察到,病人血中 VEGFR 水平持续降低,而 VEGF 水平则上升,由此证明阿西替尼是通过拮抗 VEGFR 而发挥作用。在一项 II 期临床试验中,阿西替尼用于 52 名转移的、不可手术、晚期 MTC 及 DTC 患者,这些患者常规治疗无效且放射碘治疗耐受,阿西替尼中位每日服药总量为 10mg(范围为 4.1 ~ 18.8mg),中位病程为 12.9 个月(0.07 ~ 56.2)。阿西替尼治疗后,客观缓解率为 35%(95%CI,22% ~ 49%),18 例患者出现 PR,18 例患者出现 SD 至 16 周或更长时间,中位 PFS 为 16.1 个月(95%CI,14.8 ~ 21.6),中位 OS 为 27.2 个月(95%CI,14.6 ~ 40.1)。阿西替尼 3 级以上不良反应(> 5%)主要为疲劳(12%)、呼吸困难(12%)、腹泻(10%)、体重减轻(10%)、四肢疼痛(10%)、高血压(6%)、食欲减退(6%)、手足综合征(6%)、低钙血症(6%)、肌痛(6%),辅助检查异常还包括淋巴细胞减少(10%)、高血糖(6%)等。

该项试验证实阿西替尼对于晚期甲状腺癌治疗有效且安全性良好。目前对于该药物的研究仍然处于 II 期临床研究阶段。

(三)吉非替尼(gefitinib)

吉非替尼是一种选择性 EGFR 酪氨酸激酶抑制剂,具有高度选择性,通过阻止 EGF 刺激的 EGFR 自动磷酸化和 EGFR 介导的下游信号转导而抑制肿瘤的生长、转移和血管生成,对于 DTC 及 ATC 起到抗增殖作用。

在一项针对甲状腺癌的 II 期临床试验中,27 例患者服用吉非替尼(250mg,1 次/d),其中 32% 可见肿瘤体积缩小,12% 病情稳定,PFS 为 3.7 个月,OS 为 17.5 个月。5 例患者 Tg 降至基准水平的 90% 以下并维持 3 个月以上。近些年关于吉非替尼对于甲状腺癌患者的疗效及安全性的研究较少,目前仍处于临床前及 II 期临床试验阶段。

(四)帕唑帕尼(pazopanib)

帕唑帕尼是一种酪氨酸激酶抑制剂,主要作用于 VEGFR、FGFR、PDGFR、RET、KIT 等靶点。在美国开展的一项单组多中心Ⅱ期临床试验中,37名DTC患者服用帕唑帕尼,结果显示,滤泡性肿瘤、Hurthle细胞肿瘤和乳头瘤的有效率分别是73%、45%和33%。服用帕唑帕尼1年后,47%患者无疾病进展,总生存率是81%。然而,另一项Ⅱ期临床试验中结果却很让人失望,该试验纳入15例ATC患者,但患者对治疗均没有效果,结果显示帕唑帕尼单独使用时对甲状腺癌患者基本无效,可能联合其他药物或治疗方法会起作用。另有多中心的联合唑帕尼、紫杉醇治疗甲状腺癌的临床试验正在进行。帕唑帕尼结合微管抑制剂如紫杉醇会促进ATC细胞的抗肿瘤作用和异种移植物的有丝分裂障碍。提示联合帕唑帕尼、紫杉醇用于治疗ATC前景广阔。此后,另一项Ⅱ期临床试验研究纳入35名晚期MTC患者,应用帕唑帕尼治疗后,PR为14.3%(95%CI,5.8%~27.7%),中位PFS及OS为9.4个月及19.9个月。帕唑帕尼治疗的主要副作用为高血压(33%)、疲劳(14%)、腹泻(9%)、肝功能异常(6%),其中有8.6%(3/35)因为副作用而中断治疗,还包括皮肤及毛发脱色素、腹泻及恶心。

基于现有研究的研究结果,帕唑帕尼可能对DTC及MTC治疗有效,ATC单用治疗无效、需联合其他治疗方案。

(五)依维莫司(everolimus)

依维莫司是一种口服哺乳动物雷帕霉素(mTOR)抑制剂,涉及血管生成的信号转导通路。一项Ⅱ期临床试验应用依维莫司治疗35名晚期滤泡来源的甲状腺癌患者,主要包括28名进展性、转移性或放射碘难治性DTC及7名ATC患者,65%患者疾病稳定,其中58%患者SD时间超过24周,但是没有患者病情出现部分缓解或完全缓解。中位PFS及OS分别为9个月(95%CI,4~14)、18个月(95%CI,7~29)。针对应用依维莫司治疗进展性、放射碘难治性TC患者进行有效性研究的Ⅱ期临床试验,共纳入33名DTC、10名MTC、7名ATC患者。在DTC研究中,中位PFS为12.9个月(95%CI,7.3~18.5),2年PFS为23.6%(95%CI,10.5~39.5);2年OS为73.5%(95%CI,53.8~85.8)。ATC患者中,1名部分缓解,疾病无进展持续17.9个月,1名患者SD持续26个月。基因分析显示,PI3K/mTOR/Akt突变的ATC亚组获益于依维莫司治疗。此外,一项研究显示,5名ATC患者给予依维莫司治疗3年,1个患者PR持续27.9个月,2名患者持续SD达3.7~5.9个月。基因检测结果显示部分缓解患者存在PI3K/mTOR通路突变,提示依维莫司可能通过调整PI3K/mTOR通路异常,在ATC患者中起到抗肿瘤的作用。

依维莫司引起的3级以上的副作用主要为口腔炎(11%)、高血压(11%)、低钙血症(7%)、贫血(4%)、低磷血症(4%)、厌食(4%)、肺不张(4%);4级不良反应中,1例患者出现严重腹泻,另1例为肺炎;此外还包括贫血、咳嗽、血糖升高。

依维莫司近期临床试验较多,也期望能有更多的循证医学证据,证明该药在甲状腺癌治疗中的有效性及安全性。

(六)阿帕替尼(apatinib)

甲磺酸阿帕替尼是具有我国自主知识产权的小分子酪氨酸激酶抑制剂,可用于碘难治性DTC的靶向药物。主要的靶点是VEGF受体-2,还可以通过作用于PI3K-Akt-mTOR信号通路抑制PTC肿瘤增殖、促进ATC肿瘤凋亡,以及Akt-GSK3β-ANG信号通路抑制ATC肿瘤血管形成。

2018 年在 *JCEM* 杂志,发表了在我国开展的一项开放性口服阿帕替尼的 Ⅱ 期临床研究,该研究共纳入 20 名放射碘难治的 DTC 患者,分别给予阿帕替尼每日起始剂量 750mg(10 名)或 500mg(10 名),共治疗 6 个周期。两种药物剂量最佳疾病控制率均可达到 100%,最佳客观反应率分别为 90% vs. 70%(P=0.58);两种药物剂量对于肿瘤大细胞的减少没有差别,分别为 − 82.5% vs. − 94.3%(P=0.14);治疗相关的不良事件(分级 ≥ 3 级),两种剂量发病率相似(100% vs. 70%,P=0.21),但 750mg 剂量组的发生频率更高(全部分级,26.8 ± 6.5vs.18.1 ± 6.5,P=0.01;分级 ≥ 3 级,5.2 ± 3.0 vs. 1.6 ± 1.3,$P < 0.01$),因此推荐起始剂量为每天 500mg。阿帕替尼治疗相关的不良反应包括:手足皮肤反应(95%)、蛋白尿(80%)、疲劳(75%)、谷草转氨酶升高(75%)及高血压(70%)。但是该研究纳入患者病例数较少,且为非盲法研究对研究结果也会产生影响,同时,由于观察时间较短,并没有获得关键的疗效指标,如 PFS 的结果,可能不能准确反应药物的有效性和安全性,但是该研究对于患者的随访仍在继续。

(七)安罗替尼(anlotinib)

是一种多激酶抑制剂,主要作用靶点为 VEGFR、FGFR、PDGFR 及 c-kit,能够抑制肿瘤增殖及血管形成。在体内及体外实验证实,安罗替尼能够抑制纺锤体的异常组装及 G2/M 期细胞阻滞而抑制 PTC 及 ATC 细胞系细胞活性,并能够通过部分激活 p53 信号通路诱导甲状腺癌细胞凋亡。在小鼠体内实验还能够抑制异种移植的甲状腺肿瘤的生长及转移。该研究提示安罗替尼可能成为治疗甲状腺癌的靶向药物,但仍需进一步的研究证实。

(刚晓坤　邢士超　赫广玉)

第四节　其他靶向治疗早期临床试验

一、再分化治疗

(一)视黄酸等类视醇类物质

视黄酸等类视醇类物质已被用于急性早幼粒细胞白血病和实体瘤的再分化治疗。有研究表明,视黄酸能够促进甲状腺癌细胞系再分化,可能是由于视黄酸上调 NIS 而进行再分化调节。一项临床试验中,10 例晚期甲状腺癌患者服用 13- 顺式视黄酸后,有 4 例恢复放射性碘摄取能力并能进一步进行放射性碘治疗,推测视黄酸可促进再分化。

(二)阿扎胞苷(azacitidine)

甲状腺癌细胞的甲基化程度显著高于正常甲状腺组织,NIS 表达显著低于正常甲状腺组织。阿扎胞苷在表观遗传学中通过 CpG 岛组成的 C-G 对的 C 甲基化引起基因沉默。甲状腺转录因子 1(thyroid transcription factor-1,TTF-1)存在于正常甲状腺组织和分化良好的甲状腺癌组织中,在未分化的甲状腺癌中表达缺失。TTF-1 的表达量随着 TTF-1 启动子区 CpG 岛甲基化增加而降低。DNA 去甲基化药物能够在甲状腺癌细胞中重建 TTF-1 基因的表达。现已证明人甲状腺癌细胞是通过 5- 阿扎胞苷和丁酸钠结合而活化 NIS 基因转录恢复对放射性碘的吸收。有研究表明,联合使用去甲基化药物 5- 氮杂胞苷(5-aza-2′-deoxycytidine)和丁酸钠后 NIS 表达和组蛋白乙酰化增加,增加了甲状腺癌细胞对 ^{125}I 的吸收。提示包括阿扎胞苷在内的去甲基化药物具有治疗放射性碘抵抗性甲状腺癌的潜力,有待于进一步研究。

二、抗血管生成药物

(一)沙利度胺(thalidomide)

是一种免疫调节剂,具有抗血管生成作用。在一项 Ⅱ 期临床试验中,评价沙利度胺用于甲状腺癌患者的疗效及安全性,入组 28 例患者中有 18% 的患者达到部分缓解,中位缓解期 4 个月,另有 32% 的患者达到病情稳定,稳定时间持续半年。常见的不良反应是乏力。有的患者还出现传染病、心包积液和肺栓塞。

(二)康普瑞丁磷酸二钠(fosbretabulin,CA4P)

是一种肿瘤血管毁坏剂,在 ATC 中具有抗肿瘤活性。在一项 Ⅱ 期临床试验中,评价康普瑞丁磷酸二钠(45mg/m² 静脉输液)用于晚期 ATC 癌患者的疗效及安全性,入组 26 例患者,对康普瑞丁磷酸二钠的治疗耐受性良好,其中 9 例患者出现 3 级毒性(35%),1 例患者出现 4 级毒性(4%);中位生存期是 4.7 个月;1/3 患者存活超过半年。说明康普瑞丁磷酸二钠在晚期 ATC 患者的安全性是可以接受的。在另外一项开放的、随机多中心的临床研究中应用卡铂与紫杉醇(carboplatin/paclitaxel,CP)联合或不联合康普瑞丁磷酸二钠治疗 ATC,共纳入 80 名患者,其中 55 名随机分入 CP/ 康普瑞丁磷酸二钠组(试验组),余为 CP 对照组。在试验组与对照组,PR 分别为 20% 及 16%,SD 为 40% 及 44%;中位 OS 试验组为 5.2 个月(95%CI,3.1 ~ 9.0 个月)、对照组为 4.0 个月(95%CI,2.8 ~ 6.2 个月),P=0.22;中位 PFS 两组相似,分别为 3.3 个月(95%CI,2.3 ~ 5.6 个月)(试验组)及 3.1 个月(95%CI,2.7 ~ 5.4 个月)(对照组)。该研究表明,尽管康普瑞丁磷酸二钠对于这些患者存在一定的临床效果且安全性较好,但是并没有改善 OS。康普瑞丁磷酸二钠治疗常见的不良反应主要包括头痛、淋巴细胞减少、QT 间期延长、肿瘤痛及其他疼痛。对康普瑞丁磷酸二钠在甲状腺癌中的临床试验有待进一步研究。

(刚晓坤　赫广玉　邢士超)

第五节　甲状腺癌靶向治疗机遇、挑战与展望

在不久的将来,下一代测序技术等分子生物学技术的发展将会加深我们对甲状腺癌的分子生物学的理解。参与甲状腺癌发生或发展的新突变、基因和信号通路的新信息可能是甲状腺癌的诊断和预后的一个重要途径。因此,测定基因序列、重组和表达水平应该成为常见的诊断途径,靶向参与甲状腺癌发生和发展的某些分子也将成为一个重要的研究领域。然而,明确甲状腺癌遗传学差异与特定抑制剂的治疗反应的关系也是至关重要的,所以在完整治疗过程中要慎重考虑先天和后天的耐药机制和逆转耐药。

2019 年欧洲甲状腺协会对于进展性、RAI 耐受的甲状腺癌的 MKI（multikinase inhibitors）治疗给出了建议，需要根据肿瘤大小、患者症状、转移情况、基因特点，通过多学科综合诊疗权衡利弊，启动治疗。目前关于甲状腺癌靶向治疗的许多重要问题尚未解决，包括何时开始靶向治疗、总生存率能否提高、何时连续或联合进行靶向治疗以及靶向治疗是否可以使得肿瘤再次对放射性碘敏感及经济 - 疗效比。由于选择特定病人进行生物标记和分子诊断的结果仍不清楚，加上这些患者中的某一个是否认为治疗效果优于其他患者也是未知的，因此在这一点上进行比较是不可用的。另外，过去 30 年内世界各地区甲状腺癌的发病率均增加，因此，可以通过研究甲状腺癌患者生活环境因素的变化，进一步探讨原因。克服这些挑战将更好地预防、诊断和治疗甲状腺癌。

多个信号通路在甲状腺癌的发展中发挥作用，因此有必要同时靶向这些通路以达到成功治疗。事实上，在临床试验中，甲状腺癌患者应用单一的激酶抑制剂通常只显示部分缓解。最近各种临床前研究测试了结合 MEK 或 BRAFV600E 抑制剂与 Akt、PI3K 或 mTOR 抑制剂对甲状腺癌细胞的作用，结果表明联合使用抑制剂后甲状腺癌细胞出现抑制增殖和诱导凋亡，并表现为协同作用。

分子靶向治疗是治疗甲状腺癌的新的富有前景的治疗策略。目前，欧洲药品管理学会（EMA）及美国食品药品监督管理局（FDA）建议将乐伐替尼（SELECT trial）与索拉菲尼（DECISION trial）作为进展性、转移性、RAI 耐受的 DTC 的一线用药。新的小分子蛋白激酶抑制剂包括阿西替尼、莫特塞尼和帕唑帕尼在甲状腺癌临床试验中前景广阔。在过去的十年中，新的局部及系统治疗被不断提出，但真实世界的实践提示我们复杂的甲状腺癌需要包括内分泌科在内的内分泌肿瘤、内分泌外科、病理科、放射线科、核医学科及介入科等多学科专家，共同制定个体化的治疗方案。在开始 MKI 治疗后，还需精神心理科、营养科、皮肤科和心血管科的专家共同参与诊治。

靶向多个信号通路以恢复放射碘摄取活性被视为研究甲状腺癌的另一个前景广阔的领域。最近研究表明同时抑制 MAPK、PI3K-Akt 和组蛋白去乙酰酶通路与单独抑制一种通路相比，可能会刺激甲状腺癌细胞钠碘同向转运体基因的表达，而增加对碘的摄取能力。近年来在理解甲状腺癌的分子生物学方面已经取得了显著的进步。这对理解甲状腺肿瘤发生的分子发病机制和发展新的分子方法以有效管理甲状腺癌的诊断和治疗供了良好机遇。应用分子标志有望显著提高甲状腺结节诊断的准确性，更有利于对甲状腺癌患者进行个体化治疗。近期研究表明甲状腺癌分子靶向治疗前景广阔，应当进一步发展和研究。

（刚晓坤　赫广玉　邢士超）

参考文献

[1] LLOYD R V, OSAMURA R Y, KLÖPPEL G, ROSAI J, EDS. WHO Classification of tumors of endocrine organs. // BOSMAN F T, JAFFE ES, LAKHANI S R, et al. World Health Organization Classification of Tumors (ed 4) [J]. Lyon, France: International Agency for Research on Cancer; 2017.

[2] FILETTI S, DURANTE C, HARTL D, et al. ESMO guidelines committee. thyroid cancer: ESMO clinical practice guidelines for diagnosis, treatment and follow-up [J]. Ann Oncol. 2019, 30(12): 1856-1883.

[3] AMENDOEIRA I, MAIA T, SOBRINHO-SIMÕES M. Non-invasive follicular thyroid neoplasm with papillary-like nuclear features (NIFTP): impact on the reclassification of thyroid nodules [J]. Endocr Relat Cancer. 2018, 25 (4):R247-R258.

[4] CHU Y H, SADOW P M. Noninvasive follicular thyroid neoplasm with papillary-like nuclear features (NIFTP): Diagnostic updates and molecular advances [J]. Semin Diagn Pathol. 2020,37 (5): 213-218.

[5] PISAPIA P, PEPE F, IACCARINO A, et al. BRAF: a two-faced janus [J]. Cells. 2020,9 (12): E2549.

[6] HAROON A L RASHEED M R, XU B. Molecular alterations in thyroid carcinoma [J]. Surg Pathol Clin. 2019,12 (4):921-930.

[7] HERNANDEZ-PRERA J C, VALDERRABANO P, CREED J H, et al. Molecular determinants of thyroid nodules with Indeterminate cytology and RAS mutations [J]. Thyroid. 2021, 31(1):36-49.

[8] TIEDJE V, FAGIN J A. Therapeutic breakthroughs for metastatic thyroid cancer [J]. Nature Reviews Endocrinology. 2020, 16(2): 77-78.

[9] BOURNAUD C, DESCOTES F, DECAUSSIN-PETRUCCI M, et al. TERT promoter mutations identify a high-risk group in metastasis-free advanced thyroid carcinoma [J]. Eur J Cancer. 2019,108: 41-49.

[10] PANEBIANCO F, KELLY LM, LIU P, et al. THADA fusion is a mechanism of IGF2BP3 activation and IGF1R signaling in thyroid cancer [J]. Proc. Natl. Acad. Sci. U.S.A. 2017, 114(9):2307-2312.

[11] NIKIFOROVA M N, MERCURIO S, WALD A I, et al. Analytical performance of the ThyroSeq v3 genomic classifier for cancer diagnosis in thyroid nodules [J]. Cancer. 2018, 124(8): 1682-1690.

[12] IBRAHIMPASIC T, XU B, LANDA I, et al. Genomic alterations in fatal forms of non-anaplastic thyroid cancer: identification of MED12 and RBM10as novel thyroid cancer genes associated with tumor virulence [J]. Clin Cancer Res, 2017,23 (19): 5970-5980.

第十三章

甲状腺癌中医药治疗

中医药治疗甲状腺癌可以贯穿治疗全程,以辨证论治为治疗原则,从整体观角度出发,主要方法是辨病与辨证相结合,扶正祛邪,标本兼治,对患者全身状况进行个体化调护,起到提高疗效或减毒增效的作用,改善症状,提高生存质量,延长生存期。

第一节　历史沿革

甲状腺疾病古人多以"瘿病"概之。"瘤"字最早见于《灵枢·刺节真邪》,将瘤病分为筋瘤、肠瘤、骨瘤、肉瘤等,"邪气客居其间而不反,发为筋瘤。有所结,气归之,卫气留之不得反,津液久留,合而为肠瘤。……有所结,中于肉,宗气归之,邪留而不去,有热则化而为脓,无热则为肉疽。"瘤者,留滞不去之意,又名瘤赘,是瘀血、痰浊日久凝滞结聚于皮里膜外、皮肉之间,甚者皮肉之下的结块。宋代陈无择将该病分为骨瘤、脂瘤、气瘤、肉瘤、脓瘤、血瘤,同时期医家杨士瀛在《仁斋直指方论·瘿瘤方论》将该病分为:"一曰骨瘤,二曰脂瘤,三曰肉瘤,四曰脓瘤,五曰血瘤,六曰石瘤,瘤之种有六者此也。"

汉·许慎《说文解字》中记载:"瘿,颈瘤也。"首次提出"瘿瘤"的病名。隋·巢元方《诸病源候论》所谓"有核累累"就是指"瘿瘤"的表现。宋·严用和《济生方》则指出:"夫瘿瘤者,多由喜怒不节,忧思过度而成斯疾焉,大抵人之气血,循环一身,常欲无留滞之患,调摄失宜,气凝血滞,为瘿为瘤",指出情志郁结,气滞血瘀是"瘿瘤"发生的内在病机。"瘿瘤"是气郁痰结血瘀所致的以一侧或双侧颈前结块,状如核桃,可大可小,可软可硬,甚至有核累累为特征的病证。

唐代孙思邈《备急千金要方》中对瘿瘤论述了如海藻、昆布、羊靥等有效的药物和相应的针灸疗法。明代朱橚等编的《普济方》也收取了大量治疗瘿瘤的药物。明代陈实功《外科正宗-瘿瘤论》提出了瘿瘤的病理特点主要为气、痰、瘀相互搏结的特点,"夫人生瘿瘤之症,非阴阳正气结肿,乃五脏瘀血、浊气、痰滞而成"以"行气散结""顺气化痰""活血消坚"为主要治法,其中所创海藻玉壶汤,为后世治疗甲状腺疾病提供了非手术的治疗经验,现仍广泛应用。

"癌"字首见于宋·东轩居士所著的《卫济宝书》,将"癌"作为痈疽五发之一。甲状腺癌属于中医学所称的"石瘿",是气郁痰结血瘀日久成毒所致的以一侧或双侧颈前结块坚硬如石,触之凹凸不平,坚硬有根,可随吞咽而上下为特征的疾病。宋·陈无择《三因方》云:"坚硬不可移者,名曰石瘿;皮色不变,即名肉瘿;筋脉露结者,名筋瘿;赤脉交络者,名血瘿;随忧愁消长者,名气瘿。五瘿皆不可妄决破,决破则脓血崩溃,多致夭枉。"唐代王焘《外台秘要》中说"崔氏云凡水瘿、气瘿可差,石瘿不可治疗",指出石瘿预后不佳的特点。《外科正宗·瘿瘤论》中也说:"坚硬不可移曰石瘿"。明·张景岳《景岳全书·积聚》说:"凡积聚之治,如经之云者,亦既尽矣。然欲总其要,不过四法,曰攻,曰消,曰散,曰补,四者而已。"对积聚之治法作了高度概括。唐代《晋书》中则记录了手术治疗癌病的最早记载。

在明清之后的中医学著作中,仍有记录有很多对甲状腺癌治疗的中医药疗法,包括中草药、针灸砭石、导引按跷等。

(魏军平　董广通　李光善　贾宝辉)

第二节　病因病机

一、病因

(一)环境因素

"石(瘿)与泥(瘿)则因山水饮食而得之"。《吕氏春秋·尽数篇》有言:"轻水所,多秃与瘿人"。《养生方》云:"诸山水黑土中出泉流者,不可久居,常食令人作瘿病,动气增患",提出瘿病的发生与地理环境和饮食生活有关。受当地环境影响饮食不调,或居住在高山少卤地区,水土失宜,一则影响脾胃功能,使脾失健运,不能运化水湿,聚而生痰,痰湿郁结则生瘿病;二则影响气血正常运行,致气滞、痰凝、瘀血壅结于颈前则发病。《圣济总录》所谓"泥瘿"正是如此。《诸病源候论·瘿瘤》谓"饮沙水""诸山水黑土中"容易发生瘿病。"诸山州县人,饮沙水多者,沙搏于气,结颈下,亦成瘿也。"《杂病源流犀烛·颈项病源流》也说:"西北方依山聚涧之民,食溪谷之水,受冷毒之气,其间妇女,往往生结囊如瘿"均说明瘿病的发生与环境因素有密切关系。

(二)情志因素

早在《素问·举痛论》即指出:"百病皆生于气"的观点。《儒门事亲·卷三·九气感疾更相为治衍二十六》云:"五运迭侵于其外,七情交战于其中……此轩岐所以论诸痛皆因于气,百病皆生于气。""气"即指人体的喜、怒、忧、思、悲、恐、惊七种情志,情志是人体对外界刺激所作出的正常的生理反应,皆不可过极,情志过极则可引起人体疾病的发生发展。《诸病源候论》载:"瘿者,又忧恚气结所生。"《济生方·瘿瘤论治》云:"夫瘿瘤者,多由喜怒不节,忧思过度……气血凝滞,为瘿为瘤。"《圣济总录·瘿瘤门》言:"妇人多有之,缘忧郁有甚于男子也。"《医学入门·外科脑颈门·瘿瘤》:"原因忧恚所致,故又曰瘿气,今之所谓瘿囊者是也",表明情志因素是本病发生的重要因素,忿郁恼怒或忧愁思虑日久等情志内伤使肝气失于条达,气机郁滞,致肝脾气逆、脏腑失和,气郁痰浊久瘀成毒,津液不得正常输布,易于凝聚成痰,气滞痰凝,壅结颈前,则形成瘿病。痰气凝滞日久,血行受阻进而导致气滞血瘀的发生,则可导致瘿肿较硬,或有结节瘤变。正如《诸病源候论·瘿候》说:"瘿者,由忧恚气结所生","动气增患"《济生方·瘿瘤论治》说:"夫壅瘤者,多由喜怒不节,忧思过度,而成斯疾焉。大抵人之气血,循环一身,常欲无滞留之患,调摄失宜,气凝血滞,为瘿为瘤。"总之,甲状腺癌的发病与情志关系密切。气滞、血瘀、痰浊互为因果,三者互相作用,聚为癌毒。

(三)体质因素

汉·张仲景《金匮要略·血痹虚劳病脉证并治篇》记载:"人年五六十……马刀侠瘿者,皆为劳得之",就是说瘿病的发生与体质有关,由虚而得,属于虚劳。《外台秘要》云:"肝肾虚热则生病"。素体气阴两虚之人,痰气郁滞之后易于化火,更加伤阴,常使病机复杂,病程缠绵。此外,妇女的经、孕、产、乳等时期需要摄入大量营养物质,若碘摄入不足,则易生瘿肿;女性生理特点与肝经气血有密切关系,遇有情志、饮食等致病因素,常引起气郁痰结、气滞血瘀及肝郁化火等病理变化,故女性易患瘿病。调查结果显示:体质指数与甲状腺癌的发生也存在正相关性。《石室秘录·肥治法》曰:"肥人多痰,乃气虚也,虚则气不能营运,故痰生之,则治痰焉可仅治痰哉?必须补其气,而后带消其痰为得耳。然而气之补法,又不可纯补脾胃之土,而当兼补其命门之火,盖火能生土,而土自生气,气足而痰自消。"提出"肥人多痰"理论,而痰湿又是直接导致甲状腺癌发病的因素之一。

二、病机

甲状腺癌基本病理变化为正气内虚,气滞、痰凝、血瘀壅结颈前是瘿病的基本病机,初期多为气机郁滞,津凝痰聚,痰气搏结颈前所致,日久引起血脉瘀阻,气、痰、瘀三者合而为患。

本病病位在甲状腺,主要病变脏腑在肝脾,与心、肾有关。肝郁则气滞,脾伤则气结,气滞则津停,脾虚则酿生痰湿,痰气交阻,血行不畅,则气、血、痰壅结而成瘿瘤。肝郁日久损伤肝阴的同时,肝肾同源,耗损肾阴,肾阴不足心火内盛,伤及心阴,出现心悸、烦躁、脉数等症。

甲状腺癌的病理性质初期以实证居多,初期邪盛而正虚不显,故以气滞、血瘀、痰结、湿聚、热毒等实证为主。久病由于瘤体耗伤气血津液或术后由实致虚,可见气虚、阴虚等虚候或虚实夹杂之候。在本病的病变过程中,由于邪愈盛而正愈虚,本虚标实,病变错综复杂,病势日益深重,常发生病机转化。如痰气郁结日久可化火,形成肝火亢盛证;火热内盛,耗伤阴津,导致阴虚火旺之候,其中以心肝阴虚最为常见;气滞或痰气郁结日久,血液运行不畅,形成痰结血瘀之候。重症患者则阴虚火旺的各种症状常随病程的延长而加重,当出现肿块不减、烦躁不安、谵妄神昏、高热、大汗、脉疾等症状时,为病情危重的表现。若肿块在短期内迅速增大,质地坚硬,结节高低不平者,预后不佳。

综上所述,患者长期情志内伤致肝气郁结、气滞血瘀、脾失健运、痰浊内生,气滞血瘀痰浊结于颈前发为此病。因此甲状腺癌的主要病因为环境因素、情志因素、体质因素。基本病机为气滞、痰凝、血瘀,病位在甲状腺,与肝、脾、心、肾关系密切。

(魏军平 董广通 贾宝辉 李光善)

第三节　诊查要点

一、诊断依据

临床上除结合现代医学检查诊断方法外,主要诊断依据有以下几个要点:

(一)大多发生于40～70岁的患者,女性较男性患者为多,常有饮食不节、情志不舒的病史,或发病有一定的地区性。

(二)既往有肉瘿病史,近期迅速增大。

(三)局部以颈前肿块为特征。常有多年存在的肿块,突然迅速增大,按之质地坚硬如石,表面凹凸不平,随吞咽动作上下移动度减少,或推之不移,固定不动。

(四)瘿块发展较大或至晚期,可伴有酸痛,常牵引至耳、枕、肩部,并可走窜。

(五)严重时可伴有呼吸困难,吞咽困难,声音嘶哑,以及呛咳等,甚至伴有咯血。

(六)早期多无明显伴随症状、发生阴虚火旺病机转化时,可见低热、多汗、心悸、眼突、手抖、多食易饥、面赤、脉数等表现。

二、鉴别诊断

(一)瘿瘤与瘰疬

瘿瘤与瘰疬均可在颈项部出现肿块,但二者的具体部位及肿块的性状不同,癌病肿块在颈部正前方,随后颈部肿大淋巴结逐渐增大增多,彼此融合成团,呈结节状,活动度减少,甚至固定。正如《外台秘要·瘿病》说:"瘿病喜当颈下,当中央不偏两边也"。随病情发展,可出现全身性淋巴结肿大,尤以腋下、腹股沟和纵隔淋巴结多被累及。瘰疬的病变部位在颈项的两侧或颔下,肿块一般较小,每个约黄豆大,个数多少不等,如《素问病机气宜保命集·瘰疬论》说:"夫瘰疬者,经所谓结核是也。或在耳前后,连及颐颔,下连缺盆,皆为瘰疬。"《外科正宗·瘰疬论》言:"瘰疬者,累累如贯珠,连接三五枚"。瘰疬相当于现代医学的淋巴结核,多是由于结核杆菌侵入颈部所引起的特异性感染,严重时可溃破流脓。

(二)瘿囊与瘿瘤

瘿囊块形较大,弥漫对称,其状如囊,下坠至胸,触之光滑柔软为特征的疾病,主要病机为气郁痰阻,若日久兼瘀血内停者,局部可出现结节。"瘿囊"在中医学文献中,又称"影袋""影囊",并与"土瘿""气瘿"等密切相关。相当于现代医学单纯性甲状腺肿。包括地方性甲状腺肿和散发性甲状腺肿。其中地方性甲状腺肿主要见于离海较远、海拔较高的山区,古称"土瘿",即与水土相关的瘿肿;散发性甲状腺肿多发生在青春期、妊娠、哺乳期和绝经期,常有不良情绪刺激为诱因者,又称"气瘿",即与肝气郁结有关的瘿肿。

瘿瘤表现为颈前肿块偏于一侧,或一侧较大,或两侧均大,癌肿大小如桃核,质较硬。病情严重者、肿块迅速增大,质地坚硬,表面高低不平。主要病机为气滞、痰结、血瘀。

(魏军平　董广通　贾宝辉　李光善)

第四节　辨证论治

一、辨证要点

(一)辨病类型分期

在古代文献中，瘿瘤均为颈部痰核有形，从其外观肤色变化、质地软硬、边界分清以及局部与全身的关系辨别疾病性质。结合四诊资料，借鉴现代技术明确诊断。如青中年甲状腺癌大部分为乳头状癌，一般以痰湿为主，质地偏软、发展慢、积极治疗可长期生存，而老年尤以男性为主的甲状腺癌可见恶性度较高的未分化癌或髓样癌，偏为淤血，发展迅速、质地坚硬，易于走行他脏别腑。以病理检测为主要诊断依据。辨病程的阶段，明确患者处于早、中、晚期的不同，以选择适当的治法和估计预后。

(二)辨各期证候群

甲状腺癌术前颈部肿块生长缓慢，随吞咽上下，伴颈部胀满发憋感，可见咳吐痰涎，舌淡红苔白腻，脉弦滑者属肝郁痰湿证，治疗着重化痰消瘿。而术后需长期服用甲状腺素片，或经放射性碘治疗，并伴有口干、盗汗、头晕目眩、腰膝酸软、舌黯红苔薄、脉沉细多为肝肾阴虚证。

(三)辨在气与在血

颈前肿块光滑，柔软，属气郁痰阻，病在气分；病久肿块质地较硬，甚则质坚硬，表面高低不平、属痰结血瘀，病在血分。

(四)辨病变脏腑

甲状腺癌病变部位在颈前甲状腺部位，并可向四周扩散和转移，但其发病与肝、脾、肾密切相关，辨脏腑阴阳，分清病变脏腑气血阴阳失调的不同。如平素情志抑郁，胸闷胁胀，甚则两胁刺痛或胀痛，病情随情志波动而加重，脉弦病位在肝；患者咽喉咳痰较多，纳呆少食，口黏无味，舌淡红苔白腻病位在脾；发病日久，颈前肿块凹凸不平，坚硬固定，面色无华，短气乏力，纳呆食少，形体消瘦，舌淡苔少，脉沉细无力病位在肾。同时也要注重病变脏腑的相互影响。

(五)辨病理产物

辨病邪的性质，分清痰结、气滞、血瘀、热毒的不同，以及有否兼夹；辨标本虚实，分清虚实标本的主次。肝气横逆，胁痛易怒，胀闷疼痛，精神抑郁焦虑，或烦躁易怒，胃脘、腹部胀痛，常连两胁，按之痛减，嗳气频繁多属气滞；咽部自觉有痰，口中黏腻，口唇色淡，渴而不欲饮，多属痰湿。

二、治疗原则

(一)辨清病邪，祛邪攻毒

肿瘤为正虚邪实，邪盛正衰的一类疾病，痰凝、血瘀、毒聚是其主要病机，扶正祛邪，攻补兼施结合化痰、活血、解毒等是基本原则和正治之法。

甲状腺癌术后虽然肿物已切除，但部分单侧甲状腺癌腺叶切除的患者往往另一侧还伴有桥本甲状腺炎和良性甲状腺结节，患者常有颈部不适、咽喉痰多症状，治疗可配合化痰散结。

术后颈部瘢痕增生明显,颈部淋巴结清扫范围较大患者,舌质常黯或伴有瘀点,治疗时宜化瘀散结。若甲状腺癌复发转移,或恶性程度较高的髓样癌、未分化癌、或不能手术的患者等,可佐以破血消积、走窜剔透之品,或随证配伍解毒散结。无论是化痰散结还是消瘀解毒多配合疏肝理气,以气行为先导,促进血运和津液运化。

(二)辨明虚实,固本清源

肿瘤的发生和发展无不与正气不足有关。如明代李士材《医宗必读·卷之七·积聚》所言:"积之成者,正气不足,而后邪气踞之"。甲状腺癌术后耗伤元气,放射性核素治疗等火热伤阴,也是耗伤人体正气的原因之一。肿瘤晚期、复发转移、年老体弱合并其他慢性病的甲状腺癌患者,以虚损为主要病理改变。此时治疗应明辨脏腑亏虚、气血阴阳失调之所在,扶正固本以祛邪。做到"治实当顾虚,补虚勿忘实"。扶正之法主要是根据正虚侧重的不同,并结合主要病变脏腑而分别采用补气、补血、补阴、补阳的治法;祛邪主要针对病变采用理气、除湿、化痰散结、活血化瘀、清热解毒等法,并应适当配伍有抗肿瘤作用的中药。甲状腺癌术后尤其气阴两虚证较为多见,病位所在涉及心肝脾三脏为主。

(三)三辨一体,注重调护

辨体辨证辨病相结合是中医诊疗疾病的新模式,也是提高甲状腺癌治疗效果,实现个体化治疗的有效方法。甲状腺癌的患者,不少有甲状腺疾病家族史,中医体质常见血瘀质和痰湿质。甲状腺癌的辨证治疗根据患者的不同临床表现而异,早期以邪实为主,当先攻之;中期宜攻补兼施;晚期正气大伤,不耐攻伐,当以补为主,扶正培本以抗邪气。晚期更多的是虚实夹杂,需抓住其主要病机,灵活掌握。

辨病论治主要是根据甲状腺癌的疾病特点和不同病变阶段、不同病理类型等采用相应的治疗方法。如甲状腺乳头状癌容易发生淋巴结转移,宜配合化痰散瘀。滤泡状癌易发生血行转移和肺转移,可配合解毒、养肺。甲状腺癌骨转移配合补肾健骨等。甲状腺癌合并桥本甲状腺炎的比例较高,治疗配合改善免疫功能药物。

三、证治分类

《中华中医药学会标准-肿瘤中医诊疗指南》认为本病早期以邪实为主,晚期以气血亏虚为主,临床分为四型,即肝气郁结证、痰湿凝结证、痰瘀互结证、阴虚内热证。《中医外科学》将石瘿分为二型:颈部肿块短期内增大较快,坚硬如石,但全身症状尚不明显,多为痰瘀内结证;疾病后期,或颈部他处发现转移性结块,多为瘀结伤阴证。《实用中西医结合外科学》把石瘿分为气郁痰凝证、气滞血瘀证、阴虚火郁证三型。

(一)甲状腺癌期

甲状腺癌主要分为肝郁气滞、气滞痰阻、痰瘀互结三个证型。

1. 肝郁气滞

主症:颈前无明显结块,颈前胀痛憋闷,烦躁易怒,情志抑郁,胸闷不舒,胸胁胀满,脘痞腹胀,善太息,经行不畅,舌淡,苔薄白,脉弦或弦数。

证机概要:肝气不舒,升降失调。

治法:疏肝理气,解郁散结。

方药:柴胡疏肝散或逍遥散加减。

柴胡 15g,枳实,15g,当归 15g,川芎 10g,

陈皮 15g,炒白术 12g,党参 15g,清半夏 10g,

胆南星 10g,海藻 10g,龙葵 30g,丹参 15g,

猫爪草 10g。

也可用四海舒郁丸治疗:

陈皮 10g,法半夏 9g,枳实 10g,香附 30g,

桔梗 6g,瓜蒌 15g,浙贝 10g,海藻 10g,

海蛤壳 10g,赤芍 15g,白芍 15g,海浮石 15g。

常用药:昆布、海带、海藻、海蛤壳、浙贝母化痰软坚,消瘿散结;郁金、青陈皮疏肝理气;茯苓、白术健脾,陈皮、莱菔子理气运脾。

肝气不舒明显见胸闷、胁痛者,加柴胡、枳壳、香附、延胡索、川楝子;若形成血瘀,则加用穿山甲、莪术、三棱、姜黄等;若肝郁久化火,则加重楼、山豆根、黄芩、野菊花等。

2. 气滞痰阻

主症:颈前喉结两旁结块肿大,质软不痛,颈部觉胀,胸闷,喜太息,或兼胸胁窜痛,病情常随情志波动,苔薄白,脉弦。

证机概要:气机郁滞,痰浊壅阻,凝结颈前。

治法:理气化痰,散瘀消瘿。

方药:升降散合消瘰丸加减。

煅牡蛎 30g,生黄芪 12g,三棱 10g,莪术 10g,

乳香 6g,没药 6g,姜黄 9g,玄参 20g,

浙贝 10g,炒僵蚕 6g,蝉蜕 3g,酒大黄 10g。

常用药:玄参、浙贝母、牡蛎软坚散结,清理咽膈;僵蚕、蝉蜕、姜黄调整气机,解郁散结。

咽部不适,声音嘶哑者,加桔梗、牛蒡子、木蝴蝶、射干利咽消肿。

3. 痰瘀互结

主症:颈前喉结两旁结块肿大,按之较硬或有结节,肿块经久未消,胸闷,纳差,舌质暗或紫,苔薄白或白腻,脉弦或涩。

证机概要:痰气交阻,血脉瘀滞,搏结成瘿。

治法:理气活血,化痰消瘿。

方药:疏肝溃坚汤加减。

柴胡 15g,白芍 15g,赤芍 15g,香附 30g,

陈皮 10g,青皮 10g,僵蚕 10g,炮姜 6g,

酒大黄 6g,红花 6g,灯心草 3g,莲心 3g,

夏枯草 15g,决明子 15g,海藻 15g,昆布 15g,

白花蛇舌草 15g。

常用药:海藻、昆布化痰软坚,消瘿散结;青皮、陈皮、连翘理气化痰散结;夏枯草、决明子、莲子心清热散结;酒大黄、红花活血消瘀。

胸闷不舒加郁金、香附、枳壳理气开郁;郁久化火而见烦热、舌红苔黄、脉数者,加丹皮、玄参、栀子;食欲减退、便溏者,加白术、茯苓、山药健脾益气;结块较硬或有结节者,可酌加黄药子、三棱、莪术、露蜂房、穿山甲等,活血软坚,消瘿散结;若结块坚硬且不可移者,可酌加土贝母、莪术、山慈菇、天葵子、半枝莲等散瘀通络,解毒消肿。疼痛明显者加元胡、青龙衣。如有咽喉压迫症状,可加用会厌逐瘀汤,并黄酒送服。

(二)术后期

甲状腺癌患者手术治疗后,气、血、津液耗伤,手术后主要以放射性核素 ^{131}I 和促甲状腺激素抑制治疗。放射性核素作为一种"热毒",容易伤人阴津,而左旋甲状腺素片也易耗气伤阴。加之肝火日久伤阴,甲状腺癌患者术后以气虚、阴虚表现为主。术后早期瘀热互结的病机仍然存在,易生痰瘀互结证。

1. 气血两虚证

主症:甲状腺肿或不肿,心悸气短,全身乏力,自汗盗汗,头晕目眩,舌质红少苔边有瘀斑,脉弦细数。

证机概要:脾肾受损,气血耗伤,生化乏源。

治法:益气养血,滋阴化毒。

方药:八珍汤合二至丸加减。

沙参 12g,党参 15g,当归 15g,生地 15g,白芍 15g,

川芎 10g,炒白术 12g,茯苓 15g,土茯苓 15g,黄精 30g,

麦冬 10g,女贞子 15g,旱莲草 15g,天花粉 15g,淫羊藿 15g,

石决明 30g,菖蒲 10g,白花蛇舌草 15g。

常用药:八珍汤气血双补扶正培本;黄精、麦冬、沙参配合二至丸滋阴养血;菖蒲、白花蛇舌草化毒抗癌。

如声音嘶哑乃至失声者,可酌情加石斛、杏仁、胖大海、浙贝母、桔梗等。

2. 气阴两虚证

主症:心悸,自汗,胸闷气促,易伤风感冒,腰酸背痛,齿摇脱发,不寐,耳鸣,消瘦,疲乏无力,食欲减退,胃脘饱胀,口干咽燥,手足心热,大便溏薄,舌质红或淡红,苔薄白,脉缓无力或结代或细数无力。

证机概要:正虚邪实,耗伤阴液,阴不制阳。

治法:益气养阴散结。

方药:生脉散加减。

黄芪 30g,党参 15g,白术 12g,茯苓 15g,

沙参 15g,枸杞 20g,鳖甲 15g,麦冬 15g,

五味子 9g,莪术 10g,白花蛇舌草 15g,山慈菇 10g。

常用药:生黄芪、党参、白术、茯苓补气;沙参、枸杞、石斛益胃生津;石见穿、莪术、白花蛇舌草、山慈菇消肿溃坚。

心悸、自汗、浮肿、脉结代者,加用酸枣仁、远志、茯神养心安神;如胸闷、气促、容易伤风感冒,加白术、防风补虚培元,顾护肌表;腰酸、背痛、齿摇、脱发、不寐、耳鸣者,加用桑寄生、杜仲、牛膝、狗脊等补肝肾,强腰膝。

3. 阴虚火旺证

主症:颈前喉结两旁结块或大或小,质软,病起较缓,心悸不宁,心烦少寐,易出汗,手指颤动,眼干、目眩,倦怠乏力,舌质红,苔少或无苔,舌体颤动,脉弦细数。

证机概要:气火内结日久,心肝之阴耗伤。

治法:滋阴降火,宁心柔肝,兼以散结。

代表方:天王补心丹或一贯煎加减。

柏子仁15g,酸枣仁15g,炒白术15g,生地15g,

当归15g,沙参15g,党参15g,西洋参10g,

桔梗12g,川楝子9g,白花蛇舌草15g。

方药:天王补心丹滋阴清热,宁心安神,适用于心阴亏虚为主者;一贯煎养阴疏肝,适用于肝阴亏虚兼肝气郁结者。

常用药:以生地、沙参、玄参、麦冬、天冬养阴清热;人参、茯苓益气宁心;当归、枸杞子养肝补血;丹参、酸枣仁、柏子仁、五味子、远志养心安神;川楝子疏肝理气。

虚风内动,手指及舌体颤抖者,加钩藤、白蒺藜、鳖甲、白芍;脾胃运化失调致大便稀溏,便次增加者,加白术、薏苡仁、怀山药、麦芽;肾阴亏虚而见耳鸣、腰酸膝软者,酌加龟板、桑寄生、牛膝、女贞子;病久正气伤耗,精血不足,而见消瘦乏力,妇女月经量少或经闭,男子阳痿者,可酌加黄芪、太子参、山茱萸、熟地、枸杞子、制首乌等。

4. 脾肾阳虚证

主症:颈前喉结两旁结块或大或小或无,质软,倦怠乏力,畏寒怕冷,腰膝酸软,食欲减退,头目晕眩,大便稀溏或五更泄泻。舌质淡苔薄白,脉沉细无力。

证机概要:病久及肾,或阴损及阳,脾肾两虚。

治法:温阳健脾。

方药:温阳健脾方。

太子参30g,炒白术15g,仙茅6g,淫羊藿9g,

猪苓10g,茯苓15g,泽兰10g,泽泻10g,

川牛膝15g,车前子15g,冬瓜皮15g,冬瓜子15g,

制香附15g,蜜甘草10g。

常用药:太子参、白术、茯苓、炙甘草和中健脾助运;仙茅、淫羊藿温阳补肾;泽兰、泽泻、车前子、冬瓜皮、冬瓜子逐水祛瘀。

大便黏腻,肢体困重则加藿香、佩兰;身体水肿甚者可加荷叶,冬瓜皮、冬瓜子加量至30g;腰背酸痛者可加补骨脂、菟丝子;耳鸣者加菊花、灵磁石;胃胀不适加砂仁、莱菔子、厚朴、佛手;睡眠差者可加酸枣仁、柏子仁、益智仁、生龙骨、生牡蛎、远志;乳房胀痛可加路路通、蜂房;下肢麻木抽搐者加木瓜、伸筋草;咽痛或咽部异物感明显加夏枯草、浙贝母、山慈菇、猫爪草。

5. 阴虚络瘀证

主症:夜寐不佳,口干咽痒,心烦易躁,夜睡不宁。兼有消瘦,体重下降,女性经水不来或延期,痛经。舌质黯红苔薄白,脉细。

证机概要:久病入络,或阴虚血少,血行滞涩。

治法:滋阴安神、化痰祛瘀。

方药:丹栀逍遥散和六味地黄丸加减。

夏枯草 15g,牡丹皮 15g,栀子 15g,柴胡 10g,

白芍 15g,生地 20g,浙贝 15g,首乌藤 10g,

竹茹 9g,熟地 18g,山萸肉 9g,茯苓 20g,

桃仁 15g,香附 15g。

配小金丸,每天 2 次,每次 50 丸。

(三)术后并发症

1. 甲状旁腺损伤

主症:乏力,面部、口唇及手足麻木,手足抽搐、麻木、关节疼痛。严重者可出现全身性疼痛性痉挛。舌红苔薄白,脉弦细。

中医辨证:痉病,肝风内动证。

证机概要:手术损伤,肝肾阴虚。

治法:补益肝肾,平肝熄风。

方药:大定风珠加减。

制首乌 9g,阿胶珠 15g,龟板 15g,僵蚕 10g,

蝉蜕 6g,天麻 12g,赤芍 10g,菖蒲 10g,

远志 5g,生龙骨 20g,生牡蛎 20g。

常用药:首乌,熟地补益肝肾,阿胶滋养阴血;僵蚕,蝉蜕平肝熄风清热;天麻,菖蒲,龙骨,牡蛎镇肝化痰熄风。

手术初期加菊花、银花、胖大海、麦冬等清热利咽;喉头水肿者加枳椇子。

2. 喉返神经损伤

主症:咽喉水肿,声音嘶哑,甚则失声。饮水呛咳,呼吸困难。舌红瘦,脉细涩无力。

中医辨证:肺阴不足。

证机概要:任脉损伤,金破不明。

方药:百合固金汤加减。

生地 30g,熟地 15g,玄参 20g,川贝粉 6g,

麦冬 15g,当归 10g,青果榄 12g,木蝴蝶 10g,

蝉蜕 9g,桔梗 6g,射干 10g,甘草 6g。

常用药:生地,熟地,玄参,麦冬,川贝等养阴润肺;青果榄、木蝴蝶、蝉蜕、桔梗等利咽开音。

伴有乏力、说话后声音嘶哑加重等情况,宜加用太子参、西洋参等。

(四)促甲状腺激素抑制治疗的不良反应

1. 心动过速

主症:心悸易惊,烦躁易怒,胸痛胸闷,失眠。舌红苔薄白,脉细数。

中医辨证:心气不足。

证机概要:气血耗伤,不耐药物攻伐。

方药:生脉散加减。

西洋参 10g,太子参 15g,麦冬 15g,五味子 9g,

红景天 10g,丹参 15g,薤白 9g,当归 15g。

常用药:西洋参,太子参,麦冬,五味子,红景天益气养心阴;丹参,薤白活血通心脉。

2. 骨质疏松

主症:周身乏力,行步不正,活动受限,关节疼痛,脊柱变形,潮热多汗,伴有呼吸不畅等。舌质淡红,舌苔薄白或少津,脉沉细或细数。

中医辨证:肝肾阴虚证。

证机概要:肝肾不足,筋脉失于濡养,温煦。

方药:补血荣筋丸合虎潜丸加减。

肉苁蓉 20g,怀牛膝 15g,川牛膝 15g,木瓜 10g,

鹿角胶 9g,熟地黄 30g,菟丝子 15g,五味子 9g,

制首乌 15g,杜仲 15g,锁阳 10g,威灵仙 8g。

常用药:熟地黄、肉苁蓉、五味子滋阴补肾,养血暖肝;鹿茸、菟丝子、牛膝、杜仲补肝肾,壮筋骨;桑寄生、天麻、木瓜祛风湿、舒筋通络止痛。

肾气虚,腰膝酸软,乏力较著,加鹿角霜、续断、狗脊;阳虚,畏寒肢冷,关节疼痛拘急,加附子、干姜、巴戟天、或合用阳和汤加减;肝肾阴亏,腰膝疼痛,低热心烦,或午后潮热,加龟板、熟地、女贞子,或合用河车大造丸加减。

(五)^{131}I 治疗引起的腮腺损伤

主症:口干,讲话和吞咽困难,龋齿,味觉减退,腮腺疼痛,甚则肿大。舌质红,脉数。

中医辨证:气阴两虚证。

证机概要:辐射聚集,火毒伤阴。

方药:沙参麦冬汤加减。

沙参 15g,麦冬 15g,桑叶 10g,玉竹 9g,

天花粉 15g,乌梅 12g,五味子 6g,甘草 6g。

常用药:沙参,麦冬,桑叶,玉竹养阴润肺;天花粉生津润燥;乌梅,五味子酸甘化阴。

四、中医药专病专方

(一)抑制甲状腺球蛋白的升高

"手术治疗 + 术后常规 ^{131}I 清除残留甲状腺 +TSH 抑制"是目前甲状腺癌常规治疗手段。一项对 84 例肝郁痰凝型甲状腺癌患者的临床对照研究显示,扶正消瘿汤(麦冬 10g、白花蛇舌草10g、北沙参10g、大枣5枚、太子参10g、鸡血藤10g、枸杞12g、甘草6g、山慈菇12g)辅助治疗，颈项部困胀疼痛加丹参、三七，身困乏力加当归、肉苁蓉，饮食不佳加山楂、鸡内金，胸闷胁痛加郁金、柴胡，盗汗失眠、五心烦热加酸枣仁、龙骨、麦冬。结果显示Tg水平低于对照组，治疗后毒副反应症状评分好转比例高于对照组。

(二)缓解 ^{131}I 清甲治疗致局部炎症

^{131}I应用于分化型甲状腺癌的治疗有较长的历史，然而其治疗后极易引起局部炎症反应，严重者可存在呼吸困难，引起患者内心恐慌，对患者生活质量甚至生命安全造成威胁。疏风清热解毒，化痰散结类的中药有助于减轻炎症反应。在吲哚美辛胶囊基础上加用清热消瘿饮(柴胡15g、黄芩15g、金银花15g、连翘15g、大青叶30g、苏叶15g、桑叶15g、枇杷叶15g、猕猴桃根20g、青皮10g、丹皮15g、赤芍15g、甘草10g)治疗，甲状腺痛、甲状腺肿、发热及畏寒等症状评分更低，临床症状缓解时间缩短。

(三)改善患者不良情绪

癌症给患者带来的巨大的心理负担和精神压力，患者均有不同程度焦虑和抑郁障碍。术后元气受损、大气下陷，脾肾阳气亦虚，继发甲状腺功能减退，有些患者即使甲状腺功能已正常，仍有乏力、怕冷、水肿等。升陷汤(生黄芪30g、知母10g、桔梗10g、柴胡6g、升麻6g)治疗甲癌术后甲减患者，治疗后对生活的乐观态度、情感表达以及对自身价值的认可方面均有积极改善，汉密尔顿抑郁量表(HAMD17)评分与对照组比较改善显著。

(四)改善癌性疲乏

癌性疲乏以虚损为主，且合并有气瘀滞、郁、湿、痰等多种情况。中医重视气血阴阳的平衡，在整体观念下抑其有余而补其不足，四君子汤、补中益气汤、归脾汤、加味沙参麦冬汤、左归丸、六味地黄丸等经典补益类方剂临证加减可改善患者的癌性疲乏症状。

(魏军平　董广通　李光善　贾宝辉)

第五节　中成药及单味中药

一、中成药

(一)西黄丸

西(犀)黄丸出自《外科全生集》，由牛黄或体外培育牛黄、麝香或人工麝香、乳香(醋制)、没药(醋制)组成。主要功效为消坚化结、解毒散痈、消肿止痛。多用于病机特点为火郁痰凝、血瘀气滞的患者。有抑制癌细胞生长、抗新血管生成、改善微循环、改善肿瘤血液高凝状态、增强免疫力的作用。

西黄丸抗癌治疗主要关键靶点基因分别为雌激素受体1(ESR1)、EGFR、SRC原癌基因、热休克蛋白90α家族成员A1(HSP90AA1)。免疫组织化学分析表明甲状腺癌组织中明确存有ESR1基因的亚型ERα的表达，对癌的增殖有一定的调节作用。EGFR高表达与甲状腺乳头状癌淋巴结转移有关,甚至有淋巴结转移的 PTC 中 EGFR mRNA 表达高于非转移组。研究表明,西黄丸可通过诱导肿瘤细胞凋亡、干扰肿瘤细胞周期、逆转 EMT、调节免疫微环境等多种作用机制发挥抗肿瘤作用。

(二)小金丸

原名小金丹,源于清·王洪绪《外科证治全生集》。由人工麝香、木鳖子(去壳去油)、制草乌、枫香脂、乳香(制)、没药(制)、五灵脂(醋炒)、当归(酒炒)、地龙、香墨。具有散结消肿、化瘀止痛的功效,长于温通、止痛。多用于病机特点为寒湿痰瘀,阻于经络的患者。用于痰气凝滞所致的瘰疬、瘿瘤、乳岩、乳癖的治疗,症见肌肤或肌肤下肿块一处或数处,推之能动,或骨及骨关节肿大、皮色不变、肿硬作痛。相比于西黄丸小金丸药性偏温,适合因阳虚气化无力所形成的痰结瘀血所致肿块。

小金丹对巨噬细胞和 NK 细胞的吞噬功能和杀伤活性具有增强作用,对肉瘤 S180 细胞的生长具有抑制作用。小金丸加减能明显抑制 S180 肉瘤生长,抑瘤率可达 47%,并可改善荷瘤小鼠的血黏度,且无减轻体质量的副作用。通过巨噬细胞吞噬中性红试验发现,小金丸给药后与给药前比较小鼠腹腔巨噬细胞吞噬功能增加,MTT 法测得 NK 细胞的杀伤活性增强,表明小金丸抗肿瘤作用主要是通过增强免疫功能实现的。

(三)平消胶囊

平消胶囊是根据张仲景《金匮要略》经方"硝石矾石散"开发的中药复方制剂,由郁金、马钱子、仙鹤草、五灵脂、白矾、硝石、干漆、枳壳(麸炒)等药物组成,具有活血化瘀,散结消肿,解毒止痛的功效。多用于证属瘀热互结、邪毒内盛证的患者。

研究发现平消胶囊提取物(相当于平消胶囊内容物 3g)对人甲状腺癌 SW579 最大抑瘤率可达到 53.13%,诱导人甲状腺癌细胞 SW579 凋亡,并呈现出一定的时间量效关系。平消胶囊的抗肿瘤机制,多集中在保护骨髓造血系统、提高免疫能力、抑制肿瘤血管生成、降低血清肿瘤特异性生长因子等。

(四)贞芪扶正颗粒

贞芪扶正颗粒主要成分为黄芪、女贞子。补益脾肾,扶正固表,有提高人体免疫功能,保护骨髓和肾上腺皮质功能;可用于各种肿瘤引起的虚损,配合手术、放射线、化疗,促进正常功能的恢复。可明显改善甲状腺患者术后疲劳症状,提高 IgM、IgG、CD3$^+$、CD4$^+$、CD4$^+$/CD8$^+$ 及 NK 细胞水平,能够有效提高患者免疫功能。

黄芪、女贞子均为补益类中药,药理学研究显示其可保护骨髓与肾上腺皮质功能,提高机体免疫力。血管生成是肿瘤产生进展的重要因素,目前研究还发现贞芪扶正颗粒在提高免疫能力的基础上还可以通过 miR-200c/ZEB 通路抑制 VEGF、MVD 的产生。

二、单味中药

(一)夏枯草

夏枯草(学名 *Prunella vulgaris* L),唇形科植物夏枯草的干燥果穗。性寒、味辛苦,具有清热泻火、清肝明目、散结消肿功效,《神农本草经》记载其能破癥散瘿。现代药理学研究表明夏枯草中鞣质(酚酸)类、黄酮类成分可使甲状腺癌细胞株 K1 的 NIS 基因表达上调、细胞的摄碘能力增强,为 ^{131}I 治疗提供依据,从而辅助放射性核素碘治疗甲状腺癌,表明夏枯草可以抑制人甲状腺癌 K1 细胞增殖并诱导其凋亡,具有抗 PTC 的作用。

(二)山慈菇

山慈菇(学名 *Iphigenia indica* Kunth),兰科植物杜鹃兰、独蒜兰或云南独蒜兰的干燥假鳞茎。味甘、微辛,性凉。具有清热解毒、消肿散结之功效。山慈菇促进甲状腺癌细胞凋亡,且这一作用可能是通过下调抗凋亡基因 Bcl-2 和下调 c-myc 表达来实现的。

(三)黄药子

黄药子(学名 *Dioscoreaceae*),为薯蓣科薯蓣属植物黄独的干燥块茎。具有解毒消肿,化痰散结,凉血止血的功效。可用于甲状腺肿大,淋巴结结核,癌肿等。药理研究表明黄药子可通过下调人甲状腺癌细胞 SW579 Survivin m RNA 和蛋白的表达,诱导肿瘤细胞凋亡。

(四)莪术

莪术(学名 *C.zedoaria non Rosc*),为姜科植物莪术的根茎,味辛、苦,性温。《慎斋遗书》谓可治血积血块,能够行气破血,消积止痛。莪术挥发油具有抗肿瘤、促进黏膜修复再生作用。多柔比星是 ATC 常用的化疗药物,但肿瘤耐药的出现往往会导致化疗失败,多柔比星的毒副作用,如白细胞和血小板减少、心脏毒性等也是影响化疗效果的主要因素。莪术油可明显抑甲状腺未分化癌细胞 HTh74Rdox 体外生长,诱导其凋亡,与多柔比星联用后可以很大程度上减少多柔比星的剂量。

(五)姜黄

姜黄(学名 *Curcuma longa L.*)为姜科植物姜黄的干燥根茎。味辛、苦,性温,《本草纲目》记载具有破血行气,通经止痛的功效。姜黄的抗肿瘤主要成分为一种天然的多酚姜黄素,相关药理研究证明姜黄素对人甲状腺乳头状癌 SW579 细胞、BCPAP 细胞以及 K1 细胞均有明显的抑制增殖,诱导凋亡的作用。

(六)黄芪

黄芪(学名 *Astragalus propinquus* Schischkin),本品为豆科植物蒙古黄芪的根。味甘,性微温。首载于《神农本草经》,补气固表,托毒排脓,利尿,生肌,是常用的补益类中药。扶正培本的黄芪可通过调节免疫、抗肿瘤转移发挥作用,对术后甲减的患者尤为适宜。

三、中药注射液

(一)黄芪注射液

黄芪注射液主要成分为黄芪提取物黄芪皂苷类、多糖类、氨基酸和多种微量元素。具有益气养元,扶正祛邪,养心通脉,健脾利湿的功效。黄芪注射液可通过益气扶正作用来提高机体免疫功能,抑制肿瘤的转移与再生,提高患者的生存质量。动物实验研究认为黄芪注射液可抑制分化型甲状腺癌淋巴管的生成以及阻止肿瘤细胞通过淋巴管道转移。

(二)榄香烯注射液

榄香烯注射液主要成分为榄香烯混合液,是一种从中药温莪术中提取的抗癌新药。可较好诱导肿瘤细胞凋亡,并抑制肿瘤细胞生长及增殖。多项研究证实一定量的榄香烯可以抑制肿瘤细胞的迁移、侵袭及黏附,抗瘤效果较好。

(三)鸦胆子油

鸦胆子油为中药鸦胆子的干燥成熟果实经石油醚提取后所得到的脂肪油。鸦胆子性极苦寒,功能清热解毒,腐蚀赘疣,软坚散结。现代药理研究表明,鸦胆子油有效成分具有非特异性抗癌作用,能抑制多种肿瘤细胞,对癌细胞有良好的亲和力,对病灶生长有一定抑制作用。

(魏军平　董广通　李光善　贾宝辉)

第六节　非药物疗法

一、针灸

2016 年,美国国家癌症研究所(National Cancer Institute,NCI)举办"针灸对于癌症症状管理"研讨会,次年发布会议共识:《针灸的科学机制、临床研究证据以及进一步研究的展望》。2020 年 NCI 再次更新针灸用于肿瘤的最新证据整合摘要(PDQ®),重新强调针灸可用于治疗包括癌症患者的疼痛管理,控制恶心和呕吐,疲劳,潮热,口干,焦虑,抑郁和睡眠障碍,并对针灸治疗肿瘤的机制进行了分析。

(一)抑制早期瘤体生长

1. **主症**　颈前无痛性肿大,伴胀痛和咽喉不适感。
2. **治法**　舒肝理气,软坚散结化瘀。
3. **主穴**　局部取血或阿是穴。
4. **配穴**　外关、合谷、太冲、足三里、丰隆。
5. **方义**　局部围刺软坚散结化瘀,可使局部气血经络疏通,软坚活血作用增强。外关疏通三焦气机;合谷、太冲开四关,可疏肝解郁;足三里、丰隆为胃经穴位,健脾、助气行、化痰浊。
6. **操作**　肿物局部围刺、扬刺,即从肿物边缘向肿物中心部斜刺,根据肿物大小确定针刺与皮肤的角度为 45° 或 15°,穿透肿物,针尖斜向中心部刺 8 ~ 10 针,再从肿物上向中心部刺一针。三里穴用捻转平补平泻法,其他穴位均施用捻转泻法。

(二)减轻甲状腺术后喉返神经损伤

1. **主症**　声音嘶哑,甚则失声,饮水呛咳,呼吸困难或窒息。
2. **治法**　行气活血,通经止痛。
3. **主穴**　天突、廉泉、人迎(双侧)。
4. **配穴**　气舍、天容、合谷。
5. **方义**　天突穴为任脉、阴维脉交会穴,宣肺利气、通利膈关、化痰浊,为治咽哑失声之要穴;廉泉处于任脉咽喉处;人迎为足阳明胃经穴位,位于咽喉部,腧穴所在,主治所及,可激发舌咽之经气,通利舌咽、消肿止痛。
6. **操作**　毫针平补平泻。天突直刺 0.2cm 刺入后向下平行进针 0.5cm。廉泉穴取仰卧位,仰头取穴,向患者舌根方向斜刺 2 ~ 3cm,局部酸胀感后退针至皮下,再向左右两侧斜刺 2 ~ 3cm 后出针。

(三)减轻放化疗反应

1. **症状**　恶心呕吐,失眠,便秘或腹泻,脱发等。
2. **治法**　健脾和胃,益气养血。
3. **主穴**　足三里、内关、关元、三阴交。
4. **配穴**　骨髓抑制,配肾俞、肝俞、悬钟;消化系统异常,配中脘、脾俞、胃俞。
5. **方义**　足三里健脾和胃,补益气血;内关宽胸理气,降逆止呕;关元补阳益气;三阴交补益肝肾,生精养血。
6. **操作**　毫针补法。可配合温和灸、隔姜灸。

(四)缓解癌性疲乏

1. **主症**　虚弱、活动无耐力、注意力不集中、思维不清、动力或兴趣减少、情绪低落。
2. **治法**　补肾益精,扶正固本。
3. **主穴**　关元、太溪、足三里。
4. **配穴**　气短配膻中、天突;上肢乏力配肩髃、曲池、手三里;下肢乏力配髀关、伏兔、阳陵泉、三阴交;认知障碍配关元、头维、四神聪。
5. **方义**　关元为任脉穴,扶正固本,回阳救逆;太溪补肾益精;足三里为阳明经合穴,可健脾益胃,扶正祛邪。
6. **操作**　穴毫针补法,也可加灸。

针灸其他疗法如耳针法:取神门、心、肾、额、交感、皮质下相应部位,王不留行压丸。

二、音乐治疗

音乐旋律的不同,对人体五脏生理或病理活动以及人的情志变化有着相应的不同影响。正角调式为春音,属木主生,调而直也,能促进体内气机的上升、宣发和释放,具有疏肝解郁、调畅情志的作用,可用于防治肝气郁结、肋胀胸闷、食欲减退等症,代表曲目有《列子御风》《庄周梦蝶》《江南竹丝乐》等;正徵调式为夏音,属火主长,和而美也,能促进全身气血流通,具有养心助阳、振作精神的作用,用于防治神疲力衰、神思恍惚、胸闷气短、形寒肢冷等病症,代表曲目为《茉莉花》《百鸟朝凤》等;正宫调式为长夏音,属土主化,大而和也,能促进全身气机的稳定,调节脾胃之气的升降。具有养脾健胃、清心除烦的作用,可用于治疗脾胃虚弱、升降紊乱、恶心呕吐、饮食不化、消瘦乏力等症,代表曲目有《秋湖月夜》《闲居吟》《鸟投林》等;正商调式为秋音,属金主收,轻而劲也,能促进全身气机的内收,调节肺气的宣发和肃降,具有养阴敛肺、清肝泻火的作用,代表曲目有《阳关三叠》《阳春白雪》等;正羽调式为冬音,属水主藏,深而沉也,能促进全身气机的潜降,具有补肾养阴、藏精固脱、清肺泻火的功效,可用于治疗虚火上炎、心烦意躁、头痛失眠、夜寐多梦、腰酸腿软等症,代表曲目有《二泉映月》《汉宫秋月》《平沙落雁》等。

甲状腺癌的发生发展与情绪密切相关,音乐疗法能调节甲状腺癌病人的身心状态,有效缓解病人不良情绪,延长睡眠时间和提高睡眠质量,改善食欲,并缓解疼痛,使癌症患者化疗后产生恶心持续时间减少及呕吐严重程度降低,从而提高患者生活质量。

(魏军平　董广通　李光善　贾宝辉)

参考文献

[1] ADAM M A, PURA J, GOFFREDO P, et al. Presence and number of lymph node metastases are associated with compromised survival for patients younger than age 45years with papillary thyroid cancer[J].J Clin Oncol, 2015, 33(21):2370-2375.

[2] GUO Q J, LIN J Y, LIU R, et al. Review on the applications and molecular mechanisms of Xihuang pill in tumor treatment[J].Evidence-based complementary and alternative medicine: eCAM, 2015, 15(8):54307.

[3] STURNIOLO G, ZAFON C, MOLETI M, et al. Immunohistochemical expression of estrogen receptor-αand progesterone receptor in patients with papillary thyroid cancer[J]. European thyroid journal, 2016, 5 (4):224-230.

[4] DAI Y J,QIU Y B,JIANG R, et al. Concomitant high expression of ERα36,EGFR and HER2 is associated with aggressive behaviors of papillary thyroid carcinomas[J]. Scientific Reports,2017,7(10):1-10.

[5] 王娟,岳正刚,董明芝,等.平消胶囊的抗肿瘤作用及其机制研究[J].中华中医药杂志,2017,10(32):4658-4663.

[6] 尚禹.贞芪扶正颗粒对甲状腺术后疲劳综合征患者免疫功能的调节作用研究[J].现代中西医结合杂志,2018, 15(27):1673-1676.

[7] 熊燚,赵敏,谭剑斌,等.夏枯草诱导人甲状腺乳头状癌细胞K1增殖和凋亡的影响及其作用机制[J].现代生物医学进展,2017, 17(13):2401-2406.

[8] ZHANG L, CHENG X, GAO Y, et al. Curcumin inhibits metastasis in human papillary thyroid carcinoma BCPAP cells via down-regulation of the TGF-β/Smad2/3 signalling pathway[J]. Experimental Cell Research, 2016, 341(2):157-165.

[9] 郝珊瑚,纪立秋,王治国,等.黄芪注射液联合[131]I核素治疗分化型甲状腺癌临床研究[J].西部中医药,2020, 3(33):97-100.

[10] 施兵.榄香烯注射液联合超声刀手术在甲状腺癌手术治疗中的应用价值[J].实用癌症杂志,2018, 12(33):1992-1994.

[11] ZIA F Z, OLAKU O, BAO T, et al. The national cancer institute's conference on acupuncture for symptom management in oncology: state of the science, evidence, and research gaps[J]. J Natl Cancer Inst Monogr, 2017, 2017(52):68-73.

[12] PDQ Integrative, Alternative, and Complementary Therapies Editorial Board. PDQ Acupuncture. Bethesda, MD: National Cancer Institute[EB/OL]. (2020-01-17)[2020-02-20].https://www.cancer.gov/about-cancer/treatment/cam/hp/acupuncture-pdq.

[13] KLEIN P J, SCHNEIDER R, RHOADS C J. Qigong in cancer care: a systematic review and construct analysis of effective Qigong therapy[J]. Support Care Cancer, 2016, 24 (7) :3209-3222.

第十四章

甲状腺癌与营养

甲状腺癌是最常见的内分泌系统恶性肿瘤,随着临床检查手段的进步以及环境的影响,近年来甲状腺癌的发病率明显升高。手术是甲状腺癌治疗的主要手段,术后可通过 ^{131}I、内科药物等治疗手段降低肿瘤的复发率,提高生存率。除上述治疗外,甲状腺癌患者的饮食对肿瘤的预后也十分重要。

第一节 微量元素与甲状腺癌

本节主要阐述碘营养、硒营养对甲状腺癌发生、发展及预后的影响。

一、碘营养与甲状腺癌

碘营养与甲状腺癌患病率的研究是近十年来的热点问题。碘是人体所必需的微量元素,其以甲状腺激素的形式发挥作用,在人体的生长发育和机体新陈代谢等方面起着重要的作用。碘的摄入量与甲状腺疾病患病率的关系呈"U"形曲线,即碘摄入量过低或过高都会导致各种甲状腺疾病的发生和发展。为此,2007 年世界卫生组织(WHO)、联合国儿童基金会(United Nations International Children's Emergency Fund,UNICEF)和国际控制碘缺乏病理事会(International Council for Contral of Iodineficiency Disorders,ICCIDD)提出了基于尿碘中位数的人群碘营养状况评价标准。儿童、一般人群碘营养水平适宜的标准是尿碘中位数(MUI)在100 ~ 199μg/L。200 ~ 300μg/L 为碘超足量摄入,> 300μg/L 即为碘过量摄入。自 1996 年我国立法实行全民食盐加碘,继而在 2011 年 9 月,卫生部发布了食品安全国家标准《食用盐碘含量》,食用盐中碘含量的平均水平由原来加工水平的 35mg/kg 下调至产品水平 20 ~ 30mg/kg。各地可结合本省人群碘营养水平供应制定合适碘含量的碘盐标准。

研究表明碘摄入量过低或过高均可导致 DTC 发病率增高。碘缺乏可能导致甲状腺激素的减少,以及促甲状腺激素分泌过多,这可以诱导甲状腺滤泡细胞的肥大和增生,促进甲状腺癌的发生。在碘缺乏的人群中,补碘可降低 PTC 的发生,而长期高碘摄入也可增加罹患 PTC的风险,并使其更具侵袭性的组织学肿瘤特征,如淋巴结转移。滕卫平教授前瞻性流行病学研究发现,水源性高碘的黄骅社区(MUI633.5 ~ 650.9μg/L)甲状腺癌的发病率高达 19.37/10 万,显著高于盘山、彰武等碘缺乏社区及甲状腺癌国际发病水平(4 ~ 6/10 万),且全部为甲状腺乳头状癌。

(一)甲状腺癌患者术后碘营养

现主张甲状腺癌患者在术前应低碘饮食,紫菜、海带、虾皮、海参等含碘很高,尽可能少吃或不吃。但由于碘是体内的必需微量元素,碘缺乏时,甲状腺素合成受阻,妊娠合并严重碘缺乏时,可导致早产、流产的机会增加,造成胎儿畸形、宫内发育不良等,出生后新生儿可出现听力障碍、智力低下、生长发育迟缓等,即呆小病(克汀病)。因此,甲状腺癌患者,在妊娠期不宜过于严格限制碘摄入量,建议保障足量碘的摄入。甲状腺癌患者若术后无需行 ^{131}I 治疗,基本可以给予正常饮食,仅适当控制富碘食物的摄入即可。平时可食用碘盐,无需额外补碘。患者可在正常饮食的情况下,定期检测尿碘中位数,保证足量碘摄入即可,避免碘摄入过量。

(二) ^{131}I 治疗甲状腺癌患者的碘营养

DTC 患者在接受外科手术后,为了确保根除肿瘤, ^{131}I 是治疗的重要手段。在 ^{131}I 治疗甲状腺癌之前应严格限制碘摄入量。在服用 ^{131}I 前 3 个月内,不能接受含碘造影剂。碘治疗 10 天前,开始低碘饮食,不吃海产品及乳酪制品,选用无碘盐,避免服用含碘药物,如胺碘酮、含碘的复合维生素等。碘治疗前 2 ~ 4 小时禁食,以利于放射碘的吸收,之后多饮水,多排尿,若有便秘可服用轻泻剂或灌肠。放射治疗后的第 1 天,尽量避免固体食物,减少消化道不良反应的发病率;治疗后的第 1 周内,可使用酸性食物,以刺激唾液分泌,减少放射碘积聚于唾液腺。放射碘可经由乳腺分泌,因此哺乳期患者若接受放射碘治疗或检查,须停止哺乳 3 周以上。妊娠期禁止行 ^{131}I 治疗。

二、硒营养与甲状腺癌

硒也是人体的必需微量元素之一,甲状腺中硒的含量高于除肝、肾以外的其他组织器官。人体对硒的正常需要量为:成人 30 ~ 500μg/d。硒可维持甲状腺正常功能和调节甲状腺激素的代谢平衡。

一些观点认为甲状腺癌和低硒血症相关。对 8 项研究共 1 291 名受试者的荟萃分析结果提示,两种类型分化型甲状腺癌患者的血硒水平均低于对照组,且随地理区域的变化幅度较大。推测硒缺乏,可能通过硒蛋白活性充分激活抗氧化保护。通常,临床应用有机硒给予缺硒患者补硒治疗,但补硒仍需在医师的指导下进行。长期超过生理剂量的补硒会导致糖尿病的发病率增高。甲状腺癌和低硒血症之间的关系尚未得到一致的认同,仍需进一步深入研究。

(刘海霞)

第二节　能量代谢与甲状腺癌

本节主要阐述能量代谢、饮食结构及生活习惯等对甲状腺癌的影响。

一、热量与分化型甲状腺癌

近年,陆续有关于热量摄入与分化型甲状腺癌相关性的研究报告。一些研究结果表明,摄入更多的热量与富含碳水化合物食物与 DTC 正相关。一项来自意大利的研究也表明摄入较高升糖指数和糖负荷与甲状腺癌呈正相关。一项在欧洲癌症和营养前瞻性调查队列中,调查了 DTC 和能量摄入、宏量营养素、血糖指数和血糖负荷之间的关系。该研究包括来自 10 个欧洲国家的 447 274 名中年参与者(70.2% 为女性)。通过特定国家的经验证的膳食问卷,收集膳食数据。平均随访时间为 11 年。结果表明,较高的总能量和较低的多不饱和脂肪酸摄入量,可能会增加分化型甲状腺癌的风险。

高血糖、胰岛素抵抗、胰岛素样生长因子 -1 和肥胖增加氧化应激和刺激甲状腺滤泡细胞有丝分裂通路。一项荟萃分析结果表明高血糖与甲状腺结节、分化型甲状腺癌高度相关。

综上,DTC 发病率的升高,虽然有对于甲状腺常规体检筛查和超声等诊断仪器灵敏度增加的原因,但过去 20 年里过多的能量摄入、精制碳水化合物摄入、肥胖、胰岛素抵抗均可能也起到了一定作用。

二、甲状腺癌患者其他饮食要求

除对碘摄入的要求外,甲状腺癌患者饮食上的基本要求包括:充足热量、均衡营养、合理烹饪、避免烟酒。

(一)充足热量

甲状腺癌患者每日从食物摄入的总热量不应低于正常人的最低要求,即 83.7 ~ 104.6kJ/(kg·d)。不同体重指数的患者可分别制定每日热量摄入总量。肿瘤合并甲状腺功能亢进的患者总热量还应进一步提高。

(二)均衡营养

无论肿瘤恶性程度高低,患者体内的蛋白分解较正常人旺盛,且合成功能减低,营养处于负氮平衡,在甲状腺癌合并甲状腺功能亢进的患者中这一特点尤为突出。因此,饮食上应以优质蛋白为主,如蛋、奶、肉、豆制品等。除此以外,一般应以低脂肪、适量碳水化合物饮食为主。虽然国际上循证医学还未能证实维生素、矿物质等物质能有效降低甲状腺癌的发病率,但目前仍推荐积极补充维生素、纤维素、矿物质等物质,建议多吃新鲜蔬菜、水果。目前研究表明咖啡和茶与分化型甲状腺癌并无相关性。

(三)合理烹饪

在食物的选材、制作、烹饪上应营造良好的感官状态,在满足患者的口味爱好的基础上,尽可能采取荤素搭配、粗细搭配、寒热结合,烹饪方法适合蒸、煮、炖,忌爆炒、油炸、熏烤等。

(四)避免烟酒

研究表明吸烟与饮酒对诸多肿瘤的发生、发展有着密切的关系。香烟中具有大约 60 种致癌物质,如尼古丁、亚硝胺、多芳香烃等,现已表明这些致癌物质均与肿瘤有重大关系。但迄今为止,吸烟与甲状腺癌的关系鲜有报告。过度饮酒也被公认为多种恶性肿瘤的重要危险因素,酒精对肿瘤的作用多是其代谢产物乙醛对细胞局部环境影响的结果。但是,对于甲状腺癌而言,在横断面、病例对照和队列研究等观察性流行病学研究的荟萃分析中,发现酒精摄入与甲状腺癌风险的降低显著相关。这不应解释为饮酒可以预防甲状腺癌,因为酒精摄入量仍然是多种恶性肿瘤(口咽癌、喉癌、乳腺癌和结肠癌)发展或恶化的一个主要的危险因素。尽管如此,酒精摄入和甲状腺癌之间的确切生物学机制仍需深入研究。

(刘海霞)

参考文献

[1] VUONG H G, KONDO T, OISHI N, et al. Genetic alterations of differentiated thyroid carcinoma in iodine-rich and iodine-deficient countries[J]. Cancer Med, 2016, 5(8):1883-1889.

[2] WANG F, WANG Y, WANG L, et al. Strong association of high urinary iodine with thyroid nodule and papillary thyroid cancer[J]. Tumour Biol, 2014, 35(11): 11375-11379.

[3] ANNA P.KIPP. Selenium in colorectal and differentiated thyroid cancer[J]. Hormones (Athens), 2020,19(1):41-46.

[4] HONG S H, MYUNG S K, KIM H S. Korean meta-analysis (KORMA) study group. alcohol intake and risk of thyroid cancer: a meta-analysis of observational studies[J]. Cancer Res Treat,2017,49(2):534-547.

第十五章

甲状腺癌患者随访

甲状腺癌是目前发病率增长最快的实体恶性肿瘤。我国癌症登记中心的年报显示,城市人群中甲状腺癌发病率位居癌症患病的第 4 位。从流行病学特点、整体预后现状进行综合分析认为,对甲状腺癌须提倡早期诊断和积极规范的综合治疗,同时由于疾病分型及肿瘤大小、术式等不同,对不同患者进行长期随访对于其预后有着重要的意义,有助于提高我国甲状腺癌患者存活率。

第一节 随访意义及复发风险评估

一、甲状腺癌患者随访意义

尽管大多数分化型甲状腺癌(DTC)患者预后良好、死亡率较低,但是约 30% 的 DTC 患者会出现复发或转移,其中 2/3 发生于手术后 10 年内,有术后复发并有远处转移者预后较差。对DTC 患者进行长期随访的意义及目的在于:①对临床治愈者进行监控,以便早期发现复发肿瘤和转移;②对 DTC 复发或带瘤生存者,动态观察病情的进展和治疗效果,调整治疗方案;③监控 TSH 抑制治疗的效果;④对 DTC 患者的某些伴发疾病(如心脏疾病、其他恶性肿瘤等)病情进行动态观察。对未分化型甲状腺癌(ATC)及甲状腺髓样癌(MTC)患者而言,其相对于 DTC患者恶性程度高、易转移,且预后差。若患者未发生远处转移及气道梗阻,可优先进行外科治疗,其后长期随访、定期监测。内科化疗及靶向治疗,也可很大程度上提高 ATC 及 MTC 患者的生存率。

二、分化型甲状腺癌复发、转移和死亡的风险评估

国际上有多种关于 DTC 术后复发和转移的危险度评估方法,所有 DTC 患者均应进行AJCC/UICC 分期(TNM)预测死亡风险,但其无法预测复发风险。目前被广泛接受的是美国甲状腺协会(ATA)提出的方法。自 2009 年 ATA 指南将首次手术及 ^{131}I 治疗后患者复发、转移和死亡的风险分为低、中、高危三组后,2015 年更新的 ATA 指南根据淋巴结受累程度,基因突变状态和特定 FTC 组织学相关的风险进一步完善了分组(表 15-1)。

表 15-1　分化型甲状腺癌患者术后复发、转移和死亡风险分层

风险分层	符合条件
低危组	符合下述所有条件者： ①甲状腺乳头状癌；②无局部或远处转移；③所有肉眼可见的肿瘤已被切除；④局部组织或结构无肿瘤侵犯；⑤肿瘤不是侵袭性组织学类型如高细胞、岛状或柱状细胞；⑥无血管侵犯；⑦临床分期 N₀ 或病理分期 N₁ 微转移（≤ 5 个淋巴结受累，肿瘤最大直径 < 2.0cm）；⑧如果已经给予 ^{131}I 治疗，在治疗后首次 ^{131}I 全身显像没有发现甲状腺床外 ^{131}I 摄取；⑨甲状腺内，甲状腺乳头状癌滤泡亚型；⑩甲状腺内，仅包膜浸润的分化型滤泡状甲状腺癌；⑪甲状腺内，轻微血管侵犯的分化型滤泡状甲状腺癌；⑫甲状腺内，微小乳头状癌，单发或多灶性，包括 BRAFV600E 突变（如果 BRAFV600E 突变已知）
中危组	符合下述任一条件者： ①镜下肿瘤侵犯限于甲状腺周围软组织；②侵袭性病理组织学类型（如，高细胞，小岛状，柱状细胞癌）；③首次治疗后全身 ^{131}I 扫描后发现甲状腺床外有 ^{131}I 摄取；④甲状腺乳头状癌伴血管侵犯；⑤临床分期 N1 或病理分期 N1（> 5 个淋巴结受累，且所有淋巴结最大直径 < 3.0cm）；⑥甲状腺内，甲状腺乳头状癌，原发肿瘤直径 1.0 ~ 4.0cm，BRAFV600E 突变（如果 BRAFV600E 突变已知）；⑦多灶性微小乳头状癌伴腺外侵犯和 BRAFV600E 突变（如果 BRAFV600E 突变已知）
高危组	符合下述任一条件者： ①肉眼可见肿瘤侵犯周围组织；②肿瘤切除不完全；③远处转移；④术后血清 Tg 水平异常增高；⑤病理分期 N₁ 伴任何转移性淋巴结最大直径 ≥ 3.0cm；⑥广泛血管浸润的滤泡状甲状腺癌（血管侵犯 > 4 个病灶）

DTC 患者的疾病状态在甲状腺全切或近全切及 ^{131}I 清甲治疗后 6 ~ 12 个月应重新进行评估，如满足下列条件可被认定为"肿瘤临床治愈"或无病状态：①没有肿瘤存在的临床证据；②没有肿瘤存在的影像学证据，即治疗剂量 ^{131}I 全身显像（therapeutic-dose ^{131}I whole body scan，Rx-WBS）无甲状腺床外摄碘灶，或有摄碘但最近的诊断性扫描或超声检查没有颈部肿瘤存在的证据；③TSH 抑制状态下和 TSH 刺激后，在 TgAb 干扰时检测不到血清 Tg 水平（一般为 Tg < 1ng/ml）。

（王　芳　徐　慧）

第二节　TSH 抑制治疗

参见第十一章　甲状腺癌内科治疗。

第三节　血清 Tg 在 DTC 长期随访中的应用

一、血清 Tg 在 DTC 长期随访中应用的意义

Tg 是甲状腺滤泡上皮细胞合成的特异蛋白质,当 DTC 患者进行甲状腺近全切并经 ^{131}I 清除残留的功能甲状腺组织后,血清 Tg 就成为 DTC 组织的特异标志物。同样,只有甲状腺滤泡上皮细胞膜具有摄取碘离子的功能,因此在正常甲状腺组织完全去除后,行 ^{131}I 全身扫描仍然有放射性碘的浓聚,则提示有 DTC 组织存在。这也是 ^{131}I 治疗 DTC 的理论依据。

因此,术后血清 Tg 值是指导临床治疗的重要预测因素,也是 DTC 患者长期随访中最有价值的工具。对已清除全部甲状腺(手术和 ^{131}I 清甲后)的 DTC 患者而言,体内应当不再有 Tg 来源;如果在血清中检测到 Tg,往往提示 DTC 病灶残留或复发。基于这个原理,对已清除全部甲状腺的 DTC 患者,应定期检测血清 Tg 水平。这是判别患者是否存在肿瘤残留或复发的重要手段。

二、血清 Tg 测定方法

DTC 随访中的血清 Tg 测定包括基础 Tg 测定(TSH 抑制状态下)和 TSH 刺激后(TSH > 30mU/L)Tg 测定。TSH 是正常甲状腺细胞或 DTC 细胞产生和释放 Tg 的最重要刺激因子。TSH 抑制状态下,肿瘤细胞分泌 Tg 的能力也会受到抑制。为更准确地反映病情,可通过血清 TSH 刺激 Tg 的测定方法,使血清 TSH 水平升高至 > 30mU/L,之后再行 Tg 检测。有两种方法:一种是在甲状腺激素替代治疗的同时,注射重组人甲状腺刺激激素(rhTSH)以提高血清 TSH 水平,属外源性 TSH 刺激;另一种方法是停服甲状腺激素,致使患者出现甲状腺功能减退,促进垂体分泌 TSH,属内源性 TSH 刺激。目前我国尚未引进 rhTSH,故只能用后者进行血清 TSH 刺激的 Tg 测定。

近年来,随着 Tg 分析方法的不断改进及完善,测定的灵敏度可达到 0.1ng/ml。因此,国外一些学者更加关注血清 TSH 刺激的 Tg 测定,认为 DTC 患者的随访中血清 TSH 刺激 Tg 的测定是比 ^{131}I 全身扫描更敏感的指标。有学者对 63 例低危 DTC 患者随访平均 3.7 年,得出血清 TSH 刺激 Tg 的测定方法优于 ^{131}I 全身扫描的结论。

不同种 Tg 检测试剂的测定结果可能存在较大差异,Tg 检测结果应采用 CRM-457 国际标准来校准。为消除 TgAb 水平对测定结果的影响,行血清 Tg 检测同时,应定量评估 TgAb。目前认为,理想情况是,对于同一患者,应在同一实验室使用相同的检测方法纵向评估血清 Tg 和 TgAb。

三、血清 Tg 测定时限

对血清 Tg 的长期随访宜从 ^{131}I 清甲治疗后 6 个月起始,此时应检测基础 Tg(TSH 抑制状态下)或 TSH 刺激后(TSH > 30mU/L)的 Tg。^{131}I 治疗后 12 个月,宜测定 TSH 刺激后的 Tg。随后,每 6 ~ 12 个月复查基础 Tg。

如无肿瘤残留或复发迹象,低危 DTC 患者在随访过程中复查 TSH 刺激后的 Tg 的时机和必要性不确定,而复发危险度中、高危者,可在清甲治疗后 3 年内复查 TSH 刺激后的 Tg。

四、血清 Tg 切点值

血清 Tg 的价值取决于初始治疗方法及其病理类型。对于全甲状腺切除术和放射性碘残留消融治疗者,在无干扰抗体时,其基础 Tg 水平应当 < 0.2ng/ml,而血清 TSH 刺激后的 Tg 值,也应 < 1ng/ml。

当前大部分学者认为,TSH 抑制状态下,提示无病生存的 Tg 切点值为 1ng/ml。但是,对预测 DTC 肿瘤残留或复发的 TSH 刺激后血清 Tg 切点值争议较大。有学者对 112 例高危 DTC 患者的随访结果是:当血清 TSH 刺激 Tg < 0.2ng/ml 时,100% 的患者没有复发或转移。由此认为,血清 TSH 刺激 Tg < 0.2ng/ml 者无需行放射性碘全身扫描。已有的证据表明,TSH 刺激后(TSH > 30mU/L)的 Tg > 2ng/ml 可能是提示癌细胞存在的高度敏感指标,其阳性预测值几乎为 100%,阴性预测值也较高。如果把 TSH 刺激后的 Tg 切点值降低到 1ng/ml 时,阳性预测值约为 85%;降低到 0.5ng/ml 时,阳性预测值进一步降低,但阴性预测值可高达 98%。

五、其他问题

有文献报道单独血清 TSH 刺激 Tg 测定对预测 DTC 复发或转移有 4% ~ 35% 的假阴性。这其中一个重要原因是血清 TgAb 的干扰,TgAb 存在时,会降低血清 Tg 的化学发光免疫分析方法检测值,影响通过 Tg 监测病情的准确性。目前仍然困扰研究者的是如何减少 TgAb 对血清 Tg 检测的影响。有研究发现手术范围、次数均可以引起 TgAb 水平变化,若手术方式与次数使甲状腺残留过多或甲状腺组织残留时间过长可能使机体 TgAb 不断升高。当 TgAb > 300U/ml 时,明显抑制 Tg 的检测结果。因此 Tg 监测 DTC 转移与复发有局限性,约有 1/3 以上 DTC 转移与复发通过 Tg 检测为假阴性。DTC 患者 [131]I 治疗前后,行 Tg 检测的同时,应关注 TgAb 水平,必要联合随访 TgAb、Tg 及 ^{131}I-WBS,以提高 DTC 复发和转移诊断的敏感性和准确性。此外,如果 DTC 细胞的分化程度低,不能合成和分泌 Tg 或产生的 Tg 有缺陷,则也无法用 Tg 进行随访。

未完全切除甲状腺的 DTC 患者,残留的正常甲状腺组织仍是血清 Tg 的来源之一,区分正常甲状腺和甲状腺癌组织的 Tg 切点值不详。因此,以血清 Tg 测定为随访手段,发现 DTC 残留或复发的敏感性和特异性均不高。尽管如此,我们仍然建议术后定期(每 6 个月)测定血清 Tg,同时检测 TgAb。对术后血清 Tg 水平呈持续升高趋势者,应考虑甲状腺组织或肿瘤生长,需结合颈部超声等其他检查进一步评估。对此类患者无需进行 TSH 刺激后的 Tg 测定。

(王 芳 徐 慧)

第四节　Ctn 及 CEA 在 MTC 长期随访中的应用

MTC 是起源于甲状腺滤泡旁细胞(C 细胞)的恶性肿瘤,属特殊类型的甲状腺癌。虽然 MTC 仅占甲状腺癌的 5%,但由其导致的死亡达甲状腺癌总死亡的 8% ~ 13%,总体预后较差。因此,MTC 的早期诊治及长期随访,对于改善患者预后,具有极其重要的意义。C 细胞属于 APUD(amine precursor uptake decarboxylation cell)系统,可特异性合成、分泌降钙素(calcitonin, Ctn)及降钙素基因相关肽。因此,Ctn 可作为 MTC 患者一个特异性的指标进行追踪。无论是术前诊断,还是术后判断复发转移,Ctn 都具有最高的灵敏度及特异度。除此之外,C 细胞也能分泌癌胚抗原(CEA)。因此,MTC 病人的 CEA 水平也可能升高。尽管 CEA 的特异性不强,无法作为一个理想的 MTC 筛查指标,但一经诊断为 MTC,仍建议同时检测血清 Ctn 和 CEA 浓度作为诊断和随访指标。

一、Ctn 意义

Ctn 是一类多肽类激素,主要由甲状腺滤泡旁 C 细胞表达并分泌释放,在 MTC 诊断及随访中具有十分重要的意义。多个大样本前瞻性非随机对照研究证实,对甲状腺结节病人常规筛查血清 Ctn,能提高 MTC 的检出率及总体存活率。我国于 2017 年发布的《甲状腺癌血清标志物临床应用专家共识》推荐对于怀疑恶性甲状腺肿瘤者,术前应常规行血清 Ctn 检测。

Ctn 在肝脏和肾脏中代谢,其表达水平主要受血钙浓度的调节。因此,对于 MTC 病人,血钙的监测,也可在一定程度上提示肿瘤的进展。怀疑恶性甲状腺肿瘤者,术前应常规检测血清 Ctn,以排除 MTC 可能。由于各大中心采用的检测方法不同,在对同一 MTC 病人进行血清 Ctn 监测时,建议采用与基线相同的检测方法。

二、CEA 意义

CEA 虽常用于提示胃肠道肿瘤,但对于不明原因 CEA 升高,且排除胃肠道肿瘤者,应补充 Ctn 及颈部超声检查。对于 MTC 诊断明确的病人,建议在术前同时检测血清 Ctn 和 CEA 水平。此外,CEA 升高程度与肿瘤外侵、淋巴结转移和远处转移呈正相关,可与 Ctn 一起用于评估疾病风险,并作为根治术后监测肿瘤进展的指标。

部分 MTC 病人可表现为血清 Ctn 和 CEA 均低表达(非分泌型 MTC)。一项纳入 839 例散发型 MTC 病人的研究中,非分泌型 MTC 病人占 0.83%。该类病人肿瘤分化差、Ki-67 较高、M918T 突变更多见。

三、术后随访

所有 MTC 病人均应进行终身随访,并根据基因突变、TNM 分期、手术切除效果,术后 Ctn 及 CEA 水平以及倍增时间,确定随访内容和随访间隔。

MTC 初次手术后,应对病人的手术治疗效果和复发转移风险进行评估,以便于制定进一步的治疗随访计划。术后甲状腺功能的随访与 DTC 一致,但不需要 TSH 抑制治疗。由于血清 Ctn 和 CEA 与 MTC 有较好的特异性,为随访复查时的必查项目。对于手术后血清 Ctn 和 CEA 水平恢复正常的患者,其随访期可参考低危 DTC;对于血清 Ctn 和 CEA 尽管没有恢复正常,但处于较低水平者,可参考高危 DTC 患者;对于血清 Ctn 和 CEA 仍处于较高水平的患者,应密切随访,建议 3~6 个月复查颈部超声,并根据血清 Ctn 和 CEA 上升的幅度,结合 CT 或 MRI 明确肿瘤范围,必要时行 PET-CT 检查。

初次手术后 3 个月应检测 Ctn 及 CEA 水平,评估手术疗效,肿瘤标记物低于检测水平以下的病人,可随访观察,随访间隔可设为 6~12 个月。对于术后 Ctn 及 CEA 水平持续升高,或降至正常后再次升高的病人,应计算 Ctn 倍增时间,应至少连续检测 4 次,病人随访间隔为 3~6 个月。

术后持续性 Ctn 升高并不一定提示肿瘤复发,但进行性升高的 Ctn 则与复发转移相关。在一项包含 65 例病人的回顾性研究中,血清 Ctn 倍增时间 < 6 个月的病人其 5 年和 10 年存活率分别为 25% 和 8%,而倍增时间为 6 到 24 个月的病人其 5 年和 10 年存活率分别为 92% 和 37%,倍增时间 > 24 个月的病人在研究结束时均存活,且 Ctn 倍增时间是该研究多因素分析中唯一可作为独立预后因素的指标。对于 MTC 复发预测,CEA 的特异度低于 Ctn,在一项研究中,55 例病人中,有 80%Ctn 和 CEA 倍增时间是一致的,因此,临床医师应当同时检测两项指标的倍增时间。

(王 芳 徐 慧)

第五节 其他随访内容

一、解剖影像检查

(一)彩色多普勒超声(US)

对于术后的患者应每 6~12 个月行颈部超声检查来评估甲状腺床及颈部淋巴结,依据患者复发风险分层及血清 Tg 水平来定期随访。术后最常见的复发部位是颈部,主要是颈侧区淋巴结和中央区淋巴结,其次是甲状腺区,远处转移少见。US 能发现直径小于 5mm 的甲状腺结节和淋巴结,因此是 DTC 术后首选的解剖影像检查。甲状腺区可疑复发的 US 特点为:低回声结节、微钙化,以及随访中直径逐渐变大。淋巴结可疑复发的 US 特点为:淋巴结内微钙化、囊性变、圆形、淋巴门消失、皮髓质分界不清、纵横比小于 2、淋巴结周围血流信号丰富等。US 的优点是在怀疑 DTC 复发时,行超声引导下细针穿刺活检(ultrasound-guided fine-needle aspiration,US-FNA)提供细胞病理学诊断。因 US-FNA 对淋巴结细胞学的灵敏度不如甲状腺结节,因此同时测定淋巴结穿刺针冲洗液的 Tg 水平,可提高灵敏度。即使淋巴结细胞学检查诊断 DTC 复发的证据不足,如在其冲洗液中测出 Tg 仍能诊断为 DTC 淋巴结复发。2015 年 ATA 更新的关于甲状腺结节及分化型甲状腺癌指南指出,US 中最小径 > 8mm 的淋巴结应行 FNA-Tg 检查;对于 < 8mm 的淋巴结在没有增长或威胁到周围重要结构时可以不给予 FNA 或

其他的干预。US 的缺点是灵敏度与操作者有关,且 US 在气管旁、靠近颅底区等部位灵敏度较低。在有经验超声科医师检查时,US 能发现其他影像学未能发现的颈部微小复发灶,灵敏度高于其他影像学检查。有报道 TSH 刺激下 Tg 监测 DTC 复发的灵敏度和特异度分别为85%、98%,而联合 US,其灵敏度和特异度分别为 96.3% 和 99.5%。而且 US 具有经济、无辐射、不依赖 DTC 摄碘的能力、临床广泛应用等优点,因此,US 是甲状腺癌术后随访中监测颈部复发的主要方法。

(二)计算机体层成像(CT)

CT 能发现 US 较难发现的气管旁、靠近颅底(颈部Ⅱ区)的淋巴结转移灶,特别是需手术时,能为术者提供较全面的颈部解剖信息,为制定手术方案提供帮助。此外,CT 能发现胸部、腹部、骨盆、骨等远处转移病灶。因 DTC 最常见的远处转移器官是肺,而 CT 能灵敏发现肺的微小转移灶,因此,对 Tg 升高怀疑复发而 US 和 Dx-WBS 均未发现异常时,应考虑胸部 CT 检查。但是 CT 的不足是费用较高、有辐射性、静脉应用含碘造影剂时可能影响后续的 Dx-WBS 和放射性碘治疗。

(三)磁共振成像(MRI)

和 CT 相似,但 MRI 能更好的鉴别颈部术后瘢痕增生和 DTC 复发,且发现 DTC 骨转移和脑转移的灵敏度高于 CT。

二、功能影像检查

(一)诊断性全身显像(Dx-WBS)

曾是 DTC 术后随访的主要手段。近年来,随着 US 的广泛应用,且多数 DTC 复发在颈部,US 能灵敏发现,Dx-WBS 的地位在逐渐下降。对于颈部来说,Dx-WBS 的影像解剖不清楚,即使发现颈部复发,如需要手术治疗时,术前还需其他影像检查来提供更好的解剖影像信息。Dx-WBS 对摄碘活性较高的 DTC 灵敏度较高,而对分化程度低、摄碘活性低的 DTC 灵敏度较低。残余甲状腺量也影响 Dx-WBS 的灵敏度,如无甲状腺残余或残余组织较少时,Dx-WBS 的灵敏度升高。Dx-WBS 的优势是发现 DTC 远处转移灶。DTC 患者在手术和 ^{131}I 清甲治疗后,可根据复发危险度,在随访中选择性应用 Dx-WBS。低危复发风险度的 DTC 患者如 Dx-WBS 未提示甲状腺床以外的 ^{131}I 摄取,并且随访中颈部超声无异常、基础血清 Tg 水平(TSH 抑制状态下)不高,无需进行 Dx-WBS。对中、高危复发危险度的 DTC 患者,长期随访中应用 Dx-WBS 对发现肿瘤病灶可能有价值,但最佳的检查间隔不确定。如果患者在随访中发现 Tg 水平逐渐升高,或者疑有 DTC 复发,可行 Dx-WBS 检查,但有研究显示其诊断效率有限。检查时最好采用低剂量(不超过 5mCi)^{131}I,以免对可能施行的后续 ^{131}I 治疗造成"顿抑"。对 ^{131}I 治疗反应欠佳者,提示病灶摄取 ^{131}I 的能力受损和 / 或对 ^{131}I 的辐射治疗作用不敏感,因此长期随访中使用 Dx-WBS 的价值有限。

(二)正电子发射断层成像(PET)

是利用肿瘤细胞摄取 2- 氟 -2- 脱氧 -D- 葡萄糖(^{18}F-FDG)的原理显像。PET-CT 是将 PET 和 CT 整合成一个显像系统,同时获得 PET 代谢功能图像和 CT 解剖图像。PET-CT 的特点是能够为临床提供预后信息,分化程度越高,摄取 ^{18}F-FDG 的能力越低,临床预后越好;分化程度越低,摄取 ^{18}F-FDG 的能力越高,临床预后越差。复发的 DTC 具有低摄碘性、高摄取 ^{18}F-FDG 的倾向,使 PET-CT 成为 DTC 复发而 Dx-WBS 阴性的有价值监测方法。恶性病灶在 ^{18}F-FDG PET 中可呈阳性显像。PET 图像可以与 CT 图像融合,即 ^{18}F-FDG PET/CT 显像,更好地显示组织结构与代谢之间的关系。目前不推荐在 DTC 随访中常规使用 ^{18}F-FDG PET 显像,但在下述情况下可考虑使用:① DTC 患者随访中出现 Tg 升高(> 10ng/ml),且 Dx-WBS 阴性者查找转移灶;② MTC 患者治疗前分期以及术后出现 Ctn 高时,查找转移灶;③ ATC 治疗前分期和术后随访;④侵袭性或转移性 DTC 患者进行 ^{131}I 治疗前评估(表现为 PET-CT 代谢增高的病灶摄取碘能力差,难以从 ^{131}I 治疗中获益)。由于炎性淋巴结、切口肉芽肿、肌肉活动度增加等因素可能导致 ^{18}F-FDG PET 假阳性结果,因此,对 ^{18}F-FDG PET 阳性显像部位,宜通过细胞学、组织学等其他检查手段,进一步确认是否为肿瘤病灶。

三、DTC 的长期随访中包括的其他内容

(一)^{131}I 治疗的长期安全性

包括对继发性肿瘤、生殖系统的影响,但应避免过度筛查和检查。近年来对唾液腺的监测成为关注的焦点。功能手术切除 + ^{131}I 内照射治疗 + 甲状腺素(T4)抑制治疗是目前公认的治疗 DTC 的有效方法,但大剂量 ^{131}I 治疗的同时对唾液腺也会造成不同程度损伤。^{131}I 对唾液腺的损伤除因其血供丰富外,还因唾液腺小叶导管上皮细胞的细胞膜上存在与甲状腺滤泡上皮细胞基底膜上相同的钠/碘同向转运体(NIS),唾液腺通过 NIS 主动从血液中摄取 ^{131}I,其浓度甚至可达到血浆浓度的 30-40 倍,射线可直接损伤唾液腺的腺泡和导管,造成唾液腺细胞功能紊乱。评价唾液腺功能的方法有很多种,比如:唾液流率的测定(受生理因素影响较大);腮腺造影(有创检查);彩色多普勒超声;磁共振成像(临床应用较少,尚需进一步研究);^{99m}TcO-4 唾液腺显像(当前应用最多最成熟的研究方法)。^{99m}TcO-4 唾液腺动态显像不仅可以显示唾液腺形态,而且可以半定量评价单个唾液腺的摄取及分泌功能,但较少用于分析唾液腺总功能情况及其受损严重程度的评估。有研究通过利用唾液腺动态显像及评分法分析了干燥综合征患者单个唾液腺的摄取及分泌功能,也分析了唾液腺的总功能,并证明了此法与金标准 Saxon 试验法有同样的高特异性和敏感性,且更简单、可重复、受主观因素影响小,从而使临床医师能更加全面地评估患者唾液腺功能情况,有效地指导 ^{131}I 的使用剂量及治疗间隔时间,且便于随访评估。唾液腺损伤程度与 ^{131}I 治疗次数及使用剂量有关,国内学者研究发现首次 ^{131}I 治疗后 3 个月低剂量组(80mCi)患者仅腮腺摄取功能有受损,而高剂量组(150mCi)患者腮腺和颌下腺摄取及分泌功能均受损,且受损程度与治疗剂量有关。首次 ^{131}I 治疗后 3 个月患者腮腺的摄取和分泌均减低,而颌下腺仅摄取减低。^{131}I 治疗后患者唾液腺功能有受损,其中腮腺功能损伤较颌下腺严重,且主要表现为摄取功能受损,这可能是因为腮腺体积较大,且由浆液性细胞组成,而颌下腺体积较小,由黏液和浆液性细胞共同组成,浆液性细胞较黏液细胞对放射性更敏感,耐受性较差。患者唾液腺损伤包括急性和慢性损伤。急性损伤主要发生在治疗后几天至 1 个月内,表现为唾液腺肿胀、疼痛,可对称性,也可非对称性。慢性损伤主要表现为持续性口干、

龋齿、严重口气、味觉改变等，可以为暂时性，也可永久性。

（二）DTC患者的伴发疾病

由于某些伴发疾病（如心脏疾病、其他恶性肿瘤等）的临床紧要性可能高于DTC本身，所以长期随访中也要对上述伴发疾病的病情进行动态观察。

四、甲状腺癌术后并发症及随访

对于所有甲状腺癌患者来说，一经确诊，外科手术治疗是最优先选择。如今甲状腺切除手术已经高度成熟，但相对于内科治疗而言，不可避免地存在一些术后及术中并发症，包括喉返神经损伤、甲状旁腺损伤、甲状腺危象、术后出血、切口感染、复发、甲状腺功能减退。

（一）喉返神经损伤

甲状腺手术喉返神经损伤发病率为0.3%～9.4%，甚至高达13.3%。暂时性声嘶多由术中牵拉、术后血肿或瘢痕压迫所致；而永久性声嘶则常由喉返神经直接损伤如钳夹、切断、缝扎等引起。由于喉返神经位于紧贴甲状腺后被膜的气管食管沟内，因此对于不需行全切的患者术中应注意保留后被膜的完整性。行甲状腺全切的患者术中常规全程显露喉返神经有助于预防损伤喉返神经。

（二）甲状旁腺损伤

甲状旁腺损伤导致低钙血症，同喉返神经损伤一样都是甲状腺术后的严重并发症。在甲状腺术后低钙血症发病率为54%，其中永久性为0.5%。发生原因主要为甲状旁腺血供减少、损伤或被误切以及钙代谢障碍等。因此，术中应尽量保留甲状腺后被膜完整性，缝扎时远离甲状旁腺区域，包膜下结扎下动脉分支，以保护甲状腺下动脉对甲状旁腺的血供，可有效避免损伤甲状旁腺。

（三）甲状腺危象

甲状腺危象是甲状腺功能亢进术后一种严重的并发症，主要由于术前准备不足造成。预防的关键是术前做充分的准备，即应在甲状腺功能亢进症状基本控制（情绪稳定，睡眠好转，体重增加，脉搏稳定在90次/min以下，基础代谢率基本正常或在+20%以下）后再进行手术。目前已基本可以避免。

（四）术后出血

术后伤口内出血是一种十分紧急并发症。主要常见于甲状腺功能亢进术后，近年来随着碘剂在术前的常规应用以及护理技术的逐渐完善，术后出血已越来越少见。

（五）复发及甲状腺功能减退

复发及甲减两者均与原发病的手术密切有关。有学者对4 912例甲状腺手术后并发症统计，复发率为2.1%。甲状腺癌常规需切除大部分或全部甲状腺组织，所以对大多数患者来说甲减是一种可预见的并发症，也是临床最为常见的术后并发症。临床上甲减相对容易控制，甲状腺素替代治疗即可获得满意效果，但对于甲状腺全切患者仍需终身服用甲状腺素及定期随访，是手术患者不可避免的后遗症。

（王　芳　徐　慧）

第六节　复发后治疗

一、发现 DTC 复发或转移后的处理

随访期间发现的复发或转移，可能是原先治疗后仍然残留的 DTC 病灶，也可能是曾治愈的 DTC 再次出现了病情的进展。局部复发或转移可发生于甲状腺残留组织、颈部软组织和淋巴结，远处转移可发生于肺、骨、脑和骨髓等。针对复发或转移病灶，可选择的治疗方案依次为：手术切除（可能通过手术治愈者）、^{131}I 治疗（病灶可以摄碘者）、外放射治疗、TSH 抑制治疗情况下观察（肿瘤无进展或进展较慢，并且无症状、无重要区域如中枢神经系统等受累者）、化学治疗和新型靶向药物治疗（疾病迅速进展的难治性 DTC 患者）。特殊情况下，新型靶向药物治疗可在外放射治疗之前。最终采取的治疗方案必须考虑患者的一般状态、合并疾病和既往对治疗的反应。

部分甲状腺已完全清除的 DTC 患者，在随访中血清 Tg 水平持续增高（> 10ng/ml），但影像学检查未发现病灶。对这类患者，可经验性给予 3.7 ～ 7.4GBq（100 ～ 200mCi）^{131}I 治疗；如治疗后 Dx-WBS 发现 DTC 病灶或血清 Tg 水平减低，可重复 ^{131}I 治疗，否则应停止 ^{131}I 治疗，以 TSH 抑制治疗为主。

出现远处转移的 DTC 患者，其总体生存率降低，但个体的预后依赖于原发灶的组织学特征、转移灶的数目、大小和分布（如脑部、骨髓、肺）、诊断转移时的年龄、转移灶对 ^{18}F-FDG 和 ^{131}I 的亲和力，以及对治疗的反应等多重因素。即使无法提高生存率，某些疗法仍可能明显缓解症状或延缓病情进展。

二、DTC 的动态危险度评估

以往对 DTC 死亡和复发危险度的评估，多为初始治疗结束时的单时点静态评估。直到 2008 年，美国学者 Tuttle 和 Leboeuf 指出，不同 DTC 个体经初始治疗产生不同的治疗反应，表现为随访过程中患者监测指标的不同变化，他由此提出"持续风险评估（ongoing risk stratification）"的概念，此后几年，在各国学者不断发表验证的数据支持下，2015 年，ATA 指南正式推荐动态危险度分层可用于术后长期随访的再次危险评估。我国指南也推荐建立动态危险度评估模式，根据随访过程获得的新数据，适时调整 DTC 的分期和复发危险度分层，修订后续的随访和治疗方案。该分层系统，可据复发风险、初始治疗的有效性、能否在初始治疗时得到缓解、最终随访时缓解率，将患者有效区分，真正做到个性化治疗，改善患者预后。

在此强调利用随访中获取的信息，不断修正 DTC 患者的危险分级，结合复发危险等级分层，制定个体化随访方案。对初始治疗时无远处转移，且肿瘤完全切除者，根据其临床复发危险等级，按以下方案随访：①低危者，指肿瘤直径 < 1cm、局限于腺体内的经典型 PTC，且无淋巴结转移者。术后 2 年不需查 TSH 刺激下的 Tg、Dx-WBS、CT、MRI、PET-CT，其常规随访方案为：每 6 个月查 TSH 抑制下的 Tg，每年查一次颈部 US；②中危者，指肿瘤直径在 1.0 ～ 4.0cm 之间、经典型 PTC、显微镜下有腺体外侵犯或血管侵犯、伴或不伴淋巴结转移、年龄在 20 ～ 60

岁的患者。肿瘤直径 < 1.0cm,伴有腺体外侵犯或血管转移或淋巴结转移者也属中危。术后 2 年内也不需要查 CT、MRI、PET-CT,其随访方案为:每 6 个月查 TSH 抑制下的 Tg,每年查一次颈部 US,在术后的 1 ~ 2 年内查 TSH 刺激下的 Tg 和 Dx-WBS;③高危者,指肿瘤直径 > 4cm、侵袭性组织学亚型或经典的 PTC 伴肉眼可见的腺体外侵犯或血管侵犯、淋巴结转移、年龄小于 20 岁或大于 60 岁者。术后 2 年内随访方案为:每 6 个月查 TSH 抑制下的 Tg,每年查一次颈部 US,在术后的 1 ~ 2 年内查 TSH 刺激下的 Tg 和 Dx-WBS,如 Tg 升高或临床怀疑复发时可查 CT 或 MRI;如 Tg 升高而 Dx-WBS 阴性时,可查 PET-CT。

　　根据术后前两年随访中获取的临床信息,判断患者对治疗的反应,及时调整后续随访方案。有些患者对初始治疗反应较好,可能临床治愈,而有些患者对初始治疗反应较差,疾病持续存在或复发。2010 年 Tuttle 等进一步根据甲状腺全切术及首次 ^{131}I 治疗后随访获得血清学(Tg 及 TgAb)及影像学(US、胸部 CT 及 Dx-WBS)等资料,对患者疾病状态进行实时评估,将其分为 3 种治疗反应,即"疗效满意"(ER)、"疗效尚可"(AR)和"疗效不满意"(IR)。其中,ER 即血清学和影像学检查均无疾病存在证据,而 IR 指血清学和 / 或影像学随访检查结果中有病灶存在的证据,提示疾病持续或复发。该动态评估方法,最初仅用于评估初始治疗(甲状腺全切术及首次 ^{131}I 治疗)后随访 2 年内的疾病状态,后经不断完善和修订,将临床转归情况分类由原来的 3 种治疗反应细化为 4 种治疗反应:"ER""疗效不确切"(IDR)、"生化疗效不满意"(BIR)、"结构疗效不满意"(SIR),且用于描述初始治疗后任一时间点的临床转归情况。疗效满意是指:TSH 抑制下和 TSH 刺激下的 Tg 均测不出、TgAb 测不出、颈部检查无异常,US、Dx-WBS、CT、MRI、PET-CT 无异常;IDR 是指:TSH 抑制下 Tg < 1μg /L,TSH 刺激下的 Tg < 10μg /L,或 TSH 抑制下 Tg 呈逐渐下降趋势、无结构或功能性改变,颈部检查无异常,颈部 US 无特异性(如炎性淋巴结或彩超发现的较小异常淋巴结,在随访过程中无明显改变)或甲状腺床摄碘扫描呈阴性,Dx-WBS、CT、MRI、PET-CT 无明显异常改变;BIR 指:TSH 抑制下的 Tg > 1μg /L,TSH 刺激下的 Tg > 10μg /L,TSH 抑制下的 Tg 较稳定或有升高的趋势,TgAb 持续存在或持续升高,颈部体格检查阴性;SIR 是影像学发现结构或功能异常,TSH 抑制下和 TSH 刺激下的 Tg、TgAb 均正常。随访中对治疗效果再评估,可以调整患者的危险等级分层,并制定长期随访方案。对初始治疗效果很好者,需每年行颈部体格检查,并监测 TSH 抑制下的 Tg,而对中危、高危者需定期复查颈部 US。初始治疗效果可接受者,需每年行颈部体格检查和 TSH 抑制下的 Tg 监测,如 TSH 抑制下的 Tg 测不出时,需进一步查 TSH 刺激下的 Tg,且以后的 2 ~ 3 年内,持续监测,并评估临床上不确定的异常结构。初始治疗不完全者,除监测 TSH 抑制下的 Tg 和 US 外,还应查 CT、MRI 或 PET-CT,并需考虑进一步的治疗措施。

　　总之,DTC 术后患者应长期随访。临床医师应掌握监测 DTC 复发的各种方法的优缺点,结合随访中获取的信息,动态评估患者的危险分级,制定个体化随访方案。

三、针对 MTC 及 ATC 复发及转移的治疗

(一)MTC 复发及转移

总体而言,MTC 的侵袭性高于 DTC,临床上可以观察到更多 MTC 病人在初次就诊时原

发灶或区域淋巴结即已进展至局部晚期,手术切除的机会极低,也会导致多种器官功能障碍。对于此类病人,传统的外科／放疗／化疗多学科综合诊疗模式所能获得的疗效有限,预后较差。近年来,随着靶向药物的发展,目前已发现多种多靶点的小分子酪氨酸激酶抑制剂对不能切除的局部晚期 MTC 有效,如凡德他尼、卡博替尼、乐伐替尼、安罗替尼、索凡替尼、阿西替尼等,其中凡德他尼和卡博替尼已被欧美批准用于局部晚期或远处转移性 MTC 的临床治疗。需要注意的是,上述临床试验均以总体有效率、无病存活率或总存活率作为研究终点,至于应用靶向药物后原局部晚期无法切除的病灶是否可降级为可手术病灶,或在原手术范围基础上提高器官保留率,尚不得而知。令人兴奋的是,当前已有类似的临床试验在国内及欧美一些癌症中心逐步开展。

此外,也有研究显示传统外放射治疗对部分局部晚期 MTC 有效。对 27 个回顾性研究进行系统综述后发现,约有 21%(13/63)的病人在接受外放疗后,局部病灶达到完全缓解,但该研究未涉及 MTC 的预后评估。

MTC 病人较 DTC 更易出现远处转移,常见的转移部位包括肺、骨、脑、肝等,根据转移部位不同,常需采取不同的治疗方式。如 MTC 单发脑转移,可进行手术切除或立体定向放射外科治疗;多发脑转移,可行全脑放疗;骨转移病人出现脊髓压迫症状,可进行激素冲击治疗和手术减压。放疗可缓解骨转移导致的骨痛症状。骨转移病人可从双磷酸盐或地舒单抗的治疗中获益;局限性、有症状的肺及纵隔转移,可考虑局部治疗;多发、进展性的肺及纵隔转移首选系统治疗;多发肝转移,可行肝动脉栓塞化疗;仅有局部区域残留或复发且可手术切除者,应考虑二次手术。

目前尚无评价放疗在局部区域复发 MTC 中价值的随机对照临床研究,靶向治疗仍为晚期远处转移性 MTC 的一线系统治疗方案。MTC 具有众多基因突变,均为系统治疗的潜在靶点。几乎所有多发型内分泌腺瘤病 2 型(MEN-2)和半数的散发性 MTC 病人中,可检测到体细胞原癌基因酪氨酸蛋白激酶受体(RET)突变。在 RET 野生型的病人中,18% ～ 80% 具有体细胞鼠肉瘤病毒(RAS)基因突变。另外,血管内皮生长因子受体(VEGFR)也在 MTC 肿瘤细胞中高表达。众多酪氨酸激酶抑制剂(tyrosine kinase inhibitors,TKI)药物涵盖了 MTC 的治疗靶点,且已在晚期 MTC 中进行了多项临床试验。其中,最有效的方案是氟尿嘧啶联合达卡巴嗪治疗,现有小规模病例报道,其维持缓解时间达 9 个月。

近期文献报道,MTC 伴随大量免疫细胞浸润与免疫分子表达,其中程序性死亡配体 -1(PD-L1)表达与肿瘤复发相关,提示免疫检查点抑制剂在晚期 MTC 中有潜在治疗价值。除此之外,二次手术后的辅助放疗处理原则可参考初始治疗,并结合外科医师和放疗科医师评估,进行个体化选择。总体来讲,放疗可以改善高危病人局部肿瘤控制率,但无法改善总生存,放疗在低危病人中疗效有限。对于无法手术的局部区域残留或复发病人,在权衡疗效和不良反应后,才考虑放疗。

转移性 MTC 尚无法治愈,总体治疗目标是提高局部控制率、缓解全身症状与转移灶症状、减少疾病相关死亡。部分晚期病人疾病进展缓慢,因此,目前不推荐对无症状且无明确病灶的病人进行治疗。当出现明确病灶时,医师需要权衡肿瘤生长速度、生活质量与治疗副作用间的关系,选择合理治疗方案。

(二)ATC 的复发及转移

ATC 是甲状腺癌中恶性程度最高的一种,其发病极快,预后最差。根据国际抗癌联盟(UICC)分期,一旦病理确诊即为Ⅳ期,仅有约 10% 的患者肿瘤局限于甲状腺内,约 40% 的患者有甲状腺外侵犯和淋巴结转移,其余均出现远处转移。常见的转移部位是肺部(25%),纵隔(25%),肝脏(10%),骨骼(6%),肾 / 肾上腺(5%),心脏(5%)和大脑(3%)。

2018 年《甲状腺癌诊疗规范》提到,对于 ATC 而言,综合治疗是主要的治疗方式,而且要根据患者具体情况进行个体化的治疗。患者仅行手术治疗时,根治切除术较减瘤术,可明显提高预后,但 ATC 对周围组织的高度侵袭性,使大多数患者无法接受根治切除。与未接受手术治疗的患者相比,任何一种手术方案都可以改善患者预后。

放疗不仅可作为 ATC 患者术前、术后综合治疗的一重要环节,也可通过对患者行高剂量放疗(推荐剂量高达 60Gy),作为 ATC 单一治疗措施。有研究显示,ATC 术后放射治疗,可显著降低局部区域复发率和死亡率。当放疗剂量大于 45Gy 时,与预后相关,强调治疗具有更好的治疗效果并可降低毒性。此外,已有文献表示放化疗已经显示优于单独的辐射,常用的增敏药物是紫杉醇(或多西紫杉醇)和 / 或蒽环(多柔比星)和 / 或铂类。此外,如手术后有残留或广泛淋巴结转移,应及时给予大范围的术后放射治疗,以尽可能地降低局部复发率,改善预后。

除此之外,随着近年来免疫治疗的进一步发展,有文献报道应用靶向治疗加免疫治疗,可使部分 ATC 晚期患者重获手术切除的机会,从而大大提高其生存率。Kollipara 报道了 1 例特殊 ATC 患者,该患者肿瘤呈鼠类肉瘤病毒癌基因同源物 B1(BRAF)和 PD-L1 阳性,在使用维罗非尼和纳武单抗联合治疗后,肿瘤消退,后经纳武单抗治疗 20 个月后,患者达完全临床缓解。在 Iyer 的临床试验中,12 例接受不同激酶抑制剂治疗的 ATC 患者,在疾病进展时,开始接受派姆单抗联合治疗,其中 5 例(42%)部分缓解,4 例(33%)病情稳定,3 例(25%)疾病进展。因此,免疫治疗是 ATC 患者治疗研究的新方向,其预后较单纯手术切除及放化疗有显著改善,但其具体效应机制及持久性仍需进一步探索,以寻找更加可靠的治疗措施。

ATC 的治疗极富挑战性,目前尚无任何一种治疗方案可明显提高病人预后,但有研究表明年轻的Ⅳa、Ⅳb 期患者应该接受更加积极的综合治疗。由于该病复发率高,减瘤术是否能带来获益,手术切除的范围、放疗剂量、化疗方案的选择都值得探讨,同时分子靶向、免疫抑制剂的使用,使我们有更多的选择。

(王　芳　徐　慧)

第七节　甲状腺癌预后

甲状腺癌是目前发病率增长最快的实体恶性肿瘤之一。近年来因开展定期体检,甲状腺肿瘤的检出率不断提高。美国 2003—2009 年调查数据显示,DTC 5 年存活率为 98.2%;2014 年,欧洲发布的统计数据显示,DTC 5 年存活率为 86.5%。

有学者对 376 例经手术治疗,且病理确诊的甲状腺癌患者的术后复发情况行追踪随访,结果发现,肿瘤最大直径 ≥ 4.0cm、手术方式为单侧腺叶加峡部切除、病理类型为未分化癌、未作淋巴结清扫是甲状腺癌患者术后复发的独立危险因素($P < 0.05$)。其中,肿瘤大小是甲状腺癌术后复发的重要独立危险因素。国内研究发现,肿瘤最大直径 ≥ 4.0cm 患者术后复发风险是直径 < 4.0cm 患者的 6.236 倍。此外,病理类型是甲状腺癌预后另一重要的独立危险因素不同病理类型的肿瘤,其预后也不同,现分别对不同病理类型的预后及相关影响因素进行阐述。

一、DTC 预后的影响因素

(一)性别及患病年龄

目前研究发现很多因素影响乳头和滤泡状癌病人的预后,比如病人开始治疗的时间及肿瘤的分期、性别及发病时的年龄。其中年龄是最重要的因素。但是,男性甲状腺癌往往更具有侵袭性。甲状腺癌在 40 岁以上的病人中,更具有致死性。死亡率在 60 岁的老年人中,明显升高。然而,与致死率相比,肿瘤复发率与年龄的关系恰好相反。在肿瘤复发人群中,小于 20 岁及大于 60 岁的人各占 40%,在 20 ~ 60 岁之间的占到 20%。这种肿瘤相关的死亡率和肿瘤复发率间的差异,使临床医师在制定 DTC 的治疗方案时存在分歧。临床医师如何评估肿瘤的复发率,对于他们在制定儿童和年轻患者的治疗方案时,尤为关键。

一般情况下,与成年人相比,儿童的病情较重,且肿瘤复发率要高,但他们的预后相对较好。尽管儿童甲状腺癌能获得长期生存(90% 能达到 20 年),标准化后的死亡率仍然是预期的 8 倍。许多医师认为不应过多强调年龄对肿瘤预后的影响,他们认为应将大多数的甲状腺肿瘤划分为低风险的肿瘤,可以通过单纯甲状腺叶切除来治疗。然而,这也使得人们忽略了肿瘤本身对生存的影响。另外,大多数的医师认为在制定甲状腺癌患者的治疗方案时,也应该将肿瘤的分期及组织学特点与患者的年龄同等对待。此外,有研究发现性别是肿瘤预后的独立影响因素,而且男性的死亡率大约是女性的两倍。因此,与女性相比,男性预后更差,应对大于 40 岁的男性甲状腺癌特别关注。

(二)遗传因素

家族性的非髓样细胞癌,占 PTC 的 5%。基于某些 PTC 患者单个一级亲属也会患病的偶然性,有研究提出,若考虑为家族性 PTC,应明确至少三代以内的直系亲属中,每代均有乳头状癌患者。家族性 PTC 一般是多灶性的、双侧均存在病灶,同时存在血管侵袭、淋巴结转移和较高的复发率、远处转移。其他和乳头状癌相关的家族综合征,包括家族性腺瘤性息肉病、Carney 综合征和 Cowden 综合征。同时出现以上综合征的患者,与单患甲状腺乳头状癌者相比,其预后无显著差异。

(三)肿瘤的病理特点

甲状腺癌的一些特点也会影响其预后。最重要的特点包括肿瘤的组织学特点、原发癌灶的大小、局部浸润情况、坏死、血管侵袭、转移情况及 BRAF 基因突变等。例如,存在血管侵袭(即使是腺体内的)的癌灶更有侵袭性和较高的复发率。

(四)组织学类型

尽管典型的乳头状癌的生存率较好,但不同组织类型肿瘤间死亡率差别很大。肿瘤包膜完整,常常提示肿瘤预后较好。提示肿瘤预后差的指标包括:①间变性肿瘤样转化;② PTC 的高细胞变异,10 年内的死亡率高达 25%;③柱状乳头状甲状腺癌;④弥漫性硬化性病变,侵及整个腺体。

FTC 与 PTC 相比,是典型的实性、有包膜的癌灶,其主要组织学特征是滤泡样结构,典型特点是滤泡样的结构和部分肿瘤细胞排列成乳头状,如果其具有完整的包膜,现认为其可能并不提示肿瘤预后差。本型可出现包膜和血管的浸润,其中肿瘤细胞浸润血管常提示预后较差。许多 FTC 侵袭性较低,只会侵及包膜,而不伴有血管的浸润,这和滤泡状甲状腺瘤的特点相似,同时很少有远处转移,所以死亡率较低。细针穿刺或冰冻切片无法将小的侵袭性滤泡状甲状腺癌和滤泡状腺癌区分开。因此,细胞学家通常统称为滤泡样变。高侵袭性的 FTC 比较少见,通常在手术中发现侵及周围组织及血管。80% 以上的高侵袭性的 FTC 会出现转移,导致 20% 的病人在诊断几年内死亡。预后差还与诊断时年龄大、肿瘤晚期和癌灶体积大有关。如果 FTC 和 PTC 患者的年龄、疾病分期无差别,其死亡率差别也不大。如果癌灶局限在甲状腺内、体积较小、侵袭度低,则提示肿瘤预后较好。相反,如果癌灶侵袭性较高,并且存在远处转移,这提示肿瘤预后较差。

嗜酸性细胞为恶性肿瘤的主要细胞类型的,统称为嗜酸性细胞癌。分子生物学研究提示该肿瘤更接近乳头状癌。细针穿刺或冰冻切片无法区分良恶性嗜酸性细胞肿瘤,虽然大的(> 4.0cm)癌灶常提示其为恶性。

(五)癌灶的大小与多少

小于 1.0cm 的乳头状癌,也被称为微小癌,其肿瘤相关死亡率很低。癌灶的大小和滤泡状、乳头状甲状腺癌的死亡率之间存在着线性的相关关系。癌灶越大,预后越不好。单一乳头状微小癌病灶复发率大约在 1% ~ 2% 之间,多灶的微小癌,复发率大约在 4% ~ 6% 之间,但目前也有研究证实,肿瘤多灶并不是导致甲状腺乳头状癌患者死亡的独立危险因素。

(六)局部肿瘤浸润

10% 左右的 DTC 浸润包膜,并向周围组织扩散,使得甲状腺癌的患病率及死亡率均增加。具有局部浸润的肿瘤的复发率是不存在浸润肿瘤的 2 倍。大约 33% 的有局部浸润的 DTC 患者会在 10 年内死亡。

(七)淋巴结转移

关于局部淋巴结转移是否影响甲状腺癌预后的结论,尚不明确。有研究发现,不同病理类型及年龄的甲状腺癌患者淋巴结转移率存在明显差别:8 029 位 PTC 患者中,36% 的患者存在淋巴结转移,1 540 名 FTC 患者中 17% 的患者存在淋巴结转移,80% 的儿童 PTC 患者存在淋巴结转移。通常在手术中,可以发现患者淋巴结转移情况。一项针对超过 9 900 名患者进行的为期 14 年的随访研究,结果提示伴或不伴有淋巴结转移的病人,生存率存在明显差别(79% vs 82%), > 45 岁的 PTC 患者及伴有淋巴结转移的患者,预后较差。有学者研究发现,转移淋巴结的大小和数目也会影响预后, < 5mm 的转移淋巴结提示复发率低。

(八)远处转移

远处转移是 DTC 死亡的主要原因。大约 10% 的 PTC 患者和 25% 的 FTC 患者会出现远处转移，大约 50% 的转移在诊断时业已发现。尽管一些患者，尤其是年轻存在远处转移的患者，其仍可以存活数十年，但仍有 50% 的患者会在 5 年内死亡。

甲状腺嗜酸性细胞癌及大于 40 岁的甲状腺癌患者易于出现远处转移。对包括 1 231 名甲状腺癌患者的 13 项研究分析发现，甲状腺癌远处转移部位涉及肺(49%)、骨骼(25%)、肺部和骨骼同时转移(15%)、中枢神经系统和其他软组织(10%)。对发生远处转移者，其主要预后因子包括年龄、转移部位、转移灶是否摄取 ^{131}I、胸部平片的形态学发现。有研究发现，一些存在肺部转移的患者也能够获得长期生存。有文献报道，在远处转移局限在肺部的患者中，50% 的患者可以存活 10 年以上。在 ^{131}I 成像时发现的存在弥漫的肺部转移灶的患者中，年轻人的存活率最高。肺部转移灶，如果不浓聚碘，常提示预后较差。

(九)肿瘤分期

美国国立综合癌症网络发布的甲状腺癌的指南未应用 TNM 分期系统作为治疗的决定因素。该指南强调肿瘤本身的特征在制定指南中的重要地位。

(十)预后评价系统

现在，关于分化性甲状腺癌的分期及临床预后系统都将年龄大于 40 岁作为主要的癌症死亡风险因子。这些评分系统包括 EORTC、TNM、AGES 系统(年龄、分级、肿瘤侵袭程度及肿瘤大小)、AEMS 系统(年龄、肿瘤侵袭程度、远位转移和肿瘤大小)。这些评分系统都可以有效的区分低危和高危患者。MACIS 评分法(转移、年龄、切除完整性、肿瘤侵犯、肿瘤大小)将 DTC 分为低危(＜6 分)、中危(6～6.9 分)、高危(＞7 分)三组。随评分逐渐增高，患者 20 年生存率逐渐下降，依次为 99%、89%、56%。

然而一项包括 269 位 PTC 患者的研究发现，在以上五项评分系统评分均属于低危者中，也有死于 DTC 的。说明现有评分系统仍存在一定的局限性。

复旦大学对 1983 年～1987 年住院的 202 名 PTC 患者随访资料，运用不同预后评分系统，并采用解释变异度量对各个不同甲状腺癌预后评分系统间进行比较，发现对我国 PTC 患者，在已有的甲状腺癌评分系统中，UICC/AJCC(TNM)预后评分系统对肿瘤特异生存率的预测较准确。在没有适合中国甲状腺癌患者的预后评分系统出现之前，可以采用 UICC/AJCC(TNM)预后评分系统。

对于 DTC 的术后管理，尽管 AJCC/UICC 等指南的分级系统为评估甲状腺癌疾病特异性提供了有效的信息，但对评估肿瘤的复发以及在患者的个体化应用方面有所欠缺，直到"动态危险度分层"概念的提出，从根本上评估每一位患者的复发风险，量体裁衣地制订个性化治疗方案，改善患者预后，大大提高生存率。

二、MTC 预后的影响因素

MTC 的预后主要与病人初诊时肿瘤分期，以及手术效果有关。另外，病人年龄、基因突变位点、术后 Ctn 倍增时间等因素，也与其预后密切相关。

初次手术治疗效果是影响预后的关键因素,2015 年 Tuttle 和 Ganly 仿照 DTC 提出 MTC 的动态复发风险分层,将 MTC 初次术后的病人分为 4 类:①生化治愈。手术完整切除肿瘤,Ctn 降至检测水平以下。②解剖治愈。肿瘤标记物(Ctn 和 CEA)升高,但无影像学可见病灶。③解剖残留。持续存在的解剖残留或远处转移。④疾病状态不确定。非特异的影像学异常、生化异常、或无法检测的解剖残留。生化治愈的病人 10 年存活率为 95% ~ 97%,Ctn 持续升高的病人 5 年和 10 年存活率分别为 80% ~ 86% 和 70%。

在影响 MTC 预后的因素中,年龄是不可忽略的重要因素。小于 40 岁的患者 5 年和 10 年的生存率可以达到 95% 和 75%,而大于 40 岁的患者分别为 65% 和 50%。

其他提示 MTC 患者预后不佳的因素包括:①肿瘤组织降钙素免疫染色分布不均和/或缺失;②在 Ctn 水平恒定时,出现 CEA 水平的升高;③术后出现的高钙血症。

除此之外,一般认为本病以多发型内分泌腺瘤病 2B 型(MEN-2B)型恶性较高,预后最差。而多发型内分泌腺瘤病 2A 型(MEN-2A)型预后最好,散发性居中。

三、ATC 预后的影响因素

ATC 是一种恶性程度高、极具侵袭性的疾病,本病预后极差,多在治疗后数月内死亡,仅有少数分化好的早期未分化癌行手术治疗及放化疗后有较好的疗效。据统计,ATC 中位生存期约为 5.7 个月,5 年生存率仅有 5%。大约 50% 的患者死于上呼吸道阻塞,其余患者死于局部或远处转移病变引起的并发症及治疗相关死亡。如果发现时病变局限在颈部,患者的中位生存期大约为 8 个月。如果扩展到颈部以外的部位,则中位生存期缩短为 3 个月。

多个回顾性研究中显示患者的生存预后相差很大,从几周到几年不等,这表明根据患者的危险因素分层进而采取不同的治疗方案尤为重要。众多研究表明年龄、分期、肿瘤大小、治疗方式是影响预后的独立因素。而 2021 年最新发布的 ATA 指南更新了对于 ATC 患者的管理,认为低教育程度、B 型血、甲状腺肿、肥胖及端粒酶反转录酶(TERT)基因启动子 C228T 为 ATC 的危险因素。

在目前主要的治疗手段有手术、放疗、化疗,尽管多项回顾性分析显示,手术与放化疗相结合的多模式治疗方案对 ATC 患者预后有积极影响,如术后予以多柔比星联合顺铂辅助治疗、术后予以高剂量体外放射治疗等,但因其极易累犯周围组织及发生远处转移,总体预后仍然较差。随着个体化精准治疗的发展,靶向治疗和免疫治疗成为近年来研究热点,为 ATC 的治疗带来了新的希望。相关研究显示,PD-1/PD-L1 抑制剂在 ATC 治疗中具有显著疗效,并且 PD-1/PD-L1 抑制剂作用于免疫系统,不良反应与化疗及靶向治疗不同,因此可将免疫治疗与传统放化疗相结合,提高抗肿瘤疗效的同时具有较好的耐受性。2020 年美国临床肿瘤学会(ASCO)会议上,Capdevila 等报道了第一个 PD-1 抑制剂应用于 ATC 的 II 期临床试验。该试验共入组了 42 例局部晚期或转移性 ATC 患者,接受斯巴达珠单抗治疗,结果显示在 PD-L1 阳性(PD-L1 ≥ 1%)的患者中应答率为 29%,其中应答率最高人群为 PD-L1 ≥ 50% 患者,达到 35%,PD-L1 阳性患者 1 年缓解率达到 52.1%。最常见不良反应为腹泻、瘙痒、乏力等,整体耐受良好。该临床试验展示了斯巴达珠单抗在 ATC 中良好的抗肿瘤活性,可作为 PD-L1 阳性

ATC 患者的治疗选择。由此可见，免疫治疗是未来 ATC 治疗研究的新方向，它为 ATC 治疗打开了新思路。

从流行病学特点、整体预后现状进行综合分析来看，改善甲状腺癌预后，随访是十分重要的手段。针对不同的病人进行随访，不仅可以尽早发现病灶的转移，而且可显著提高患者的生存率。对于 DTC 来说，复发危险度分层是我们对病人随访的关键因素，其次，术后 Tg 水平的监测和影像学的证据是我们评估患者预后的重要手段。而对于恶性程度更高的 MTC 患者来说，Ctn 及 CEA 是我们随访的重点关注对象，它相当程度上提示了患者的预后。此外，针对 ATC 患者，虽然其预后极差，但目前免疫治疗与靶向治疗相结合的手段，在其治疗上也已取得较大的进展。因此，针对甲状腺癌，在国家层面我们应尽快普及和加强全国各级医院对甲状腺癌患者随访的重视，在医疗层面应更加关注对于预后因素的研究，提高免疫与靶向治疗相结合的认识，以期不断提高我国甲状腺癌的总体诊疗水平，改善病人预后。

（王 芳 徐 慧）

参考文献

[1] HAUGEN B R, ALEXANDER E K, BIBLE K C, et al. 2015 American thyroid association management guidelines for adult patients with thyroid nodules and differentiated thyroid cancer: the American thyroid association guidelines task force on thyroid nodules and differentiated thyroid cancer [J]. Thyroid : official journal of the American Thyroid Association, 2016, 26(1): 1-133.

[2] PRPIC M, FRANCESCHI M, ROMIC M, et al. Thyroglobulin as a tumor marker in differentiated thyroid cancer - clinical considerations [J]. Acta clinica Croatica, 2018, 57(3): 518-527.

[3] 中国抗癌协会甲状腺癌专业委员会. 甲状腺癌血清标志物临床应用专家共识 (2017 版) [J]. 中国肿瘤临床, 2018, 45(1):7-13.

[4] 中国医师协会外科医师分会甲状腺外科医师委员会, 中国抗癌协会甲状腺癌专业委员会, 中国研究型医院学会甲状腺疾病专业委员会. 甲状腺髓样癌诊断与治疗中国专家共识(2020 版)[J]. 中国实用外科杂志, 2020,40(9):1012-1020.

[5] 滕卫平, 刘永锋, 高明, 等. 甲状腺结节和分化型甲状腺癌诊治指南 [J]. 中华内分泌代谢杂志, 2012,10: 779-797.

[6] SHERMAN E J, DUNN L A, HO A L, et al. Phase 2 study evaluating the combination of sorafenib and temsirolimus in the treatment of radioactive iodine-refractory thyroid cancer[J]. Cancer, 2017, 123(21):4114-4121.

[7] CABANILLAS M E, FERRAROTTO R, GARDEN A S, et al.Neoadjuvant BRAF- and Immune-Directed Therapy for Anaplastic Thyroid Carcinoma[J]. Thyroid, 2018, 28(7):945-951.

[8] 刘敬敬. 甲状腺未分化癌治疗及预后分析 [D]. 天津医科大学, 2019.

[9] TUTTLE R M, TALA H, SHAH J, et al. Estimating risk of recurrencein differentiated thyroid cancer after total

thyroidectomy and radioactive iodine remnant ablation: using response to therapy variables to modify the initial risk estimates predicted by the new American Thyroid Association staging system[J]. Thyroid,2010,20(12):1341-1349.

[10] 甲状腺癌诊疗规范 (2018 年版) [J]. 中华普通外科学文献 (电子版), 2019, 13(1): 1-15.

[11] MARCHAND L, NOZIERES C, WALTER T, et al. Combination chemotherapy with 5-fluorouracil and dacarbazine in advanced medullary thyroid cancer, a possible alternative?［J］Acta Oncol, 2016,55(8):1064-1066.

[12] BIBLE K C, KEBEBEW E, BRIERLEY J, et al. 2021 American thyroid association guidelines for management of patients with anaplastic thyroid cancer. Thyroid, 2021,31:337-386.

[13] CAPDEVILA J, WIRTH L J, ERNST T, et al. PD-1 blockade in anaplastic thyroid carcinoma[J]. J Clin Oncol, 2020,38(23):2620-2627.

[14] 郑荣寿 , 孙可欣 , 张思维 , 等 .2015 年中国恶性肿瘤流行情况分析 [J]. 中华肿瘤杂志 , 2019(01):19-28.

[15] FEI W, XIAOLONG Y, XIAOPEI S, et al. The prognostic value of tumor multifocality in clinical outcomes of papillary thyroid cancer [J]. The Journal of clinical endocrinology and metabolism, 2017, 102(9): 3241-3250.

第十六章

甲状腺癌与儿童

儿童正处于生长发育阶段,其甲状腺结节的患病率低于成人,其中甲状腺癌患病率也相对较低,国内外儿童甲状腺癌的患病率各家报道不一,占所有甲状腺癌的 2.4% ~ 7.2%,约占儿童和青少年恶性肿瘤的 0.5% ~ 3%,其病理学、临床特征及预后与成人甲状腺癌均有所不同。本章将对儿童甲状腺结节、儿童甲状腺癌分节进行讨论。

第一节　儿童甲状腺结节

儿童甲状腺结节的患病率(2%)远低于成人(25% ~ 50%),而其恶性风险(9% ~ 50%)却远高于成人(5% ~ 10%)。国内报道儿童(超声诊断)甲状腺结节的患病率为 7.04%,多发结节占 66.7%,男女比为 1:1.4。儿童的甲状腺恶性结节多为 DTC,另有约 5% 为 MTC。对儿童甲状腺结节的评估,包括病史采集、体格检查、实验室指标检测、影像学检查和甲状腺 FNAC,均与成年患者基本相同。对儿童甲状腺结节的诊治处理,在下述几个方面与成年患者有所不同:①慎行颈部 CT 检查,因为大剂量的放射线暴露可能增加儿童甲状腺结节的恶变概率;②儿童甲状腺结节中,恶性结节的比例高于成人,可高达 20% 左右,经甲状腺核素显像证实的"热结节"也存在恶性风险。因此,对儿童的"热结节"要进一步评估;③儿童的恶性结节通常为多病灶,且伴有淋巴结转移,甚至远处转移的概率更高。因此,较大比例的 DTC 患儿治疗上宜选择全或近全甲状腺切除术,术后进行 ^{131}I 治疗;④甲状腺结节患儿如有 MTC 或多发性内分泌腺瘤病 2 型(MEN2)的家族史,建议进行 RET 基因突变检测。突变阳性者,MTC 发病率显著增高,此类患者应行预防性全甲状腺切除,切除的年龄视 MTC 发病风险的高低(根据 RET 基因突变位点评估)而定;⑤儿童恶性甲状腺结节即便伴有转移,仍有较好的预后。DTC 的长期生存率超过 90%,MTC 的 5 年和 15 年生存率均超过 85%,但 30 年生存率较低(约 15%)。儿童甲状腺癌的复发率约为 22% ~ 46%。

一、临床表现

儿童及青少年甲状腺结节患者通常没有明显的临床症状,常以发现颈部肿物就诊,与成人不同的是很少出现声嘶、饮水呛咳及其他症状,合并甲状腺功能异常时,可出现相应的临床表现。甲状腺癌则可表现为单个且坚硬的结节,固定并与周围组织黏连,结节生长迅速,伴持续性声音嘶哑、发音困难,伴吞咽困难或呼吸困难,伴颈部淋巴结肿大、硬而固定,远距离组织转移(包括肺和骨骼),以及 Horner 综合征(同侧瞳孔缩小、眼球内陷、上睑下垂和受累侧无汗)。

二、实验室检查

(一)甲状腺功能

检查血清 FT3、FT4 和 TSH 水平可反映甲状腺功能,所有甲状腺结节患儿均应检测,但由于多数患儿甲状腺功能正常,因此该检查难以鉴别甲状腺结节良性或恶性。甲状腺自身抗体阳性提示可能存在桥本甲状腺炎,但不排除同时伴有恶性疾病。有报道指出,术前 TSH、甲状腺球蛋白抗体、甲状腺过氧化物酶抗体升高是甲状腺癌的危险因素,且与多灶性及浸润程度相关。Tg 水平是甲状腺癌的独立危险因素,但甲状腺过氧化物酶抗体的阳性率在良性组和恶性组差异无统计学意义。研究表明,高 TSH 水平与甲状腺癌关系密切,而低 TSH 水平对于鉴别甲状腺癌、桥本甲状腺炎、良性甲状腺结节无意义。

(二)降钙素检查

降钙素由甲状腺滤泡旁细胞分泌,降钙素升高是 MTC 的特异性标志物,目前缺乏儿童降钙素的正常参考值,且儿童 MTC 患病率低,因此只对于有 MTC 或 MEN 家族史,或细胞学检查疑似 MTC 的患儿,血清降钙素应作为常规检查指标。

(三)甲状腺球蛋白检查

由甲状腺滤泡上皮细胞分泌的 Tg 是甲状腺产生的特异性蛋白,由于多种甲状腺疾病均可引起血清 Tg 水平升高,因此术前血清 Tg 水平对鉴别甲状腺结节良恶性意义不大,但对术后甲状腺癌的转移或复发有一定意义。常用于甲状腺癌全切术后监测。

三、影像学检查

(一)甲状腺超声检查

高分辨率超声检查是评估甲状腺结节的首选方法。对触诊怀疑,或在其他影像学检查中提示有甲状腺结节,均应行超声检查。超声检查可证实甲状腺结节是否真正存在,确定甲状腺结节的部位、数目、大小、形态、壁结构、声晕、内部回声(实性或囊性)、钙化和颈部淋巴结情况等。超声检查还具有费用低、检查快速、可获得动态图像、可引导活检、无电离辐射等优点,适用于儿童。目前超声检查可实时分辨出直径 ≥ 2mm 的结节。虽然超声检查对甲状腺结节良性或恶性有较高的分辨率,但进一步确诊仍需要细胞病理学检查。提示为恶性结节的超声征象包括:①单个的实性结节;②低回声结节;③结节位于被膜下;④结节形态和边缘不规则、晕圈缺如;⑤结节呈侵袭性生长(对邻近组织没有压迫);⑥异质性回声特征;⑦临床单个结节中的多病灶损害;⑧微小钙化、针尖样弥散分布或簇状分布的钙化;⑨结节内部显示血流丰富(TSH 水平正常者);⑩同时伴有颈部淋巴结异常,如淋巴结呈圆形、边界不规则或模糊、内部回声不均、内部出现钙化、皮髓质分界不清等。

(二)甲状腺核素显像

正常甲状腺细胞有摄取碘离子和锝离子的能力,因此可采用碘(通常为 ^{131}I)或锝 99m(^{99m}Tc)

作示踪剂行甲状腺核素显像,可获得有关甲状腺结节功能的信息。由于受到显像仪分辨率所限,直径 < 1.0cm 的结节行核素扫描价值不大。在甲状腺核素显像中,80% ~ 90% 的甲状腺结节为冷结节,其中多数是良性结节,包括囊肿、腺瘤、结节性甲状腺肿或甲状腺炎等,仅10% ~ 20% 是恶性结节;而甲状腺热结节中,99% 是良性结节,包括高功能腺瘤或毒性多结节性甲状腺肿等。儿童甲状腺热结节也存在恶性风险,需要进一步评估。在儿童及青少年患者中,核素显像一般用于甲状腺功能亢进合并甲状腺结节患者的检查,以及检测异位甲状腺,不作为甲状腺结节的常规检查方法。近年来,甲状腺核素显像诊断甲状腺结节的重要性已逐渐被高分辨率超声诊断技术以及所取代,但仍推荐对伴有 TSH 降低的甲状腺结节儿童,应该进行甲状腺核素显像。

(三)其他影像学检查

CT 和 MRI 等影像技术所获得的结果和超声检查大致相似,对微小病变的显示甚至还不及超声。同时,大剂量放射线暴露可能增加儿童甲状腺结节恶变概率,因此强调儿童应慎行颈部 CT 检查,目前尚不建议将 CT 和 MRI 作为评估儿童甲状腺结节的常规检查。但对拟手术治疗的甲状腺结节患儿,术前可行 MRI 检查,可以显示结节与周围解剖结构的关系,帮助寻找可疑淋巴结,协助制定手术方案。18- 氟脱氧葡萄糖(^{18}F -FDG) PET 显像在评估甲状腺结节方面也不常用。由于并非所有的甲状腺恶性结节都能在 ^{18}F -FDG PET 中表现为阳性,而某些良性结节也会摄取 ^{18}F -FDG,因此单纯依靠 ^{18}F -FDG PET 显像不能准确鉴别甲状腺结节的良性或恶性。^{18}F -FDG PET 是否有助于鉴别细胞病理学检查结果可疑的甲状腺结节目前也尚存争议。

(四)细针吸取细胞学检查

FNAC 是利用细针穿刺甲状腺,采集甲状腺细胞,经特殊染色后显微观察,获得甲状腺细胞病理组织学检查结果,FNAC 可作为评估甲状腺结节的金标准。FNAC 诊断儿童甲状腺癌的灵敏度为 86% ~ 100%,特异度 65% ~ 90%,近年来应用日益广泛。但在儿童开展 FNAC 仍有一定困难,如需要取得儿童的配合和麻醉,< 10 岁儿童需要在全麻下进行该项检查。与在触诊下行 FNA 相比,在超声引导下行 FNAC 的取材成功率和诊断准确率更高。凡直径 > 1.0cm 的甲状腺结节,均可考虑行 FNAC;直径 < 1.0cm 的甲状腺结节,如存在下述情况,也需考虑行超声引导下 FNAC:①超声检查提示结节有恶性征象;②颈部淋巴结超声影像异常;③有颈部放射线照射史或辐射污染接触史;④有甲状腺癌家族史;⑤ ^{18}F-FDG PET 显像阳性;⑥伴血清降钙素水平异常升高。FNAC 获得标本的细胞学检查结果分为:①良性(70%),主要包括胶质结节、桥本甲状腺炎、亚急性甲状腺炎和多结节甲状腺肿;②可疑恶性或不确定(10%),可疑乳头状癌、髓样癌、细胞增生较活跃或滤泡性病变;③恶性(4%),包括原发和转移甲状腺恶性肿瘤;④取材无法诊断或不满意(16%),细胞成分太少或仅为炎性成分。目前 FNAC 是评估甲状腺结节为良性还是恶性的最好方法,但区分甲状腺癌与良性病变仍有困难,特别是甲状腺滤泡状癌和滤泡细胞腺瘤的鉴别。对结节的抽吸物进行免疫细胞化学和分子标记物检测,如 BRAF 突变、RAS 突变、RET/PTC 重排等,能够提高确诊率。2015 年 ATA 指南推荐:①考虑到儿童及青少年甲状腺体积的变化性,不能仅根据结节大小进行评估,而应当综合考虑

结节超声及临床特征,如低回声、边缘不规则、结节内血流增加、出现微钙化、合并颈部淋巴结转移等;②均应在超声引导下进行;③高功能结节无须进行术前 FNAC;④当 FNAC 结果提示为细胞学不确定状态,即 Bethesda 分级Ⅲ(意义不明确的细胞非典型性病变或滤泡性病变)时,不再推荐重复 FNAC,而建议进行甲状腺叶切除与峡部切除。

四、治疗与随访

对儿童甲状腺结节的治疗,也与成年患者基本相同。手术是儿童甲状腺恶性/可疑恶性结节的主要治疗手段。儿童甲状腺结节的处理方法也经历了一个逐渐演变的过程。随着高分辨率超声检查和 FNA 技术普及,良恶性结节鉴别方法日臻完善,手术治疗比例下降。

(一)良性甲状腺结节的治疗

多数良性甲状腺结节仅需定期随访,不需要特殊治疗。少数情况下,可选择手术治疗,放射性碘 ^{131}I 治疗(RAI),或者超声引导下经皮无水酒精注射(percutaneous ethanol injection,PEI)、经皮激光消融术(percutaneous laser ablation,PLA)和射频消融(radiofrequency ablation,RFA)等。TSH 抑制治疗的长期疗效不确切,停药后可能出现结节再生长;长期应用 L-T4 可能会引起甲状腺功能亢进症状,甚至使骨矿量下降或产生对心血管不利的作用,现已摒弃不用。儿童良性甲状腺结节多数选择随访观察,不建议使用非手术方法治疗儿童良性甲状腺结节。需考虑手术治疗的指征:①出现与结节明显相关的局部压迫症状;②合并甲状腺功能亢进,内科治疗无效者;③肿物位于胸骨后或纵隔内;④结节进行性生长,临床考虑有恶变倾向或合并甲状腺癌高危因素。

(二)恶性甲状腺结节的治疗

儿童甲状腺恶性和可疑恶性结节主要是手术治疗。详见本章第二节。

(三)甲状腺结节的随访

对多数良性甲状腺结节,可每隔 3 ~ 6 个月随访;对暂未接受治疗的可疑恶性或恶性结节,随访间隔需缩短。每次随访必须进行病史采集和体格检查,并复查颈部超声和甲状腺功能。如随访中发现结节明显生长(结节体积增大 > 50%),并伴有提示结节恶变的症状、体征(如声音嘶哑、呼吸/吞咽困难、结节固定、颈部淋巴结肿大等)和超声征象,应及时行 FNAC 以进一步确诊。

(李 鹏 王 斐)

第二节 儿童甲状腺癌

儿童甲状腺癌相对较少,但其表现及临床特征与成人甲状腺癌有所不同,且儿童的生存期长,对治疗的要求及预后期望较高,是需要高度重视的特殊群体。

一、病因及发病机制

儿童甲状腺癌的病因尚不明确,可能与放射线暴露有关。儿童甲状腺癌多为分化型,以乳头状癌或滤泡型癌为主要病理类型,主要致癌因素有放射线接触史、碘缺乏、女性激素、遗传、ABO 血型和基因突变。基因突变理论目前越来越受到重视和研究。分子遗传学的研究指出成人和儿童的 DTC 的基因特征是不同的。Yamashita 的研究指出,儿童甲状腺癌存在的基因重排的发病率大于基因的点突变。在儿童的乳头状癌中,Ret/Ptc 基因的重排大于成人,分别是 47% ~ 65% 和 3% ~ 34%。其中有 2 个特殊的突变基因 Ret/Ptc1 和 Ret/Ptc3 占所有基因重排的 80%,并且在典型的乳头状结构的癌中 Ret/Ptc1 基因的重排最普遍,占 65%。*Ret/Ptc*3 基因在有放射线暴露史的患者中最多。这些基因的变异存在一定的潜伏期,然后就会在临床症状中有所表达。在滤泡型癌中,50% 的成人患者存在 Pax8 和 Pparg 基因的融合,但是在儿童甲状腺癌中还尚未发现。在成人患者中的 RAS 和 BRAF 基因的点突变在儿童患者中也较少出现。在儿童甲状腺乳头状癌(children papillary thyroid cancer,cPTC)尤其是年龄较小的患者,BRAF 基因突变较为罕见(0 ~ 3.2%),然而近期多篇研究发现,BRAF 基因突变在 cPTC 并不少见,最高可达 40.0%,尤其在经典型 PTC 中更为常见,这种差异可能与不同研究纳入的样本量不同有关。因此,儿童甲状腺癌的病因学研究主要集中在基因异常与患者预后的关系。

二、病理分类及病理分子特征

儿童及青少年甲状腺癌中 90% ~ 95% 是 DTC,青春期前男女发病率基本相同,青春期后男女发病率比为 1:4。与成年人相比,儿童 DTC 以 cPTC 所占比例更高(90% 以上),而儿童甲状腺滤泡癌(children follicular thyroid cancer,cFTC)并不常见,儿童髓样甲状腺癌(children medullary thyroid cancer,cMTC)及低分化甲状腺癌和未分化癌则较为罕见。有文献报道对于 0 ~ 4 岁的儿童,cMTC 为主要的病理类型,但随着年龄增加,cPTC 及 cFTC 所占比例逐渐增高并占据主要病理类型。cPTC 包括以下亚型:经典型、实体型、滤泡亚型、弥漫硬化型。与成年人相比,弥漫硬化亚型所占比例较高。对于 < 10 岁的 cPTC 患者,并未呈现典型的乳头状形态学特征,肿瘤可表现为无包膜并且腺体内外的广泛侵犯,还会有滤泡状和实体状的结构、独特的核型及伴随大量砂粒体。对于 cPTC 患者尤其是年龄 < 5 岁者,其诱发主要危险因素是甲状腺的放射性暴露。cPTC 与 cFTC 的临床病理学特征存在较大差异。cFTC 的组织学变异包括 Hürthle 细胞亚型、透明细胞型和孤立型(低分化)。与成人甲状腺乳头状癌(adult papillary thyroid cancer,aPTC)相比,cPTC 分子病理学特征呈更高的基因重排率以及更低的原癌基因点突变率。BRAF 基因突变为 aPTC 最常见的基因事件,其突变率为 36.0% ~ 83.0%。RAS 基因突变为 aDTC 常见的基因事件,其在 FTC、滤泡型甲状腺乳头状癌(FVPTC)和 PTC 的发病率分别为 30.0% ~ 55.0%、25.0% ~ 45.0% 及 10.0% ~ 15.0%。由于 RAS 和 BRAF 的点突变可导致基因的不稳定状态及失分化,并表现为 NIS 的表达降低,因此,cPTC 较低的 BRAF 突变率从另一个角度解释了 ^{131}I 治疗 cDTC 有效及预后良好的机制,及其相对较低的疾病死亡率及罕见失分化特征。其他 aDTC 出现的基因点突变事件如 TERT、PIK3CA、PTEN 突变,在 cDTC 中则更为少见。

三、临床表现

儿童甲状腺癌的临床表现主要有两种形式,即甲状腺结节伴或不伴颈淋巴结受累和无甲状腺结节的颈淋巴结转移病灶。后者易误诊为颈淋巴结结核或慢性非特异性淋巴结炎而延误诊断。大部分患有甲状腺癌的儿童及青少年患者首发临床表现为颈部包块、声音嘶哑及饮水呛咳等。cPTC常表现为淋巴结多灶及双侧分布,并且易出现区域性颈部淋巴结转移;经血液循环转移至肺的发病率可达25%,通常仅发生于广泛的淋巴结转移之后。与成年人比较,19岁以下的儿童及青少年甲状腺结节的恶性比例高(22% ~ 27% vs5% ~ 10%)、颈部淋巴结转移率高(43.8% ~ 67.44% vs 35%),其中儿童及青少年淋巴结转移多见于Ⅱ、Ⅲ、Ⅳ、Ⅴ区,另外其远处转移发病率也远远高于成人(11% ~ 13.3% vs 0.6%)。儿童及青少年中FTC多局限于甲状腺腺体内部,较少发生周围组织侵犯,典型的cFTC则多呈单一灶分布,而区域淋巴结转移并不常见,初期就容易经血液循环转移至肺和骨,远处转移中骨转移较为多见。MTC分为散发型或家族型。儿童及青少年MTC通常根据家族史在发现颈部包块前诊断,常有RET突变的家族史。与成人分化型甲状腺癌相比,儿童甲状腺的单发结节癌比例甚高,约为38.6% ~ 44.0%,且儿童甲状腺癌在发现颈部肿块就诊时多伴有颈部淋巴结肿大,较早发生颈淋巴结转移且范围广泛,文献报告转移率为50% ~ 80%,远处转移并不少见,儿童多为肺转移,骨转移罕见。

四、诊断

(一)常规诊断方法

甲状腺癌的诊断方法主要为体格检查、颈部超声、超声引导下FNAC、分子标志物检查、甲状腺功能检验及特殊甲状腺检查。针对儿童及青少年甲状腺癌患者,若甲状腺结节超声表现为低回声、边界不规则、结节内血流增多可行FNAC检查,而不能仅依赖结节大小决定。由于儿童甲状腺结节的恶性可能性较大,对于细胞学不能确定性质的结节,手术切除比多次穿刺效果更好。诊断依据主要包括:

1. 查体　高度注意伴声嘶或颈淋巴结肿大的甲状腺肿块,以颈部肿大淋巴结就诊的,要仔细检查甲状腺,因甲状腺癌可以原发灶小,首先表现为颈淋巴结转移;肿块质地硬、边界不清、表面不光滑。

2. 影像学检查　包括超声、核素显像、CT、MRI等,超声检查目前是评估甲状腺结节的首选方法。在评估甲状腺结节良恶性方面,CT和MRI诊断效果不佳,不作为常规检查。儿童及青少年甲状腺结节患者均需要进行颈部超声的检查。其与成人甲状腺结节的超声表现基本相同,一般表现为低回声、边缘不规则、合并微钙化、结节内部血流增多。但与成人不同的是,儿童及青少年PTC有可能表现为弥漫性的浸润性疾病,表现为一侧叶或整个腺体弥漫性肿大,如合并微钙化,则高度提示PTC。有研究显示,与成年人微小钙化的51.53%相比,儿童甲状腺癌微小钙化发病率可高达86.4%。另外,发现异常颈部淋巴结也提示存在恶性风险,指南提出,一旦发现可疑恶性甲状腺结节,均应评估颈部淋巴结。对于颈部及锁骨上淋巴结,超声评估与成人类似,阳性表现包括微钙化、囊性改变、强回声、淋巴结变圆及周边血流等。但是,任何一个单独的特征诊断效率均不够满意。淋巴结皮髓质分界消失灵敏度最高(99.5% ~ 100%);微钙化特异度最高(93% ~ 100%);囊性改变特异度高(91% ~ 100%),但灵敏度低(10% ~ 34%);周边血流的灵敏度及特异度均不高,且在不同研究中得出结果的差异较大,分别为40% ~ 86%、57% ~ 93%。

3. 核素显像 在儿童及青少年患者中,核素显像一般用于甲状腺功能亢进合并甲状腺结节患者的检查,以及检测异位甲状腺,不作为甲状腺结节的常规检查方法。

4. 实验室检查 T3、T4、TSH 反映甲状腺功能,所有甲状腺结节患儿均应检测。放射免疫 Tg 测定是甲状腺产生的特异性蛋白,常用于甲状腺癌全切术后监测,不能作为特异性肿瘤标记物用于定性诊断。降钙素升高是 MTC 的特异性标志,可用来观察髓样癌患者术后复发的可能性。但由于儿童 MTC 患病率低,并且缺乏儿童降钙素的正常参考值,不作为常规检查。对于有 MTC 或多发性内分泌瘤家族史,或细胞学检查疑似 MTC 的患儿,血清降钙素应作为常规检查指标。

5. FNAC 检查 对于儿童及青少年甲状腺癌,2015 年 ATA 指南推荐:①考虑到儿童及青少年甲状腺体积的变化性,不能仅根据结节大小进行评估,而应当综合考虑结节超声及临床特征,如低回声、边缘不规则、结节内血流增加、出现微钙化、合并颈部淋巴结转移等;②均应在超声引导下进行;③高功能结节无须进行术前 FNAC;④当 FNAC 结果提示为细胞学不确定状态,即 Bethesda 分级Ⅲ(意义不明确的细胞非典型性病变或滤泡性病变)时,不再推荐重复 FNAC,而建议进行甲状腺叶切除与峡部切除。

(二)基因变异与分子诊断

尚不推荐在儿童甲状腺癌中采用分子标志物进行诊断。目前尚未在血清中发现特异的甲状腺癌分子标志物,主要依靠检测穿刺标本中的基因进行分子诊断。研究显示儿童和成人患者之间的体细胞遗传改变图谱不尽相同,对于组织学相同的甲状腺癌,儿童发生融合基因变异比例高于成年人(50% vs15%),而点突变发生比例却低于成年人(30% vs70%)。儿童及青少年 PTC 和 FTC 中最常见的基因变异方式包括基因突变和融合基因,其中 BRAF、RAS 突变和 RET-PTC 和 NTRK 融合基因最为常见。在成人中,BRAF 突变是预测疾病进展与复发的独立危险因素,而在儿童和青少年中,BRAF 突变并没有表现出类似的特点。值得一提的是在儿童及青少年甲状腺癌融合基因的研究中 NTRK 融合基因的研究较为热点,其发病率约为 12% ~ 26%,有研究表示 NTRK 融合基因变异在儿童及青少年中较为常见,且与 DTC 肿瘤大小、淋巴结浸润、血管侵犯及远处转移显著相关。尽管 NTRK 融合基因发病率不高,但其对于 DTC 诊断的敏感性和特异性却高于其他融合基因。鉴于单一基因突变或融合基因对鉴别结节良恶性的局限性,目前联合检测多种基因变异的基因芯片技术已成为诊断 DTC 的新趋势。基因芯片诊断中的阴性预测值较高,这有助于排除 TIRADS 分级中Ⅲ、Ⅳ级结节中的良性结节,可避免绝大部分不必要的手术,这对儿童及青少年甲状腺癌患者而言尤为重要,也必将成为今后学者研究的重要方向。但目前儿童及青少年甲状腺癌中基因变异情况仍不明确,基因芯片技术在儿童及青少年甲状腺癌中的应用还是空白。这成为限制分子诊断技术在该领域中得以应用的主要因素。

五、鉴别诊断

主要是与甲状腺良性结节的鉴别,详见本章第一节。

六、治疗

(一)手术治疗

儿童及青少年甲状腺癌首选手术治疗。2015 年 ATA 发布的《儿童甲状腺结节与分化型甲状腺癌诊治指南》中对儿童及青少年甲状腺癌建议行甲状腺全切除术。其争议主要集中在"超低危"患者术式的选择。"超低危"患者是指病理提示 PTC、病灶局限在一侧叶、直径 < 1.0cm、无包膜外侵、术前未见可疑转移性淋巴结且排除远处转移的患者。对此有两种观点,即甲状腺全(或近全)切除术和单侧腺叶切除术。主张前者的学者认为儿童及青少年甲状腺癌淋巴结转移率及复发率高,全切或近全切后利于术后清甲治疗;主张后者的学者认为,儿童及青少年甲状腺癌术后生存率极高,且各医院医疗条件参差不齐,甲状腺全切除术并发症发病率高达 51.4%。前者与指南建议相契合,为主流观点。ATA 指南建议,对存在腺外侵犯和中央区淋巴结转移的患者,进行治疗性的中央区淋巴结清扫术。对于单一病灶的患者可先行单侧中央区清扫,根据术中肉眼观察淋巴结转移情况决定是否行对侧淋巴结清扫。可以根据患者的情况及术者的经验决定是否行预防性中央区淋巴结清扫术。研究显示儿童及青少年甲状腺癌中央区淋巴结转移率达 46.51% ~ 60%,局部复发率 22% ~ 46%,所以大部分学者建议行预防性中央区淋巴结清扫术。少部分不主张盲目扩大手术范围的学者则强调其并发症的发病率为 50% ~ 51.4%,但这可能与儿童及青少年甲状腺癌的恶性程度较大,侵犯周围组织有关。对于经验丰富的外科医师行预防性中央区淋巴结清扫术有利于彻底清除病灶,和防止甲状腺癌复发及二次手术。

(二)^{131}I 治疗

尽管手术切除是治疗儿童甲状腺癌的关键,但由于儿童甲状腺癌的病理及生理特点,术后的内分泌抑制治疗和同位素 ^{131}I 内照射治疗极为重要。ATA 指南不推荐术后常规进行 ^{131}I 治疗,推荐仅对确定或可疑的远处摄碘病灶或无法手术切除的局部摄碘病灶考虑应用 ^{131}I 治疗。甲状腺癌对化疗及放疗均不敏感,对于局部晚期肿瘤残留或已发生转移的甲状腺癌,同位素治疗可消灭术中残留病灶或转移肿瘤。ATA 儿童 DTC 指南中推荐在复发风险中高危儿童 DTC 尤其是伴有局部侵袭及广泛淋巴结转移者应行术后 ^{131}I 治疗,在无法采用手术治愈的局部晚期或远处转移性儿童 DTC 推荐 ^{131}I 清灶治疗。研究认为,对已有淋巴结转移或远处转移的患儿,进行 ^{131}I 治疗可延长生存期减少复发。另有研究认为,^{131}I 治疗对于预防甲状腺癌淋巴结转移效果优于预防肺转移。目前尚缺乏统一的儿童和青少年 DTC 的 ^{131}I 治疗剂量标准。主要有 3 种剂量使用模式:①不引起骨髓抑制的最大剂量。按体质量 200MBq/kg 是安全剂量的下限,在大部分患者中甚至可以更高。②可去除肿瘤病灶的特定剂量。一般首次去除吸收剂量大约需 300Gy,去除淋巴结或远处转移灶约需 80Gy。③固定剂量,即经验性治疗。清除残余甲状腺组织及治疗淋巴结转移给予 3.7GBq,肺转移给予 5.55GBq,骨转移及其他部位转移给予 7.4GBq。也有按体质量来计算的,如按体质量 37MBq/kg,剂量范围 18.5 ～ 74.0MBq/kg 不等。也有学者按年龄分层计算治疗剂量,15 岁患者需要接受成年患者剂量的 5/6,10 岁患者剂量为成年患者的 1/2,5 岁患者则给予成年患者剂量的 1/3。固定剂量法相对比较简便,应用更广泛,但可能导致治疗过度或不足。有文献报道同位素治疗影响儿童的生长发育,并可能致癌、诱发白血病、骨髓抑制及骨质疏松等,副作用较大,还有待于临床大样本观察。

(三)内分泌治疗

甲状腺激素替代治疗和 TSH 抑制治疗是目前公认的有效的内分泌治疗方式。TSH 抑制治疗能够显著提高患者的无病生存率。2015 年 ATA 指南建议根据 PTC 的低、中、高 3 个风险等级将 TSH 分别控制在 0.5 ～ 1.0mU/L、0.1 ～ 0.5mU/L、< 0.1mU/L。但儿童及青少年时期甲状腺功能极为重要,术后甲状腺激素替代治疗的剂量对儿童及青少年生长发育的影响仍无相关随访研究。国内以内分泌抑制治疗为主,口服左旋甲状腺素片控制 TSH 于低水平。但是 TSH 控制的程度存在争论,对于长期的 TSH 抑制会影响到骨密度的改变。

(四)分子靶向治疗

索拉菲尼、乐伐替尼和凡德塔尼都是口服的多靶点抑制剂,共同作用于 VEGF-1、VEGF-2、VEGF-3、RET 基因,索拉菲尼特殊作用于 BRAFV600E、FLT-3、KIT 基因,乐伐替尼特殊作用于 FGFR-1、FGFR-2、FGFR-3、KIT 基因,凡德塔尼特殊作用于 EGFR 基因。药物可以显著抑制肿瘤细胞增殖、生长和微血管的形成,主要用于治疗碘难治性甲状腺癌。乐伐替尼在儿童及青少年晚期难治型分化型甲状腺癌中有显著疗效。其不良反应为高血压、腹泻、蛋白尿等。凡德塔尼对于延长儿童和青少年晚期 MTC 的无病生存期有显著作用。主要不良反应有脱发、腹泻、高血压等。索拉菲尼在青少年甲状腺癌中的研究较少,值得进一步探索和研究。

七、预后

儿童及青少年甲状腺癌的复发率较高,但生存期较长。其复发率为 22% ～ 46%,成人甲状腺癌复发率为 22.7%。PTC 术后 15 年和 30 年生存率分别为 95% ～ 100%、91%,MTC 术后 5 年和 15 ～ 30 年生存率分别为 96%、86%。高危组术后 15 年无病生存率仅为 50%。

（王　斐　李　鹏）

参考文献

[1] OLMSTED C, ARUNACHALAM R, GAO X, et al. Pediatric differentiated thyroid arcinoma: trends in practice and outcomes over 40 years at a single tertiary care institution[J]. J Pediatr Endocrinol Metab, 2017, 30(10):1067-1074.

[2] JATANA K R, ZIMMERMAN D. Pediatric thyroid nodules and malignancy[J]. Otolaryngol Clin North Am, 2015, 48 (1):47-58.

[3]　FRANCIS G L，WAGUESPACK S G，BAUER A J，et al. Management guidelines for children with thyroid nodules and differentiated thyroid cancer[J]. Thyroid.2015.25(7): 716-759.

[4]　ALZAHRANI A S, MURUGAN A K, QASEM E, et al. Single point mutations in pediatric differentiated thyroid cancer[J]. Thyroid, 2017, 27(2): 189-196.

[5]　CHERELLA C E, FELDMAN H A, HOLLOWELL M, et al. Natural history and outcomes of cytologically benign thyroid nodules in children[J].J Clin Endocrinol Metab, 2018, 103(9):3557-3565.

[6]　PARK S, OH C M, CHO H, et al. Association between screening and the thyroid cancer "epidemic" in South Korea: evidence from a nationwide study[J]. BMJ, 2016, 355:i5745.

[7]　BAUER A J. Molecular genetics of thyroid cancer in children and adolescents[J]. Endocrinol Metab Clin North Am, 2017, 46(2):389-403.

[8]　PRASAD M L, VYAS M, HORNE M J, et al. NTRK fusion oncogenes in pediatric papillary thyroid carcinoma in northeast United States[J]. Cancer, 2016, 122(7):1097-1107.

[9]　KLEIN HESSELINK M S, NIES M, BOCCA G, et al. Pediatric differentiated thyroid carcinoma in the netherlands: a Nationwide follow-up study[J]. J Clin Endocrinol Metab, 2016, 101(5):2031-2039.

[10]　SASTRE MARCOS J, AZNAR S, ÁLVAREZ V, et al. Follow-up and results in patients with differentiated thyroid carcinoma in Castilla-La Mancha(2001-2015). The CADIT-CAM study[J]. Endocrinol Diabetes Nutr, 2019, 66(3):164-172.

第十七章

妊娠合并甲状腺癌

妊娠期女性激素水平和代谢的改变使甲状腺功能发生一系列的生理性变化。促甲状腺激素释放增多使得妊娠早期血清中甲状腺素分泌增加。人类胎盘中存在 Ⅱ 型、Ⅲ 型两种脱碘酶，参与甲状腺激素的代谢。甲状腺癌的在妊娠女性中的发病率较高。有甲状腺癌病史的妇女，准备妊娠时应做评估。甲状腺癌不会影响妊娠及分娩的过程，通常不需要提前终止妊娠。对妊娠期甲状腺癌的诊断与非妊娠期患者大致相同，必要时及早行超声引导下的细针穿刺细胞学检查。手术治疗是分化型甲状腺癌的基本治疗方法，但对于妊娠期手术治疗的时机仍有争论，一般推荐在妊娠中期或分娩后进行。

第一节　妊娠期甲状腺变化

妊娠期女性激素水平和代谢的改变使甲状腺功能发生一系列的生理性变化。妊娠期间甲状腺组织增生，血管增多，血流增加，以维持整体增加的基础代谢率，所以甲状腺的体积较孕前有所增大。妊娠期妇女的碘需要量比非妊娠妇女显著增加，从而导致孕妇处于一个相对缺碘的状态。促甲状腺激素释放增多使得妊娠 6 ~ 9 周血清中总 T4 开始迅速增加，至 18 周达到高峰。人体外周组织中甲状腺激素的代谢主要由单脱碘酶完成，单脱碘酶分 Ⅰ、Ⅱ、Ⅲ 型，人类胎盘中存在 Ⅱ 型、Ⅲ 型两种脱碘酶，在整个妊娠期都参与甲状腺激素的代谢。

一、妊娠期甲状腺功能变化

妊娠是正常妇女一生中的一个特殊的生理阶段，正常妊娠过程中，激素水平的改变和母体代谢的变化使甲状腺激素的产生和代谢发生一系列的生理性改变。孕妇的甲状腺功能将在一个新的水平达到平衡，以维持妊娠过程的顺利进行，并保障胎儿神经系统的正常发育。妊娠对甲状腺的影响，可通过两种主要机制来解释，即人绒毛膜促性腺激素（human chorionic gonadotropin，HCG）水平的升高和血清雌激素水平的增加。TSH 是垂体分泌的糖蛋白，主要通过与甲状腺组织表达的促甲状腺激素受体（TSHR）结合，活化 G 蛋白、环腺苷磷酸和磷脂酶 C 信号系统，促进甲状腺生长、甲状腺素分泌和调节碘代谢。由 TSH 和 HCG 都是类似结构的糖蛋白激素，由同一基因编码，HCG 可刺激 TSH 受体，并导致甲状腺活动的增加。TSH 水平随后降低，在妊娠 12 周后再恢复正常。在妊娠滋养细胞疾病等 HCG 高水平的状态下，约 10% 的患者可表现为甲状腺功能亢进症和甲状腺毒症,据此可检测到 HCG 对于甲状腺的刺激作用。

雌激素通过更复杂的机制发挥其作用,其直接作用是通过甲状腺细胞上的雌激素受体 ERα 和 ERβ,间接作用方式则需通过增加血清甲状腺素结合球蛋白而发挥作用。雌二醇结合 ERα 增强细胞增殖,ERβ 则抑制这些影响,并诱导细胞凋亡。与正常细胞相比,恶性甲状腺细胞中 ERα 的表达水平降低,ERβ 表达减少。所以,妊娠期甲状腺功能的变化主要表现在以下几个方面:

1. 妊娠期早期,受 TSH 和 hCG 的作用,甲状腺呈中度增大。TSH 在妊娠早期短暂降低,至妊娠早期末回升至孕前水平,之后保持稳定。妊娠早期甲状腺结合球蛋白(thyroxine-binding globulin,TBG)水平上升,约 20 周达高峰,此后维持近基线水平的两倍。TBG 的升高使血清中甲状腺素(T4)和三碘甲状腺原氨酸(T3)增加,但并不影响具有重要生理功能的游离 T4 和 T3。妊娠 6 ~ 9 周血清中总 T4 开始迅速增加,至 18 周达到高峰。游离 T4 轻度升高,并与 HCG 一起达高峰,然后降至正常水平。母体 T4 可少量穿过胎盘,以维持胎儿甲状腺功能。妊娠 10 ~ 12 周之前,胎儿甲状腺不能聚集碘。近 20 周时,胎儿在垂体分泌的 TSH 作用下,合成和分泌甲状腺素,在此之前,胎儿的任何需求都依赖母体供给。出生时,脐血中 30% 的 T4 来自母体。孕妇与胎儿体内的 TSH 均不能通过胎盘,各自负责自身甲状腺功能的调节。

2. 妊娠后胎盘滋养细胞分泌的 HCG 的浓度逐渐增加,在妊娠 8 ~ 14 周时达到高峰,之后开始下降至一定水平,并维持到妊娠结束。由于 HCG 和 TSH 具有相同的 α 亚单位,相似的 β 亚单位和受体,故其对甲状腺细胞 TSH 受体有刺激作用,而对垂体分泌 TSH 水平产生一定的抑制作用,从而使孕妇血清中的 HCG 水平与 TSH 水平呈现一种镜像关系。血清 HCG 浓度每增加 1 000IU/L,血清 TSH 浓度减少 0.1Mu/L,同时伴有 FT4 浓度的升高。

3. 人体外周组织中甲状腺激素的代谢主要由单脱碘酶完成,T4 与蛋白结合紧密,清除较慢,T3 与蛋白结合疏松,清除较快,T3 和 20% 的 T4 在肝内降解,80% 的 T4 在单脱碘酶的作用下产生 T3 和反 T3(rT3,无活性形式)。单脱碘酶分 Ⅰ、Ⅱ、Ⅲ 型,人类胎盘中存在 Ⅱ 型、Ⅲ 型两种脱碘酶,在整个妊娠期都参与甲状腺激素的代谢。尤其妊娠晚期,单脱碘酶含量显著增加,Ⅱ 型单脱碘酶用于维持胎盘局部较高浓度的 T3 水平;Ⅲ 型单脱碘酶的作用是使 T4 脱碘成为 rT3,导致胎儿出现低 T3、高 rT3 的甲状腺激素构成特点。

4. 妊娠期间孕妇对碘的需求量是绝对增加的,因为妊娠期间甲状腺激素合成增加,同时肾脏碘排泄增加,以及胎儿碘需求增加,妊娠妇女的碘需要量比非妊娠妇女显著增加,从而导致孕妇处于一个相对缺碘的状态。

二、妊娠期甲状腺体积的变化

妇女妊娠期间甲状腺组织增生,血管增多,血流增加,以维持整体增加的基础代谢率,所以甲状腺的体积较孕前有所增大。增大的幅度与碘的摄入有关。在正常或高碘摄入地区,妊娠期甲状腺体积可以增加 10%,而在低碘摄入地区,妊娠期甲状腺体积可以增加 40%。同时多胎妊娠较单胎妊娠的妇女甲状腺体积增大更明显。因此碘缺乏和多胎妊娠都会导致妊娠期间的甲状腺肿大。

(彭 伟 金 华 谭 萍)

第二节　妊娠与甲状腺癌

甲状腺癌在妊娠女性中的发病率仅次于乳腺癌。目前大多数研究认为妊娠使甲状腺癌患者的预后恶化,可能与妊娠期 HCG 和雌激素的刺激作用、血管内皮细胞增殖活跃以及孕期免疫抑制有关。通常认为,妊娠中期进行手术治疗对母体及胎儿都较为安全,术后关注甲状腺功能减退的治疗问题。有甲状腺癌病史的妇女,准备妊娠时应做评估,如放射性碘治疗是否满 1 年。甲状腺癌不会影响妊娠及分娩的过程,通常不需要提前终止妊娠。但为保证母婴安全,仍应加强孕期保健,严密监测胎儿生长发育、胎盘功能及甲状腺功能等情况。

一、妊娠与甲状腺癌之间的相互影响

2020 年美国癌症协会统计甲状腺癌占女性恶性肿瘤发病位次的第五位,在妊娠女性中的发病率仅次于乳腺癌,是妊娠女性第二大常见恶性肿瘤。

在妊娠期间,甲状腺的生理变化是血流增加、体积增大,甲状腺结节的发生风险增加,而且这种风险随着年龄、多胎、低碘等进一步增加,原有的甲状腺结节也会有所增大。多项回顾性研究表明有甲状腺结节的孕妇患甲状腺癌的风险会增加,这可能与妊娠期的生理变化有关,主要包括以下几个方面:①碘相对缺乏;②生长因子水平增加;③类 TSH 的激素对甲状腺的刺激作用;④持续的高雌激素水平。这些因素都会促进恶性结节的产生及生长。

虽有个别研究认为由于与甲状腺肿瘤细胞中雌激素受体的表达水平较高,使妇女在孕期或产后 1 年内诊断出的分化型甲状腺癌持续进展的风险增加,但大多数研究表明,妊娠并不影响分化型甲状腺癌患者的预后恶化。也就是说,目前尚无足够的证据显示,妊娠会影响分化型甲状腺癌的病程及预后。妊娠对甲状腺癌中的未分化癌和髓样癌的影响,也不明确。

甲状腺癌患者常无甲状腺功能受损,也就不存在因甲状腺癌导致受孕困难的问题。只要甲状腺功能维持正常,妊娠和分娩过程也能顺利进行。但是,若孕期需进行手术治疗,就有可能对妊娠过程造成不利影响。通常认为,妊娠中期(孕 3 ~ 6 个月)进行手术治疗对母体及胎儿的不良影响相对较小,选择在妊娠中期进行甲状腺手术治疗对母亲和胎儿都较为安全,因为此时胎儿已经成型、手术应用相关药物对胎儿的影响小,术中体位性低血压的可能性小,密切监护胎儿情况,相对安全。妊娠早期进行手术治疗,麻醉药物可能导致胎儿畸形或者流产而造成妊娠失败。在妊娠晚期进行甲状腺手术,孕妇的焦虑情绪、术中易发生体位性低血压等,都易诱发宫缩,发生早产的可能性增高。

二、有甲状腺癌病史的妇女妊娠问题

有甲状腺癌病史的妇女,准备妊娠时应做以下评估:①放射性碘治疗是否满 1 年;②血清甲状腺激素水平是否正常,并稳定 2 个月以上;③是否合并其他不宜妊娠的基础疾病。符合以上情况者,方可考虑妊娠。放射性碘治疗史不会增加不孕不育、流产、新生儿死亡、先天畸形、早产、低出生体重儿、新生儿生后 1 年内死亡等不良妊娠结局的风险。

一旦备孕或妊娠,维持甲状腺激素水平正常并稳定,至关重要。整个孕期都要定期检测血清甲状腺激素水平,及时调整药物剂量。建议 16 ~ 20 周前,每 4 周检查一次,26 ~ 32 周再检查 1 次,如果需要调整左甲状腺素剂量则应在 4 周后再次评估。一般来说,与孕前左甲状腺素平均剂量相比,在妊娠的 3 个时期应该分别增加的剂量为:9%、21% 和 26%。同时,应该像所有其他的孕妇一样在妊娠和哺乳期间,保证碘的补充,每天至少摄入 250μg 的碘。此外对高危的病人,应该每 3 个月进行一次血清 Tg 检测及颈部超声扫描检查。

甲状腺癌术后 TSH 抑制治疗是必要的,根据 NCCN 指南推荐,甲状腺癌的首选治疗方法是外科治疗,术后根据风险的评估选择是否进行 ^{131}I 的治疗。对术后长期用足量的 L-T4 进行 TSH 抑制治疗已达成共识。指南表示对于高风险患者,建议 TSH 抑制水平 < 0.1mUI/L,这样可以改善预后;对于中等风险的患者,建议 TSH 控制在 0.1 ~ 0.5mUI/L;对已接受残留甲状腺切除治疗且血清 Tg 低于可检测水平的低风险患者,TSH 水平可维持在正常参考值的下限范围 (0.5 ~ 2.0mU/L);由于 TSH 会刺激甲状腺癌细胞增殖,TSH 抑制治疗的目的是减少内源性 TSH 对残留甲状腺癌细胞的刺激。长期 TSH 抑制治疗在有效降低了复发和控制疾病进展的同时,也导致了这些患者处于医源性亚临床甲状腺功能亢进的状态。亚临床甲状腺功能亢进通常没有明显的临床症状,但长期亚临床甲状腺功能亢进可使机体产生许多不良反应,如心率增快、心律失常以及心功能逐渐减弱。此外,亚临床甲状腺功能亢进还会对女性性激素、月经及妊娠产生影响。所以,妊娠期甲状腺癌的治疗以及甲状腺癌术后的管理一直都是医学关注的问题。有研究表明人绒毛膜促性腺激素会促进甲状腺癌细胞的增殖,但目前没有临床数据表明妊娠会增加甲状腺癌复发的风险。妊娠期女性的 TSH 抑制治疗,所面临的难题是既要服用足量的 L-T4 以满足母体和胎儿发生对于甲状腺素的需求,以及控制肿瘤的进展,并降低肿瘤的复发,又要避免亚临床甲状腺功能亢进对母体和胎儿可能造成的影响。根据 2017 年 ATA 关于妊娠时期甲状腺癌的指南,目前没有文献表明亚临床甲状腺功能亢进会导致母体和胎儿发生并发症,所以指南推荐在妊娠期维持妊娠前的 TSH 水平。指南建议,对有复发风险的患者,TSH 水平应控制在 0.1mU/L 以下。如果 1 年内 Tg 水平和颈部影像学都正常,则 TSH 水平可控制在正常参考值的下限范围 (0.3 ~ 1.5mU/L)。

三、妊娠合并甲状腺癌的产科处理

一般认为,甲状腺癌不会影响妊娠及分娩的过程,也不会伤及胎儿,通常不需要提前终止妊娠。但为保证母婴安全,仍应加强孕期保健,严密监测胎儿生长发育、胎盘功能及甲状腺功能等情况。甲状腺功能正常并维持稳定,是妊娠过程顺利进行,及胎儿正常发育的基本保障。另外外科手术所需要的麻醉药物及手术本身所造成的内分泌并发症、手术相关并发症及疼痛、心理创伤等,均有可能对妊娠造成不良影响,即使在手术风险最低的妊娠中期,也难以完全避免。所以一旦选择在妊娠期进行甲状腺手术应注意以下几个问题:①选择对循环系统影响较小的全身麻醉,术中维持血压稳定,防止血压过低或过度波动;保证氧供防止血氧下降。手术最好采取平卧右侧抬高 15° ~ 30° 的体位,尽可能保障子宫胎盘的供血、供氧。②尽量缩短手术时间,减少术中出血。③术后适当镇痛,以减轻病人的痛苦和焦虑。④必要时,根据产科情况,选用青霉素类或头孢类抗生素预防感染,若无产科相关感染,不必应用抗生素。⑤及时补充甲状腺素防治手术后引起的甲状腺功能减退。⑥加强围手术期的心理指导,解除病人的顾虑。

四、甲状腺癌病人产后的哺乳问题

对于患甲状腺癌的妇女来说,无论手术与否,母乳喂养均是安全的。哺乳期间,不宜进行放射性碘治疗。因为哺乳期乳汁会聚集大量的碘,可能影响放射治疗的效果。虽有文献报道甲状腺激素基本不通过乳汁,但哺乳期女性接受放射性碘治疗是否对婴儿具有潜在影响,依然是大家关注的问题。因为此类病人一般情况下均停止母乳再接受治疗,所以目前很少有相关的文献报道哺乳期女性接受放射性碘治疗对婴儿的潜在影响。通常,在停止母乳喂3个月之后,进行放射性碘治疗。若确需紧急进行放射性碘治疗,则应至少在停止放射治疗4周后,才能再次哺乳。因甲状腺癌诊疗过程造成甲状腺功能减退者,在产后应继续进行甲状腺激素补充或替代治疗。患甲状腺癌的妇女分娩后,应注意做好新生儿保暖,注意有无低血糖及先天性甲状腺功能减退等表现,及早防治。

(彭 伟 谭 萍 金 华)

第三节 妊娠期发现甲状腺癌的管理

对妊娠期甲状腺癌的诊断与非妊娠期患者大致相同,主要是依靠病史、体检、影像学检查和血清学检查。一旦在检查过程中发现异常,即应进行甲状腺超声检查,必要时及早行超声引导下的细针穿刺细胞学检查。手术治疗是分化型甲状腺癌的基本治疗方法,但对于妊娠期手术治疗的时机仍有争论,一般推荐在妊娠中期或分娩后进行。

一、妊娠期甲状腺癌的诊断

对于妊娠期发现的甲状腺结节、甲状腺癌的诊断步骤,与非妊娠期患者大致相同,主要是依靠病史、体检、影像学检查和甲状腺功能的血清学测定等资料完成。甲状腺功能的检查对于孕妇尤为重要,因为妊娠期甲状腺功能的异常,无论是甲状腺功能亢进或者是甲状腺功能减退,都可能使流产、死产、早产、胎儿畸形、新生儿低体重、先兆子痫、孕妇充血性心力衰竭等不良妊娠结局增加。目前,越来越多的证据支持,女性一旦明确妊娠,即应进行甲状腺功能筛查,及颈部体检。如果在计划妊娠的前3个月,就进行甲状腺功能的筛查,并及早干预,其益处明显大于筛选所消耗的成本。

一旦在检查过程中发现甲状腺异常,即应进行甲状腺超声检查,超声检查在妊娠的任何时期都是安全的。出现以下情况时,在妊娠的任何孕周均可行超声引导下的FNAC:①大小>1.0cm的可疑恶性结节;②超声特征提示为恶性肿瘤的结节;③迅速增长或临床怀疑为恶性肿瘤的结节;④超声检查显示存在潜在转移性的颈部疾病;⑤存在甲状腺癌风险因素孕妇的甲状腺可疑恶性结节,如甲状腺癌家族史、宫颈放疗史等。如果超声结果提示甲状腺结节为良性结节或者≤1.0cm的可疑恶性结节,细针穿刺细胞学检查可以延至分娩后进行,孕期注意随访,至少 6 个月 1 次复查超声。

虽然绝大多数的甲状腺结节是良性病变,但该类患者仍几乎毫无例外地渴望尽早明确自己所患结节是良性还是恶性。妊娠期发现甲状腺结节者,也不例外。尽早明确甲状腺结节病变性质,可减少患者精神压力和情绪波动,有助于孕妇顺利度过妊娠过程。因此,"妊娠期甲状腺功能异常的临床指南"建议,对妊娠期发现的甲状腺结节,任何孕周均可进行超声检查,并根据甲状腺结节的超声特征及患者的意愿,决定是否行甲状腺结节 FNAC。

虽然,甲状腺核素扫描是甲状腺癌者常用的影像学检查方法,但必须强调,在整个妊娠期严禁行甲状腺核素扫描检查。这是因为,针对孕妇使用的放射性药物可以通过胎盘,而被胎儿的甲状腺所摄取,进而造成胎儿辐射损伤,例如胎儿甲状腺损伤,造成永久性甲状腺功能减退。

二、妊娠合并甲状腺癌的治疗

手术治疗是 DTC 的基本治疗方法,但对于妊娠期 DTC 而言,手术治疗的时机仍有争论。鉴于孕育后代是妇女重要生理过程,该过程能否顺利进行,有赖于机体生理及心理状态的平稳。然而,无论选择在妊娠的哪个时期进行手术,都会面对孕妇和胎儿健康间的矛盾。如前所述,妊娠早期进行甲状腺手术可能会导致流产、胎儿畸形等,妊娠晚期进行甲状腺手术则会增加早产等风险,虽然妊娠中期进行手术风险最低,也要面对术后发生的甲状腺功能减退,需要尽快进行药物治疗的风险,以及潜在的甲状旁腺功能减退的风险。迄今,尚无足够的证据表明,妊娠会加重甲状腺癌的预后,所以对大多数妊娠合并甲状腺癌者,甲状腺手术可以推迟到分娩后进行,而不会增加复发或死亡等风险。

然而,妊娠毕竟是一个较长的过程,甲状腺癌确诊时病变性质和分期也有不同。所以,出现以下情况时,仍建议在妊娠中期,进行甲状腺手术:①细胞学检查显示为未分化或低分化癌;②细胞学检查证实颈部淋巴结转移;③严重压迫症状,如气管受压等;④恶性结节增长迅速,结节体积增长大于 50% 或直径在两个维度上增长大于 20%。手术时机选择在妊娠中期,24 周以前。如果病情不符合以上情况或妊娠 24 周以后诊断,手术可以推迟到分娩后进行。手术前建议采用左甲状腺素抑制治疗,使血清 TSH 维持在正常范围的下限(0.1 ~ 1.5mU/L)。同时,每月监测血清 TSH 和游离 T4 水平;每 3 个月进行甲状腺超声检查及血清 Tg 水平检测。

如前所述,妊娠合并甲状腺癌患者无论妊娠期、分娩期及哺乳期均应避免放射性碘治疗。

(彭 伟 谭 萍 金 华)

参考文献

[1]　全紫薇,金华.妊娠期甲状腺肿瘤的诊断与治疗进展[J].中国临床医生杂志.2017,45(10):1082-1083.

[2]　谢幸,孔北华,段涛,等.妊娠生理.妇产科学[M].9 版.北京:人民卫生出版社,2018.

[3]　CHEN Z, YANG X, ZHANG C, et al. Thyroid function test abnormalities in twin pregnancies[J]. Thyroid. 2021, 31(4):572-579.

[4]   SIEGEL R L, MILLER K D, JEMAL A. Cancer statistics, 2020[J]. CA Cancer J Clin, 2020, 70(1):7-30.

[5]   ALEXANDER E K, PEARCE E N, BRENT G A, et al. 2017 Guidelines of the american thyroid association for the diagnosis and management of thyroid disease during pregnancy and the postpartum[J]. Thyroid, 2017, 27(3):315-389.

[6]   赵月婷, 陈国芳, 刘超. 妊娠期甲状腺癌的规范处理[J]. 中华内分泌代谢杂志, 2019, 35(8):727-730.

[7]   ZHANG L, HUANG Y, ZHENG Y, et al. The effect of I-131 therapy on pregnancy outcomes after thyroidectomy in patients with differentiated thyroid carcinoma: a meta-analysis[J]. Endocrine, 2021, 73(2):301-307.

[8]   KIM H O, LEE K, LEE S M, et al. Association between pregnancy outcomes and radioactive iodine treatment after thyroidectomy among women with thyroid cancer[J]. JAMA Intern Med, 2020, 180(1):54-61.

[9]   POPPE K. Management of endocrine disease: Thyroid and female infertility: more questions than answers?[J]. Eur J Endocrinol, 2021, 184(4):R123-R135.

第十八章

甲状腺癌诊疗现状及展望

随着我国经济发展及科研水平提升,甲状腺癌相关基础研究和临床转化取得了不少进展,相关诊疗规范和学科建设取得了长足发展,正如甲状腺形似蝴蝶一样,经历了破茧而出的蝶变。然而,全球范围内甲状腺癌发病率和患病率仍不断攀升,已经成为最常见恶性肿瘤之一,不仅影响人们健康水平和生活质量,也引发了社会各界的广泛关注。

随着高分辨率超声、甲状腺细针穿刺活检等技术在甲状腺癌诊疗领域的应用,甲状腺癌诊断敏感性、特异性得以提升,成为甲状腺癌诊疗规范化、精准化、个体化的基础。未来,随着全新的医学成像技术、手术机器人、新型分子靶向药物等新技术、新材料和新方法的运用,必将推进甲状腺外科向微创化、精准化诊疗中心转型。尤其在大数据时代背景下,随着大规模数据分析,专业与公众的科学认知也将进一步提升,促使甲状腺癌诊疗日趋精准、高效、快速、周密、简便,国内外、内外科专业间理念差异进一步减少,统一融合将成为大趋势,专业投入与研究定将促使甲状腺癌专业新飞跃。

本章主要在分析当前甲状腺癌诊疗现状基础上,对未来甲状腺癌诊断、治疗方面可能出现的新技术、新方法、新手段予以展望,推动多学科综合诊断及多学科综合诊疗的学科间融合发展。这些新的理念和进展,有望在今后的新指南中得到认可和推广。

第一节　甲状腺癌精准诊断及展望

一、甲状腺癌精准诊断

当前甲状腺结节诊疗过度和不足风险并存,如何高效地筛检出甲状腺癌患者,并对其危险性进行精准分层,是亟需解决的重要临床和科学问题。随着医学诊断技术提升,甲状腺癌精准诊断体系内涵不断丰富,除考虑提示恶性病变的临床特征,还应注意实验室检查等相关辅助检查的综合应用。

临床诊疗过程中,发现甲状腺结节时,需详细询问病史,若有下述临床特点,应考虑有恶性病变可能:①颈部有放射线检查、治疗史;②有甲状腺髓样癌或甲状腺乳头状癌、多发性内分泌肿瘤 2 型家族史;③年龄 < 14 岁或 > 70 岁;④男性;⑤结节生长迅速;⑥伴持续性声音嘶哑、发声障碍,吞咽困难和呼吸困难等;⑦质地硬,形状不规则,固定;⑧伴颈淋巴结肿大。此时,需进一步完善甲状腺功能、Tg、甲状腺自身免疫抗体检测及血清降钙素检测,以了解患者甲状腺功能及自身免疫情况,是否有甲状腺肿瘤风险。众所周知,甲状腺功能状态、甲状腺自身免疫情况与甲状腺结节良恶性是两回事,后者的判读,需进一步完善影像学、病理学、细胞学检查,乃至基因学检测。

二、甲状腺癌诊断展望

甲状腺癌主要表现为甲状腺结节。相对于肝、肾等器官,甲状腺为一浅表器官,其结构相对简单,根据超声声像,多能对其良恶性作出初步判断。而且,超声检查操作简便,且无创、价廉,为当前甲状腺疾病最常用,且首选的影像学检查方法。但超声对中央区淋巴结转移诊断敏感性及准确性较低,而 CT 不仅能观察中央区、上纵隔及咽后组淋巴结,还可有效评估巨大甲状腺结节、胸骨后甲状腺肿,以及原发灶范围与气管、食管、颈部动静脉等周围结构关系。因此,CT 扫描也常用于甲状腺癌术前原发灶及淋巴结和远处转移情况评估,协助判断肿瘤分期,指导个体化诊疗方案制订。

PET-CT 在甲状腺癌诊疗中应用也较少,但出现下列情况,可考虑:① DTC 术后随访中 CT > 10ng/ml,且 ^{131}I 全身显像阴性者,查找转移灶;② MTC 术前分期及术后降钙素升高时,查找转移灶;③ ATC 治疗前分期和术后随访;④ DTC 病人 ^{131}I 治疗前评估(PET-CT 代谢增高的病灶摄取碘能力差,^{131}I 治疗效果不佳)。

MRI 虽可评估颈部原发灶、淋巴结情况及与周围组织关系,并通过动态增强扫描、DWI 等功能成像对结节良恶性进行评估。但 MRI 检查时间长,易受呼吸、吞咽动作影响,当前在甲状腺的影像检查方面应用较少。

(一)甲状腺癌超声检查及展望

当前甲状腺影像报告和数据系统多采用从乳腺 BI-RADS 衍生而来的 TI-RADS 5 分级系统。2017 年美国放射学会基于超声特点评分,提出 6 分级系统,使术前恶性危险分层、个体化初始治疗方案制定更系统、规范。随着高频超声、弹性成像技术及超声造影等发展和应用,进一步提高了甲状腺结节检出率和准确率。

弹性成像作为一种新型超声成像诊断技术,可通过探头施压获取足够强度的组织或病灶剪切波,再利用超高速成像技术检测剪切波传导速度,实时、定量评估组织硬度,为临床诊断提供更多信息。当前法国版和欧洲版 TIRADS 已将弹性作为一种补充成像方法。然而,并非所有甲状腺结节都适合弹性成像检查,如内有钙化、液化癌性病灶,其弹性成像结果可能产生误差;而良性结节出现微钙化、胶质析出或坏死等也会导致硬度变化,因此仅通过硬度判断结节良恶性是不完全可靠的。除结节质地本身外,其位置、形态、深度、大小等也会影响弹性成像结果;操作者手法不同,成像结果差异也很大。因此,现阶段弹性成像虽可作为常规超声诊断的有益补充,但难以用于甲状腺结节良恶性精准评判。

甲状腺为富血供器官,其恶性结节内新生血管管径粗细不均、血供分布不均衡,但受混响伪像和分辨力限制,常规超声无法显示小血管。而超声造影,通过静脉注射造影剂,可实时观察组织状态和感兴趣区微循环灌注情况,且不易产生伪像。与常规超声比较,超声造影不仅能更准确地显示出病变边界,还可依据结节强化水平和增强模式,判断其性质。甲状腺结节增强模式包括4种:①甲状腺实质均匀性增强;②甲状腺实质不均匀性增强;③甲状腺实质环状增强;④甲状腺实质无增强。良性甲状腺结节多表现为均匀性增强或环状增强,也可表现为无增强;而恶性结节,由于受内部血供分布差异影响,多表现为不均匀增强,但也有少数恶性结节表现为环状增强或无增强。当前,甲状腺超声造影诊断指标也存在分歧,尚无统一标准,仅能在一定程度上协助鉴别甲状腺结节良恶性。

当前超声灵敏度虽高,但其特异性较低。积极推动特异性高的抗体、多肽、适配子等与超声造影剂耦联的分子影像探针研发,将提高超声显像敏感性,不断丰富精准医学的内涵。此外,光声成像造影剂等新型造影剂的制备,充分结合光学材料的吸光特性和液态氟碳的液气相变特性,从光学和超声的角度实现定向显影。然而分子影像尚处于初步研究阶段,各科专家要团结、协作,做好人才、技术和资源整合,共同推进分子影像学发展,使其成为人类健康的重要支撑。

甲状腺超声技术虽日新月异,但超声检查不像CT和磁共振检查,因医师扫描手法差异,得到的数据千变万化,加上人工分析的主观因素,整体准确率不高,有资料显示当前三甲医院甲状腺结节诊断平均准确率仅60%～70%。鉴于超声影像数据多采用统一的DICOM标准,有望成为人工智能最先实现突破领域。得益于医疗影像大数据及图像识别技术的发展,人工智能(AI)在甲状腺领域的研究历经图像处理法、计算机辅助诊断、深度学习等不同阶段后,TIRADS和计算机辅助诊断(CAD)的结合,已成为当前研究热点。

1. 图像处理法　是早期人工智能检测甲状腺结节的方法,首先对甲状腺结节图像预处理,再通过匹配或基于规则等方法找出对应结节,并提取其分割特征,匹配出候选结节与确诊结节相似度,检出甲状腺结节,此方法敏感性与特异性较高,但假阳性率偏高。因此,图像处理法很少单独应用。

2. 计算机辅助诊断　1966年LEDLEY等首次提出计算机辅助诊断系统(CAD),其核心思想是将图像采集、图像预处理、ROI分割、特征提取和分类识别等医学影像处理技术,与计算机分析技术相结合,构建特定疾病诊断数学模型,对病变特征进行量化分析并做出判断,进而对相关病灶进行分类、预测或定位。基于机器学习不断发展,CAD技术使计算机可通过特征提取和选择,对甲状腺结节进行分类识别及结果输出,以弥补图像处理法中假阳性率较高的缺陷。理想的计算机辅助诊断系统,可通过量化灰阶参数,客观、定量地分析甲状腺结节的图像特征,其诊断性能甚至高于有经验的放射医师。

CAD流程主要包括:①图像预处理。先收集甲状腺超声图像,然后对图像进行标记、去噪、分割、增强、平滑等处理;②模型建立。通过图像CNN训练,借助迁移技术,构建合适的模型;③甲状腺检测。通过训练模型,检测新采集的甲状腺图像结节,并判定良恶性,给出进一步检查或随访建议;④超声医师参考人工智能辅助诊断结果,作出最终诊断;⑤模型优化与改进。根据术后病理和超声科医师诊断情况,对模型误判图像进行反馈,不断优化模型,提升准确率。

然而,CAD需医师对图像进行完整、精确地标注,对图像标注质量要求高。当前的训练数据常由各科研单位自己标注,且工作量巨大,难以消除手工设计特征对最终分类的影响。为保证CAD质量,应成立专业委员会,统一图像征象识别、分割及量化方法,逐步规范图像标注,确保标注数据质量,进而建立模型检测标准数据库,研制模型评价体系与标准。

3. 深度学习 深度学习是机器学习的一个分支,更适合解决大数据问题,常采用迁移学习的方法,通过在给定数据集上训练模型来完成新数据上的特定任务,优化学习效率。深度学习无需对图像预处理及特征预选,计算机从数据中自主学习规则,可更客观地分析图像信息,已成为近年机器学习领域的关键突破和研究热点之一,也是当前图像处理和分析领域的研究热点。

深度学习中人工神经网络(ANN)算法以映射函数为特点,其与甲状腺结节良恶性分级和声学特征间的非线性关系相关性较高,得到了广泛应用。由 ANN 演变而出的算法较多,主要包括卷积神经网络(CNN)、高级卷积神经网络(ACNN)、深度神经网络(DNN)等。其中,CNN主要由输入层、卷积层、池化层和输出层组成,该算法通过卷积与池化不断循环的过程,对图像进行特征提取和降维,由一个或多个完全连接层组成,通过多个中间层捕获输入和输出间高度非线性映射,生成从低级特征到高级特征的复杂层次结构。该训练过程,通过分类结果与已知类别标签比对,不断改进提取特征,自动识别甲状腺结节,对甲状腺结节检出一步到位。

因此,基于深度学习的人工智能超声甲状腺检查,可部分取代医师重复性、机械性的工作,显著降低超声科医师工作强度、减少漏诊,有望改变甲状腺结节诊疗流程。然而,深度学习虽能实现从原始图像输入到最终分类映射,CNN 对图像物体的分类与定位也有较强优势,该过程需对医师标注过的甲状腺图像进行学习,而医师标注质量的高低直接影响学习质量及模型效能。而且,CNN 算法目前还属于黑盒子状态,其对甲状腺结节检出原理远未阐明。因此,人工智能检测甲状腺结节,目前在技术和数据上虽有一定优势,但仍存在模型种类单一、模型性能不稳定等问题,完全对接临床开放式使用场景尚需时日。

4. 影像组学 随着人工智能和大数据兴起,基于超声组学的甲状腺结节危险分层方法的影像组学概念应运而生。影像组学是将数字化的医学影像信息转变为更高维数据后,再通过高通量地提取患者影像信息,实现感兴趣区分割、特征提取与模型建立,进而从中提取和剥离出真正有意义的关键信息,用于疾病辅助诊断、分类或分级。近年来,影像组学所依赖的机器学习和深度学习呈现出融合发展趋势,将深度学习网络输出的特征与影像组学中的经典分类器结合,在有限训练数据集上,进一步提升影像组学分类或预测的准确性和可靠性。相信随着医学影像数据不断积累和变化,以及各类图像分割、特征提取、特征选择和模式识别方法的高速发展,影像组学将对临床医学产生深远影响。

此外,影像组学理念中,肿瘤基因与图像间存在密切联系,肿瘤相关基因变异所致表达变化会在图像中表现出来。影像组学通过从多模态影像中提取和挖掘大量特征,定量分析隐含在医学图像背后的分子与基因变化,为解决肿瘤异质性提供了新思路。当前超声 - 细胞 - 基因组学概念的提出,即针对性地解决了超声灵敏度高而特异度低、细胞学检查无法诊断或不确定诊断结果、术前基因检测靶点单一且无法区分滤泡性肿瘤等难题。可以预期,超声 - 细胞 - 基因组学体系的建立和完善,将逐步使甲状腺结节危险分层方法实现早期、精准、直观、量化、易行的目标,同时也将为各种新型诊疗方案的选择提供重要依据。

影像组学虽有望成为甲状腺癌风险分层工具,但其在甲状腺结节评估中尚有许多难题亟待解决:①标准不一。利用影像组学进行图像分析的前提是获取标准图像,实际操作过程中存在不同医院、不同超声仪、不同年资医师间图像不一致现象。在目前尚无统一算法和标准流程的条件下,尤需进一步统一仪器型号、规范图像标准、加强医师培训,不断完善和标化影像组学方法;②难以精准界定病灶边界。肿瘤边界特征与肿瘤性质有关,准确勾勒病灶边界非常重要,但对于边界模糊的肿瘤存在一定困难;③数据和技术支持。构建模型需要大量数据作为支撑,将来,随着越来越多患者接受甲状腺检查,将为相关源数据库建立提供大量数据。在人工智能大环境下,计算机技术发展也将为影像组学研究提供技术支持;④多学科综合诊疗。提取和筛选特征、建立模型的方式较多,需要多学科合作寻求最优组合。基于影像组学的甲状腺结节预测模型及数据库,将为临床甲状腺结节诊疗带来巨大帮助。

综上来看,当前多数医师认为人工智能领域最大的问题是缺乏行业标准,并对其产品可信度和应用后法律责任划分等表示担忧。今后应加强人工智能相关知识和政策法规普及与学习,建立规范化大样本数据中心,提高产品泛化性,可能有助于解决这一问题。

5. 类脑智能　当前深度学习的人工智能大多采用 CPU+GPU 集群计算,有耗能巨大等缺点。通过发展类脑智能有助于揭示人类大脑信息处理途径,助力更高效和智能化的机器学习算法开发,使机器实现人类具有的多种认知能力并高度协同,逐渐接近具有学习和进化能力的通用智能,提高机器人产生真正人类思维方式的潜能。

当前,人工智能还处在非常原始的阶段,在可期的未来,人机协作将成为重要发展方向。随着时间推移,类脑智能技术与机器人技术深度融合必将引爆新一轮科技革命,使基于人工智能,乃至类脑智能的甲状腺超声辅助诊断系统部署于各级医疗机构或体检中心,也可部署于云端,或与远程医疗平台在线合作,不仅提高基层医院患者的首诊水平,让更多患者不出远门就能获得专家级服务。

(二)甲状腺癌穿刺活检与基因检测展望

众所周知,病理才是甲状腺癌诊断金标准。病理标本固然可由手术切除获得,但随着人们对甲状腺手术微创、美容需求增高,以及介入技术逐渐成熟,超声引导下粗针或细针穿刺活检(FNAB)已成为微创诊断甲状腺结节常规技术。2018 年由中国医师协会外科医师分会甲状腺外科医师委员会等多个专委会联合制订的《超声引导下甲状腺结节细针穿刺活检专家共识及操作指南(2018 版)》发布,进一步促进了该技术的普及和规范。

目前广泛开展的"狭义"甲状腺细针穿刺活检技术,以细胞病理检查为主,但受穿刺医师技术水平差异,或病理学医师阅片能力影响,仍有 FNAB 无法鉴别出良恶性的情况。随着分子生物学技术及免疫学技术发展和对甲状腺癌发病机制研究的深入,已发现不少基因变异与甲状腺癌发生、发展、转归相关。此时,分子病理学诊断为细胞病理学诊断的有益补充,有望成为甲状腺癌恶性风险分层重要新指标,尤其在穿刺活检无法判断结节性质时,即可联合相关基因检测,提高诊断灵敏性和特异性、阳性预测值和阴性预测值,为精准个体化管理提供基础。

大量文献报道,诸如 BRAF、RAS、PIK3CA、PTEN、P53、RET/PTC 和 ALK 等基因检测,有助于进一步鉴别经细胞病理学未能明确诊断的甲状腺结节。由于甲状腺肿瘤基因突变异质性,若同时联合检测多个基因突变和重排(如 BRAF、RAS、RET/PTC、PAX8/PPARg 等)可进一步提高甲状腺癌诊断灵敏度和特异度。目前国外已有多重基于基因组学和 NGS 测序技术的商用芯片问世。藉此,2015 版美国甲状腺学会指南,已将甲状腺癌诊断方法由单纯用超声检查发展为影像定位—细胞病理—分子靶标多层次早期诊断体系。该体系的建立和不断完善,不仅为实现庞大甲状腺结节患者诊断早期化、精准化、直观化和简便化的重要途径,也将为各种新型诊疗方案的选择提供重要依据。然而,甲状腺癌分子诊断涉及一系列遗传及后天体细胞突变,包括体细胞突变激活或遏制,基因表达模式改变,microRNA 调节异常和基因甲基化异常等,相关研究任重道远。

(三)甲状腺癌早期筛查

我国癌症中心 2019 年发布的数据显示,中国甲状腺癌患病率位居恶性肿瘤第 7 位,女性位于第 4 位。大量资料显示甲状腺癌发生发展是一个很漫长过程,尤其甲状腺微小乳头状癌(PTMC)总体预后良好,经治疗后,10 年肿瘤相关病死率在 1% 左右,且许多 PTMC 终生呈"惰性状态",并不危及生命和生活质量。因此有学者提出,不应对人群常规进行甲状腺 B 超检查,以减轻医疗成本及患者负担。但多数学者认为,PTMC 早期诊断非常必要,因为许多严重威胁患者生命的晚期甲状腺癌正是由早期发展而来,肿瘤的二级预防仍然非常重要。鉴于"微小不等于低危""现在低危不等于永远低危",且目前尚无可靠的临床病理因素或分子标记物能够分辨出有可能发展为高危癌的 PTMC。当前,仍需规范随访,以使临床上早期发现、尽早干预,乃至终身治愈成为可能。

甲状腺癌早期筛查主要采用问卷调查法,该法简便易行,可快速集中高危人群,提高效率、降低成本。问卷内容包括筛查对象个人信息、饮食习惯、生活环境/方式,心理和情绪,既往癌症史及家族癌症史等。问卷筛查虽简单易行、成本低,但受主观因素影响大,重现性较差,难以质控。经初步筛查,考虑为可疑人群者,还应接受包括体检、超声检查、实验室检查,乃至病理活检、基因检测等诊断性筛查。在信息化社会,积极推动"互联网+"技术在筛查中的应用,将极大减轻工作人员负担,增加癌症筛查可及性和覆盖面。

筛查过程中,要加强宣传,不仅提升居民主动参与意识和自我健康管理意识,更要重视筛查结果告知和心理干预,营造良好的社会支持环境。目前我国大部分癌症筛查模式是社区负责居民动员和初筛、疾控机构负责协调管理、大型医院参与临床诊断,这种社区—疾控机构—大型医院"三位一体"模式,有助于将筛查从社区实践上升到公共卫生政策,把有限的人力、物力公平地分配,以取得社会效益最大化。当前甲状腺癌具备临床可诊断、治疗有手段、群众愿接受、国家能负担等特性,建议相关部门将其筛查纳入全民公共卫生服务项目。

(吕文山　杨丽丽　阎胜利)

第二节　甲状腺癌治疗现状及展望

当前 DTC 甲状腺癌治疗以外科手术为主,术后内分泌抑制治疗、放射性核素治疗为辅,晚期需辅以靶向治疗等;MTC 以外科手术为主,晚期辅以放疗、靶向治疗;ATC 进展快,极少数病人有手术机会,放化疗可能有一定效果,但总体预后差。

一、甲状腺癌外科治疗进展

甲状腺癌手术治疗始于 19 世纪中叶,最早由外科大师 Theodor Kocher 开展了甲状腺切除术。1880 年设计了 Kocher 切口,提出颈淋巴结清扫术。1905 年 Crile 提出选择性区域颈清扫术。1952 年 Suarez 提出功能性颈部淋巴结清扫术。1973 年 Thompson NW 等提倡用精细化背侧被膜解剖法和环甲间隙分离先导的上极梯次解离操作技术。至此,甲状腺全切除及颈部淋巴结清扫技术基本完善。

然而,临床工作中,甲状腺癌治疗术式多种多样,单原发灶处理就有甲状腺次全切、全切、近全切、腺叶 + 峡部切除、单侧甲状腺切除术等。实际操作中,需根据患者病史、超声检查、穿刺病理及 CT 检查等,进行评估,根据临床 TNM 分期、肿瘤死亡 / 复发危险度和患者自身意愿及条件等综合考虑,制定合理规范的个体化方案,以使患者获益最大化。

(一)甲状腺癌手术微创化

随着科学技术和经济文化发展,越来越多的患者开始注重美观,微创理念应运而生,且已成为本世纪外科发展的主旋律。甲状腺外科微创治疗包括传统手术微创化、Miccoli 及改良 Miccoli 手术、小切口腔镜辅助下颈淋巴清扫术等。与开放手术相比,腔镜及机器人甲状腺手术以其微创、美容的优势赢得了国内外许多专家的关注,对低危甲状腺癌治疗的可行性和安全性也被广泛认可。

当前,甲状腺腔镜手术入路呈多元化,包括胸乳入路和腋下入路等,将颈部手术切口缩短或转至相对隐蔽部位,具有良好美容效果。但切口离病灶较远,需建立较长的皮下隧道而扩大了组织分离范围。且有些术式仍会在体表留有 1 ~ 4 个小切口瘢痕,并导致皮下隧道所在区域不适感,不能满足模特、演员等特定人群或明显瘢痕体质者需求。随着经自然腔道内镜手术的出现,国内外学者将其引入甲状腺外科,产生了经口腔镜甲状腺手术,使手术切口由点到无",体表无瘢痕、美容效果好,更符合现代微创外科理念。经口入路尚具备从头侧到脚侧的视角,无胸骨后及锁骨后操作盲区,中央区淋巴结清扫下界可达胸膜,清扫更彻底。且自上而下顺喉返神经分离,更有利于显露和保护喉返神经。可以预见,经口甲状腺手术,将成为腔镜甲状腺手术的重要分支,该术式也可与胸乳入路联合,在腔镜下获得彻底的根治效果,甚至可成为某些特殊美容需求者的首选术式。

总之,腔镜手术优势明显,通过使用加长套管,使穿刺套管直达胸骨上缘,明显缩小了手术空间,手术创伤相应减少。其次,腔镜放大作用可使术野更清晰,术中严格按真假被膜间解剖,减少创面出血造成的视野模糊。历经 20 余年发展,更有学者将 3D 腔镜技术应用于临床,有效弥补了传统 2D 腔镜空间立体感不足的缺陷,使外科医师可更精准地把握立体空间,更清晰地辨认重要解剖结构,以更高效地完成手术。

然而,腔镜甲状腺手术也有一定局限性或并发症:①能量器械不规范运用可造成神经热损伤或旁腺损伤;②术中腺体、血管出血会影响手术视野,甚至操作中转开放手术;③行淋巴结清扫时 I 区、ⅡB 区、V 区、Ⅶ区或胸锁关节及锁骨水平以下淋巴结不易清扫;④ CO_2 相关并发症。

CO_2 弥散能力虽强,但空间压力过低难以维持足够的手术空间,过高则可产生高碳酸血症、皮下气肿、纵隔气肿等并发症;⑤皮下分离造成的并发症。腔镜手术需要在胸前及颈前部分离出一个潜在的空间,可能损伤皮下脂肪层,甚至损伤皮下小血管或真皮层,从而导致皮下脂肪液化、皮肤淤斑等,严重者可引起皮下软组织感染;⑥肿瘤种植。与其他腹腔镜恶性肿瘤手术一样,腔镜甲状腺癌手术也可引起皮下操作空间癌细胞的种植。即使更新到 3D 腔镜手术系统也有不足之处,如部分术者使用 3D 系统易产生视疲劳、头痛、面部不适等不良反应;近视人员佩戴 3D 眼镜有所不便;佩戴 3D 眼镜有时出现镜片起雾,影响操作等。相信,随着技术的进步,尤其裸眼 3D 系统、机器人外科手术系统的出现,上述缺陷会逐步得以攻克。

(二)甲状腺癌外科手术机器化

作为光电领域最新科技与现代外科学结合的产物,微创手术顶级代表微创机器人的出现,让医学的奇迹再次发生。以达芬奇机器人为代表的机器人手术系统突破了腔镜技术瓶颈,为目前最先进的内镜手术器械微控制系统。其具有 3D 高分辨率放大手术视野、30°镜头术者自行调整、手术器械超越人手臂 7 个自由度操作等优点,不仅成为术者最佳辅助设备,还可作为技术平台,与其他技术相互融合,为术者提供便利。术者在无菌区外的操控台上,采用更为舒适的坐姿操作,可开展较长时间的复杂手术。尤其,从低头围观做手术到抬头借屏幕操作的过程,极大解放了医师劳动力,突破了人眼及双手极限,手术操作变得更精准,治疗更彻底。自 Kang 等于 2009 年首次用达芬奇机器人完成甲状腺癌手术治疗以来,达芬奇机器人甲状腺手术开始在世界各国迅速发展,并受到越来越多的外科医师和患者青睐。

最近,中国医师协会外科医师分会甲状腺外科医师委员会联合多个专委会制订《经口腔前庭入路腔镜甲状腺手术专家共识(2018 版)》《机器人手术系统辅助甲状腺和甲状旁腺手术专家共识》等,其内容涵盖腔镜、机器人甲状腺手术适应证及禁忌证、术前评估、麻醉、操作步骤等,必将进一步推动腔镜及机器人甲状腺手术在我国的良性发展与普及。

(三)能量器械应用

当前,手术设备和器械发展使甲状腺手术由冷兵器时代迈入高效能量平台时代。相比传统的结扎止血,电刀、双极高频电刀、超声刀、gasurem 血管闭合系统的出现,使术中止血更加精准彻底,术中及术后出血更少,缩短手术时间的同时,极大提高了手术安全性。例如,双极电凝镊通过高频电流使两镊尖间组织脱水凝固,从而达到止血的目的,具有镊间放电热传递范围小、组织损伤小等优点,利于神经及旁腺功能保护,是精细化微解剖的理想工具。LigaSurelM 血管闭合系统是一种强化的双极电凝系统,可凝闭 7mm 以下血管,其凝闭迅速、焦痂少,且侧向热传递距离为 1 ~ 2mm,极利于神经功能保护。中国医师协会外科医师分会甲状腺外科医师委员会联合多个专委会制订《甲状腺外科能量器械应用专家共识(2017 版)》,规范了能量器械在甲状腺手术中的应用,促使甲状腺手术更安全高效。

此外,外科手术导航技术在甲状腺外科治疗中也有很大发展前景,随着增强现实和混合现实技术在该领域的推广,有望帮助外科医师做好术前计划,使手术创伤更小、手术操作更加精细,进一步提高手术安全性和手术质量。

(四)甲状腺癌术中监测

根治术中,需注意功能保留,尤其喉返神经、喉上神经精细化解剖保留及甲状旁腺血管化原位保留,否则将影响患者生活质量,甚至诱发医疗纠纷。随着科学技术进步,术中神经监测、纳米炭负显影等新技术不断推出并应用,使甲状腺手术更加精准安全。

1. 术中神经监测术　甲状腺术中神经监测开启了神经保护电生理时代。自 1966 年由 Shedd 等首次报道,历经 50 余年沿革,已逐渐成为术中神经保护的重要辅助工具。该技术对喉返神经、喉上神经、迷走神经,乃至副神经、膈神经、臂丛神经、面神经及舌下神经等颈部区域运动神经实时监测,不仅指导规避风险操作,还可揭示神经损伤机制及损伤后恢复过程,指导予以相应预防及补救方案,明显降低了喉返神经损伤发病率,为实现喉返神经零损伤的精准目标提供了技术支持。

神经监测术以探测神经实现术中神经保护的新理念,改变了躲避神经和找神经的传统操作习惯。尤其喉返神经变异及分支情况复杂多变,需再次手术者,术区往往呈冰冻样瘢痕改变,喉返神经显露极为困难。利用神经监测术中导航,可快速定位神经走行,在解剖显露前描绘出神经走行区域,以精确定位指导手术,避免盲目操作造成神经损伤。

术中神经监测还可协助分析神经损伤机制,评估预后。依据神经监测肌电信号振幅下降时程,喉返神经损伤分为以热损伤为代表的速发型损伤和以牵拉伤为代表的迟发型损伤。组织病理学证实,热损伤多伤及神经内膜甚至髓鞘,而牵拉伤主要是神经外膜和神经束膜改变,神经内膜结构(包括髓鞘和轴突)结构完好,所以迟发型损伤术后声带麻痹多为暂时性,神经功能恢复率较速发型高。

随着科技发展,神经监测系统不断完善。早期主要通过电刺激神经时,观察声带运动及附加于气管插管表面气囊压力变化,或用手指在喉背侧感触声带颤动等非肌电图方式监测。1988 年 Lipton 经口留置声带肌针刺电极,接收肌电信号,开启了肌电图监测模式。之后,Eisele 等发明了附有表面接触电极的加强型监测导管,不仅可记录更多喉内肌相关参数,且操作安全、易于留置,成为术中神经监测记录电极的主要方式。随着监测软件实时更新,肌电波形及参数显示更加清晰,监测界面更加便捷、友善,系统自动计算肌电波形潜伏期,生成监测报告。将来,若无线肌电信号接收主机问世,还能实现多手术室一机监测,进一步提升监测效率。

2016 年成立中国神经监测学组、全国及各区域神经监测培训基地,2017 年中国医师协会外科医师分会甲状腺外科医师委员会联合多个专委会制订了《甲状腺及甲状旁腺术中喉上神经外支保护与监测专家共识(2017 版)》,旨在规范术中神经监测技术,以避免使用术中神经监测技术,又出现神经损伤的尴尬局面。最近,由中国医师协会外科医师分会甲状腺外科医师委员会、中国研究型医院学会甲状腺疾病专业委员会、中国医疗保健国际交流促进会临床实用技术分会及中国医学装备协会外科装备分会甲状腺外科装备委员会部分专家共同参与讨论,制定的《机器人甲状腺及甲状旁腺手术中神经电生理监测临床操作专家共识(2019 版)》提出,为提高机器人甲状腺及甲状旁腺手术的安全性和稳定性,保障病人术后生活质量,机器人甲状腺及甲状旁腺术中神经电生理技术的临床应用和科学研究也非常重要。

2. 甲状旁腺识别和示踪技术　甲状旁腺识别方法有多种,如肉眼识别、沉浮试验、亚甲蓝正显像、术中冰冻病理切片、洗脱液 PTH 检查等。近年发现,术中向甲状腺腺体内注射纳米炭后,甲状腺体黑染,而甲状旁腺不黑染,可以使甲状旁腺特异性负显影,协助准确识别甲状旁腺,即为纳米炭负显影技术。纳米炭还可沿淋巴管引流,用于前哨淋巴结示踪,特异性强,有助于鉴别甲状旁腺和淋巴结,提高淋巴结清扫疗效。

此外,吲哚菁绿荧光实时成像技术对于甲状腺癌根治术淋巴结清扫,也有指导价值。向腺体内注射吲哚菁绿后,在荧光探头激发术区后,腺体和淋巴结在屏幕上显示高亮度,甲状旁腺则呈灰色,通过实时动态成像,有助于精确识别甲状旁腺和淋巴结,使淋巴结清扫更彻底。作为术中甲状旁腺识别和淋巴结示踪的一种新方法,该技术仍需大样本临床研究证实。

中国医师协会外科医师分会甲状腺外科医师委员会联合多个专委会制订了《甲状腺手术中甲状旁腺保护专家共识》和《甲状腺围手术期甲状旁腺功能保护指南(2018 版)》以指导临床实践,对于进一步规范地开展术中甲状旁腺的寻找和保护,降低术后低钙发生有重大指导意义。

(五)甲状腺癌外科加速康复

加速康复外科是 21 世纪医学治疗和康复新理念,其内涵更重视微创化(包括心理微创、功能微创和结构微创等)。该理念在甲状腺外科的推广,能显著减轻术后应激反应、降低疼痛评分、增加颈部活动度和舒适度、缩短拔管时间和住院天数,促进术后康复,且并不增加麻醉时间、手术时间、手术出血量、术后引流量及手术相关并发症。为推进康复外科理念及方法在甲状腺外科的应用,需加强对护理团队、麻醉科医师等相关人员培训和引导,从入院宣教、术前准备、手术操作、麻醉管理、术后镇痛和术后护理等多个方面进行优化。

1. 数字化甲状腺手术 外科加速康复特别强调,医师应基于循证医学证据为患者选择最适合的术式,以最小的创伤获得最好的疗效。传统的二维断层 MRI、CT 等技术和术中超声并不能对病灶的解剖定位、甲状腺内脉管系统的毗邻关系以及残余体积等提供精准量化及立体构象。基于计算机科学不断进步,当前日益发展的三维重建技术有助于从多角度观察肿瘤形态、位置、病灶累及范围与毗邻脉管关系等,帮助临床医师直观、立体地把握病灶形态和位置,并能准确地测量病灶和术后残留组织体积。借助该技术,不仅显著减少待切除部位及需保护部位寻找时间,缩短手术时间和再次手术风险,还可根据预后风险分析,在保证切缘安全的基础上,避免切除过多组织,获得最小创伤、最大脏器保护和最佳康复效果。若将该技术引入甲状腺手术,并成功开发出临床医师易掌握、成本低、好推广的甲状腺三维重建及测量软件,将极大提升甲状腺微创手术水平及康复效果。

2. 信息支持照护 信息支持指医护人员在患者诊疗过程,从生理、心理等方面满足其有关疾病及其诊断、检查、治疗、预后等方面的信息需求。有文献报道,甲状腺癌患者情绪与生活质量受照顾需求满足情况影响,未能满足的照顾需求越多,其生活质量越差,心理痛苦程度也随之加重,患者照顾需求未满足程度与心理痛苦程度正相关。与患者及家属的有效沟通,可在增进其对于甲状腺癌的认识的同时,弱化患者及家属负面情绪,有效减轻各种压力,有助于减少意外发生。

然而,当前我们面临甲状腺癌患者增长速度远超出相关治疗从业人员增长速度的尴尬现状。许多患者及家属不能及时得到相关指导,尤其术后需接受 ^{131}I 治疗者,停服甲状腺激素同时,需低碘饮食,加上术后居家环境、缺乏医护人员实时照护和帮助,患者易产生疲乏、情绪低落等不良反应,严重影响其身心健康,导致消极疾病体验。医护人员应关注患者不同阶段的不适症状和需求,并以此为依据,构建系统且针对性的照护方案,改善患者疾病体验、生活质量和预后。当今信息化社会,应充分借助通信工具不断升级及网络社交平台的普及,建立非接触式远程照护平台,满足患者及家属对所患疾病知识的渴求,有效缓解患者及家属孤独、无聊、恐惧等负面情绪同时,不仅利于缓解医护人员相对不足,还有助于和谐医患关系构建。

众所周知,机器人不仅有巨大的计算能力、海量的知识存储与记忆、快速的学习与决策能力,最重要的是可以永不疲倦地工作。随着科技发展,有望开发通过自身无线探测装置,不用接触患者,就能监控其心率、体温的护理机器人。一旦发现患者生命体征异常,或发生跌倒等紧急情况,即会询问:你怎么样了? 需要帮助吗? 必要时,也可自动连接远端医护人员,进行远程视频咨询。此类机器人还可作为提供智能医疗服务的友好交互终端,构建基于互联网的院前一院中一院后健康管理团队,量化监测患者情绪等变化,提供智能健康管理与关怀服务从云到端的一体化系统与解决方案,提升信息化照护水平。

二、甲状腺癌 ^{131}I 及放射治疗进展

由于 DTC 细胞表面有 Na^+/I^- 同向转运体,可主动摄取放射性碘,并使其在癌细胞中聚集,从而实现显像诊断和治疗。因此,甲状腺全切术后,予以 ^{131}I 治疗,清除少量残留正常甲状腺组织和肿瘤组织,除预防局部复发外,还有助于行全身碘扫描,检出之前未发现的病灶,也有利于 Tg 长期监测。

(一)甲状腺癌 ^{131}I 治疗进展

如前文所述,作为甲状腺术后重要辅助治疗,^{131}I 治疗主要用于 DTC 残存无法切除病灶,或具有摄碘功能转移灶者,可分两步进行,即:①清除术后残余甲状腺组织;②治疗功能性转移灶。详见第十章。

^{131}I 治疗 FTC 疗效最好,考虑到患者可能有探测不到转移灶和复发可能,建议常规进行。PTC 摄碘较好,疗效也较好。而未分化癌和 MTC,摄碘甚少或几乎不摄碘,故疗效较差。敏感病理类型甲状腺癌 ^{131}I 治疗在国外已被广泛接受,但在我国,部分医师尚未足够重视,临床应用也不够广泛。尤其,在 ^{131}I 治疗甲状腺癌转移灶剂量使用等方面,尚无规范化治疗方案,亟待深入研究。

(二)甲状腺癌外放射治疗进展

虽然外照射(EBRT)对分化型甲状腺癌的治疗存在一定争议,但随着放疗技术的发展、相关设备的改进以及精准度的提高,EBRT 并发症明显降低。这使得 EBRT 在甲状腺癌治疗中的地位再次得到重视,治疗适应证也得到拓宽。基于 EBRT 对不同病理类型的甲状腺癌疗效的差异,不同国家和地区的诊疗规范或指南推荐也有所差异。

我国卫生健康委员会制定的甲状腺癌诊疗规范指出:甲状腺癌对放疗敏感性差,单纯 EBRT 对甲状腺癌治疗无益。原则上,EBRT 应配合手术使用,主要为术后放疗。具体实施应

根据病理类型、病变范围、手术情况、年龄等因素而定。其适应证为：①恶性程度较低的癌；②累及重要部位的肿瘤，如气管壁、气管食管沟、喉、动脉壁，或静脉内有瘤栓等，且手术无法干净切除，残存组织较大以至 ^{131}I 治疗无明显效果时；③分化差或未分化的癌，尤其术后有残留或广泛淋巴结转移，应及时给予大范围的术后放疗，以尽可能地降低局部复发率，改善预后。对分化好的 PTC 或 FTC，仅在无法再次手术时，才考虑使用 EBRT。尤其当患者年轻，病理类型较好者，即使出现复发转移，也可带瘤长期存活，且 ^{131}I 和再次手术都为有效的治疗手段，应慎用 EBRT。

三、甲状腺癌介入治疗进展

近 20 年，随着介入技术发展和人们对微创、美容需求增加，介入微创疗法在肿瘤治疗中，积累了大量经验。甲状腺疾病相关介入微创疗法主要分两类：第一类是化学消融，主要是经皮注射无水乙醇（PEI）；第二类是物理消融，主要包括激光消融（LA）、射频消融（RFA）和微波消融（MWA）。PEI 是利用无水乙醇使细胞脱水、蛋白质变性，从而导致微血管血栓形成和细胞凝固性坏死，目前主要用于囊性和囊性为主的结节治疗。对于实性或以实性为主的结节，物理消融法更具优势。LA、RFA、MWA 均为热消融，其原理类似，需在超声、CT 等精准引导下，经穿刺至瘤体的特制带鞘射频针，将近红外波段激光、射频波或微波能量在肿瘤组织内转化成热能，使肿瘤组织坏死而达到治疗目的。不同微创方式各有利弊，不同方式的选择并无定论，应根据各方因素综合考虑。例如，MWA 功率大，受组织碳化和血流灌注影响小，所以消融时间短、相对彻底，对于体积较大的结节，效果更好。但 MWA 中心温度明显高于 RFA，常超过 150℃，会使消融组织碳化，而很难被机体吸收，可能会影响患者长期疗效。RFA 功率相对较小，且能随时调节治疗能量，对于体积较小（≤ 2.0cm）结节安全性更高。RFA 或 MWA 引导针较粗（16 ~ 18G），消融功率较大（30 ~ 50W），常需"液体隔离法"保护周围正常组织。而 LA 使用纤细光纤，且功率较低（3 ~ 5W），操作灵活，定位精准，消融区域范围较小，能避免损伤重要的神经和血管。相对较小结节而言，激光消融更具优势。此外，氩氦刀冷冻治疗通过改变局部微循环和调节免疫等机制诱导细胞坏死和凋亡，同样具有可重复治疗、不良反应较少、组织修复效果好等优点，已成为无法手术切除的实体肿瘤重要治疗手段。已有学者报道，治疗甲状腺恶性肿瘤时，冷冻消融术与药物联合疗法，可有效降低肿瘤负荷，改善患者预后。

此外，随着生物学、医学等科与纳米技术的融合，诊疗一体化的多功能分子探针已成为当前分子影像学研究热点。以分子成像为指导，利用纳米粒尺寸小、可透过毛细血管内皮间隙、稳定性强等特点，作为药物递送或基因控释载体，可通过局部超声辐照破坏微泡，实现靶向药物定位释放和精准治疗的同时，精准追踪纳米粒在体内及瘤内分布情况，实时评估治疗效果，为甲状腺癌"精准医疗"提供了可能。

2001 年 RFA 首次用于治疗颈部复发的 DTC，随后 RFA 用于晚期甲状腺髓样癌姑息治疗、甲状腺良性结节、自主高功能结节及原发性甲状腺乳头状癌治疗的报道相继出现。为规范 RFA 在甲状腺结节病变中的应用，韩国、意大利及中国相继出台专家共识及指南，均认可将 RFA 用于治疗不能手术的复发甲状腺癌，且强调 RFA 是复发转移性甲状腺癌的补充治疗手段。因此,超声引导下RFA清除DTC术后残留甲状腺组织,为不愿再次手术者提供了一种新的微创选择。同时术者应从全局考虑,充分权衡消融的必要性,高度重视RFA的潜在并发症,充分尊重患者的知情权与选择权。临床实践中应注意以下几点:①重视"无瘤"原则。PTC有多灶性特点,部分患者在初治前已有转移病灶,RFA作为一种局部治疗手段,极依赖于术前评估。若术前对患者评估不足,需多次操作时,不仅难完全清除病灶,并发症发病率也必然增加;②重视并发症。虽然RFA并发症少,但RFA治疗后局部粘连和水肿较明显,必将增加再次消融或手术难度。术后,不能有效规避随机性甲状旁腺损伤、RFA治疗后出现的种植转移或严重皮肤烧伤,也会影响患者预后;③RFA无法获取准确病理,且结节消失也无法证明肿瘤细胞被完全消灭;④不应将RFA用于PTMC初始治疗。RFA作为PTMC初始治疗的有效性,目前还不能妄下结论,应避免盲目扩大适应证,仅作为手术的补充治疗。

RFA等作为新型甲状腺结节治疗手段,需用包容、开放的心态来评估,目前的研究还缺乏高质量的循证医学证据,在规范操作、数据积累方面尚有漫长的道路要走。相信随着国内外新指南、共识的出台,以及相关高质量循证证据的积累以及相关法制的完善,将来通过加强监管、规范适应证、提高首次消融效率、重视病理性完全消融和合理评估处理残余结节,使甲状腺良性结节热消融体现出合理性、安全性及高效性,进而更好地服务患者,必能拥有更好的前景。

四、甲状腺癌内科治疗进展

内分泌相关的辅助治疗是手术后密不可分的治疗,主要包括术后甲状腺功能替代、TSH抑制及分子靶向治疗。虽然绝大多数DTC患者,经规范外科手术切除、系统放射性碘治疗及长期内分泌抑制治疗可获得良好的预后,但遇无法手术,或肿瘤组织不能摄取放射性碘时,将严重影响患者预后。近年,随着甲状腺癌分子机制研究深入,分子靶向治疗也为不摄取放射性碘或不能行手术治疗的晚期或难治性甲状腺癌患者带来了希望。

(一)TSH抑制治疗

TSH是促进甲状腺细胞生长和分化的主要因子,可刺激甲状腺滤泡上皮细胞增长,使滤泡增多、腺体增大。适当补充外源性L-T4,可抑制内源性TSH分泌,进而抑制TSH对腺体组织的刺激,达到遏制甲状腺结节发展,甚至预防新结节出现的效果,是甲状腺癌术后和放射性碘消融后的重要辅助治疗。

然而,长期过度抑制TSH,可导致亚临床甲状腺功能亢进,引发一些不适症状或不良反应,如心率增快、左心室增大等,甚至影响绝经后妇女骨密度。文献报道,TSH抑制疗法能诱导DTC或第二肿瘤增殖。主要依据如下:①流行病学等资料显示,甲状腺激素(TH)与肾细胞癌、胰腺癌、卵巢癌和乳腺癌等多种肿瘤的发生相关。有学者推测TH可能在肿瘤扩散和血管生成中发挥重要作用;②整合素介导的非基因组效应。整合素 $\alpha v\beta 3$ 是一种TH受体,他有一个T3特异性结合位点和一个T4特异性结合位点。TH活化整合素后,可由T4-$\alpha v\beta 33$复合体激活丝裂原活化蛋白激酶(MAPK),发挥TH的血管生成启动子作用,或通过活化 $\alpha v\beta 3$ 受体介导TH与肿瘤细胞的联系。T4-$\alpha v\beta 3$复合体活化,不仅促进体外培养的PTC和FTC细胞增殖,还抑制其凋亡;③甲状腺激素对甲状腺癌的影响。有证据显示,除促进肿瘤扩散外,TH还通过激活 MAPK 通路,促进细胞增殖分化,在 PTC 发生发展中发挥作用;④促甲状腺抑制疗法和第二肿瘤。尽管 TSH 促进 SPT 发生的作用尚未被证实,但乳腺癌、肾细胞癌和前列腺癌等常见的 SPT 与 TSH 和甲状腺癌密切相关。因此,我们虽将 DTC 视为 TSH 依赖的肿瘤,认为 TSH 抑制疗法是治疗 DTC 的有效措施。然而,鉴于 TH 在肿瘤发生发展中的作用,仍需持慎重态度。

令人欣喜的是,近来小分子 TSH 受体激动剂及拮抗剂研发进展迅速。其机制主要是通过阻断甲状腺癌细胞的 TSHR 信号通道,不再依赖于 TH 水平发挥抑制 TSH 的作用,有望降低 TH 相关的不良反应。早在 2012 年,Gershengorn 和 Neumann 就发表了第一个 TSHR 激动剂 NCGC00161870 的研究结果,该成果有望开发成 DTC 临床治疗新药物。

(二)分子靶向治疗

肿瘤分子靶向治疗是以肿瘤组织或细胞特异分子为靶点,利用某些与相关分子特异结合的抗体或配体,改变肿瘤细胞分子生物学行为的疗法。常见靶点与细胞转导、增殖及结构蛋白等有关。与传统的细胞毒化疗不同,肿瘤分子靶向治疗特异性强,毒性明显减少,开创了肿瘤化疗的新领域。

众所周知,甲状腺癌发生、发展受多基因调控,转录及转录后调控起主导作用,尤其涉及体细胞突变的激活及失活、基因表达模式的改变、微小 RNA 调节异常、基因异常甲基化等表观遗传学调控。随着对各种甲状腺癌发病机制研究的深入,人们发现,许多基因变异不仅可作为甲状腺癌诊断和预后分子标志,也有望成为分子治疗潜在靶点,为甲状腺癌精准化的不良结局预测、靶向治疗和预防提供了新思路。

目前甲状腺癌的分子靶向治疗药物主要包括针对血管内皮生长因子靶点、原癌基因 RET、BRAF 基因、EGFR 靶点的药物等。例如,国内已批准首个用于治疗难治性 DTC 的索拉非尼,国内多个拥有独立知识产权的安罗替尼、索凡替尼、阿帕替尼等等,显示其特异性较好,且疗效可靠、损伤较小。详见第十二章。

当前,甲状腺癌靶向治疗研究与应用也出现了新的趋势。主要表现为:①碘治疗增敏靶向药物研发。针对放射性碘治疗不敏感者,在精准化医学和组学研究基础上,开发 MEK 选择性抑制剂 Selumetanib 等,使部分碘难治性甲状腺癌患者重新获得碘摄取能力,进而改善碘治疗疗效;②靶向药物联合应用。恶性肿瘤的发生发展往往同时存在多种基因改变,并受多条信号通路调控,不同作用靶点药物联合使用是未来研究的方向;③靶向药物优势人群选择。恶性肿瘤的异质性决定了随着治疗时间的延长和病情迁移,肿瘤势必会产生耐药,导致疾病再进展。基于肿瘤组织分子分型分析,探究靶向药物的优势人群及耐药群体,将是甲状腺癌精准医疗的必然趋势;④特异性主动靶向系统研发。肿瘤组织新生血管丰富,但血管内皮细胞间隙大、排列不规则,纳米颗粒可通过其高渗透性及长滞留效应,选择性地从血管渗漏并集聚于肿瘤组织,即为肿瘤组织的被动靶向积累。然而,单纯依赖被动靶向机制的纳米粒累积脱靶率很高,严重影响其诊疗效率。有研究者,以人源化抗 VEGF 单抗为靶配体,在纳米粒设计中引入特异性主动靶向功能,成功制备出多功能贯序靶向纳米探针诊疗平台,实现了抗血管生成与光热治疗的协同及多模态分子成像的诊疗一体化,为靶向治疗与传统细胞毒药物及外部照射联合治疗晚期或难治性甲状腺癌的可行性探索,提供了一种新思路;⑤不良反应规避。靶向药物有诸多不良反应,探索如何通过服药前预处理和服药后管理处置将不良反应减弱,甚至避免发生,至关重要。

五、甲状腺癌中药治疗进展

随着中医学发展,中医中药在临床上辅助治疗癌症的研究也在不断地增多。中医治病强调整体观念和辨证论治,就是重视人的整体和局部疾病的个体化辨证治疗,可以出现同病异治、异病同治。目前,中医药多用于患者术后促进切口愈合,控制癌细胞转移,减少瘢痕形成,减轻化疗的临床症状,调节机体内环境平衡,提高患者生活质量等方面。大量文献提示,中医中药能有效地减轻西药不良反应,提高机体免疫力,改善患者预后(参阅第十三章)。

由于中药成分复杂,中药抗肿瘤的机制不明确,目前尚未开展中医药治疗 DTC,特别是晚期 DTC 的大型临床研究。中医药在临床上的推广仍然任重而道远。

(吕文山　杨丽丽　阎胜利)

第三节　甲状腺癌精准医疗进展

当前医学已由经验医学、实验医学转向以证据为基础的循证医学,其特征是强调"群体"的临床证据,而忽视了"个体"的复杂性以及"个体"的遗传特性和环境因素等差异。精准医学强调以个体化医疗为基础,利用基因组学、蛋白组学、生物信息数据库、海量数据分析处理的计算机技术、小型便携监测设备等医学前沿技术,从分子生物学本质解析疾病,并基于患者遗传等信息寻求最佳治疗方案,实现对疾病的精准诊断、分型和治疗。因此,精准医学是继循证医学之后形成的全新医学概念和医疗模式。

狭义的精准医疗仅指针对具体患者的遗传特征等,以全基因组测序为基础,通过分层,将个体归入不同亚组,量体裁衣式地制定诊疗方案。而广义的精准医疗,则需重视并运用系统生物学及系统医学的理论和方法,整合分析多维度与多层次生命组学动态变化,从而整体地、精确地认识疾病,提高医学研究和疾病诊疗效率。不少学者提出,我国传统中医药的辨证施治"同病异治,异病同治"这一思想就是考虑到具体患者的体质类型、心理特征和环境情况等因素,而进行个体化治,应属于早期"精准医疗"理念;现代外科医师借助影像等技术精确定位病灶,完美分离病变组织和正常组织,也应属于精准医学的范畴。

随着基因测序及计算机技术飞速发展,科学家已建立了包括全基因组关联分析(GWAS)、肿瘤基因图谱(TCGA)、人类基因突变数据库(HG-MD)、在线人类孟德尔遗传(OMIM)等人类变异数据库,为精准医学实现提供了理论基础与技术支持。2016 年国家科技局将精准医学研究列为优先重点专项,主要任务包括:构建百万人以上的自然人群国家大型健康队列和重大疾病专病队列;建立生物医学大数据共享平台;建立生物医学大数据分析技术;建立重大疾病风险评估、预测预警、早期筛查、分型分类、个体化治疗、疗效与安全性预测及监控等精准防治方案和临床决策系统。

精准医学发展依托于基因测序技术、计算机技术、各种组学技术、分子病理技术的进步，精准医学的实现需借助各种标准化大型队列研究和多组学研究，其中大型队列研究是核心，多组学研究是基础，而大数据标准化处理与发掘为其重要凭据。"精准医学"也是对完美临床结果的期待，将基础研究成果转化为有效的精准治疗方案面临诸多挑战。当前，甲状腺癌精准医疗面临的问题与挑战主要有以下几点。

一、临床生物样本库建立

如前所述，大型队列研究是精准医学的核心。全面了解甲状腺癌分子生物学机制是实现精准治疗的前提，而生物学机制探讨要基于大样本临床队列建立的肿瘤组学图谱，结合个体生活环境和疾病表型等，揭示研究肿瘤基因型和疾病表型的关系，阐明与肿瘤发生发展密切相关的驱动分子，制订精准用药策略，并在临床试验中进行验证。

甲状腺癌临床数据主要由住院期间病历信息和随访数据构成，两者相辅相成，基本覆盖甲状腺癌诊疗全过程。尽管目前临床研究越来越重视和提倡"原始数据""连续病例"等真实世界研究，但在数据提炼、转录过程中，尤其是主观性资料向客观数据转化时，信息损失常不可避免。甚至可因数据丢失过多，而导致结果偏差。此外，生物样本库数据整合过程中，病史、体征、影像、实验室及功能检查结果等表型资料至关重要。近年美国对恶性肿瘤靶向药物和 PD-1 相关免疫治疗研发之所以迅速，完全得益于其较为完善的生物样本库。以其国家癌症数据库为例，它登记了超过 1 500 中心自 1985 年至今肿瘤患者的诊治数据，这为美国甲状腺癌预防、诊治和科研提供了强有力的支撑，以这些数据为最重要证据的 ATA、美国家综合癌症网络指南也被国际社会广泛推荐和应用。我国虽有国家肿瘤登记资料，但与全美医疗保险监督、流行病学和最终结果数据库比较，信息完整度和数字化程度较差，限制了结局分析完整性和代表性。籍此，我们呼吁国内大型甲状腺癌诊治中心精诚合作，积极扩大国家和地区肿瘤登记规模，扩大登记覆盖人口，建立完善的信息登记，构建中国甲状腺癌大型数据库，为我国卫生行政部门癌症防治及病因学相关研究提供更精准的基础数据和科学依据。

数据库建设和应用过程，即为从原始信息提取为最终科研论文数据的过程，各级数据库信息特征，可总结为从 0 ～ 3 级逐步采录过程。下一级数据的质量控制，依赖于上一级数据的真实性和可利用性。随着患者病历信息数据的逐级转录，数据可利用性逐步上升，而真实性逐渐下降。

0 级数据是患者初始携带的基础疾病信息，常在门诊、住院初诊时产生，通过主观表述及体征等形式表现，并由接诊医师记录。本级数据绝对真实，但无法直接用于数据库，需经一线医师转化为具备可利用性的 1 级数据。

1 级数据，即为初始病历信息，是对病例原始信息的归纳和总结，可分为两部分：①病历信息、手术记录等文字记录；②影像、检验、病理等检查报告。此级别数据库建设中，相关"主观"信息越多，数据损失风险越高，尤其文字记录，一直是临床数据库建设的痛点。患者描述→医师提炼→录入病历框架→人工转录→另一名医师再提炼为可用数据信息。此过程中，需反复地文字输出和输入，不同的文字理解和表达能力使数据信息损失的风险大幅增加，数据真实性和可利用性同时下降。只有不断提高 1 级病例信息标准化、数字化程度,才能降低数据信息真实性和可利用性损失,以期实现后续数据库建设中"零损伤"的理想状态,并大幅降低后续数据库建设成本。因此,提高 1 级数据质量是提升数据库整体质量的基础和关键所在。

2 级数据库,可视为临床数据库"成品"阶段,根据各单位信息管理规定不同,多采用人工转录和电子传输等建设方案。此环节的重点在于如何制定合理的数据采集框架。前期数据类目采集不全,将在论文撰写中面临补充数据的需要,增加劳动量;但数据类目采集过多,显著降低数据库的实用性和效率。因此,设计 2 级数据库临床框架前,需阅读大量文献,在对临床指南争议和新兴研究方法充分了解的基础上,结合单位特色,设置 2 级数据库框架。

3 级数据库,即为科研成果数据库,包括 SCI、PubMed、中国知网等大型专业文献库。研究者通过论文形式分享临床实践及成果,同时通过各文献的数据展示,吸取经验、了解最新研究动态,从而对后续临床工作进行指导。相较于 0、1 级数据,3 级数据库可利用性极大增加,基本已成为可应用的科研数据资料。

此外,临床数据库的安全问题须高度重视。由于随访和科研需要,医疗数据库常涉及大量患者身份及疾病信息,一旦泄露可能对患者生活造成严重影响。《中华人民共和国刑法》规定,医疗工作人员将获得的公民个人信息出售或非法提供给他人,情节严重者,可处以 3 年以下有期徒刑。无论通过电子接口传输或人工转录途径建设临床数据库,均应注意信息安全,采取身份信息加密等措施。

二、多组学技术整合

众所周知,甲状腺癌病因复杂,具有异质性和遗传不稳定性。临床症状相似、病理类型相同者,可能具有不同的分子基础,其治疗效果也不尽相同。尤其,现有的甲状腺癌治疗手段,无法针对不同患者或同一患者不同治疗阶段,进行个性化诊疗,因而综合性、多层次、跨尺度的组学研究非常必要。

(一)甲状腺癌基因组学

甲状腺癌分子诊断涉及一系列先天遗传或后天突变,包括体细胞突变激活或遏制、基因表达模式改变、microRNA 调节异常和基因甲基化异常等。目前国外已有多重基于基因组学和NGS 测序技术的商用芯片问世,极大推进了甲状腺癌分子诊断技术的发展。随着影像定位—细胞病理—分子靶标多层次诊断体系建立和完善,根据"超声 - 细胞 - 基因"组学特征对甲状腺结节进行诊断和危险分层成为可能,为实现甲状腺癌精准诊疗提供了极大的理论与技术支持。

系统基因组学研究结合大数据分析,不仅有助于甲状腺癌新生物标志物发现,还可在对患者遗传特性研究和分析的基础上,借助药物基因组学等技术,促进新型靶向药物研发。新药上市前后,利用大数据算法提高临床试验设计和数据分析水平,将相关药物用于特定患者,改善药物安全性和有效性,达到精准医学的完美临床转化。

(二)蛋白质组学

蛋白质组学可在蛋白表达水平上阐明甲状腺癌发病机制,明确信号传导通路的关键节点,发现特异的标记物和潜在治疗靶点。尤其差异蛋白组学分析,是发现潜在肿瘤标记物最常用的方法之一,具有极高的临床应用价值。目前通过对甲状腺癌组织蛋白组学研究,已经发现了诸如过氧化还原酶2、热休克蛋白5、Gal3、S100A6等多种蛋白的差异表达。这些蛋白可以参与细胞形态、运动功能的维持,或参与细胞能量代谢、细胞周期调控和肿瘤发生发展等多种生物学过程。

(三)代谢组学

代谢组学在恶性肿瘤研究中的价值正在愈发受到研究人员的重视,但针对甲状腺癌的代谢组学研究尚处于早期阶段。随着基质辅助激光解析电离飞行时间质谱、高分辨魔角旋转磁共振等多种代谢组学研究技术在甲状腺癌领域的应用,目前已发现了许多新的甲状腺癌代谢分子标志物。如 Miccoli 等通过 HR-MAS NMR 技术发现在甲状腺癌组织中存在数种氨基酸含量升高,并伴随胆碱、肌肉肌醇、鲨肌醇水平的降低。

(四)表型组学

表型组学研究,是将基础组学研究与临床表型相联系的重要环节。2003 年开始进行的"人类表型组计划"在分子、细胞、组织和整体等不同水平,收集特定患者药物敏感性等表型信息。通过生物信息分析融合,得出组学信息—临床表型联系,该技术在甲状腺癌领域的应用,必将促进患者组学信息指导下的个体化精准医疗。

当前已有诊疗系统可快速识别患者过去药物过敏史等,并与此次诊断治疗可能相关的事件突出提示。将来,如若整合各组学数据,医师不仅能看到患者历次就诊情况,还能看到其日常活动数据、环境污染情况、遗传标记情况和相关蛋白表达变异等信息,有望从基因分子层面开展更为精细的个体化医疗,真正实现精准医学。

三、甲状腺癌大数据分析

随着临床医疗数据量的不断扩大,基于可视化的医学大数据分析系统应用越来越广泛。大数据概念最早由美国麦肯锡公司提出,是指一种在获取、储存、管理和分析方面,规模庞大到超出传统数据库软件管理工具能力范围的数据集合,其具有"5V"的特点:即大量(volume)、高速(velocity)、多样(variety)、价值(value)和真实(veracity)。大数据是精准医学的基础,也是其根本。

当前,我国大部分医院已建立医院内部信息系统(HIS),患者住院病历基本实现了电子化。随着医疗电子信息数据大量爆发,也使全国,乃至世界范围内的数据共享合作成为可能。国务院颁布的《促进大数据发展行动纲要》中亦提倡推动传统公共服务数据与互联网、可穿戴设备等数据汇聚整合,优化资源配置,提升公共服务水平。在正确认识大数据的作用及局限性的基础上,充分利用庞大的电子病历数据集,结合人工智能学习,将使预测模型得以建立验证,最终利用患者的临床数据与个体遗传信息数据与庞大数据库对比,搭建临床决策支持工具,通过预测模型来帮助预测患者预后,为患者提供更精准的个体化服务。

然而,医疗是大数据应用中难度最高的领域之一,由于其极强的个性化需求,较长的市场验证周期,海量繁杂漫长的非结构化数据收集和处理,数据规范化、商业化困难等原因,新兴技术与医疗业务的结合之路充满坎坷。主要体现在以下方面：①标准不统一。组学技术的质量和标准是精准医学的关键之一。当前各医院的电子病历系统不同，也有医院同时运行多种信息化系统，不同医院间检验结果存在单位不统一、标准值不一等情况，超声等依靠医师经验的辅助检查尤为突出。这些多源、异构的系统彼此割裂，使各医疗数据处于孤岛状态，无法有效利用。为实现数据互通和共享，基于统一的组学技术质控标准，建立统一政府级别的数据共享平台是重中之重，此平台不仅应当包括医院及社区卫生中心的数据，还应与主要科研院所、医保结算单位平台相通，方便实时调取。2016年国务院颁布的《国务院办公厅关于促进和规范健康医疗大数据应用发展的指导意见》指出，鼓励各类医疗卫生机构推进健康医疗大数据采集、存储，加强应用支撑和运维技术保障，打通数据资源共享通道。加快建设和完善以居民电子健康档案、电子病历、电子处方等为核心的基础数据库；②门诊病历电子化不足。门急诊患者数量多，时间紧等问题，常仅有诊断、处方、检查结果电子化；③专业人才匮乏。数据的价值毋庸置疑，但要更好地挖掘数据背后的故事，不仅需要计算机、统计学、医学知识的结合，更需要敏锐的思维和洞察力，此类复合人才非常短缺。

展望未来，在大数据医疗和精准医学时代，进一步整合病人检查资料，并进行数据分析、研发、构建网络化甲状腺癌临床决策支持系统，可简化病人体检、分诊、决策、术后复查等流程，减轻临床工作负担，提高甲状腺癌诊疗工作质量，并促成我国本领域快速发展和综合实力提升，必将迎来甲状腺癌诊治新纪元。

（吕文山　杨丽丽　阎胜利）

第四节　甲状腺癌健康教育与预防

从古至今，健康是人类社会亘古不变的追求。党的十九大报告亦明确提出实施"健康中国战略"。2017年，全国卫生与健康大会和《健康中国2030规划纲要》均已明确，要把以治病为中心转变为以人民健康为中心，全面提升全民健康素养。各级政府卫生部门、医疗机构、医务人员，都应承担起传播科学健康知识的重担，将深奥的医学研究成果演变为普通民众易于理解和接受的健康知识，满足群众对权威科普信息需求的同时，提升广大人民的生活质量和健康水准。

这一"科普化"过程，离不开大众媒介的广泛传播。尤其在新媒体语境下，借助以移动互联技术和智能手机为载体的微信公众号、抖音等短视频App开启的信息与知识获取"小屏"时代，近年以各大医院为主体账号的官方微信公众号已逐渐成为权威医学科普知识传播的主场战。当前，做好甲状腺癌相关知识宣传，应注意以下几点。

一、突出早期筛查

癌症早期筛查和健康提示推文始终能获得较好的传播效果，其原因可能是该类选题可涵盖更多普通人群，满足大众对癌症预防类信息需求，并能在社会上形成较好的二次传播，乃至媒体聚合效应。大量资料显示甲状腺癌虽是增长速度最快的恶性肿瘤,但总体预后较好。尤其随着甲状腺癌诊疗技术发展和相应理念变革,以及早期筛查的普及,结合精准的术前诊断、全面的病情评估、规范化个体化的手术治疗、精准化功能保护、规范化随访,我国甲状腺癌患者生存预后与发达国家差距不断缩小,5 年生存率已由 2003—2005 年的 67.5% 升至 2012—2015 年的 84.3%。

二、强调规范随访

规范化长期随访可动态观察病情进展,早期发现可疑病灶,或术后复发及转移,及时调整治疗方案。甲状腺癌可疑病灶及术后随访主要包括:①颈部超声检查。是对原发灶位置复发及转移性淋巴结检测最敏感的影像学检查。若发现可疑结节,需仔细探查,必要时行超声引导下穿刺活检;② Tg 测定。Tg 能灵敏预测甲状腺癌及甲状腺全切者肿瘤残留或复发,包括 TSH 抑制状态下的基础 Tg 测定和 TSH 刺激后(TSH > 30mU/L)的 Tg 测定;③甲状腺功能测定。DTC 术后,应根据肿瘤复发危险度分层和 TSH 抑制治疗不良反应风险分层,制定个体化目标;④全身碘扫描。全身碘显像可反映病变是否摄碘,也是对病情进行再分期和制定后续治疗方案的依据。

三、树立整体防治思想

甲状腺癌防远比治重要,尤其要实现健康中国规划,让人人有一个健康的体魄,甲状腺癌预防工作任重而道远。但时至今日,我们对甲状腺癌的本质并不完全了解,它后面还隐藏着许多问题,我们全面整合各方资源,系统研究各种致病因素,做好甲状腺癌防控。

例如随着人们对肥胖危害认识的不断深入,越来越多的证据表明,肥胖也是甲状腺癌发生发展的危险因素之一。基础研究提示其潜在机制涉及高胰岛素血症及非高胰岛素血症相关途径,包括瘦素 -Janus 激酶 2- 信号传导及转录激活因子 3 通路等。此外,肥胖者 TSH 水平相对升高,可能也是促进其甲状腺细胞生长的因素之一。了解肥胖及其治疗对甲状腺癌的影响,有助于更全面地认识肥胖的危害,也为民众肥胖防控教育提供新的切入点。而且随着对肥胖促发甲状腺癌相关机制的深入理解,有望使肥胖干预成为甲状腺癌防治新靶点。

四、借力新技术精准防治

大量循证证据表明,甲状腺癌发生发展受遗传、童年期电离辐射暴露、肥胖、桥本甲状腺炎等众多因素影响。因此,减少和避免敏感人群电离辐射,改变生活方式,减少环境污染等可能有助于降低甲状腺癌的发病率。中医治未病思想早就强调了疾病预防的重要性,她不仅具有以人为本和辨证论治的特点、与当前生物 - 心理 - 环境 - 社会医学模式相吻合,还与当前热潮高涨的精准医学相通相融。

借力先进的基因检测技术,不仅有助于遗传性或获得性基因缺陷相关癌症筛查,还可精准阻断某些遗传缺陷儿出生。例如,2016 年国内首次用单细胞高通量测序联合核型定位技术,行植入前胚胎遗传学诊断,筛选遗传学正常胚胎植入母体子宫,成功阻断原有 50% 机会向子代遗传的致病基因。该技术从源头上阻断单基因遗传病致病基因向子代延续,进一步丰富了优生优育内涵。

(吕文山　杨丽丽　阎胜利)

第五节　甲状腺癌诊疗模式变迁

随着社会发展和人民群众知识、文化水平及健康需求的不断提升,医疗成本－效果、患者安全和医患关系越来越受到重视,临床决策从家长告知式向多元化转变,好的临床决策不仅能体现医师诊疗水平,还将人文关怀融入其中。当前,甲状腺癌,特别是微小甲状腺癌患病率不断升高,但经科学规范的治疗,绝大多数患者预后良好的背景下,有关甲状腺癌特别是早期、低危甲状腺癌是否存在过度检查、过度治疗的争议不断增加,促使甲状腺诊疗策略不断发展和完善。

一、医患共同决策模式

越来越多的研究和实践表明,合理应用医患共同决策(SDM)模式可显著提升患者对医疗行为的依从性和满意度,缓和医患关系,减少医疗纠纷,提高医疗质量。医患共同决策指医疗服务提供者,即医师或护士邀请患者或其照顾者参与治疗决策的医疗服务模式。该过程把患者作为一个整体纳入到诊疗方案当中,医师帮助患者及其照顾者了解不同的方案,医师从疾病的最佳方案考虑,患者从最适合自己的方式考虑,双方综合疾病情况、个人喜好、教育背景和经济水平等多方因素,针对治疗各环节中不同方案的利弊进行充分沟通,制订出个性化诊疗方案,以最大限度地满足疾病、社会心理、经济等方面的需求。该系统由两组参与者构成,即医方与患方。沟通过程中,医护人员应使用患方能够理解的语言,确保患者及家属接收到及时、完整和准确信息的基础上,双方就最优决策达成一致,最终生成治疗方案和实施协议。该医疗决策模式尤其适合可疑甲状腺癌、微小甲状腺癌、早期甲状腺癌等争议性较大的低危慢性疾病患者。其优势主要体现在以下方面。

(一)充分满足患者需求

医患共同决策本质强调"以患者为中心",很大程度上考虑患者的选择偏好、内部需求及对待措施的评价,从患者的价值观出发,引导其对医疗方案进行选择。沟通过程中,患者能够感受到来自医护人员的尊重与关怀,更好地诠释了"以患者为中心"的理念。

1. 注重患者主观感受　医学漫长发展过程中,"病是否存在?"主要取决于病人的主观感受,病人应拥有自己是否有病的首要发言权,而疾病导致的痛苦才是医学介入的理由,是医学活动围绕的中心。然而,随着现代医学的发展,各种科学仪器改变了这个古老的医学实践及其背后的伦理关系。许多疾病是依据仪器检查和化验结果得出的诊断,仪器成了现代医学里病人"病痛"的主判官,疾病可以脱离"病人"主观感觉而独立存在。无痛可以有病,有痛未必有病,仪器说了算,病人则失去了自己是否有病的发言权,进而也失去了自己是否需要治疗的话语权。

参与医学决策者有医师、病人、管理者、企业家乃至政治家。那么谁的价值观应该主导医学决策？答案是谁付钱谁拍板。在所有医疗决策体系里，病人都是最终的出钱人，最后有拍板权的应该是病人。

2. 客观评价检查结果 疾病的客观化，使部分医疗行为的决定权转到了病人和医师以外的第三方，如医疗保险的制定者、医学指南的制定者、参与有关研究的科学家，以及医疗器械和检测试剂企业的从业人员等。

尤其是，随着科学仪器及检验试剂的更新，常使疾病诊断敏感性提高，这不仅影响医疗效果，也会影响治疗的总人数以及相应的费用。切点的选择不仅仅须考虑不治疗的风险及治疗的益害比，还应考量对医疗保险的冲击、医疗卫生体系或民众的可承受力，以及民众的需要和价值取向等。

3. 客观评价治未病及低危癌需求 有时仪器测出的可能是无症状的异常，或只是未来疾病、伤残或死亡发生的风险。从某种意义来说，这些只能算传统意义上的危险因素。大多数早期癌症就是这样，代表的只是一个未来病痛和死亡风险。未来疾病或死亡风险多大时应采取措施？干预效果多大时是可以接受的？一个国家或一个地区可投入多少卫生资源？这些问题也不是纯粹的生物学问题，不仅涉及医学问题，还与社会、政治、经济、价值、伦理、信仰、资源及其分配等相关。

有学者对死于意外或非癌症人群行死后病理检查，显微镜下可见 36%~100% 的人有甲状腺癌。影像研究也显示，在未诊断为癌症人群中，可疑甲状腺癌结节达 67%。但越来越多的证据表明，这些所谓的微小癌症中，有相当比例属于惰性癌症，它们可以长期稳定不变，甚至余生不会引发症状和病痛，更不会致死。因此，它们的发现可能属过度诊断，其治疗也就属于过度治疗。然而，临床上难以精准地估计癌症的惰性程度，所以一旦发现癌症，都会给予手术、化疗、放疗，乃至靶向、免疫治疗等治疗。韩国自 1993 年开始，在健康人群中普遍开展甲状腺超声检查，结果甲状腺癌病人的数量持续急剧增加，到 2011 年时，总共增长了 14 倍，但这 18 年间其甲状腺癌死亡率却基本稳定。据估算，其中 98% 的病人终生不会受到甲状腺癌的任何折磨。然而，2/3 的病人做了甲状腺全切手术，1/3 做了甲状腺部分切除，很多人还接受了放疗和化疗。其中，11% 发生了甲状腺功能减退，2% 发生了声带麻痹，很多人终生需要替代治疗。因此，对一些低危惰性癌的治疗可能花钱很多，但受益有限，且副作用不少。2015 年美国甲状腺学会《成人甲状腺结节和分化型甲状腺癌诊治指南》和《2016 版中国甲状腺微小乳头状癌诊断与治疗专家共识》，也提出对低危甲状腺微小乳头状癌，可以进行非手术随访观察。

2016 年我国抗癌协会甲状腺癌专业委员会参考国际有关甲状腺微小癌诊疗权威观点，出台了国内首个《甲状腺微小乳头状癌诊断与治疗专家共识》，明确指出对于部分单发、低危甲状腺微小癌，不提倡一切了之，应在充分考虑患方意愿和心态的前提下，经专业医师研判能否密切观察随访，暂不手术。该共识也强调，微小癌并不等同于早期癌或低危癌，其中有 50% 发现时就已经出现了淋巴结转移，是否需要手术，最好在专科医师引领下，综合各方意见，共同决策。该综合性指导意见，有利于减少甲状腺微小癌过度治疗或治疗不足。

4. 全面审视各类指南　人们往往认为科学是客观、中立的,因此是公平、公正和无私的,从而赋予了科学巨大的权利。然而,对科学的这种判断存在巨大的漏洞和隐患。一方面科学研究的选题、实验、分析和结论无不受科学家社会背景和价值观的影响,因此科学知识在根源上就不是绝对客观的。另一方面科学知识的利用也完全是主观意志使然,如何利用科学成果,取决于无数利益集团的狭隘目的。科学帮助人们消除无数饥饿和疾病的同时,也重新划分了权利世界的格局,使部分人以知识和权威的名义,控制由此产生的庞大组织和机构,站到了另一部分人身上。现代医学虽是理性的科学杰作之一,也是集专业知识、技术程序和规范行为于一体的精致系统,但这绝不意味着医学是纯粹理性的、客观的和中立的。

科学与权力的关系、第三方意志的介入均为现代医学可能背离患者利益优先原则留下了可操作的空间。越来越多的证据显示,医疗活动中,患者利益正受其他各方利益的侵蚀。作为医学实践基石的医学知识,已悄然向以商业目的为主要本质的广告信息转变。在医疗行业这个巨大的利益博弈场里,除病人、医师和药企外,还有医疗器械、生物医学试剂、医疗保险、私立医疗服务等领域的机构。一些临床指南也因相关机构的渗透和干扰,而充满了利益冲突,这些指南的建议已不再是医患可充分信赖的信条。

5. 行为市场化　当前如何以病人为先,公正公平地组织和提供基本医疗服务变得越来越紧要。医疗服务是复杂的,不是简单的消费性商品,不应简单地遵循市场机制。若将医疗服务市场化,可能产生很多不良结果,如对患者的淡漠,过度诊断和过度治疗,服务和需求不匹配,以及服务质量下滑等。因此,医疗服务不宜产业化,健康产品效益不能仅以 GDP 和财税来衡量,而应从对人民福祉、社会效益、劳动力素质等方面贡献来考量。

英国利用税收和国家保险等筹资方法,建立了国家健康服务体系,为全民保障完全免费的公立基本医疗卫生服务。从关注和保障民众健康的意义上讲,英国国家健康服务体系是人类史上大规模、全面、公平、有效的现代国家卫生福利政策的体现,为很多国家树立了典范。值得关注的是,英国医疗卫生服务体系改革和构建最重要的背后推手多不是医师,而是律师、社会学家和经济学家,他们思考更多的是社会、政治、人权、公正等因素,而不全是医学因素本身。

总之,医疗问题并非简单的生物医学问题,不适合用市场机制来经营,也不能把它完全交给医者。由国家统一组织筹资和提供免费的基本医疗服务,也许能最大程度上实现病人优先、公平有效的服务模式。而且,无论医疗服务模式如何,医疗决策都应在病人知情下进行,病人都应是决策的最后拍板人。

6. 源及患者价值取向等考量　医师根据检查做出的生物医学上的精准只是医疗决策的一个层面,况且医疗对健康仅起小部分作用,年龄、性别、遗传、生活方式、社会网络、食品、教育、工作、医疗、卫生、住房、法律、政策、文化、经济和自然环境等等,都与健康有关。这些医疗服务活动以外的健康决定因素应引起人类更高的重视。这些生物学以外因素的介入,不但会给疾病的定义带来更大的困难,更给医疗服务领域埋下了矛盾和冲突的种子。

现实中医患双方应根据现有资源的多寡、患方的真实需要和价值取向等,做出适合具体病人的选择。这样,才可以取得个体预后和效果与病人资源和价值观的最优匹配。其中,患者需知情的一个重要部分是医疗措施的价值,它不在于深奥的理论、高级的仪器、复杂的治疗程序、科学家和研究所声誉或仪器测量的数据,而在于临床研究展示的、治疗可以改变的、病人可以感觉到的并认为重要的临床结局。基于患方需要和价值取向考量的诊疗方案,不仅有效避免过度医疗,还切实减轻患方家庭和社会经济负担。

7. 树立豁达的疾病观和生死观　在生物学意义上,人和动物并没有本质的区别,人也会生病、衰老和死亡。医学不仅希望人们免除病痛,还希望人们长寿,但大自然并未赋予人永生的基因。生命新陈代谢过程中,机体细胞不断繁殖和更新,繁殖需基因复制,但基因复制会发生突变,致癌突变即为基因复制时亿万次工作中出现的偶然错误,人类尚不知如何阻止基因复制的错误,更不知道阻止这个错误可能产生的后果。因此,对于具体的人,某种致死性癌变基因是必定要来的,何时来临只是时间问题,死亡也成为生命存在的必然。

人,生有缺陷,疾病、衰老和死亡是人类自然的健康组成,在这个意义上医学干预就是与大自然的对抗和博弈。医学虽取得了不少的胜利,但这些小胜还不足以说明人类可以战胜自然、消灭疾病、长生不老。既然知道人终有一死,就应该敬畏这个自然规律,树立豁达的生死观。更何况,与人类健康有关的决定因素远不止医疗,我们不能只盯着医院和药物,更不能只治不防、本末倒置。

许多甲状腺癌患者存在焦虑和抑郁情绪,并受患者生命质量、人格、应对方式等因素影响。因此,甲状腺癌诊疗过程中,医师不仅应关注患者躯体症状、生理功能的变化,还要考虑到患者可能存在的心理问题,并及时发现与疏导,改善患者的心理状况,减轻患者负性情绪。

(二)和谐医患关系

随着人民生活水平提高,公众的健康和维权意识不断增强,医患关系问题凸显,医患信任危机已成为我国最突出的社会问题之一。大量资料显示,医师和患者引发纠纷的主要原因,包括沟通不到位、治疗效果未达患者预期,以及医患对病情和治疗认识不一致等。

由于教育背景、生活方式、价值观和人生观等差异,医师所认为的患者需求往往与患者需求不对称。通常,医师考虑的风险与益处,仅限于疾病诊疗本身,而患者考虑的风险与益处,更有自身经济状况、社会角色等考量。患者不仅期望参与医疗决策过程,更期望从医方充分获取自己能理解的相关知识后,能以主人翁的角色参与其中,最终制定出医患双方都认可的方案,满足患方的知情权及各方面需求。

沟通过程中,医方可加深对患者及其家属经济状况、教育及职业背景、生活习惯等疾病诱因相关情况,借换位思考,用患方能理解的语言及其可接受的方式和方法向患方全面讲解患者疾病诊疗、预估费用、预后评估等情况,有助于构建和谐医患关系。

当前,人民群众的健康需求日益增长,为人们提供更加优质的医疗服务是医护人员义不容辞的责任。医患共同决策模式强调以患者为中心,在相互尊重与合作的基础上,在充分考虑患者自身价值取向、意愿、决策偏好等情况下制订的决策方式。SDM 高度契合了习近平总书记提出的"为人民群众提供全方位周期健康服务"的人文医疗理念,不仅能提高患者的遵医行为和依从性,也能降低医患矛盾的发生,无疑是缓解医患纠纷困境的最佳选择。

需要指出的是,当前许多临床医师错误地将知情同意理解成患者参与医疗临床决策的一种形式。实际上,知情同意模式下,医方依然是绝对主导方,而患者对疾病及诊断信息的知情及对诊疗方案实施的同意权都是在医方主导下进行的,患者获取的信息已经医方筛选过,并未真正让患者参与整个临床决策形成过程,对医患间信息对称以及是否充分沟通没有约定,也没有强调医方对患方要建立在共情基础上,充分考虑患方的偏好和其他社会因素。

(三)改善患者预后

医患共同决策模式改变了医患双方对待解决疾病的方式和态度,强调医方需重视患者偏好和心理感受,患方也意识到可以主动参与自己的临床决策当中。这就实现了医患双方在平等尊重的前提下,通过协商、讨论,选出最适合患者个体的医疗方案,这种基于患者认可的决策模式,不仅有助于减轻患方负面情绪,还可提高患者遵医行为和治疗效果,改善患者预后。

二、甲状腺癌共同决策系统构建

临床实践中,SDM 可能更适用于慢性病健康管理,如心血管疾病、糖尿病、肿瘤疾病的早期以及手术、化疗后的康复管理等,特别是多种诊疗方案风险和获益相当,医患均难以做出最佳选择时。随着甲状腺癌发病人数日益增多,和甲状腺癌总体预后的改善,应积极推进甲状腺SDM 临床实践。

甲状腺癌 SDM 流程应贯穿接诊、诊断、治疗、复诊、随访的诊疗全过程,在医患互信、信息分享和充分交流的前提下,制定临床诊疗决策,进而予以实施、评估以及方案调整。每一环节中,医患双方均需清晰传达自己的倾向性,医方能够提供准确信息支持和客观引导至关重要,可帮助患者在面对多种建议时,结合自身价值观和治疗偏好,做出更趋向于最有价值和最均衡的选择。最终,医患双方必须就诊疗方案达成共识,除对方案本身达成一致外,还有双方要对实施治疗过程中的风险和效果的预判、变化及结局要做好心理准备和责任共担,且在治疗方案实施过程中,医患间的沟通交流依然需要随时进行。

甲状腺癌 SDM 实践中,不仅需要医师和护士投入大量时间和精力对患者进行解释,更要求医务人员具有较强的沟通协调能力,医患双方要始终保持双方信息充分沟通、分享,确保信息流动是双向、对等的。该过程中,医方以医学信息支持为主,主要职责包括:①分享疾病定义和健康信息;②解释临床检查结果和相关医学循证证据;③提出诊疗建议,以及相应疗效预期、潜在风险和预估费用,并与患方充分沟通每种选择的利弊;④耐心倾听并引导患者选择;⑤得到患者授权后,实施最终选定的诊疗方案。医方向患方分享过程中,要尽量避免用患者无法理解的专业术语,注意沟通的技巧和方法,以体现医疗服务的公平性,让不同文化、社会和经济背景的患者均有机会恰当参与。因此,理想 SDM 对医者能力提出了更全面的要求,主要包括:①职业精神和科学精神;②医学伦理和医学人文素养;③专业技能和医学视野的全面性;④心理学知识和沟通能力、引导能力、判断能力;⑤了解诊疗决策可能涉及的医疗费用构成和患方的保险情况;⑥了解患方所处社会、地域、民族的文化和家庭背景等社会因素;⑦掌握相关医疗法规和国家法律条款。因此,医患共同决策要求医务工作者提高专业技术水平的同时,不断提高其人文素养,在科学与人道、合情与合法的基本原则指导下,寻求最佳平衡点。

患方则以症状描述、治疗预期、偏好和成本费用等为主,主要职责包括:①阐明临床症状、健康状态和心理担忧;②提出治疗效果的个人预期和偏好;③说明个人经济状况及预期治疗费用;

④比较医方提供的各种选择,明确不同选择的利弊和风险;⑤最终决定接受或拒绝哪些选择,授权医方实施最终的选择。患者本身的健康素养和文化水平,也会对其所提供的信息的全面、真实以及准确性有很大影响。因此,理想的 SDM 对患方应具有的能力和综合素质也提出了一定要求,主要包括:①基于对医方的信任基础上实施 SDM,并充分认识到 SDM 的结果需医患共担风险;②具有良好的健康素养,对疾病本质及发生和预后等医学常识有一定的正确认识。

需要指出的是,患者自身和家庭的经济承担能力、患者的文化背景以及家庭环境等客观因素,也是影响 SDM 实施的重要因素。尤其要注意,当前医患对治疗效果认知的差异。医师往往从临床指标判断,认为达到预期疗效,但患者从自身体验和感知出发,对疗效并不认可,从而引发医疗纠纷的情况比比皆是。当前,我国许多患者到医院看病时,仍认为花钱看病,就是把自己或家人的命交给医院和医师,医方自然要对治疗结果负责,如果什么事情都让患方参与决策和选择,是医师或医院在推卸责任的一种行为。而且,在我国医疗决策中倾向于以家庭为中心,患者亲友参与度高,有着更复杂的家庭背景和关系,导致意见差异大,影响患者自身的决定,甚至本人无法表达真实意愿。

因此,甲状腺癌 SDM 实践必然会遇到诸多阻力、产生许多困惑,需要政府、社会、医患双方共同面对和解决,也需要经历不断实践、反复修正的过程。然而,结合目前国内外的研究和应用现状,我们有理由相信甲状腺癌 SDM 一定能在我国构建和谐医患关系、改善诊疗过程、提高诊疗效果、提高医疗质量、提高患者体验度等方面发挥积极作用。甲状腺癌 SDM 的发展,需要从政策制度上创造先决条件,政府、社会和其他相关利益方的参与和支持必不可少。

展望未来,随着未来信息技术的进一步发展以及计算能力的提高,SDM 决策辅助工具和信息支持系统也有很大的发展和提升空间,人工智能也将为医学事业和人类健康做出巨大贡献,临床决策系统也可能由医患双方沟通变成医、患、"人工智能"三方之间的共享决策模型。但医疗并非仅仅是简单信息处理或病例诊断、健康管理。医师查房的不断关怀,在手术台上面对突发情况的应变,对个体情况及并发症的具体分析与判断,对于病人及家属的细微照顾和讲解,这些都离不开作为人类医师的"温暖"。冰冷的"机器",在短时间无法替代医者的人文关怀及细致入微的照顾。

三、多学科综合诊疗

甲状腺癌多学科综合诊疗包括疾病诊断、病情评估、手术或非手术方案的制定和执行、随访管理等多个方面。尤其在晚期甲状腺恶性肿瘤的局部侵袭性和转移性涉及多个学科,各科室对患者的诊断有争议或病理诊断困难时,多学科综合诊疗协作的介入可最大限度避免误诊、漏诊,并根据循证医学证据对患者提出再次穿刺、门诊随访或手术治疗等合理建议,减少治疗不足或过度治疗的发生。

通过定期、定时、定员、定址的多学科讨论会形式,真正实现与疾病诊治密切相关的学科之间无缝连接,汇集多学科最新发展动态,进而制定更为科学、合理、有效的诊疗策略,实现个体化、精准治疗,最终提高疾病综合疗效,真正起到"1+1 > 2"的效果。尤其对于需要手术的患者,MDT 模式的开展,能显著降低围手术期风险,提高生存率;对于无手术指征者,多学科综合诊疗可详细评估病情,制订对应的合理治疗方案,为患者姑息治疗提供机会,延长患者生命。

通常患者完成检查后,再进行治疗前多学科综合诊疗讨论,并制订个体化方案。参与人员除了甲状腺外科医师外,还需要根据肿瘤病理和肿瘤局部侵犯情况组织内分泌科、麻醉科、影像科、病理科、胸外科、核医学科、肿瘤放疗科、肿瘤内科等科室参与,必要时需要护理、骨科、重症医学科和营养科等相关科室参与,根据不同的病理诊断制定不同的综合治疗方案。例如,晚期甲状腺癌极易侵犯气管,并造成呼吸道梗阻,使患者出现咳嗽、咯血及呼吸困难等临床症状。此类患者大多有病程较长、依从性差及经济困难的特点,临床处理起来较为棘手。鉴于急诊气管切开风险极大,故麻醉科医师和内镜医师的介入不可或缺。若术中可能行喉切除、人工血管置换或食管修补等,还需联合耳鼻喉科、血管外科、胸外科等进行手术。患者术毕常规进入ICU,应有重症医学中心、甲状腺外科、胸外科及营养科等科室协同管理。此外,信息科的介入,对于患者长期动态随访体系的构建也至关重要。

2016年国内10余家医院联合成立了津京冀(环渤海)甲状腺癌诊治联盟,旨在探索出一条改善甲状腺癌诊疗水平发展不均衡的道路,通过定期向周边地区开展远程会诊、学术交流和专业培训等方式,把优质诊疗资源、技术水平辐射到基层,由点带面地,推动环渤海地区诊疗水平。2017年联盟进一步壮大,来自津京冀三地的57家医院共同携手,成立“津京冀”甲状腺癌专科联盟。该联盟作为国内首个甲状腺癌区域化协作团体,以促进环渤海区域甲状腺癌整体诊治水平为目标,以多学科综合诊疗为导向,集聚三地甲状腺癌资源优势,积极推动环渤海地区及天津市周边地区甲状腺肿瘤的事业发展,以促进我国甲状腺癌整体诊疗水平和规范程度的提升。

但是无论选择何种治疗方式,最终目的都是达到疗效和不良反应之间的平衡。多种治疗方法联合的多模式治疗方案得到大多数人的推崇,尤其是当前靶向治疗及免疫治疗的快速发展,为联合治疗提供了更多的选择空间,相信在不久的将来,多学科综合诊疗模式会为更多的甲状腺癌患者带来生存获益。

(吕文山　杨丽丽　阎胜利)

参考文献

[1] WANG Y C, LIU K, XIONG J J, et al. Robotic thyroidectomy versus conventional open thyroidectomy for differentiated thyroid cancer: meta-analysis[J]. The Journal of laryngology and otology, 2015, 129(6): 558-567.

[2] COSTA R, CARNEIRO B A, CHANDRA S, et al. Spotlight on lenvatinib in the treatment of thyroid cancer: patient selection and perspectives[J]. Drug design, development and therapy, 2016, 10: 873-884.

[3] JEAN G W, MANI R M, JAFFRY A, et al. Toxic effects of sorafenib in patients with differentiated thyroid carcinoma compared with other cancers[J]. JAMA oncology, 2016, 2(4): 529-534.

[4] TAVARES C, MELO M, CAMESELLE-TEIJEIRO J M, et al. Endocrine tumours: genetic predictors of thyroid cancer outcome[J]. European journal of endocrinology, 2016, 174(4): R117-126.

[5] WANG L Y, NIXON I J, PATEL S G, et al. Operative management of locally advanced, differentiated thyroid

cancer[J]. Surgery, 2016, 160(3): 738-746.

[6] HAUGEN B R, SAWKA A M, ALEXANDER E K, et al. American thyroid association guidelines on the management of thyroid nodules and differentiated thyroid cancer task force review and recommendation on the proposed renaming of encapsulated follicular variant papillary thyroid carcinoma without invasion to noninvasive follicular thyroid neoplasm with papillary-like nuclear features[J]. Thyroid, 2017, 27(4): 481-483.

[7] PATEL S G, CARTY S E, MCCOY K L, et al. Preoperative detection of RAS mutation may guide extent of thyroidectomy[J]. Surgery, 2017, 161(1): 168-175.

[8] PRASONGSOOK N, KUMAR A, CHINTAKUNTLAWAR A V, et al. Survival in response to multimodal therapy in anaplastic thyroid cancer[J]. The Journal of clinical endocrinology and metabolism, 2017, 102(12): 4506-4514.

[9] SUZUKI K. Overview of deep learning in medical imaging[J]. Radiological physics and technology, 2017, 10(3): 257-273.

[10] 魏文俊, 嵇庆海. 甲状腺癌外科的回顾与展望 [J]. 上海医学, 2017, 40(8): 457-461.

[11] PARK C J, KIM E K, MOON H J, et al. Thyroid nodules with nondiagnostic cytologic results: follow-up management using ultrasound patterns based on the 2015 American thyroid association guidelines[J]. AJR American journal of roentgenology, 2018, 210(2): 412-417.

[12] ZENG H, CHEN W, ZHENG R, et al. Changing cancer survival in China during 2003-2015: a pooled analysis of 17 population-based cancer registries[J]. The Lancet Global health, 2018, 6(5): e555-e567.

[13] 张波, 高琼, 李小毅, 等. 甲状腺结节射频消融的历史、现状及展望 [J]. 重庆医科大学学报, 2018, 43(12): 1537-1541.

[14] 中国医师协会外科医师分会甲状腺外科医师委员会, 中国研究型医院学会甲状腺疾病专业委员会, 中国医学装备协会外科装备分会甲状腺外科装备委员会. 超声引导下甲状腺结节细针穿刺活检专家共识及操作指南 (2018 版)[J]. 中国实用外科杂志, 2018, 38(3): 241-244.

[15] BI W L, HOSNY A, SCHABATH M B, et al. Artificial intelligence in cancer imaging: Clinical challenges and applications[J]. CA: a cancer journal for clinicians, 2019, 69(2): 127-157.

[16] HE J, BAXTER S L, XU J, et al. The practical implementation of artificial intelligence technologies in medicine[J]. Nature medicine, 2019, 25(1): 30-36.

[17] ISRANI S T, VERGHESE A. Humanizing artificial intelligence[J]. JAMA, 2019, 321(1): 29-30.

[18] 陈佳铭, 房居高, 廉猛, 等. 大数据时代背景下的甲状腺癌精准诊疗 [J]. 中国耳鼻咽喉头颈外科, 2019, 26(3): 138-141.

[19] 于洋, 关海霞. 肥胖与甲状腺癌: 已知证据的思考和未来研究的展望 [J]. 中华内科杂志, 2019, 58(1): 5-9.

[20] 赵羚谷, 许卫卫, 王颖, 等. 我国临床实践中的医患共同决策流程设计和挑战 [J]. 医学与哲学, 2019, 40(18): 1-6,22.

[21] 中华人民共和国国家卫生健康委员会. 甲状腺癌诊疗规范 (2018 年版)[J]. 中华普通外科学文献 (电子版), 2019, 13(1): 1-15.

[22] 田文. 甲状腺癌诊治之中国经验与未来走向 [J]. 临床外科杂志, 2020, 28(3): 201-204.

索引

52检